T0220283

Freiheitseinschränkende Maßnahmen bei Menschen mit Demenz in professionellen Sorgebeziehungen

Sebastian Ritzi

Freiheitseinschränkende Maßnahmen bei Menschen mit Demenz in professionellen Sorgebeziehungen

Kritische Darstellung und ethisch-fachliche Reflexion

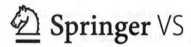
Springer VS

Sebastian Ritzi
Heidelberg, Deutschland

Zugl.: Dissertation, Ruprecht-Karls-Universität Heidelberg, Fakultät für Verhaltens- und Empirische Kulturwissenschaften, Jahr 2022

ISBN 978-3-658-39760-9   ISBN 978-3-658-39761-6   (eBook)
https://doi.org/10.1007/978-3-658-39761-6

Die Deutsche Nationalbibliothek verzeichnet diese Publikation in der Deutschen Nationalbibliografie; detaillierte bibliografische Daten sind im Internet über http://dnb.d-nb.de abrufbar.

Planung/Lektorat: Stefanie Probst
Springer VS ist ein Imprint der eingetragenen Gesellschaft Springer Fachmedien Wiesbaden GmbH und ist ein Teil von Springer Nature.
Die Anschrift der Gesellschaft ist: Abraham-Lincoln-Str. 46, 65189 Wiesbaden, Germany

Geleitwort

Die vorliegende Schrift lässt sich von einer fachlich, ethisch und gesellschaftlich höchst bedeutsamen Fragestellung leiten: Wie sind freiheitseinschränkende Maßnahmen in der pflegerischen Versorgung demenzkranker Menschen aus fachlicher und ethischer Hinsicht zu bewerten? Sind derartige Maßnahmen *überhaupt* zu rechtfertigen? Oder drücken sich in ihnen nicht vielfach institutionelle Rahmenbedingungen aus, die dem pflegerischen Handeln Grenzen auferlegen, durch die sich in Krisensituationen das Risiko fachlich und ethisch nicht (ausreichend) begründeten pflegerischen Handelns einstellt? Zu diesen einengenden institutionellen Rahmenbedingungen gehören den Aussagen des Autors zufolge nicht nur mangelnde personelle und zeitliche Ressourcen, sondern auch ein Mangel an Möglichkeiten kontinuierlich vorgenommener, tiefgehender Reflexion über die fachlichen und ethischen Kriterien guten pflegerischen Handelns in einer Einrichtung. Solche Orte und Möglichkeiten für tiefgreifende Reflexion auch institutionell zu schaffen, sieht der Autor als eine bedeutende Aufgabe an, die jede pflegerische Einrichtung verwirklichen muss. Die vorliegende Schrift ist von tiefem Respekt vor der Würde von Menschen mit Demenz bestimmt, zugleich von einem ausgeprägten Verständnis der großen fachlichen und persönlichen Potenziale wie auch der beruflichen Rahmenbedingungen von Pflegefachpersonen.

Zentrale Bedeutung nimmt die Stellungnahme des Deutschen Ethikrates zum Thema „Wohltätiger Zwang" ein. Es geht Herrn Ritzi darum, diese wichtige Stellungnahme – wie auch weitere fachlich und normativ ausgerichtete Veröffentlichungen zu freiheiteinschränkenden Maßnahmen – gerade mit Blick auf Menschen mit weit fortgeschrittener Demenz einzuordnen und aus pflegewissenschaftlicher Perspektive weiterzuführen. Dabei stellt er die institutionellen, fachlichen, ethischen und persönlichen Problemlagen bei der pflegerischen Betreuung von demenzkranken Menschen dar, die durchaus zu vorschnellen Entscheidungen für freiheitseinschränkende Maßnahmen führen können.

Vor allem aber wendet er sich umfassend und höchst überzeugend den unterschiedlichen Konzeptualisierungen von „Person" zu, die sich in gerontologischen, gerontopsychiatrischen und pflegewissenschaftlichen Diskursen finden; auch diese Konzeptualisierungen bestimmen – wie er überzeugend darzulegen vermag – den „Umgang" mit Demenzkranken, dabei auch die Entscheidung „für" oder „wider" freiheitseinschränkende Maßnahmen, mit. Vor allem am Beispiel der Arbeiten von Emmanuel Lévinas zeigt er auf, wie wichtig die Konzentration auf „den Anderen" für ein Menschenbild und ein Verständnis der Person ist, welches dem Menschen mit Demenz eine tiefe (inhärente) Würde zuordnet und diesen als Person begreift, der in einer umfassenden, die verschiedenen Dimensionen der Person unbedingt zu beachtenden, achtenden und wertschätzenden Art und Weise zu begegnen ist. Der Autor zeigt eindrucksvoll auf, wie gerade unter der Bedingung einer vermehrten *ethischen Sensibilisierung* der an der Therapie, Rehabilitation, Pflege und Palliation beteiligten Fachpersonen (wie auch der Angehörigen von Patienten) ein Versorgungskonzept und -kontext entstehen kann, in dem auf den Einsatz freiheitseinschränkender Maßnahmen verzichtet wird.

Diese Schrift versteht meisterhaft, philosophisch-ethische Konzepte in den Diskurs zur Versorgung demenzkranker Menschen einzubringen und aufzuzeigen, wie derartige Konzepte zentrale ethische Problem- und Konfliktlagen bewusst zu machen vermögen: Davon profitiert die fachliche und ethische Qualität der Versorgung erheblich. Der Autor greift zentrale gerontologische, gerontopsychiatrische und pflegewissenschaftliche Theorien und Befunde auf und verschränkt diese mit philosophisch-ethischen Positionen. Diese schließlich überführt er in überzeugender Form in Empfehlungen zu einem fachlich und ethisch anspruchsvollen Handeln. Dabei rahmt er seine wichtigsten Argumente mit Blick auf die Vermeidung von freiheitseinschränkenden Maßnahmen mit dem Verweis auf den bestehenden rechtlichen Kontext; im Austausch mit wissenschaftlich und praktisch ausgewiesenen Juristen hat er sicherstellen können, dass dieser rechtliche Kontext ausreichend umfassend und zielgenau expliziert wird.

Ich sehe diese Schrift als einen sehr gelungenen, perspektivenreichen und überzeugenden Beitrag zur Bewältigung einer fachlich-ethischen Anforderung an, mit denen viele Pflegefachpersonen konfrontiert sind und für die sie einen fachlich-ethischen Kompass suchen. Diesen finden sie nicht nur in sich selbst, sondern auch in anspruchsvoller „begleitender Literatur". Diese Schrift, auch aus persönlichen Erfahrungen in der gerontopsychiatrischen Fachpflege hervorgegangen, bildet Teil dieser „begleitenden Literatur".

Ich wünsche dem Autor viele fachlich und ethisch inspirierende Leserinnen und Leser!

Heidelberg   Prof. Dr. Dr. h.c. Andreas Kruse
den 1. August 2022

Danksagung

Mein besonderer Dank gilt den Beratern meiner Promotion, Herrn Prof. Dr. Dr. h.c. Andreas Kruse und Herrn Prof. Dr. Eric Schmitt, die mein Promotionsvorhaben von Beginn an mit großem Vertrauen und Wertschätzung betreut und mich nicht nur fachlich, sondern auch persönlich bereichert und geprägt haben. Ihnen verdanke ich nicht zuletzt einen Großteil meines fachwissenschaftlichen und ethischen Profils, das ich am Institut für Gerontologie der Universität Heidelberg entwickeln durfte. In unseren vielen persönlichen Gesprächen – ob zu zweit oder zu dritt – standen mir beide stets mit hilfreichen und tiefgründigen Gedanken und Anregungen zur Seite.

Bedanken möchte ich mich ebenfalls bei Herrn Prof. Dr. Thomas Klie für die tatkräftige wissenschaftliche Unterstützung und Beratung. Auch Herrn Prof. Dr. Hartmut Remmers gilt mein ausdrücklicher und herzlicher Dank für die vielen bereichernden Gespräche und wertvollen Ratschläge. Des Weiteren möchte ich mich bei der Robert Bosch Stiftung bedanken, die mich im Rahmen des Graduiertenkollegs „Menschen mit Demenz im Akutkrankenhaus" am Netzwerk AlternsfoRschung (NAR) der Universität Heidelberg nicht nur finanziell, sondern auch ideell gefördert und begleitet hat. An dieser Stelle danke ich Frau Dr. Birgit Teichmann, Herrn Prof. Dr. Dr. h.c. Konrad Beyreuther, Herrn Prof. Dr. Hans-Werner Wahl sowie meinen Kolleginnen und Kollegen am NAR, die die Dissertation in zahlreichen Gesprächen und interdisziplinären Diskursen mitgeformt haben. Gleichermaßen danke ich meinen Kolleginnen und Kollegen am Institut für Gerontologie der Universität Heidelberg für den stetigen, bereichernden Austausch.

Frau Dr. Gabriele Ensink, die nicht nur mein Studium am Institut für Gerontologie, sondern auch meine persönliche Entwicklung geprägt hat, danke ich ebenfalls in Freundschaft und Verbundenheit. Auch meinem ehemaligen Lehrer,

Herrn Jürgen Alle, der mich und meinen Weg seit Abschluss meiner Ausbildung zum Altenpfleger in enger Freundschaft begleitet hat, danke ich herzlich. Bedanken möchte ich mich auch und besonders bei Frau Roseluise Koester-Buhl, Richterin am Amtsgericht Heidelberg, die immer wieder großes Vertrauen in meine fachliche Expertise in Fragen zur Anwendung freiheitseinschränkender Maßnahmen legte und mit der ich mich stets auch zu rechtlichen Aspekten austauschen konnte. Zudem möchte ich Frau Marie-Sophie Emde und Herrn Lester Gerdung meinen Dank aussprechen, die nicht zuletzt in ihrer Rolle als studentische Hilfskräfte am Institut für Gerontologie große Einsatz- und Hilfsbereitschaft gezeigt haben.

Von Herzen danke ich sowohl meinen Freunden – ganz besonders Valerie, Angelika, Julia, Andreas, Anton, Monika, Marcus, Stefanie, Anna, Hai Linh, Andrés und Thomas sowie Gisela, Katrin und Fernando – als auch meiner Familie: Meiner Mutter und meinem Vater, Nadine, Vanessa, Rosalie, Thalia, Linnea und Jonas.

Inhaltsverzeichnis

Einleitung 1

1.1 Gegenstand und Fragestellung

Menschen mit Demenz[1] in professionellen Sorgebeziehungen stellen unter älteren Menschen wohl den Personenkreis dar, der am häufigsten Maßnahmen des wohltätigen Zwangs ausgesetzt ist. Ein kontrovers diskutiertes Beispiel solcher Handlungen stellt die Anwendung freiheitseinschränkender Maßnahmen (FeM)[2] dar, die dabei nicht auf die stationäre Langzeitpflege beschränkt bleibt, sondern auch in der akutstationären und ambulanten Pflege weit verbreitete Praxis ist. FeM, wie z. B. mechanische Fixierungen, aufgestellte Bettgitter oder ruhigstellende Medikamente, werden in der Regel zum Wohl des Betroffenen[3] eingesetzt, bspw. um einem Sturzereignis vorzubeugen oder zu verhindern, dass sich Personen durch die Entfernung medizinischer Vorrichtungen selbst verletzen. Zu

[1] Mit der Formulierung „Menschen mit Demenz" sind gleichermaßen Menschen mit anderen vergleichbaren chronisch progredienten oder akuten kognitiven Beeinträchtigungen wie z. B. einem Delir in die Betrachtung eingeschlossen. Aus Gründen der Lesbarkeit wird jedoch auf Formulierungen wie „Menschen mit Demenz oder anderen kognitiven Beeinträchtigungen" verzichtet.

[2] Im Zuge dieser Arbeit wird bewusst die Formulierung „freiheitseinschränkende Maßnahmen" (FeM) im allgemeinen, nicht-rechtlichen Sinn gebraucht (siehe Abschn. 2.1). Zur genaueren Differenzierung der rechtlichen Terminologie siehe Abschn. 2.6. Immer, wenn die Gefahr einer Verwechslung der Termini besteht, werden diese ausgeschrieben. Die freiheitsentziehende Unterbringung ist nicht Gegenstand dieser Arbeit.

[3] Im Folgenden wird das generische Maskulinum verwendet. Selbstverständlich sind jedoch – wenn nicht eigens gekennzeichnet – stets und ganz ausdrücklich alle Geschlechter und Geschlechtsidentitäten angesprochen und eingeschlossen.

© Der/die Autor(en) 2023
S. Ritzi, *Freiheitseinschränkende Maßnahmen bei Menschen mit Demenz in professionellen Sorgebeziehungen*,
https://doi.org/10.1007/978-3-658-39761-6_1

diesem Zweck halten FeM den betroffenen Menschen von der freien körperlichen Bewegung oder dem Zugriff auf den eigenen Körper ab und greifen somit
massiv in dessen Freiheit und leibliche Souveränität ein.

Bei näherem Hinsehen werfen diese in vielen Pflegekontexten beinahe alltäglich wirkenden Handlungen somit fachliche, rechtliche und besonders ethische
Fragen auf, die zunehmend nicht nur im wissenschaftlichen, sondern auch im
gesellschaftlichen Diskurs thematisiert werden: Rechtfertigt der Schutz der körperlichen Integrität eines Menschen den Eingriff in dessen Handlungs- und
Bewegungsfreiheit? Kann ein solcher Eingriff vor dem Hintergrund der pflegerischen Sorge um einen Menschen ethisch erlaubt oder gar geboten sein? Können
Menschen auch mit einer weit fortgeschrittenen Demenz noch frei handeln und
inwiefern darf in diese Freiheit eingegriffen werden? Wie ist zu verfahren, wenn
keine eindeutige Willensbekundung des Menschen zu ermitteln ist und Dritte
zu der Entscheidungsfindung herangezogen werden? Versuche, diese Fragen zu
beantworten, berühren von sich aus eine Vielzahl ethischer Prinzipien sowie verschiedener handlungsleitender Motive der beteiligten Akteure. Nicht zuletzt wird
der Fragende in diesem Kontext auch mit den eigenen Vorstellungen eines guten
Alterns sowie noch existenzieller mit der Frage eines guten Lebens bei Demenz
konfrontiert.

Als kritische Darstellung und ethisch-fachliche Reflexion des Phänomens
beabsichtigt die vorliegende Untersuchung, der Frage nachzugehen, welche
grundlegenden ethischen Prinzipien bei der Anwendung von FeM bei Menschen
mit Demenz in professionellen Sorgebeziehungen berührt werden. Nach einer
Darstellung zentraler Forschungsdiskurse sowie des theoretischen Rahmens der
Arbeit soll dazu im Sinne der kritischen *Darstellung* der *Seins*-Zustand geschildert und darauf befragt werden, in welchen Situationen, aus welchen Gründen
und innerhalb welcher strukturellen und rechtlichen Rahmenbedingungen FeM
bei Menschen mit Demenz Anwendung finden (Kapitel 2). Daraufhin erfolgt
eine *Reflexion* des *Sollens*-Zustands, für die ein zweischrittiges Vorgehen gewählt
wurde: Zunächst wird eine Darstellung ethischer Grundlagen unternommen, die
für die pflegerische Sorge um Menschen mit Demenz im Allgemeinen Orientierung bieten (Kapitel 3). Sodann sollen die Grundlagen eines ethisch-fachlich
fundierten Umgangs mit FeM bei Menschen mit Demenz dargelegt werden (Kapitel 4). Die Arbeit schließt mit einem Gesamtfazit, das den Gedanken- und
Argumentationsgang zusammenfasst (Kapitel 5).

1.2   Zentrale Forschungsdiskurse und theoretischer Rahmen

Einen Meilenstein des wissenschaftlichen Forschungsdiskurses[4] und der zunehmenden gesellschaftlichen Debatte um die Legitimität freiheitseinschränkender Maßnahmen bildet die Stellungnahme des Deutschen Ethikrats *Hilfe durch Zwang? Professionelle Sorgebeziehungen im Spannungsfeld von Wohl und Selbstbestimmung* aus dem Jahr 2018, der das besondere Verdienst zukommt, die jeweiligen fachlichen Einzeldiskurse zu Zwangshandlungen in verschiedenen Sorgekontexten des Gesundheits- und Sozialwesens auf die umfassende ethische Kernfrage des wohltägigen Zwangs zurückgeführt zu haben.[5] Leitend war dabei die Erkenntnis, dass verschiedenste Sorgehandlungen in unterschiedlichen professionellen[6] Sorgebeziehungen – der Kinder- und Jugendhilfe, der Psychiatrie sowie der Altenpflege und Behindertenhilfe – dieselbe ethische Grundstruktur aufweisen, wenn sie sich zugunsten des Wohls der jeweils Betroffenen über deren Selbstbestimmung bzw. Freiheit hinwegsetzen.

Dabei kommen solche Maßnahmen in jenen Lebensphasen oder -situationen in Frage, in denen eine Einschränkung der Selbstbestimmungsfähigkeit des Betroffenen festzustellen ist – sei diese „entwicklungsbedingt (z. B. bei Kindern), vorübergehend (z. B. bei schwer psychisch Erkrankten), generell (z. B. bei Personen mit dauernden kognitiven Beeinträchtigungen) oder fortschreitend (z. B. bei Personen mit Demenz)"[7].

Der Ethikrat definiert *Zwang* als „die Überwindung des Willens der adressierten Person"[8] und führt sodann aus, dass dieser immer dann als wohltätig zu bezeichnen ist, „wenn er mit der Abwehr einer Selbstschädigung des Adressaten begründet wird"[9]. Ausdrücklich *nicht* in diese Definition aufgenommen

---

[4] Auf den Forschungsstand bezüglich der speziellen Einzelthemen bzw. -aspekte um die Anwendung von FeM wird im jeweilig thematisch passenden Kapitel bzw. Abschnitt eingegangen.

[5] Vgl. Deutscher Ethikrat (Hrsg.): *Hilfe durch Zwang? Professionelle Sorgebeziehungen im Spannungsfeld von Wohl und Selbstbestimmung. Stellungnahme*, Berlin, 2018.

[6] Die Spezifizierung „professionell", die der Ethikrat ansetzt und der in dieser Arbeit gefolgt wird, wird dabei so verstanden, dass ein professionelles Setting angesprochen ist, „in dem die Sorgehandlung wohltätigen Zwangs von einer Person aufgrund deren beruflicher Rolle und Verpflichtung durchgeführt wird und deshalb professionsspezifisch gestaltet und verantwortet werden muss" Ebda. S. 81.

[7] Ebda. S. 13.

[8] Ebda. S. 8.

[9] Ebda. S. 8.

sind also Begründungsversuche, die Zwangsmaßnahmen allein zum Schutze Dritter oder etwa zur Erleichterung von Sorgeprozessen andenken – ein Umstand auf den im Falle von FeM noch häufig zurückzukommen sein wird.[10] Mit der bewusst gewählten terminologischen Verbindung der Begriffe „wohltätig" und „Zwang", die zunächst kontraintuitiv und euphemistisch erscheint, beabsichtigen die Autoren dabei, das spezifische ethische Spannungsverhältnis auszudrücken, das solchen Maßnahmen eignet: Einerseits zielt die Handlung auf die Wahrung und Förderung des körperlich-seelischen Wohl(ergehen)s des Betroffenen ab, das in Gefahr zu sein scheint, andererseits greift sie zum Schutz desselben in dessen ebenfalls zu schützende und zu wahrende Selbstbestimmung ein.[11] Besonders deutlich wird dies an FeM, wenn diese z. B. vor einem Sturzereignis durch selbstständiges Aufstehen aus dem Pflegebett schützen sollen, dabei je nach Maßnahme jedoch die selbstbestimmte Ausführung oder gar Entscheidung zu der Bewegung verunmöglichen. Aufgrund der Schwere des Eingriffs müssen Maßnahmen des wohltätigen Zwangs – so hält der Ethikrat übergeordnet fest – stets die *ultima ratio*, d. h. das letztmögliche Mittel, sein.[12]

Zugunsten einer genaueren Differenzierung der verschiedenen Situationen, in denen wohltätiger Zwang als letztmögliches Mittel ethisch legitimiert sein kann, wird in der Stellungnahme die folgende Typologie von Fallkonstellationen eingeführt:

a) Der Sorgeadressat äußert Wünsche und Bedürfnisse, ist aber in der konkreten Situation unzweifelhaft nicht zu einer freiverantwortlichen Entscheidung in der Lage. Für diese Personengruppe kann wohltätiger Zwang unter bestimmten Umständen gerechtfertigt sein.
b) Der Sorgeadressat entscheidet, wobei in der vorliegenden Situation aber begründete Zweifel an der Freiverantwortlichkeit seiner Entscheidung bestehen. Bereits in solchen Zweifelsfällen kann wohltätiger Zwang unter Umständen gerechtfertigt sein.
c) Der Sorgeadressat entscheidet unzweifelhaft freiverantwortlich. In diesem Fall kann wohltätiger Zwang nicht gerechtfertigt sein – selbst in solchen Fällen nicht, wo dies aufseiten des Sorgeadressaten zu einer schweren Selbstschädigung und aufseiten der Sorgenden zu einer extremen Herausforderung ihrer professionellen Sorgeverbindlichkeiten führt.[13]

---

[10] Vgl. ebda. S. 31.
[11] Vgl. ebda. S. 9 f.
[12] Vgl. ebda. S. 8.
[13] Ebda. S. 10 f.

Wie unschwer zu erkennen ist, besteht neben anderen im Laufe dieser Arbeit auszuführenden Kriterien des Ethikrates ein ausschlaggebendes Kriterium in der Fähigkeit zu freiverantwortlichem Handeln bzw. in der Erkennbarkeit derselben von außen. Die Überlegungen des Ethikrates, die ihre Inspiration aus den Einzeldiskursen verschiedener professioneller Sorgekontexte im Gesundheits- und Sozialwesen bezogen und diese auf eine allgemeingültige Ebene hoben, sollen im Rahmen dieser Arbeit wiederum auf die konkrete Situation um die Anwendung von FeM bei Menschen mit Demenz in professionellen (pflegerischen) Sorgebeziehungen angewandt und diesbezüglich weiterentfaltet werden. Es stellt sich also die Frage, wie Typologien wie die obige für eine Analyse des Untersuchungsgegenstandes fruchtbar gemacht werden können.

Freiverantwortliches Handeln im terminologisch strengen Sinn wird vom Deutschen Ethikrat in drei Elemente gefasst, zu denen der betroffene Mensch befähigt sein muss, um als freiverantwortlich zu gelten:

- Wissen um die Folgen und Nebenfolgen der beabsichtigen Handlung/Unterlassung,
- Wollen oder Inkaufnehmen dieser Folgen und Nebenfolgen auf dem Hintergrund der eigenen fundamentalen Lebensoptionen
- Wählenkönnen zwischen realen Alternativen von Handlungsoptionen.[14]

Selbstverständlich bedeutet dies nach Ansicht der Autoren nicht, dass nicht auch Handlungen, die nur einem Teil oder gar keinem dieser Kriterien entsprechen, auf ihre Art ein schützenswerter Ausdruck des Selbst sein können, jedoch stellt sich bei ihnen die Frage, wie frei und selbstverantwortlich sie jeweils vorgenommen werden.[15] Betrachtet man diese drei Kriterien und wendet sie auf Menschen mit einer Demenzerkrankung an, so erscheint es nicht zuletzt aufgrund der Individualität eines jeden Menschen sowie der Vielfältigkeit und Unvorhersehbarkeit ‚der' Demenz (die ohnehin zunächst als Sammelbegriff verschiedenste Erkrankungen bezeichnet) kaum möglich, eine allgemeingültige Zuordnung dieser Personengruppe zu Fallkonstellation a), b) oder c) vorzunehmen.

Aufgrund des chronisch progredienten Verlaufs von Demenzerkrankungen kann jedoch – auch mit Blick auf die Forschungsliteratur und die Situation in der Praxis – vermutet werden, dass die Anwendung von FeM vornehmlich bei Menschen angedacht wird, die sich in einem eher fortgeschrittenen Stadium der Erkrankung befinden und somit die oben genannten Kriterien der Selbstverantwortlichkeit aufgrund der krankheitsbedingten kognitiven Einbußen

---

[14] Ebda. S. 42.
[15] Vgl. ebda. S. 42.

in ihrer Gänze kaum erfüllen können. Daraus folgt, dass im Rahmen dieser Arbeit überwiegend Situationen zur Diskussion stehen werden, die am ehesten den Konstellationen a) und b) zuzuordnen wären, d. h. Situationen, in denen die Freiverantwortlichkeit des Handelns sowie der Wille der Betroffenen nicht unzweifelhaft bestimmt werden können. Damit gewinnen all jene – vor allem auch leiblichen – Ausdrucks- und Interaktionsformen an Bedeutung, die zunächst zwar einen fragmentierten und partiellen Charakter aufweisen, jedoch zweifellos und eindeutig Manifestationen des Selbst sind und somit einen besonderen Schutzanspruch der Person mit Demenz bedeuten. Als solche sind auch die minimalsten Ausdrucks- und Interaktionsformen anzuerkennen. Im Falle von FeM bei Menschen mit einer Demenzerkrankung kann also die Auffassung vertreten werden, dass in solchen Situationen, wie sie in den Fallkonstellationen a) und b) geschildert sind, umso höhere ethische und pflegefachliche Maßstäbe der Sorgfalt anzulegen sind. Auch wird deutlich, dass im Falle nicht eindeutig ermittelbarer subjektiver Wünsche von Menschen mit Demenz die Frage umso relevanter wird, welche objektiven Maßstäbe für das Wohl eines Menschen und dessen Achtung bestehen. Diese Maßstäbe wären nicht nur für FeM als Maßnahmen des wohltätigen Zwangs leitend, sondern markieren zugleich eine nicht zu überschreitende normative Grenze. Damit führt die vorliegende Problematik noch vor jeder Einzelüberlegung zur Frage, nach welchen Kriterien eine ethisch-fachlich fundierte pflegerische Sorgebeziehung mit Menschen mit Demenz zu denken bzw. zu gestalten ist.

Dass eine gute Pflege von Menschen mit Demenz von der unhintergehbaren Anerkennung ihres Personseins auszugehen hat, ist die Grundeinsicht des Konzepts der *person-zentrierten Pflege* (engl. *person-centred care*) des britischen Psychogerontologen und Theologen Tom Kitwood.[16] Als Personen gebührt Menschen mit Demenz demnach dieselbe prinzipielle Achtung wie Menschen ohne kognitive Beeinträchtigung. Personen sind dabei nach Kitwood nicht als beziehungslose Subjekte gedacht, sondern werden angelehnt an die Dialogphilosophie Martin Bubers als wesentlich intersubjektiv auf einander bezogen verstanden. Mit einem kritischen Blick, der seit der Erstauflage seiner Monographie *Dementia reconsidered* im Jahr 1997 nicht an Aktualität eingebüßt hat, fordert Kitwood:

> Wenn wir Demenz verstehen wollen, ist es […] entscheidend, Personsein im Sinne von Beziehung zu sehen. Selbst bei sehr schwerer kognitiver Beeinträchtigung ist oft eine Ich-Du-Form der Begegnung und des In-Beziehung-Tretens möglich. Es gibt indessen einen sehr dunklen Punkt, der in Bezug auf die aktuelle medizinische Praxis

---

[16] Vgl. Kitwood, T.: *Demenz: Der person-zentrierte Ansatz im Umgang mit verwirrten Menschen*, übers. v. Hermann, M.; hrsg. v. Müller-Hergl, C.; Güther, H., Bern, [8]2019.

zu berücksichtigen ist. Es ist der, dass bei einem Mann oder einer Frau mit der größten Genauigkeit eine Diagnose gestellt, dass er bzw. sie mit höchster Gründlichkeit einem Assessment unterzogen, mit einem hochdetaillierten Pflegeplan versorgt werden und einen Platz in angenehmster Umgebung erhalten kann – ohne dass es jemals zu einer Ich-Du-Beziehung gekommen ist.[17]

Nicht nur bleibt die pflegerisch-medizinische Praxis aufgrund verschiedener durchaus auch struktureller Bedingungen häufig hinter den Ansprüchen eines solchen Ideals person-zentrierter Sorge zurück, es ist sogar der besorgniserregende Umstand zu beobachten, dass der Personstatus von Menschen mit Demenz aufgrund ihrer kognitiven Einbußen gar gänzlich in Frage gestellt wird. Auch in der Anwendung von FeM bei Menschen mit Demenz kann dies bei den verschiedenen Akteuren implizit oder explizit mitschwingen – besonders, wenn sie von einem Menschenbild geleitet werden, das Personalität vornehmlich an die aktual manifeste und ausgeübte Rationalität bindet. Fuchs, der in seinen Schriften für eine ganzheitliche Sicht eintritt, die auch und besonders die psychophysische Einheit der Leiblichkeit fokussiert, fasst die depersonalisierende Tendenz solcher Reduktionismen wie folgt zusammen:

> Die Demenz wird zur Bedrohung der Person und wirkt mehr als alle anderen psychischen Erkrankungen stigmatisierend: Der Verlust der Rationalität und des autobiographischen Gedächtnisses scheint in den fortgeschrittenen Stadien der Krankheit nur noch einen fassadenartigen Körper zurückzulassen […]. Doch diese Identifizierung unseres Selbstseins mit Kognition, Rationalität und Gedächtnis beruht letztlich auf einem dualistischen Konzept der Person.[18]

Eine solche Infragestellung der Personalität und Würde von Menschen mit Demenz ist schon lange nicht mehr ein bloßes Vorurteil in der Gesellschaft, sondern findet auch innerhalb der Ethik in Spielarten des Utilitarismus prominente Fürsprecher. Eine Hauptargumentation solcher Vertreter besteht, wie Spaemann

---

[17] Ebda. S. 38.

[18] Fuchs, T.: „Leiblichkeit und personale Identität in der Demenz", in: Ders.: *Verteidigung des Menschen*, Berlin, [3]2021, S. 278–295, S. 278. Erstmals erschienen in: *Deutsche Zeitschrift für Philosophie*, Bd. 66 (2018), S. 48–61. Noch präziser formuliert Fuchs anderswo: „Ein Begriff der Person, der sich allein auf Rationalität und Reflexionsfähigkeit gründet, muss Menschen mit kognitiven Defiziten zwangsläufig stigmatisieren." Fuchs, T.: „Die leibliche Kontinuität des Selbst – Leibgedächtnis und Selbstsorge in der Demenz", in: Zimmermann, H.-P.; Peng-Keller, S. (Hrsg.): *Selbstsorge bei Demenz. Alltag, Würde, Spiritualität*, Frankfurt/Main; New York, 2021, S. 59–76, S. 72.

in seiner einschlägigen Monographie zur Personalität herausarbeitete und kritisierte,[19] darin, ein allen zukommendes Menschsein von einem spezifischeren Personsein zu trennen. Letzteres kann laut dieser Position nur jenen Menschen zugesprochen werden, die über bestimmte aktuale Eigenschaften – allen voran die rationale Fähigkeit zur Selbsterkenntnis und interessengeleiteten Zukunftsplanung – verfügen. Nur letztere verfügen dabei nach dieser utilitaristischen Ansicht über den ethischen Achtungsanspruch einer Person, sodass in der Konsequenz neben anderen vulnerablen Gruppen auch Menschen mit einer fortgeschrittenen Demenzerkrankung keinen Personenstatus (mehr) aufwiesen. Für die Frage von FeM bei Menschen mit Demenz hätte die praktische Anwendung einer solchen ethischen Theorie denkbar fatale Folgen. Zum Zweck einer ethischen Grundlegung der pflegerischen Sorge um Menschen mit Demenz wird es daher notwendig sein, deren unveräußerliche Personalität in den Blick zu nehmen. Zugleich stellt sich mit den Grundeinsichten, die hier mit Rekurs auf Kitwood und Fuchs angedeutet wurden, die Aufgabe, diese *Personalität* wesentlich von der *Intersubjektivität* und der *Leiblichkeit* aus zu denken, da eine solche Perspektive von direkter Relevanz für die Gestaltung professioneller Sorge ist.

Die mit Kitwood bereits anklingende Intersubjektivitäts- bzw. Beziehungsdimension von professionellen Sorgebeziehungen wurde von dem Gerontologen und Pflegewissenschaftler Mike Nolan und seinem Arbeitskreis an der Universität Sheffield in dem *Beziehungszentrierten Ansatz* (engl. *relationship-centred approach*) ausformuliert und mit dem *Senses Framework* konkretisiert, das sechs konzeptionelle Zugänge beinhaltet, durch die ein ganzheitliches Sorge- bzw. Care-Verständnis zur Verbesserung der Pflege und Betreuung alter Menschen gekennzeichnet ist.[20] Leitend ist dabei die Prämisse, dass „good care is best understood in terms of the inter-relationships between those giving and receiving care"[21]. Auch Remmers sieht in der Beziehungsgestaltung zwischen Sorgenden und Sorgeadressaten den Kern von Pflege, die er entsprechend als „eine

---

[19] Vgl. Spaemann, R.: *Personen. Versuche über den Unterschied zwischen „etwas" und „jemand"*, Stuttgart, 2019, besonders S. 289–303.

[20] Vgl. Kruse, A.: *Lebensphase hohes Alter: Verletzlichkeit und Reife*, Berlin, 2017, S. 399 f. Zu Nolans et al. eigener Verhältnisbestimmung von person-zentriertem und beziehungszentriertem Ansatz vgl. Nolan, M. R.; Brown, J.; Davies, S.; Nolan, J.; Keady, J.: *The Senses Framework: improving care for older people through a relationship-centred approach. Getting Research into Practice (GRiP, Report no. 2)*, Sheffield, 2006, S. 130 f.

[21] Nolan, M. R.; Davies, S.; Brown, J.; Keady, J.; Nolan, J.: „Beyond ‚person-centred' care: a new vision for gerontological nursing", in: *Journal of Clinical Nursing*, Bd. 13, H. 3a (2004), S. 45–53, S. 49.

an den Grundbedürfnissen hilfebedürftiger Menschen ansetzende Beziehungsarbeit"[22] charakterisiert.[23] Diese Beziehungsdimension von Care, hier verstanden als professionell-pflegerisches Sorgehandeln, ist auch für die vorliegende Arbeit maßgeblich. Sie kann dabei bei genauerem Hinsehen anhand dreier wesentlicher Strukturmerkmale systematisiert und verstanden werden.

Das 1) *Ziel einer Sorgebeziehung* besteht darin, dass der Sorgende dem Sorgeempfänger (d. h. dem pflegebedürftigen Menschen) hilft, dessen körperlich-seelische Integrität weitgehend zu erhalten oder wiederherzustellen – und dies im Sinne Kruses nicht nur in Form einer rein physiologischen *restitutio ad integrum* des Körpers, sondern vielmehr einer ganzheitlichen *restitutio ad integritatem* des Menschen in seiner körperlichen, seelisch-geistigen und existenziellen Dimension.[24]

Die 2) *Art und Weise der Sorgebeziehung* lässt sich u. a. durch die Aspekte der Individualisierung, der Leiblichkeit und der Asymmetrie näher bestimmen. Sorge ist zunächst geprägt von einer ihr eigenen „Grammatik", d. h. Handlungslogik, die sich potenziell der Standardisierung und Formalisierung entzieht, da für sie das „Prinzip der Individualisierung"[25] gilt: Den Bedürfnissen des Pflegeadressaten kann nur im je individuellen Fall adäquat begegnet werden.[26] Wie sich noch zeigen wird, ist dieses Prinzip in besonderer Weise bei der Anwendung von FeM bei Menschen mit Demenz relevant, insofern sich hier jede Standardisierung von vornherein aufgrund der Komplexität der Lebens- und Pflegesituation verbietet. Ein solches Kommunikations- und Beziehungshandeln ist des Weiteren

---

[22] Remmers, H.: „Transformationen pflegerischen Handelns. Entwurf einer theoretischen Erklärungsskizze", in: Kreutzer, S. (Hrsg.): *Transformationen pflegerischen Handelns*, Osnabrück, 2010, S. 33–64, S. 43 f.

[23] Vgl. Remmers, H.: „Providing Help. Aging and Care", in: Schweda, M.; Coors, M.; Bozzaro, C. (Hrsg.): *Aging and Human Nature. Perspectives from Philosophical, Theological, and Historical Anthropology*, Cham, 2020, S. 191–204, S. 199.

[24] Vgl. Kruse (2017): *Lebensphase hohes Alter: Verletzlichkeit und Reife*, S. 172 f. Ähnlich auch Maio: „Pflege arbeitet daran, dem anderen ein Gefühl von körperlicher Integrität zurückzugeben, und das geht nur, indem sie das Ziel vor Augen hat, Integrität in einem umfassenden Sinn herzustellen, nämlich Integrität als Ausdruck der Balance von körperlichem und seelischem Wohlbefinden." Maio, G.: „Ethische Grundelemente für eine patientenorientierte Pflege", in: Prölß, J.; Lux, V.; Bechtel, P. (Hrsg.): *Pflegemanagement. Strategien, Konzepte, Methoden*, Berlin, 2019, S. 419–421, S. 419.

[25] Remmers, H.: „Pflege und Technik. Stand der Diskussion und zentrale ethische Fragen", in: *Ethik in der Medizin*, Bd. 31 (2019), S. 407–430, S. 411.

[26] Vgl. Remmers (2020): „Providing Help. Aging and Care", S. 200.

stets durch *leibliche* Begegnung vermittelt.[27] Hinzu kommt eine charakteristische Asymmetrie der Sorgebeziehung, die durch die vulnerable Position des
pflegebedürftigen Menschen begründet ist.[28]

Diese Asymmetrie verweist bereits auf den 3) *Ursprung der Sorgebeziehung*, der letztlich in der *conditio humana* selbst zu verorten ist, wie etwa der
Deutsche Ethikrat festhält: „Sorgebeziehungen gehören zum Kern menschlicher
Existenz."[29] Von Beginn seines Lebens an ist der Mensch ein Wesen, das sich nur
in existenzieller Abhängigkeit von sorgenden Mitmenschen entwickelt und verwirklicht. Menschsein vollzieht sich nach dieser anthropologischen Einsicht als
ein interpersonales *inter esse* in wechselseitigen (Sorge-)Beziehungen.[30] Pflege
als Sorgebeziehung hat somit ihren Ursprung in der wesenhaften Bezogenheit des
Menschen auf den *Anderen* und geht damit zurück auf eine ethische Grundstruktur aller personalen Begegnung, die der französisch-litauische Phänomenologe
Emmanuel Lévinas zum Zentrum seiner Philosophie gemacht hat. Die Reflexion
auf diesen Grundumstand der Bezogenheit auf den Anderen findet besonders in
dem Konzept der *Vulnerabilität* bzw. Verletzlichkeit ihren Ausdruck: Die Komponente der Vulnerabilität hat in Sorgebeziehungen mit Menschen mit Demenz eine
besondere Relevanz, da sie hilft zu erkennen, dass die Angewiesenheit auf Sorge
nicht einen Verlust an Personalität bedeutet, sondern wesentlich zur *conditio
humana* gehört.

Nicht nur kann die Erkenntnis der prinzipiellen Vulnerabilität des Menschen helfen, die konkrete Verletzlichkeit von Menschen mit Demenz neu in
den Blick zu nehmen, auch ist mit Kruse dieser *Verletzlichkeitsperspektive* stets
die *Potenzial-* bzw. *Ressourcenperspektive* ergänzend gegenüberzustellen: Sogar
im Falle weit fortgeschrittener Demenzerkrankungen weisen Menschen Potenziale bzw. Ressourcen der Selbstbestimmung und -mitteilung auf, die im Begriff
der *Inseln des Selbst* zum Ausdruck gebracht werden können. Diese „Aspekte
der Personalität, die in früheren Lebensaltern zentral für das Individuum waren
[sowie] Daseinsthemen, die dessen Erleben früher bestimmt haben"[31], drücken
sich besonders in dem *Leibgedächtnis* aus, das Fuchs einer phänomenologischen

---

[27] „Beziehungsarbeit vollzieht sich im psychophysischen Medium leiblicher Gegenseitigkeit." Remmers (2019): „Pflege und Technik", S. 412.

[28] „Care relationships are not symmetrical. They lack the characteristic reciprocity of equi-
valent activities." Remmers (2020): „Providing Help. Aging and Care", S. 200.

[29] Deutscher Ethikrat (2018): *Hilfe durch Zwang?*, S. 44.

[30] Vgl. Remmers (2020): „Providing Help. Aging and Care", S. 197 f., 201.

[31] Kruse (2017): *Lebensphase hohes Alter: Verletzlichkeit und Reife*, S. 337.

Analyse unterzogen hat. Dabei bezeichnet dieses die Form, in der sich das Selbst einer Person durch dessen Erfahrungen, Gefühle, Gewohnheiten und Erinnerungen im Leib manifestiert – etwa in Bewegungsroutinen, im prozeduralen Umgang mit Objekten, in der Körperhaltung, in Gestik und Mimik oder in Reaktionen auf vertraute Sinneseindrücke.[32] Bereits im Kontext der Fallkonstellationen des Deutschen Ethikrates ist deutlich geworden, dass bei der Anwendung von FeM bei Menschen mit Demenz, deren freiverantwortliche Willensbekundung nicht eindeutig ermittelt werden kann, besonders die minimalsten Kommunikationsformen in den Blick genommen werden müssen. Um das Konzept des Leibgedächtnisses ergänzt, bedeutet dies den Auftrag für professionell Sorgende, in solchen leiblichen Interaktionsformen den Ausdruck von Inseln des Selbst zu erkennen.

Das Beispiel des Leibgedächtnisses zeigt auf, dass der philosophischen Kategorie der Leiblichkeit in der Untersuchung und Bewertung der Anwendung von FeM bei Menschen mit Demenz eine besonders herausgehobene Stellung einzuräumen ist.[33] Der Leib, der im eminenten Sinn nicht mit dem physischen Körper zu verwechseln ist, bezeichnet die psychophysische Einheit des Menschen, in der sich das Seelische verkörpert manifestiert. Besonders für die menschliche Freiheit und Selbstbestimmung, die im Zentrum der Problematik von FeM steht, gilt, dass sich diese vornehmlich in leiblichen Vollzügen äußert, sodass im Umkehrschluss für FeM formuliert werden kann, dass sie – je nach Form der Freiheitseinschränkung unterschiedlich intensiv – direkt in die menschliche Leiblichkeit und leibliche Souveränität eingreifen.

Durch diese Betrachtung der Forschung zu professionellen Sorgebeziehungen im Allgemeinen und zu Maßnahmen des wohltätigen Zwangs im Besonderen ist der theoretische Rahmen der nachfolgenden Untersuchung in Grundzügen erfasst. Mit dem person-zentrierten Ansatz Kitwoods und dem beziehungszentrierten Ansatz Nolans sind zwei Orientierungspunkte identifiziert, die in der Kombination mit den ethischen Kategorien der Personalität, der Vulnerabilität und der Leiblichkeit (sowie den damit verbundenen Sinnfeldern) den ethisch wie fachlich fundierten Umgang mit FeM bei Menschen mit Demenz grundlegen und

---

[32] Vgl. Fuchs, T.: „Das Leibgedächtnis in der Demenz", in: Kruse, A. (Hrsg.): *Lebensqualität bei Demenz? Zum gesellschaftlichen und individuellen Umgang mit einer Grenzsituation im Alter*, Heidelberg, 2010, S. 231–242, S. 239 sowie Fuchs (2021): „Leiblichkeit und personale Identität in der Demenz", S. 286–290.

[33] Vgl. Ritzi, S.; Kruse, A.: „Würde, Freiheit, Leiblichkeit. Ethische Kategorien bei der Anwendung freiheitsentziehender Maßnahmen bei Menschen mit Demenz im Akutkrankenhaus", in: *Zeitschrift für Gerontologie und Geriatrie*, Bd. 52, Suppl. 4 (2019), S. 243–248.

sicherstellen können. Bevor dies jedoch erfolgen kann, gilt es zunächst, bezüglich der Anwendung von FeM bei Menschen mit Demenz ein genaueres Verständnis des Untersuchungsgegenstandes, der derzeitigen Situation in der Praxis sowie der wesentlichen rechtlichen Rahmenbedingungen zu gewinnen.

Die Anwendung freiheitseinschränkender Maßnahmen bei Menschen mit Demenz

2

In diesem Kapitel soll das Phänomen der Anwendung von FeM bei Menschen mit Demenz in professionellen Sorgebeziehungen abgebildet werden. Dabei bedarf es zunächst einer terminologischen Einordnung und Reflexion des Gegenstandes (Abschn. 2.1), die zudem Klarheit darüber schafft, welche Handlungen konkret gemeint sind, wenn in dieser Arbeit die Rede von FeM ist. Mit der Art und Weise, wie FeM als spezielle Form von Gewalt Anwendung finden, befasst sich der darauffolgende Abschnitt (Abschn. 2.2). Sodann wird auf die verschiedenen Erscheinungsformen von FeM eingegangen (Abschn. 2.3), um in einem weiteren Schritt die empirischen Daten zur Prävalenz von FeM abzubilden. Dabei erfolgt dies aufgrund der Sachlage getrennt nach mechanischen Formen von FeM (Abschn. 2.4) und pharmakologischen Interventionen, mit denen eine Ruhigstellung der Betroffenen einhergehen kann (Abschn. 2.5). Mit den rechtlichen Rahmenbedingungen (Abschn. 2.6) sollen ausgewählte verfassungs-, zivil- und strafrechtliche Aspekte der Thematik skizziert werden, um aufzuzeigen, in welchem juristischen Rahmen sich Einschränkungen in die Fortbewegungsfreiheit in Deutschland wesentlich ereignen. Dabei wird bereits die besondere Relevanz verschiedener Begründungsansätze für die Anwendung von FeM bei Menschen mit Demenz anklingen, welchen der darauffolgende Abschnitt (Abschn. 2.7) gewidmet ist. Solche Begründungen sind jedoch, wie sich zeigen wird, auch stets von verschiedenen tieferliegenden Einflussfaktoren geprägt (Abschn. 2.8). Nach der Darstellung derselben erfolgt sodann eine kritische Analyse der möglichen Folgen von FeM (Abschn. 2.9). Das Kapitel 2 schließen eine Übersicht über verschiedene Interventionen zur Vermeidung von FeM (Abschn. 2.10) sowie ein Zwischenfazit (Abschn. 2.11) ab.

© Der/die Autor(en) 2023
S. Ritzi, *Freiheitseinschränkende Maßnahmen bei Menschen
mit Demenz in professionellen Sorgebeziehungen*,
https://doi.org/10.1007/978-3-658-39761-6_2

2.1   Terminologische Einordnung und Reflexion

> Wenn wir über Zeit sprechen, wissen wir, was das ist; wir wissen es auch, wenn ein
> anderer darüber zu uns spricht. Was also ist die Zeit? Wenn niemand mich danach
> fragt, weiß ich es; wenn ich es jemandem auf seine Frage hin erklären will, weiß ich
> es nicht.[1]

Was Augustinus von Hippo in seinem berühmten Diktum für die Zeit formuliert,
kann in gewisser Weise ebenfalls im Kontext der Anwendung von FeM in professionellen Sorgebeziehungen ausgesagt werden: Zwar kann davon ausgegangen
werden, dass alle Akteure im Pflege- und Gesundheitswesen, die alltäglich mit
FeM konfrontiert sind oder diese sogar selbst anwenden, eine Vorstellung davon
haben, *was* FeM sind; befragte man sich selbst oder andere Personen jedoch nach
einer konkreten Definition solcher Maßnahmen, so fiele diese wohl schwerer als
erwartet. Es kann davon ausgegangen werden, dass man zunächst einzelne Arten
von FeM benennen und etwa auf Bettgitter oder Fixiergurte verweisen würde,
jedoch bewegte man sich hier zunächst auf der Ebene der Erscheinungsformen.
Viel tiefergehender jedoch stellt sich die Frage nach dem, was FeM im Kern aus-
macht, d. h. die Frage nach deren Wesen. Es ergeht einem dabei etwa wie den
Gesprächspartnern des Sokrates im Dialog *Laches*, die auf die Frage nach dem
Wesen der Tapferkeit nur mit Beispielen tapferer Handlungen antworten können,
ohne ihr damit im Wesentlichen näher zu kommen.[2]

Auch in der nationalen und internationalen fachwissenschaftlichen Litera-
tur der letzten Jahrzehnte zeichnet sich – wie der nachfolgende exemplarische
Überblick illustriert – eine große Bandbreite an Definitionen und Definitions-
versuchen von FeM ab, die durch sprachliche Aspekte, Unterschiede in der
Versorgungspraxis und nicht zuletzt durch die verschiedenen Rechtskulturen an
Komplexität nicht verliert. Es sei an dieser Stelle darauf verwiesen, dass eine
rechtlich-terminologische Einordnung von FeM an späterer Stelle erfolgt (siehe
Abschn. 2.6).

Eine häufig zitierte pflegefachliche Definition, die durch Evans et al. bzw.
das Joanna Briggs Institute (Adelaide, Australien) konsentiert[3] wurde, fokussiert

---

[1] Augustinus: *Confessiones. Bekenntnisse*, übers., hrsg. u. komm. v. Flasch, K.; Mojsisch, B.,
Stuttgart, 2009, lib. XI, cap. 14.17, S. 586 f.

[2] Vgl. Platon: *Laches*, in: Eigler, G. (Hrsg.): *Platon. Werke in acht Bänden. Griechisch und
Deutsch*, Bd. 1, bearb. v. Hofmann, H., übers. v. Schleiermacher, F., Darmstadt, [7]2016, 178a-
201c, 189d ff.

[3] Vgl. Becker, C.; Klie, T.: *Abschlussbericht zum Modellvorhaben Reduktion von körpernaher Fixierung bei demenzerkrankten Heimbewohnern*, Stuttgart; Freiburg, 2008, S. 4.

zunächst unter Ausklammerung z. B. medikamentöser Maßnahmen körpernahe Formen der Bewegungseinschränkung. Demnach werden „physical restraints" definiert als:

> ...any device, material or equipment attached to or near a person's body and which cannot be controlled or easily removed by the person and which deliberately prevents or is deliberately intended to prevent a person's free body movement to a position of choice and/or a person's normal access to their body.[4]

Prominent fand diese Definition z. B. durch das von dem Bundesministerium für Familie, Senioren, Frauen und Jugend sowie die Robert Bosch Stiftung geförderte Modellvorhaben *ReduFix* (Reduktion von körpernaher Fixierung bei demenzerkrankten Heimbewohnern) Eingang in die deutsche Forschung.[5] Dieses wurde erstmals 2004 an Altenpflegeeinrichtungen in Baden-Württemberg, Bayern und Sachsen durchgeführt und hatte zum Ziel, „durch gezielte Interventionen eine Reduzierung der körpernahen Fixierung zu erreichen, ohne dass sich daraus negative Konsequenzen für die Bewohnerinnen und Bewohner ergeben"[6]. *Redu-Fix* verwendet für diese Maßnahmen den Terminus „bewegungseinschränkende Maßnahmen" (BEM). Dabei fasst dieser

> Oberbegriff [...] in einer nichtjuristischen Weise alle medizinischen, pflegerischen und sonstigen sich aus der Betreuung und Alltagsgestaltung ergebenden Einschränkungen der Bewegungsfreiheit zusammen, ohne sie rechtlich zu bewerten.[7]

Genauer werden BEM von der Projektgruppe *ReduFix* angelehnt an die oben zitierte Definition des Joanna Briggs Institutes wie folgt bestimmt:

---

[4] Joanna Briggs Institute: „Physical Restraint – Part 1: Use in Acute and Residential Care Facilities", in: *Best Practice. Evidence Based Practice Information Sheets for Health Professionals*, Bd. 6, H. 3 (2002), S. 1–6, S. 2. Es handelt sich dabei um das wörtliche Zitat einer älteren Forschungsarbeit aus den späten 90er Jahren. Vgl. Retsas, A. P.: „Survey findings describing the use of physical restraints in nursing homes in Victoria, Australia", in: *International Journal of Nursing Studies*, Bd. 35 (1998), S. 184–191, S. 186. Retsas bezog sich dabei wiederum auf Stilwell. Vgl. Stilwell, E. M.: „Nurses education related to the use of Restraints", in: *Journal of Gerontological Nursing*, Bd. 17, H. 2 (1991), S. 23–25.

[5] Vgl. Projektgruppe ReduFix (Becker, C.; Branitzki, S.; Bredthauer, D.; Guerra, V.; Klein, A.; Klie, T.; Koczy, P.; Rißmann, U.): *ReduFix. Alternativen zu Fixierungsmaßnahmen oder: Mit Recht fixiert?*, Hannover, 2007, S. 11–13.

[6] Ebda. S. 11.

[7] Ebda. S. 68.

Vorrichtungen, Materialien oder Gegenstände, an oder in der Nähe des Körpers einer Person angebracht, die sich nicht leicht entfernen oder von der Person kontrollieren lassen. Sie schränken Körperbewegungen ein und werden mit der Absicht angebracht oder verwendet, willkürliche Positionswechsel und/oder den Zugriff auf den eigenen Körper zu verhindern.[8]

Es handelt sich bei dieser Definition nun nicht um eine allgemeine Bestimmung von allen möglichen Formen, durch die Menschen in ihrer Freiheit eingeschränkt werden können, sondern um eine solche, die lediglich körpernahe Formen (wie z. B. Fixiergurte, Stecktische, Schutzdecken) und körperferne Formen (wie z. B. Bettgitter, verschlossene Türen, bauliche Gestaltung) der Bewegungseinschränkung betrifft und andere Formen, wie z. B. pharmakologische, nicht abdeckt.[9] Auch vonseiten des Joanna Briggs Institutes war darauf hingewiesen worden, dass mit dem engeren Begriff „physical restraint" pharmakologische Interventionen nicht eingeschlossen sind.[10]

Im Jahr 2016 veröffentlichten Bleijlevens et al. die Ergebnisse einer großangelegten modifizierten Delphi-Studie, die das Ziel verfolgte, eine international akzeptierte bzw. konsentierte Definition von „physical restraint" zu gewinnen.[11] Wie die Autoren mit Recht hervorheben,[12] ist eine solche nicht zuletzt deswegen von besonderer Relevanz, weil sie in der – wie sich zeigen wird – disparaten

---

[8] Ebda. S. 16.

[9] Vgl. ebda. S. 16, 68.

[10] Auf die bereits zitierte Definition folgt die entsprechende Anmerkung: „While medications are also deliberately used to control behaviour this review was limited to physical restraint because of the different modes of action of physical and chemical restraint." Joanna Briggs Institute (2002): „Physical Restraint – Pt 1", S. 2.

[11] Vgl. Bleijlevens, M. H. C.; Wagner, L.; Capezuti, E.; Hamers, J. P. H.: „Physical Restraints: Consensus of a Research Definition Using a Modified Delphi Technique", in: *Journal of the American Geriatrics Society*, Bd. 64, H. 11 (2016), S. 2307–2310, 2307.

[12] „This is a necessary step toward being able to better compare the prevalence of physical restraint use across studies and countries. The results of this study can also be used to guide research interventions aimed at reducing use of physical restraints." Ebda. S. 2310. Dieses Problem hat seitdem nicht an Aktualität verloren, wie eine systematische Übersichtsarbeit von 2021 festhält: „Without clarity on what is being defined as restraint we cannot compare results between studies, we cannot be sure if factors identified as being associated with higher rates of restraint are truly so, and we cannot know if interventions and policies designed to reduce use of restraint actually result in claimed outcomes. Consequently, health professionals will be unable to take actions to reduce use of restraint that are based upon robust evidence, older people will receive care where appropriate monitoring and minimisation of restraint cannot be achieved, and society will struggle to fully appreciate the nature and scale of problems created by use of restraint." Robins, L. M.; Lee, D.-C. A.; Bell, J. A.; Srikanth, V.; Möhler, R.; Hill, K. D.; Haines, T. P.: „Definition and Measurement of Physical

internationalen Forschungslage etwa zur Prävalenz solcher Maßnahmen (siehe Abschn. 2.4) eine bessere Vergleichbarkeit zu gewährleisten vermag. Darüber hinaus verspricht eine solche Definition, den Weg hin zu einer evidenzbasierten Praxis zu ebnen.[13] Zur Definition und Operationalisierung des Phänomens wurde eine Literatursichtung vorgenommen, bei der insgesamt 34 verschiedene Definitionen ausfindig gemacht werden konnten, die den Ausgangspunkt für das Delphi-Verfahren bildeten. Im Anschluss folgten drei Runden, in denen eine Gruppe von 48 internationalen Experten aus 14 Ländern eine Konsensdefinition von „physical restraint" erarbeiteten.[14] Basierend auf drei Hauptcharakteristika, die in Runde 1 aus der Literatur extrahiert wurden und deutliche Parallelen zur Definition des Joanna Briggs Institute aufweisen – „1) device, material, or equipment attached or adjacent to a person's body, 2) cannot be easily removed, 3) prevents or restricts free body movement"[15] – wurde in Runde 2 folgende Definition von „physical restraint" zur Diskussion gestellt:

> Actions or procedures that prevent a person's free body movement to a position of choice and/or normal access to his/her body by any manual method, physical or mechanical device, material, or equipment attached or adjacent to a person's body that a person cannot control or remove easily.[16]

Während 72 % der Experten bereits dieser Definition zustimmten, wurde vor allem die Formulierung „any manual method, physical or mechanical device, material, or equipment" in Teilen kritisiert, da diese zu eng gefasst sei. Auch wurde diskutiert, ob die Intention der Handelnden insofern in die Definition mitaufgenommen werden sollte, dass eine Absicht zur Freiheitseinschränkung konstitutiv für die Maßnahme wäre. Die Expertengruppe einigte sich schließlich darauf, auf eine solche Spezifizierung zu verzichten, da es sich unabhängig von der eigentlichen Intention um „restraint" handle.[17] Dieser Feststellung ist an sich zuzustimmen, jedoch wird im Kontext der pharmakologischen FeM noch darauf einzugehen sein, inwiefern die zugrundeliegende Intention rechtlich

---

and Chemical Restraint in Long-Term Care: A Systematic Review", in: *International Journal of Environmental Research and Public Health*, Bd. 18, Artikelnr. 3639 (2021), S. 1–20, S. 2.

[13] Vgl. Bleijlevens, Wagner, Capezuti, Hamers (2016): „Physical Restraints: Consensus of a Research Definition", S. 2308.

[14] Vgl. ebda. S. 2307 f.

[15] Ebda. S. 2309.

[16] Ebda. S. 2309.

[17] Vgl. ebda. S. 2309.

durchaus entscheidend für die Kategorisierung einer Maßnahme als FeM sein kann (siehe Abschn. 2.6). Konsens konnte schließlich in der dritten Runde mit einer Zustimmung von 95,7 % für die folgende Definition erreicht werden (mit hervorgehobenen Unterschieden zur vorhergehenden):

> *Any action* or *procedure* that *prevents* a person's free body movement to a position of choice and/or normal access to his/her body by *the use of any method*, attached or adjacent to a person's body that *he/she* cannot control or remove easily.[18]

Abgesehen von grammatikalischen Details wurde nun vor allem das spezifische „any manual method, physical or mechanical device, material, or equipment" durch das deutlich allgemeiner gefasste „any method" ersetzt. Auch wenn hier noch „physical restraints" adressiert werden, ist durch den ausdrücklichen Verzicht auf Begriffe, die sich vornehmlich auf mechanische Mittel zur Freiheitsentziehung beziehen, schon eine begrüßenswerte Weitung des Verständnisses angedeutet, die sich in der Rezeption z. B. durch den Deutschen Ethikrat noch fortsetzte. In seiner Stellungnahme *Hilfe durch Zwang?* von 2018 hat der Deutsche Ethikrat das Phänomen des wohltätigen Zwangs in professionellen Sorgebeziehungen umfassend reflektiert. Als eine Form des wohltätigen Zwangs wurde dabei die Anwendung von FeM bei pflegebedürftigen alten Menschen ausdrücklich mitberücksichtigt. In Anlehnung an Bleijlevens et al. positioniert sich der Ethikrat wie folgt:

> Anhand mehrerer empirischer Datenerhebungen ist zumindest für die stationäre Altenpflege einschlägig dokumentiert, dass freiheitsbeschränkende mechanische Maßnahmen regelmäßig und die Gabe von Medikamenten mit ruhigstellender Wirkung häufig angewendet werden. Jedwede Maßnahmen (auch mechanische), die eine Person von der freien Körperbewegung abhalten und/ oder vom normalen Zugang zu ihrem Körper durch die Anwendung irgendeiner Maßnahme, die am Körper oder in der Nähe des Körpers angebracht ist und von ihr nicht kontrolliert oder mühelos entfernt werden kann, sind freiheitsbeschränkend.[19]

Während der letztere Teil des Zitats eine Übersetzung der Definition Bleijlevens' et al. darstellt, deutet bereits der hinführende erste Teil eine Weiterentwicklung und Modifizierung derselben an: Mit der Feststellung, dass pharmakologische Formen der Freiheitsbeschränkung „häufig" und mechanische Formen „regelmäßig" zur Anwendung kommen, wird der terminologische Skopus geweitet

---

[18] Ebda. S. 2309. Hervorh. des Verf.

[19] Deutscher Ethikrat (2018): *Hilfe durch Zwang?*, S. 168.

bzw. verschoben, sodass ruhigstellende Medikamente nun ganz bewusst miteingeschlossen sind. Dies findet insofern Eingang in die Definition des Ethikrates, als dass die Anmerkung „auch mechanische" in Klammern suggeriert, dass sogar primär nicht-mechanische, d. h. auch und besonders pharmakologische Interventionen, adressiert sind. Ganz in diesem Sinne werden unmittelbar im weiteren Verlauf der Stellungnahme körpernahe, körperferne und medikamentöse Formen von FeM erläutert.[20] In zweierlei Hinsicht hat sich die Semantik gegenüber dem englischen Ausgangspunkt verändert: Folgt man diesem weiteren Verständnis, so ist bei „physical restraint" erstens das „physical" durch die Einbeziehung weiterer Formen der Freiheitseinschränkung geweitet worden. Zweitens ist durch den Begriff der Maßnahme das Verständnis von „restraint" von einem engen Fokus auf das *Mittel* der Freiheitseinschränkung zu einem weiten verschoben: Durch die Doppelaspektvität des Begriffs „Maßnahme" in der deutschen Sprache, der zugleich das *Mittel* einer Handlung (z. B. die Maßnahme „Fixiergurt") sowie die *Handlung* selbst (z. B. das Anlegen des Fixiergurtes) bezeichnen kann, sind zugleich „restraints" als *Mittel* und die von Bleijlevens et al. betonten Dimensionen „action" und „procedure" im Sinne pflegerischen *Handelns* zum Ausdruck gebracht. Dies ist besonders deswegen begrüßenswert, weil somit aus pflegefachlicher und ethischer Perspektive die *Ausübung* des wohltätigen Zwanges durch die Akteure in den Blick genommen wird (ohne dass dabei die Mittel gänzlich ausgeblendet würden). Die Definition des Deutschen Ethikrates ist somit in besonderer Weise geeignet, das Phänomen FeM in seiner pflegefachlichen sowie ethischen Komplexität zu erfassen.

Wie sich in der terminologischen Reflexion zeigte, ist die Antwort auf die vermeintlich einfache Frage nach dem Wesen von FeM im augustinischen Sinne schwerer als erwartet, auch wenn zugleich ein allgemeines Verständnis von solchen Maßnahmen angenommen werden kann. Mit den verschiedenen in diesem Abschnitt diskutierten Definitionen ist über einzelne Erscheinungsformen bis zum Wesen der gleichsam sokratische Dialog nachgezeichnet, in dem eine vertiefte Antwort auf diese Frage formuliert wurde. Im Sinne des Deutschen Ethikrates sei unter FeM in dieser Arbeit

[j]edwede Maßnahmen (auch mechanische), die eine Person von der freien Körperbewegung abhalten und/ oder vom normalen Zugang zu ihrem Körper durch die Anwendung irgendeiner Maßnahme, die am Körper oder in der Nähe des Körpers angebracht ist und von ihr nicht kontrolliert oder mühelos entfernt werden kann[21]

---

[20] Vgl. ebda. S. 168 f.
[21] Ebda. S. 168.

verstanden. Ist damit eine Definition davon gewonnen, worin FeM wesentlich bestehen, so kann nun genauer danach gefragt werden, *auf welche Weise* FeM eine Person von der Körperbewegung bzw. vom normalen Zugang zu ihrem Körper abhalten können. Die Antwort auf diese Frage liegt in dem Charakter von FeM als spezieller Form von Gewalt.

2.2 FeM als spezielle Form von Gewalt

Die Art und Weise, wie FeM konkret die Freiheit der betroffenen Person einschränken, besteht – so kann angelehnt an den Deutschen Ethikrat gesagt werden – im Kern in der zwanghaften Anwendung von Gewalt.[22] Dabei dürfte jedoch den wenigsten beteiligten Akteuren in professionellen Sorgebeziehungen der *Gewalt*charakter von FeM unmittelbar bewusst sein:

> Von den Gewaltausübenden, den Betroffenen und dem sozialen Umfeld wird dieses [gewalttätige] Verhalten häufig nicht als solches wahrgenommen oder offenkundig gemacht. Gewalt gegen demenzkranke Menschen in der Pflege umfasst alle Handlungen bzw. Unterlassungen, die gravierende Auswirkungen auf ihr Wohlbefinden und ihre Lebenssituation haben. [...] Neben dem Zufügen von körperlichen Verletzungen und Schmerzen zählen dazu auch Taten, die emotionales Leid und/oder psychischen Schaden bei den zur Pflege anvertrauten Menschen hervorrufen, deren Rechte einschränken oder die Persönlichkeit und Würde verletzen.[23]

An dieser Schilderung wird bereits deutlich, wie vielschichtig das Phänomen der Gewalt sich in pflegerischen Sorgebeziehungen darstellt. Um zu begreifen,

---

[22] „Zwang liegt zunächst in jenen Fällen vor, in denen eine Person durch Gewalt direkt und unmittelbar auf den Körper einer anderen Person einwirkt, um deren Entscheidungs- oder Verhaltensmöglichkeiten aufzuheben bzw. zu beschränken. Zwang in diesem eng gefassten ursprünglichen Verständnis übt etwa eine Pflegekraft aus, die einen sich selbst gefährdenden, um sich schlagenden Menschen mit Demenz in einen Klammergriff nimmt oder mit einem Gurt im Bett fixiert." Ebda. S. 29. An diese Ausführungen zum ‚engen' Gewaltbegriff anschließend nimmt der Deutsche Ethikrat noch eine weitere Differenzierung von Phänomenen des Zwangs sowie der Gewalt vor und hält zudem fest, dass auch nicht-physische Formen von Zwang und Gewalt dazu zu zählen sind. Vgl. ebda. S. 29 f. Wie sich zeigen wird, ist ein solcher ‚weiter' Begriff von Gewalt, der auch psychische und strukturelle Manifestationen einschließt, besser geeignet, FeM in ihrer Vielfältigkeit und Komplexität abzubilden.

[23] Berzlanovich, A.; Kohls, N.: „Freiheitsentziehende Maßnahmen (FeM) in der Pflege von Menschen mit Demenz: Probleme und Alternativen", in: Kruse, A. (Hrsg.): *Lebensqualität bei Demenz? Zum gesellschaftlichen und individuellen Umgang mit einer Grenzsituation im Alter*, Heidelberg, 2010, S. 355–361, S. 355.

inwiefern FeM demselben zuzuordnen sind, gilt es zunächst, den Begriff der Gewalt im Allgemeinen zu erfassen. Angesichts der vielen divergierenden Definitionsversuche dessen, was man unter Gewalt verstehen kann,[24] sei an dieser Stelle auf zwei im Kontext der Thematik dieser Arbeit etablierte Definitionen eingegangen. Die lange Zeit gängige Gewaltdefinition Galtungs fokussiert die menschliche Selbstbestimmung bzw. -verwirklichung und deckt einen weiten Gegenstandsbereich ab: Gewalt liegt dementsprechend dann vor, „wenn Menschen so beeinflußt werden, daß ihre aktuelle somatische und geistige Verwirklichung geringer ist als ihre potentielle Verwirklichung"[25]. Ausgehend von diesem Verständnis umfasst Gewalt sämtliche Handlungen oder Faktoren, die Menschen daran hindern, ihren grundsätzlich realisierbaren Bedürfnissen z. B. nach körperlicher Unversehrtheit oder Freiheit nachzukommen. Dabei kann sich dies auf drei verschiedenen Ebenen ereignen, die Galtung als die „Super-Typen" *direkte*, *strukturelle* und *kulturelle* Gewalt bezeichnet.[26] Diese Definition erhellt, inwiefern FeM als Gewalthandlungen (mindestens auf direkter sowie struktureller Ebene)[27] klassifiziert werden können: Insofern FeM *per definitionem* eine Person „von der freien Körperbewegung […] und/ oder vom normalen Zugang zu ihrem Körper [abhalten]"[28] hindern sie diese, ihr Bedürfnis nach und ihr Potenzial zu freier Körperbewegung zur Verwirklichung zu bringen.

---

[24] Zu einem kritischen Überblick der verschiedenen Begriffsdefinitionen vgl. Neise, M.; Zank, S.: „Gewalterfahrungen älterer Menschen im sozialen Nahraum. Befunde und Herausforderungen", in: Hank, K.; Schulz-Nieswandt, F.; Wagner, M.; Zank, S. (Hrsg.): *Alternsforschung. Handbuch für Wissenschaft und Praxis*, Baden-Baden, 2019, S. 459–490, S. 459–461.

[25] Galtung, J.: *Strukturelle Gewalt. Beiträge zur Friedens- und Konfliktforschung*, Reinbek/Hamburg, 1975, S. 9. Etwas differenzierter formuliert Galtung dies in einer späteren Publikation wie folgt: „Ich begreife Gewalt als *vermeidbare Beeinträchtigung grundlegender menschlicher Bedürfnisse* oder, allgemeiner ausgedrückt, des *Lebens*, die den realen Grad der Bedürfnisbefriedigung unter das herabsetzt, was *potentiell* möglich ist." Galtung, J.: „Kulturelle Gewalt", in: Landeszentrale für politische Bildung Baden-Württemberg (Hrsg.): *Aggression und Gewalt*, Stuttgart; Berlin; Köln, 1993, S. 52–73, S. 53.

[26] Vgl. Galtung (1993): „Kulturelle Gewalt", S. 57 sowie Hirsch, R. D.: „Gewalt in Einrichtungen der Altenhilfe", in: Wazlawik, M.; Freck, S. (Hrsg.): *Sexualisierte Gewalt an erwachsenen Schutz- und Hilfebedürftigen*, Wiesbaden, 2017, S. 67–88, S. 71.

[27] Insofern eine FeM zunächst von einer Pflegefachperson direkt am Leib des betroffenen Menschen oder in dessen unmittelbarer Umgebung vorgenommen wird, handelt es sich um *direkte* Gewalt. Insofern dies jedoch meist einem auf Regelmäßigkeit und Wiederholung ausgelegten institutionellen Prozessablauf entspricht, der von der einzelnen ausführenden Pflegefachperson tendenziell unabhängig erfolgt, handelt es sich um eine Form *struktureller* Gewalt.

[28] Deutscher Ethikrat (2018): *Hilfe durch Zwang?*, S. 168.

Um FeM als Gewaltphänomen genauer zu begreifen, ist über diese prinzipielle Struktur der Verwirklichungshinderung hinaus, die noch recht allgemein bleibt, noch der Adressat in den Blick zu nehmen. Betreffen FeM wie im Untersuchungsbereich dieser Arbeit *ältere* Menschen, so handelt es sich um eine besondere Form von Gewalt gegen Ältere, die entsprechend unter *elder abuse* zu zählen ist. Nachdem dieses Phänomen lange tabuisiert und unerforscht blieb, setzte ab den 1970er Jahren[29] ein Prozess der kritischen Reflexion ein, der u. a. in folgender Definition der Weltgesundheitsorganisation (WHO) in der *Toronto Declaration* von 2002 mündete:

> Unter Gewalt gegen ältere Menschen versteht man eine einmalige oder wiederholte Handlung oder das Unterlassen einer angemessenen Handlung im Rahmen einer Vertrauensbeziehung, wodurch einer älteren Person Schaden oder Leid zugefügt wird.[30]

An dieser Definition sind drei Aspekte beachtlich: Erstens werden – durchaus im Widerspruch zum alltäglichen Gebrauch des Ausdrucks – ausdrücklich auch Unterlassungen unter Gewalthandlungen gezählt, wenn aus diesen Schaden oder Leid für die Betroffenen hervorgehen. Zweitens wird mit der Vertrauensbeziehung ein konkreter Rahmen benannt, in dem solche Handlungen erfolgen.[31] Drittens ist

---

[29] Übereinstimmend werden in der Sekundärliteratur zwei Paper von 1975, die das Phänomen noch mit dem überaus problematischen Begriff des *granny battering* beschreiben, als Beginn der wissenschaftlichen Auseinandersetzung mit der Thematik gesehen. Vgl. Suhr, R.; Teubner, C.: „Gewalt gegen ältere Menschen", in: Suhr, R.; Kuhlmey, A. (Hrsg.): *Gewalt und Alter*, Berlin; Boston, 2020, S. 1–9, S. 1.

[30] Eggert, S.; Sulmann, D.: „Phänomene von Gewalt gegen ältere Menschen 2.2 Gewalt gegen (ältere) pflegebedürftige Menschen in Deutschland – eine quantitative Annäherung", in: Suhr, R.; Kuhlmey, A. (Hrsg.): *Gewalt und Alter*, Berlin; Boston, 2020, S. 47–56, S. 47. Im englischen Original lautet die Definition entsprechend: „Elder abuse is a single, or repeated act, or lack of appropriate action, occurring within any relationship where there is an expectation of trust which causes harm or distress to an older person." Krug, E. G.; Dahlberg, L. L.; Mercy J. A.; Zwi, A. B.; Lozano, R. (Hrsg.): *World report on violence and health*, Genf, World Health Organization, 2002, S. 126 f. Erstmals entwickelt wurde sie 1995 von der *Action on Elder Abuse in the United Kingdom*.

[31] Eine Definition des US-amerikanischen National Research Council spezifiziert diese Vertrauensbeziehungen zusätzlich mit dem Begriff „caregiver", sodass Gewalt in pflegerischen Sorgebeziehungen explizit angesprochen ist: „As defined in this report, ‚elder mistreatment' refers to (a) intentional actions that cause harm or create a serious risk of harm (whether or not harm is intended) to a vulnerable elder by a caregiver or other person who stands in a trust relationship to the elder or (b) failure by a caregiver to satisfy the elder's basic needs or to protect the elder from harm." Wallace, R. B.; Bonnie, R. J. (Hrsg.): *Elder mistreatment: Abuse, Neglect, and Exploitation in an Aging America*, Washington D.C., 2003, S. 1.

für die Definition bewusst offen bzw. unerheblich, ob die Gewalthandlung straf-
rechtlich relevant ist und – was hier von besonderem Interesse ist – ob sie auch
mit der Intention durchgeführt wird, dem älteren Menschen Leid zuzufügen.[32]
Für FeM in Sorgebeziehungen bedeutet dieser letzte Aspekt, dass es sich bei
ihnen trotz der meist fürsorglichen Absicht und angezielter positiver Folgen für
den Betroffenen um Gewalt handelt und FeM diesen Gewaltcharakter selbst dann
nicht einbüßen, wenn sie ethisch oder rechtlich legitimiert sind: Auch legitimierte
Gewalt bleibt Gewalt.[33] Vor diesem Hintergrund ist verständlich, dass der Gewaltcharakter von Zwangsmaßnahmen ausdrücklich Eingang in die Ausführungen des
Ethikrates zu dem Konzept des wohltätigen Zwangs fand.

Der geschärfte Blick auf ältere Menschen als Adressaten bzw. Opfer von
Gewaltausübung hilft auch, genauer nach den Hintergründen solcher Handlungen zu fragen. Besonders aufschlussreich sind empirische Studienergebnisse, die
auf Seiten der Betroffenen sowie der Ausübenden von Gewalt Risikofaktoren
identifizieren, die die Wahrscheinlichkeit von Gewalthandlungen erhöhen: Hohe
Evidenzen lassen sich im Falle der von Gewalt betroffenen Personen bei verschiedenen Risikofaktoren nachweisen, die (evtl. mit der einzigen Ausnahme des
niedrigen sozioökonomischen Standes) bemerkenswerterweise alle im Kontext
von FeM bedeutsam sein dürften: Die Literatur nennt hier äußerliche Faktoren
wie funktionelle Einschränkung oder Abhängigkeit und einen schlechten Gesundheitszustand ebenso wie innerliche Faktoren wie kognitive Einschränkungen oder

---

[32] „Gemeinsam ist diesen […] Definitionen von Gewalt gegen ältere Menschen, dass sie
sowohl Handeln als auch Unterlassen als abuse – Gewalt – ansehen, und dass die schädliche Handlung beziehungsweise die Unterlassung in einer Vertrauensbeziehung stattfinden.
Zugleich wird der Gewaltbegriff, unabhängig von einer Schädigungsabsicht oder einer etwaigen strafrechtlichen Relevanz der schädlichen Handlung beziehungsweise der Unterlassung,
über eine rein kriminologische Perspektive hinaus gefasst." Suhr, Teubner (2020): „Gewalt
gegen ältere Menschen", S. 2.

[33] Für den rechtlichen Kontext formelhaft auf den Punkt gebracht von Uwe Brucker z. B. in
dem Vortrag „Werdenfelser Weg und andere Möglichkeiten der Vermeidung freiheitsentziehender Maßnahmen" anlässlich des Symposiums *Menschenwürde und Grenzen der Freiheit.
Neue Wege für Ärzte, Pflegekräfte, Betreuer und Angehörige von pflegebedürftigen Menschen* der Universität Heidelberg am 25.02.2013: „Rechtlich gerechtfertigte Gewalt: bleibt
für die Betroffenen Gewalt." Mit Klie kann in diesem Sinne auch festgehalten werden: *„[M]it
Recht fixiert ist auch fixiert."* Klie, T.: „Menschenrechte, Pflege und Pflegeversicherung", in:
Dibelius, O.; Piechotta-Henze, G. (Hrsg.): *Menschenrechtsbasierte Pflege. Plädoyer für die
Achtung und Anwendung von Menschenrechten in der Pflege*, Bern, 2020, S. 75–86, S. 81.

seelische Störungen (z. B. Depression), die besondere Risiken für ältere Menschen darstellen, Opfer einer Gewalthandlung zu werden. Mit Blick auf den möglichen Gewaltaspekt im Rahmen familiärer Sorgebeziehungen ist darüber hinaus von Interesse, dass auf Seiten der Gewaltausübenden neben eigenen seelischen Störungen oder Substanzmissbrauch vor allem die finanzielle, emotionale oder verwandtschaftliche Abhängigkeit mit hoher Evidenz einen Risikofaktor für Gewalt darstellt.[34] Allgemein ist im privaten Bereich auffällig, dass sich das Zusammenwohnen mit dem älteren Menschen als bedeutender Risikofaktor für Gewalthandlungen erweist.[35]

Eine weitere Differenzierung von Gewalt, die zudem direkt an FeM heranführt, liegt mit derjenigen Görgens vor, der verschiedene Formen von Gewalt gegen ältere Menschen unterscheidet:

– körperliche Misshandlungen
– psychische Misshandlung / verbale Aggression
– pflegerische Vernachlässigung
– emotionale/psychosoziale Vernachlässigung
– finanzielle Ausbeutung
– vermeidbare Einschränkungen der Freiheit, Handlungs- und Entscheidungsautonomie[36]

Mit der letztgenannten Kategorie sind deutlich verschiedene Formen der Freiheitseinschränkung und damit FeM angesprochen, sodass etwa Suhr und Teubner diese Kategorie in ihrer modifizierten tabellarischen Auflistung der Gewaltformen nach Görgen direkt als „freiheitsentziehende Maßnahmen" benennen.[37] Mit Blick auf das in den terminologischen (siehe Abschn. 2.1) und rechtlichen (siehe Abschn. 2.6) Ausführungen Gesagte kann hier jedoch festgehalten werden, dass sinnvollerweise rechtliche Kriterien wie Dauer und Regelmäßigkeit der Maßnahme in Görgens Typologie nicht mitaufgenommen werden und somit FeM im allgemeineren Sinn gemeint sein dürften. Ein weiterer subtiler Unterschied zwischen Görgens Terminologie und derjenigen Suhrs und Teubners besteht darin, dass Görgens spezifizierendes Adjektiv „vermeidbar" bei letzteren beiden wegfällt. Diese Auffassung soll hier geteilt werden: Auch für FeM, für die sich nach

---

[34] Zu einer tabellarischen Zusammenstellung dieser empirischen Forschungsergebnisse vgl. Suhr, Teubner (2020): „Gewalt gegen ältere Menschen", S. 6, Tab. 1.2.

[35] Vgl. ebda. S. 7.

[36] Görgen, T.: „Wissen über das Phänomen Gewalt in der Pflege", in: Eggert, S.; Lux, K.; Sulmann, D.; Väthjunker, D.: *Gewaltprävention in der Pflege*, hrsg. v. Zentrum für Qualität in der Pflege, Berlin, [2]2017, S. 8–12, S. 8 f.

[37] Vgl. Suhr, Teubner (2020): „Gewalt gegen ältere Menschen", S. 3, Tab. 1.1.

kritischer pflegefachlicher und ethischer Prüfung ergibt, dass sie die unvermeidliche *ultima ratio* darstellen, gilt nach wie vor, dass es sich bei ihnen um Formen
der Gewaltanwendung handelt. Der Gewaltcharakter liegt also unabhängig von
Legitimität und Vermeidbarkeit vor. In diesem Sinne urteilen auch Berzlanovich
et al., dass der Einsatz von FeM

> eine spezielle Form von Gewalt in der Pflege [ist]. Obwohl diese Vorkehrungen meist
> zum Schutz bzw. zur Sicherheit der zu Pflegenden eingesetzt werden, stellen sie
> schwerwiegende Eingriffe in die Menschenrechte mit gravierenden Auswirkungen
> auf die Würde, Lebensqualität und Gesundheit der Betroffenen dar.[38]

Es lohnt sich, die hier zitierte Formulierung „spezielle Form von Gewalt" etwas
genauer zu reflektieren: Inwiefern unterscheiden sich FeM als *spezielle* Form von
den anderen aufgeführten Gewaltformen? Neise und Zank sehen diesbezüglich
in der „extremen Prävalenz" solcher Anwendungen den unterscheidenden Indi-
kator,[39] jedoch ließen sich noch weitere auffällige Merkmale von FeM anführen:
Erstens handelt es sich um Gewalt, die in den meisten Fällen aus einer wohlmeinenden, fürsorglichen Absicht heraus ausgeübt wird, ohne dass die verursachten
Schäden und das ausgelöste Leid direkt angezielt wären – was in vielen Formen
körperlicher und psychischer Misshandlung anzunehmen ist. Damit verbunden
ist zweitens der Umstand, dass es Fälle geben kann, in denen diese Form von
Gewalt als *ultima ratio* zum Schutz der betroffenen Person ethisch geboten ist,
während für die anderen genannten Gewaltformen der Misshandlung, Vernachlässigung und Ausbeutung durchweg gilt, dass diese unabhängig vom jeweiligen
Kontext ethisch verboten bleiben. Drittens ist in der Gegenüberstellung mit den
fünf anderen Gewaltformen Görgens herauszustellen, dass FeM als besonders
facettenreiche Form von Gewalt teilweise Aspekte aller anderen Gewaltformen
(mit Ausnahme der finanziellen Ausbeutung) aufweisen: Sie betreffen unmittelbar den ganzen Menschen als körperlich-seelische Einheit und sind demnach auch
als physische und psychische Gewalt zu bezeichnen. In der Konsequenz können

---

[38] Berzlanovich, A.; Kirsch, S.; Herold-Majumdar, A.; Kohls, N.: „Verletzungen von Rechten Pflegebedürftiger 13.3 Freiheitsberaubung aus Fürsorge?! – Die Anwendung freiheitsentziehender Maßnahmen in der Pflege", in: Gaertner, T.; Knoblich, S.; Muck, T.; Rieger,
M. (Hrsg.): *Die Pflegeversicherung. Handbuch zur Begutachtung, Qualitätsprüfung, Beratung und Fortbildung*, Berlin; Boston, [4]2020, S. 637–646, S. 637. Auch hier wird in einer
eher generischen Weise von „freiheitsentziehenden Maßnahmen" gesprochen, sodass angenommen werden kann, dass solche Handlungen gemeint sind, die in dieser Arbeit unter den
allgemeineren Begriff der FeM fallen.

[39] Vgl. Neise, Zank (2019): „Gewalterfahrungen älterer Menschen im sozialen Nahraum",
S. 464.

FeM – vor allem auch bei lang andauernder oder regelmäßiger Anwendung – eine pflegerische und emotionale bzw. psychosoziale Vernachlässigung darstellen oder zur Folge haben.

FeM sind als spezielle Form von Gewalt also so zu verstehen, dass sie in einer Handlung oder Unterlassung bestehen, durch die in einer Vertrauensbeziehung ältere Menschen aus fürsorglicher Absicht derart beeinflusst werden, dass sie ihre potenzielle Freiheit nicht verwirklichen können und ihnen auf diese Weise physischer Schaden, psychisches Leid oder Formen der pflegerischen und psychosozialen Vernachlässigung widerfahren können. Im Nachfolgenden soll nun genauer auf die verschiedenen – teils schon angeklungenen – Erscheinungsweisen solcher Maßnahmen eingegangen werden. Wie in den bisherigen Ausführungen um pharmakologische FeM bereits angedeutet, gibt es über bekannte mechanische Mittel wie Bettgitter o. ä. hinaus ein breites Spektrum an Maßnahmen, die die Definition von FeM erfüllen.

2.3   Erscheinungsformen von FeM in professionellen Sorgebeziehungen

Schon im Kontext der terminologischen Ausführungen zur Definition von FeM ist deutlich geworden, dass es auf den ersten Blick leichter erscheint, verschiedene konkrete Erscheinungsweisen derselben zu benennen, als eine allgemeingültige Wesensbestimmung von FeM vorzunehmen. Wenn also Bestimmungsversuche häufig dazu tendieren, bei einzelnen Maßnahmen *im Besonderen* zu beginnen, muss die Suche nach einer Definition von sich aus zu übergeordneten Merkmalen *im Allgemeinen* fortschreiten. Ist diese allgemeine Warte dann erreicht, so lässt sich wiederum erneut ein Blick auf die konkrete Ebene werfen: Es kann also mit der zuvor gewonnenen bzw. gewählten Definition von FeM gefragt werden, auf welche konkreten Fälle diese zutrifft.

Bemerkenswert ist an der Definition des Deutschen Ethikrats, die wiederum auf der Definition von Bleijlevens et al. fußt, dass sie bewusst offen formuliert ist und keinerlei Beispiele für konkrete Erscheinungsformen anführt. Insofern ist in ihr nicht etwa von Bettgittern, Fixiergurten, gewissen Medikamenten o. ä. die Rede, sondern von „[j]edwede[n] Maßnahmen"[40], die das Kriterium erfüllen, eine Person in einer Art und Weise von der freien körperlichen Bewegung und/oder

---

[40] Deutscher Ethikrat (2018): *Hilfe durch Zwang?*, S. 168.

dem Zugriff auf den eigenen Körper abzuhalten, dass sie von derselben nicht kontrolliert oder mühelos entfernt werden können. Mit der Formulierung, dass dies „durch die Anwendung *irgendeiner* Maßnahme"[41] geschehen kann, wird noch deutlicher, dass zunächst nicht objektiviert wird, ob es sich um diese oder jene Mittel handelt. Vielmehr ist die *Art und Weise der Verwendung* bzw. die *Wirkung* der Maßnahme entscheidend dafür, ob sie freiheitseinschränkenden Charakter hat. Was Bauer und Braun im rechtlichen Kontext formulieren – auf die juristische Perspektive wird noch einzugehen sein (siehe Abschn. 2.6) –, gilt also bereits pflegefachlich und ethisch:

> Welche konkreten Maßnahmen als freiheitsentziehende Maßnahmen zu charakterisieren sind, ist stark vom Einzelfall abhängig. Dabei verbietet sich jegl[iche] Verobjektivierung. Entscheidend ist, wie die Maßnahme auf den Einzelnen nach dessen körperl[ichen] Fähigkeiten wirkt. Die gleiche Maßnahme kann sich daher bei einem Betroffenen als freiheitsentziehend auswirken, bei einem anderen Betroffenen hingegen nicht.[42]

Vor dem Hintergrund dieser Überlegungen wird deutlich, dass es strenggenommen nicht zutrifft, etwa ein aufgestelltes Bettgitter in jedem Fall als FeM zu bezeichnen: Handelt es sich bspw. um ein einseitig angebrachtes oder ein geteiltes und nur zur Hälfte aufgestelltes Bettgitter, so sind die oben genannten Kriterien nicht erfüllt, wenn im Einzelfall davon auszugehen ist, dass sich der Betroffene noch barrierefrei aus dem Bett begeben könnte.[43] Umgekehrt bedeutet dies jedoch auch, dass Maßnahmen, die auf den ersten Blick nicht unmittelbar und in derselben Deutlichkeit als FeM erkennbar sind wie etwa ‚klassische' und in der pflegerischen Versorgungspraxis allgemein bekannte Formen, ebenfalls FeM darstellen können, wenn sie den jeweiligen Betroffenen in seiner spezifischen

---

[41] Ebda. S. 168. Hervorh. des Verf.

[42] Bauer, A.; Braun, C., in: Bauer, A.; Klie, T.; Lütgens, K. (Hrsg.): *Heidelberger Kommentar zum Betreuungs- und Unterbringungsrecht-HK-BUR online (April 2020)*, § 1906 Rn. 200.

[43] Vgl. ebda. Rn. 201. Es kommt hier neben der Anbringungsart auch und besonders darauf an, wie das Bettgitter von der betroffenen Person in ihrer spezifischen Situation wahrgenommen wird: „For those who are cognitively intact, the side rail can serve as a reminder to call for assistance when exiting the bed. This reminder may be effective, although ambulatory or partially ambulatory persons may quickly perceive the side rail as an obstacle, especially if the need to be out of bed is urgent […]. For the cognitively impaired, there is virtually no awareness of the intended function of side rails, and the rails will invariably be perceived as a barrier." Capezuti, E.; Maislin, G.; Strumpf, N.; Evans, L. K.: „Side Rail Use and Bed-Related Fall Outcomes Among Nursing Home Residents", in: *Journal of the American Geriatrics Society*, Bd. 50, Nr. 1 (2002), S. 90–96, S. 94.

körperlichen und psychischen Verfassung daran hindern, seine Bewegungsfreiheit auszuüben. Die besondere Relevanz der psychophysischen Verfassung des pflegebedürftigen Menschen für den freiheitseinschränkenden Charakter von FeM illustriert das Beispiel pharmakologischer Interventionen: Hier hängt es in besonderem Maße von der jeweiligen Person ab, ob ein Medikament sedierend und somit freiheitseinschränkend wirkt. So können neben Psychopharmaka bspw. auch β-Blocker sedierend wirken und somit die Bewegungsfreiheit der Person einschränken.[44] Diese Überlegungen haben auch zur Folge, dass mechanische bzw. technische Hilfsmittel, die häufig als Alternative statt einer konkreten FeM Verwendung finden, unter gewissen Umständen selbst eine FeM darstellen können (siehe Abschn. 2.10).

Führt man nun konkrete Erscheinungsformen von FeM auf, die in der pflegerischen Praxis verbreitet sind – und dies stets unter dem aus diesen Überlegungen resultierenden Vorbehalt, keine Verobjektivierung von Maßnahmen vorzunehmen – so ist bereits in Abschnitt 2.1 angeklungen, dass sich diese in körpernahe, körperferne und medikamentöse Formen einteilen lassen.[45] Insgesamt ergibt sich ein weites Spektrum von Erscheinungsformen, das Hoffmann und Klie bspw. folgendermaßen abbilden:

– Leibgurte und andere Fixierungsvorrichtungen an Stuhl oder Bett sowie Bettgitter, Fixierdecken, Zwangsjacken und Therapietische an Stuhl oder Rollstuhl, die der Betroffene nicht mit zumutbaren Mitteln überwinden bzw. öffnen kann […],
– Schließmechanismen an Türen und andere Vorrichtungen zum Verhindern eines Öffnens von Türen, die dazu führen, dass der Betroffene die Tür nicht öffnen kann – auch das zeitweise Abschließen der Außentür der Wohnung des Betroffenen im Rahmen professioneller häuslicher Pflege,
– Ausübung physischen und/oder psychischen Drucks durch das Personal wie Verbote, List, Zwang oder Drohungen,
– Gabe von Medikamenten, Schlafmitteln oder Psychopharmaka mit dem Ziel einer Ruhigstellung (Sedierung) des Betroffenen, eines Verhinderns des Verlassens der Räumlichkeit oder des Fortbewegens in der Einrichtung […].

---

[44] „Es ist die Frage zu klären, welche Arzneistoffe grundsätzlich geeignet sind, zum Zwecke von FEM eingesetzt zu werden. Diese Frage kann nur einzelfallbezogen geklärt werden, da es auch bei somatischen Erkrankungen Arzneistoffe gibt, die in höherer Dosierung zusätzlich zur pharmakologisch gewünschten Wirkung eine sedierende Wirkung entfalten können, wie z. B. zur Blutdrucksenkung verordnete β-Blocker." Gleich, S.; Krüger, J.; Fels, H.; Skopp, G.; Musshoff, F.; Roider, G.; Schöpfer, J.; Graw, M.; Wiedfeld, C.: „Medikamente als freiheitsentziehende Maßnahme in stationären Pflegeeinrichtungen? Eine kritische Analyse", in: *Rechtsmedizin*, Bd. 31, H. 2 (2021), S. 101–109, S. 106.

[45] Vgl. Deutscher Ethikrat (2018): *Hilfe durch Zwang?*, S. 168 f.

- Ausstatten von Betroffenen mit Signalsendern [...], sofern bei Signalauslösung umgehend freiheitsentziehende Maßnahmen ergriffen werden[46]

Besonders hervorzuheben ist an dieser Auflistung, dass wiederum Wert darauf gelegt wird, für die verschiedenen Erscheinungsformen jeweils die Art und Weise der Verwendung bzw. die Wirkung dieser Maßnahmen herauszustreichen: Das Beispiel von Signalsendern, womit sowohl Bewegungsmelder als auch verschiedene Technologien der Ortung angesprochen sind, veranschaulicht dies besonders eindrücklich: Entscheidend ist nicht der Umstand, *dass* solche Sender Verwendung finden und bei Verlassen des Aufenthaltsorts ein Signal z. B. an die Pflegenden abgeben, sondern vielmehr, *wie* diese Akteure dann auf das Signal reagieren: Wird die betroffene Person in Folge des Signals etwa stets zurück in das Bett, das sie zu verlassen suchte, gebracht und somit an der freien Bewegung gehindert, so dient der Signalsender in diesem Fall als eine FeM. Wird das Signal jedoch zum Anlass genommen, den Betroffenen seinen Bedürfnissen entsprechend bei der Bewegung zu unterstützen, so kann der Sender im Gegenteil gar dazu dienen, die Anwendung von FeM zu vermeiden (siehe Abschn. 2.10).

Wichtiger als der Versuch, im Rahmen dieser Arbeit eine erschöpfende Auflistung verschiedener Erscheinungsformen von FeM zu bieten, ist also die Erkenntnis der Einzelfallabhängigkeit des freiheitseinschränkenden Charakters. Dennoch sei der Vollständigkeit halber sowie besonders aufgrund des Umstandes, dass solche Handlungen häufig nicht als FeM erkannt werden, noch eine Reihe von Maßnahmen angeführt, die ebenfalls als FeM wirken können. Ein einschlägiger Rechtskommentar beschreibt diese Maßnahmen, die oben bereits teilweise anklangen, wie folgt:

- Täuschungen oder falsche Behauptungen [...],
- Wegnahme der Straßenbekleidung, Wegnahme von Seh- oder Gehhilfen,
- Tapetenwände, mit durchgehendem Bildmotiv tapezierte Türen und Wände, die schon für gesunde Menschen den Ausgang nur noch erahnen lassen,
- Pförtner oder Pflegepersonal, die den Ausgangsbereich einer Einrichtung überwachen und den Bewohner vom Verlassen des Aufenthaltsorts auch mit List und körperl[ichem] Zwang abhalten,
- Türklinken, die Türen statt nach unten nur nach oben öffnen oder zwei Türklinken, die gleichzeitig gedrückt werden müssen, um die Tür zu öffnen,
- Türdrehknöpfe fremdartigen Aussehens und mit – insb. für demente Personen – ungewohntem, nicht zu beherrschendem Wirkmechanismus,

---

[46] Hoffmann, B.; Klie, T.: *Freiheitsentziehende Maßnahmen im Betreuungs- und Kindschaftsrecht. Voraussetzungen, Verfahren, Praxis*, Heidelberg, [2]2012, Rn. 2.29.

- Alarmgesicherte Notausgangsverriegelungen an Hauptausgängen mit lautstarkem Alarmton bei schwieriger manueller Öffnung,
- Sitzwachen am Bett, die das Aufstehen aus dem Bett verhindern [...],
- „Kindersicherungen" an Ausgangstreppen, die zB nur schwer einsehbar und mühsam von der Rückseite der hüfthohen Sicherungsvorrichtung zu öffnen sind,
- sämtl[iche] weiteren Maßnahmen, die für die Betroffenen nur durch unzumutbare Anstrengungen zu überwinden sind [...].[47]

Für den besonderen Fokus dieser Arbeit auf Menschen mit Demenz ist etwa das Beispiel von Türschließmechanismen oder verborgenen Ausgängen von hoher Anschaulichkeit: Es verdeutlicht, dass diese Maßnahmen in solchen Fällen freiheitseinschränkend werden können, in denen es pflegebedürftigen Menschen aufgrund ihrer kognitiven Beeinträchtigungen nicht (mehr) möglich ist, deren Handhabung bzw. Zweck zu erkennen und entsprechend ihre Bewegungsfreiheit umzusetzen.

Nachdem in diesem Abschnitt der Sachverhalt um die Erscheinungsformen von FeM dargelegt und somit ein Überblick über die Bandbreite solcher Maßnahmen gegeben wurde, die unter Umständen den Charakter einer FeM annehmen, soll im Nachfolgenden noch ein genaueres Verständnis von der Verbreitung des Phänomens FeM in professionellen Sorgebeziehungen gewonnen werden.

2.4   Die Prävalenz mechanischer FeM in professionellen Sorgebeziehungen

Im nachfolgenden Abschnitt soll ein Überblick über den Stand der internationalen und nationalen (bei gleichzeitiger Betonung der letzteren) empirischen Forschung zur Prävalenz von mechanischen FeM in den verschiedenen pflegerischen Versorgungskontexten gegeben werden. Dabei fokussieren die Abschnitte die Situation in der stationären Langzeitpflege (Abschn. 2.4.1), der ambulanten Pflege (Abschn. 2.4.2) sowie die in der akutstationären Versorgung (Abschn. 2.4.3).

---

[47] Bauer, Braun, in: Bauer, Klie, Lütgens (2020): *Heidelberger Kommentar,* § 1906 Rn. 217. Zur Frage der rechtlichen Genehmigungspflicht solcher Maßnahmen vgl. ebda. Rn. 216 f. Siehe dazu auch Abschn. 2.6 in der vorliegenden Arbeit.

2.4.1 Stationäre Langzeitpflege

Die *Leitlinie FEM* in ihrer aktualisierten Form aus dem Jahr 2015 gibt u. a. einen Überblick zu den Forschungsergebnissen hinsichtlich der Prävalenz von FeM in der stationären Pflege in Deutschland im Zeitraum von den frühen 2000er Jahren bis 2010. Die Prävalenz von FeM in stationären Einrichtungen der Altenpflege schwankte diesen Ergebnissen zufolge zwischen durchschnittlich 20 % und 40 %.[48] So ermittelte eine Studie im Jahr 2008 in 30 norddeutschen Einrichtungen der stationären Altenpflege die Verwendung von mechanischen FeM bei 26,2 % der Bewohner, wobei dieser Anteil von Pflegeeinrichtung zu Pflegeeinrichtung zwischen 4,4 % und 58,9 % schwankte. Den weitaus größten Teil von FeM machten mit fast einem Viertel (24,5 %) Bettgitter aus, während sich die Freiheitseinschränkung mittels Gurtfixierungen sowie durch Stecktische eher selten verzeichnen ließ.[49] Es zeigen sich also nicht nur Schwankungen innerhalb der Bundesrepublik, sondern auch von Einrichtung zu Einrichtung sowie von einer Form von FeM zur anderen. In der Schweiz zeichneten sich laut Erhebungen in zwei kulturell unterschiedlichen Kantonen im Zeitraum 2013 bis 2014 sowohl eine vergleichbare durchschnittliche Prävalenz von FeM (26,8 %) als auch vergleichbare Schwankungen von Einrichtung zu Einrichtung ab (2,6 % bis 61,2 %). Abermals bildeten Bettgitter die am häufigsten angewandte Form von FeM (20,3 %).[50]

Im europäischen Vergleich ergeben sich weitere Perspektiven: Im Rahmen der *RightTimePlaceCare* Studie, die sich den Themen Lebens- und Pflegequalität von Menschen mit Demenz widmete, veröffentlichten Beerens et al. 2014 u. a. auch Daten zu der Prävalenz von FeM sowohl in der stationären Pflege als auch im häuslichen Bereich. Insgesamt nahmen dabei in Deutschland, England, Estland, Finnland, Frankreich, den Niederlanden, Spanien und Schweden 1123 in der eigenen Häuslichkeit und 791 in stationären Pflegeeinrichtungen lebende Menschen

---

[48] Vgl. Köpke, S.; Möhler, R.; Abraham, J.; Henkel, A.; Kupfer, R.; Meyer, G.: *Leitlinie FEM – Evidenzbasierte Praxisleitlinie Vermeidung von freiheitseinschränkenden Maßnahmen in der beruflichen Altenpflege*, Universität zu Lübeck; Martin-Luther-Universität Halle-Wittenberg, 1. Aktualisierung [2]2015, S. 24 f.

[49] Vgl. Meyer, G.; Köpke, S.; Haastert, B.; Mühlhauser, I.: „Restraint use among nursing home residents: cross-sectional study and prospective cohort study", in: *Journal of Clinical Nursing*, Bd. 18 (2008), S. 981–990, S. 985 f. sowie Köpke, S.; Meyer, G.: „Freiheitseinschränkende Maßnahmen in Alten- und Pflegeheimen: Zwickmühle der Altenpflege", in: *Pflegezeitschrift*, Bd. 10 (2008) S. 556–559, S. 557 f.

[50] Vgl. Hofmann, H.; Schorro, E.; Haastert, B.; Meyer, G.: „Use of physical restraints in nursing homes: a multicentre cross-sectional study", in: *BMC Geriatrics*, Bd. 15, Artikelnr. 129 (2015), S. 1–8, S. 4.

mit Demenz teil.[51] Die Studie kam zu dem Ergebnis, dass bei insgesamt 41,3 % dieser Personen mechanische FeM zum Einsatz kamen, wobei dabei 31,4 % auf stationäre und 9,9 % auf ambulante Versorgungsformen entfielen. Da auf die ambulante Pflege an späterer Stelle eingegangen sei, sei zunächst die stationäre Pflege angesprochen: Auch hier variierten die Ergebnisse stark und reichten von der niedrigsten Prävalenz von 6,1 % in Frankreich bis zur höchsten, die mit 83,2 % in Spanien vorlag. Deutschland lag hier mit einer Prävalenz von 9,2 % an dritter Stelle.[52] Über den europäischen Kontext hinausgehend sei noch auf eine systematische Übersichtsarbeit und Metaanalyse aus dem Jahr 2021 verwiesen, die für „physical restraints" weltweit zu einer durchschnittlichen Prävalenz von 33 % kommt, dabei jedoch auf die hohe Heterogenität der eingeschlossenen Studien verweist.[53] Was die Formen verwendeter Mittel betrifft, stellt auch hier die Anwendung von Bettgittern mit durchschnittlich 44 % Prävalenz die häufigste Maßnahme dar.[54]

Weitere Perspektiven zur Häufigkeit der Anwendung von FeM in der Pflege in Deutschland sowie zur politischen Tragweite der Thematik ergeben sich aus der *Kleinen Anfrage* „Freiheitsentziehende Maßnahmen in der Altenpflege" von Abgeordneten der Fraktion Bündnis 90/Die Grünen aus dem Jahr 2017.[55] Etwa vier Wochen nach der Anfrage, die einen kritischen Fragenkatalog von 25 Punkten aufwies, bezog die Bundesregierung schriftlich Stellung zu den erfragten Sachverhalten und beantwortete die Frage nach der Häufigkeit von richterlich genehmigten freiheitsentziehenden Maßnahmen[56] in der stationären und ambulanten Altenpflege mithilfe der zu diesem Zeitpunkt aktuellen Daten des

---

[51] Vgl. Beerens, H. C.; Sutcliffe, C.; Renom-Guiteras, A.; Soto, M. E.; Suhonen, R.; Zabalegui, A.; Bökberg, C.; Saks, K.; Hamers, J. P. H.: „Quality of Life and Quality of Care for People With Dementia Receiving Long Term Institutional Care or Professional Home Care: The European RightTimePlaceCare Study", in: *Journal of the American Medical Directors Association*, Bd. 15 (2014), S. 54–61, S. 54–56.

[52] Vgl. ebda. S. 58.

[53] Vgl. Lee, D.-C. A.; Robins, L. M.; Bell, J. S.; Srikanth, V.; Möhler, R.; Hill, K. D.; Griffiths, D.; Haines, T. P.: „Prevalence and variability in use of physical and chemical restraints in residential aged care facilities: A systematic review and meta-analysis", in: *International Journal of Nursing Studies*, Bd. 117, Artikelnr. 103856 (2021), S. 1–12, S. 4.

[54] Vgl. ebda. S. 7.

[55] Vgl. Deutscher Bundestag, 18. Wahlperiode: *Kleine Anfrage Freiheitsentziehende Maßnahmen in der Altenpflege* (Drucksache 18/13049), S. 1–5.

[56] Zur rechtlichen Unterscheidung von freiheitseinschränkenden Maßnahmen (FeM) im allgemeinen und freiheitsentziehenden Maßnahmen (FEM) im besonderen Sinn siehe Abschn. 2.6.

Bundesamtes für Justiz.[57] Dieses erfasst jährlich die Anzahl beantragter, gerichtlich genehmigter sowie abgelehnter freiheitsentziehender Maßnahmen nach §
1906 Absatz 4 BGB (siehe Abschn. 2.6), die im Rahmen einer Betreuung beantragt worden sind.[58] Zum Zeitpunkt der Antwort lagen die Daten der Jahre vor
bzw. bis 2015 vor. Es zeigt sich, dass die bundesweite Anzahl genehmigter freiheitsentziehender Maßnahmen zunächst von 83.781 (von 90.657 beantragten) im
Jahr 2005 mit Schwankungen anstieg, 2010 ihren Höhepunkt mit 98.119 Genehmigungen (von 106.021 beantragten) erreichte und dann schwankend abnahm,
um schließlich 2015 die Anzahl 59.945 (von 66.489 beantragten) zu erreichen. Neben diesen absoluten Zahlen, die einen Rückgang in den letzten Jahren
erkennen lassen, sei auch auf den in relativer Hinsicht wachsenden Anteil an
Ablehnungen beantragter freiheitsentziehender Maßnahmen hingewiesen, die sich
2005 noch auf 7,58 % beliefen und 2015 bereits 9,84 % betrugen.[59] Sechs
Jahre später lassen sich diese Ergebnisse mittlerweile um Daten aus dem Jahr
2016 anreichern, wobei sich hier mit 51.097 genehmigten (von 56.538 beantragten) Maßnahmen der Rückgang fortsetzt. Es wurden 2016 jedoch in relativen
Zahlen mehr freiheitsentziehende Maßnahmen genehmigt, denn der Anteil abgelehnter Maßnahmen lag lediglich bei 9,62 %.[60] Besonders bedauernswert ist,
dass für das Jahr 2017 „aufgrund der Umstellung auf die B-Statistik und den
damit verbundenen technischen Problemen"[61] keine Daten vorliegen und auch
der Berichtszeitraum 2018 bis 2020 noch nicht einsehbar ist. Weitere Fragen, die
Bestandteil der Anfrage an die Bundesregierung waren, betrafen sowohl die konkret angewandten Formen und die Dauer von freiheitsentziehenden Maßnahmen
als auch häufigste Begründungen für dieselben sowie Gründe, aus denen hervorgeht, weshalb Anträge auf freiheitsentziehende Maßnahmen in der Vergangenheit
von den Gerichten abgelehnt wurden. Der Bundesregierung lagen zu diesen
Sachverhalten keine statistischen Daten vor.[62] Die empirische Basis der Bundesregierung bleibt entsprechend skizzenhaft und fragmentarisch. Im weiteren

---

[57] Vgl. Deutscher Bundestag, 18. Wahlperiode: *Antwort der Bundesregierung* (Drucksache
18/13176), S. 1–24.

[58] Vgl. ebda. S. 6 f.

[59] Vgl. ebda. S. 7.

[60] Vgl. Bundesamt für Justiz, Referat III 3: *Betreuungsverfahren. Zusammenfassung der
Bundesergebnisse für die Jahre 2012 bis 2017*), Stand: 30. November 2018, S. 3, https://
www.bundesjustizamt.de/DE/SharedDocs/Publikationen/Justizstatistik/Betreuungsverfa
hren.pdf;jsessionid=BE007B290ED4DA3AF96E60D16AE60562.2_cid503?__blob=public
ationFile&v=14 (Zugriff: 16.06.2021).

[61] Ebda. S. 3.

[62] Vgl. Deutscher Bundestag: *Drucksache 18/13176*, S. 8.

Verlauf der Anfrage verwies die Bundesregierung auf die jährlich stattfinden-
den externen Qualitätsprüfungen und die damit einhergehende Datenerhebung
durch die Medizinischen Dienste der Krankenversicherung (MDK) der Länder
in stationären Langzeit- und ambulanten Pflegeeinrichtungen sowie in Konsequenz auf den vierten Pflege-Qualitätsbericht des Medizinischen Dienstes des
Spitzenverbandes Bund der Krankenkassen e. V. (MDS), in welchem neben weiteren Aspekten der Pflegequalität auch der jeweils einrichtungsinterne Umgang
mit freiheitsentziehenden Maßnahmen thematisiert wird.[63]

Auch der aktuellste, sechste Pflege-Qualitätsbericht des MDS nach §114a
Abs. 6 SGB XI vermittelt u. a. einen Überblick über die Häufigkeit der Anwendung von freiheitsentziehenden Maßnahmen in der stationären Langzeitpflege und
die entsprechende Entwicklung in den letzten Jahren: So lagen 2016 bei 8,9 % der
104.344 in die Prüfung einbezogenen Bewohner freiheitsentziehende Maßnahmen
vor. Es sei darauf hingewiesen, dass sich dieses Ergebnis ungefähr mit der bereits
erwähnten Publikation von Beerens et al. von 2014 deckt und dabei einen leichten Rückgang erkennen lässt. Des Weiteren konnten in 92,5 % der vom MDS
analysierten Fälle Einwilligungen oder Genehmigungen nachgewiesen werden.
Bei der Interpretation dieses zunächst positiv wirkenden Ergebnisses darf nicht
außer Acht gelassen werden, dass diese Maßnahmen damit im Umkehrschluss bei
7,5 % der Personen *ohne* Einwilligung oder richterliche Genehmigung (und damit
rechtswidrig) erfolgten. Auch zeigt der Qualitätsbericht auf, dass bei 11,7 %, d. h.
bei mehr als jeder zehnten betroffenen Person, die Notwendigkeit bzw. Erforderlichkeit dieser freiheitsentziehenden Maßnahmen sowie die Möglichkeit milderer
Mittel (siehe Abschn. 2.10) in den stationären Pflegeeinrichtungen nicht regelmäßig überprüft wurde. In die Pflegequalitätsprüfung des MDS im Jahr 2019 wurden
für den Zeitraum vom 1. Januar bis zum 31. Oktober insgesamt 94.899 Personen
einbezogen, wobei sich hier in Ansätzen ein positiver Trend abzeichnete: Der
Anteil freiheitsentziehender Maßnahmen bei den überprüften Bewohnern in der
stationären Langzeitpflege lag hier mit 5,6 % um 3,3 % unter dem Ergebnis von
2016. Im Jahr 2019 kamen darüber hinaus bei 6,6 % dieser Fälle, d. h. bei etwa
350 Personen, freiheitsentziehende Maßnahmen zum Einsatz, die weder durch
eine Einwilligung noch durch eine richterliche Genehmigung legitimiert waren.
Abermals erfolgte in 10,2 % der Fälle keine regelmäßige Überprüfung dieser
Maßnahmen nach den oben genannten Kriterien – kein wesentlicher Rückgang.[64]

---

[63] Vgl. ebda. S. 8.
[64] Vgl. Medizinischer Dienst des Spitzenverbandes Bund der Krankenkassen e. V. (MDS)
(Hrsg.): *6. Pflege-Qualitätsbericht des MDS nach § 114 A ABS. 6 SGB XI. Qualität in der
ambulanten und stationären Pflege*, Essen, 2020, S. 47.

Auch für das Jahr 2020 liegen mit dem sechsten Pflege-Qualitätsbericht des MDS schon erste Ergebnisse bezüglich der Anwendung von freiheitsentziehenden Maßnahmen vor, die sich zudem durch eine weitere Differenzierung der geprüften Items eignen, ein vollständigeres Bild der derzeitigen Lage zu gewinnen. Diese Differenzierung ging mit der Umstellung des Prüfverfahrens der Qualitätsprüfungen in stationären Pflegeeinrichtungen zum 1. November 2019 einher. Das neue Prüfverfahren deckte entsprechend den Zeitraum von November 2019 bis März 2020 ab, wobei 18.842 Personen eingeschlossen wurden.[65] Erhoben wird nun im Qualitätsbereich 4 „Unterstützung in besonderen Bedarfs- und Versorgungssituationen" u. a. der Qualitätsaspekt 4.4 „Freiheitsentziehende Maßnahmen", der sich durch die folgende Qualitätsaussage definiert:

Der Einsatz von Gurtfixierungen, Bettseitenteilen und anderen Fixierungen wird soweit wie möglich vermieden; im Falle eines Einsatzes werden die jeweils relevanten fachlichen Anforderungen beachtet.[66]

Bei 1304 der überprüften Personen (6,9 %) kamen zum Zeitpunkt der Prüfung oder in den letzten vier Wochen unmittelbar vor derselben freiheitsentziehende Maßnahmen zur Anwendung. Zusätzlich zur Häufigkeit von freiheitsentziehenden Maßnahmen werden im Rahmen des neuen Prüfsystems Auffälligkeiten und Defizite in Bezug auf den Qualitätsaspekt erhoben. So lagen bei 5,2 % dieser Maßnahmen Defizite vor, die mit einem Risiko für die Betroffenen einhergingen. Als Beispiel nennt der Bericht hier etwa die Anbringung von Gurtsystemen mit inadäquater Polsterung, die das Risiko von Druckstellen barg. Während solche befürchteten Folgen bei dieser Personengruppe zwar nicht eintraten, traten in 3,5 % der Fälle konkrete, durch die freiheitsentziehenden Maßnahmen bedingte, negative Folgen ein (siehe Abschn. 2.9). Nicht nur verweist der Bericht darauf, dass die Begründung der Maßnahmen in diesen Situationen nicht nachvollzogen werden konnte, sondern auch darauf, dass sich die vermeintliche Einwilligung der von der Maßnahme Betroffenen in einigen Fällen nicht nachweisen ließ. In manchen Fällen zeigte sich gar, dass freiheitsentziehende Maßnahmen ohne die erforderliche Überwachung bzw. fachliche Begleitung angewendet wurden.[67]
    Bei der Beurteilung der dargestellten Daten ist zusammenfassend festzustellen, dass die von den Abgeordneten erbetene und aus pflegefachlicher Perspektive

---

[65] Vgl. ebda. S. 31–33.
[66] Ebda. S. 72.
[67] Vgl. ebda. S. 72 f.

durchaus gebotene Differenzierung zwischen ambulanten und stationären Versorgungsformen hinsichtlich freiheitsentziehender Maßnahmen in der Antwort der Bundesregierung ebenso wenig gegeben war wie die Konkretisierung nach Formen, Dauer und Begründungen der Maßnahmen. Aus den statistischen Daten des Bundesamtes für Justiz gehen diese Informationen nicht hervor. Im Rahmen des Prüfverfahrens durch die Medizinischen Dienste der Länder werden zwar sowohl stationäre als auch ambulante Pflegeeinrichtungen überprüft, jedoch finden sich freiheitsentziehende Maßnahmen als Prüfgegenstand ausschließlich im Bereich der stationären Langzeitpflege.[68] Auf Grundlage des sechsten Prüfberichts des MDS lassen sich zudem keine Informationen darüber gewinnen, wie sich die Situation um die Verabreichung von Medikamenten mit dem Ziel einer Freiheitseinschränkung (siehe Abschn. 2.5) darstellt.

Es ist auf Basis der MDS-Erhebungen kaum möglich nachzuvollziehen, wie sich die Situation um FeM in informellen und formellen bzw. gemischten ambulanten Sorgebeziehungen verhält, obwohl eine Auseinandersetzung mit der Thematik hier besonders relevant erscheint, denn „[i]m häuslichen Bereich ist das Thema Fixierung noch weitgehend ein Tabuthema. Auch hier gehören freiheitsentziehende Maßnahmen ganz häufig zum Alltag."[69]

2.4.2 Ambulante Pflege

Auch im Jahr 2019 hat diese zuletzt angeführte Feststellung Klies (siehe Abschn. 2.4.1) noch Gültigkeit: So kommen Wilke, Brosey und Kosuch in ihrem Reader *Freiheitseinschränkende Maßnahmen in der häuslichen Pflege* zu folgendem ernüchternden Urteil:

> Leider existieren keine repräsentativen Zahlen zur Anwendung von FeM in der häuslichen Umgebung. Dies ist sicher auch dem Forschungsgegenstand geschuldet. Fragen nach Situationen und Handlungen in denen die Befragten Handlungen, wie z. B.

---

[68] Im weitesten Sinne könnten FeM z. B. durch die Frage 11.5 des Prüfkatalogs angesprochen sein, die sich mit der Sturzprophylaxe in der ambulanten Pflege befasst: „Werden bei versorgten Personen mit einem erhöhten Sturzrisiko versorgte Personen/Pflegepersonen über Risiken und geeignete Maßnahmen zur Vermeidung eines Sturzes beraten?" Ebda. S. 98. Dies ist jedoch weit entfernt von einer systematischen und differenzierten Erhebung von FeM in diesem Setting.

[69] Klie, T.: *Demenz und Recht. Würde und Teilhabe im Alltag zulassen*, Hannover, 2015, S. 59 f.

FeM angewendet haben, stellen sogenannte „heikle Fragen" dar. Dies sind Fragen zu Themen, die mit persönlichen und gesellschaftlichen Tabus belegt sind.[70]

Es liegt unweigerlich in der Natur des häuslich-privaten Raumes mitbegründet, dass sich dieser erschwerter erschließen lässt als dies der öffentliche Raum ermöglicht. Hinzu kommt jedoch – wie die Autorinnen herausstellen – die Problematik, dass Antworten auf „heikle Fragen" nicht immer der Wahrheit entsprechen sowie, dass sich informell Pflegende nicht immer im Klaren darüber sind, welche pflegerischen Handlungen eine FeM darstellen. Entsprechend variieren die Prävalenzdaten von FeM im ambulanten Versorgungsbereich:[71] Die Studien aus den frühen 2000er Jahren, die die Autorinnen zusammentragen, ergeben für diesen eine Prävalenz von 10 % bis 25 %, erlauben dabei jedoch noch kein differenziertes Bild.[72] Auf ausgewählte jüngere Studienergebnisse, die ebenfalls im Reader erwähnt werden und dabei weiterhin ein großes Spektrum abbilden, sei nachfolgend eingegangen.

Das vom Bundesministerium für Bildung und Forschung geförderte Projekt *„ReduFix ambulant – Sicherheit und Lebensqualität in der häuslichen Versorgung von älteren Menschen mit Hilfe- und Pflegebedarf"* unter der Leitung Klies und Bredthausers bildete im Jahr 2013 eine Prävalenz von ca. 6 % bis 9 % Maßnahmen ab, die die Freiheit von Pflegebedürftigen in diesem Bereich einschränkten. Dabei dominierte die Verabreichung ruhigstellender Medikamente sowie die Anwendung von Bettgittern und das Einschließen im Wohnraum.[73] Die bereits eingangs zitierte europaweite Studie aus dem Jahr 2014 zur Lebens- und Pflegequalität von Menschen mit Demenz ermittelte eine 9,9 %ige Prävalenz von mechanischen FeM in der ambulanten Pflege der 1123 in der eigenen Häuslichkeit lebenden Studienteilnehmer. Während Deutschland im Ländervergleich

---

[70] Wilcke, N.; Brosey, D.; Kosuch, R.: *Freiheitseinschränkende Maßnahmen in der häuslichen Pflege. Ursachen, Vermeidung, Legitimation*, Köln, 2019, S. 6. Auf die dürftige internationale Datenlage verwiesen bereits im Jahr 2005 Hamers und Huizing: „As far as we know, prevalence values of restraint use in home care situations are not available." Hamers, J. P. H.; Huizing, A. R.: „Why do we use physical restraints in the elderly?", in: *Zeitschrift für Gerontologie und Geriatrie*, Bd. 38, H. 1 (2005), S. 19–25, S. 20.

[71] Vgl. Wilcke, Brosey, Kosuch (2019): *Freiheitseinschränkende Maßnahmen in der häuslichen Pflege*, S. 6.

[72] Vgl. ebda. S. 7.

[73] Vgl. Klie, T.; Bredthauer, D. et al.: *Abschlussbericht zum Forschungsvorhaben ReduFix ambulant – Sicherheit und Lebensqualität in der häuslichen Versorgung von älteren Menschen mit Hilfe- und Pflegebedarf*, Evangelische Hochschule Freiburg (AGP Sozialforschung); Fachhochschule Frankfurt, 2013, S. 9.

bezüglich der Anwendung von FeM in der stationären Pflege, wie oben aufgezeigt, verhältnismäßig positiv abschnitt, stellte es mit 19,8 % das Land mit der
höchsten Prävalenz von FeM im ambulanten Versorgungsbereich dar. Gemeinsam mit Spanien (17,8 %), das bereits im stationären Sektor durch die höchste
Prävalenz auffiel, bildete Deutschland damit das eine Ende des Spektrums und
stand England (3,7 %) und den Niederlanden (3,4 %) am anderen Ende gegenüber.[74] Auch Klie geht in seiner Monographie von 2015 von einer Prävalenz von
etwa 20 % in der ambulanten Pflege aus.[75] Ergebnisse einer Befragung von 1006
pflegenden Angehörigen durch das Zentrum für Qualität in der Pflege (ZQP)
aus dem Jahr 2018 zeigen schließlich eine Prävalenz von 6 % als FeM zu wer-
tender Maßnahmen. Dabei wurde erfragt, ob die pflegebedürftige Person in den
letzten 6 Monaten gegen ihren Willen in einem Zimmer bzw. der Wohnung eingeschlossen wurde (1 %), zur Pflegeerleichterung medikamentös ruhiggestellt wurde
(3 %) und auf andere Weise gegen ihren Willen in der Bewegungsfreiheit eingeschränkt wurde (2 %).[76] Die Varianz dieser Daten unterstreicht die Relevanz
weiterer Forschung zum Thema FeM in der ambulanten Pflege.

2.4.3 Akutstationäre Pflege

Etwas dichter – jedoch lange nicht erschöpfend – erschlossen stellt sich die internationale und nationale Datenlage zu FeM in akutstationären Versorgungsformen
dar. Eine Überblicksarbeit aus dem Jahr 2005 trug für den Zeitraum 1999 bis
2004 eine Prävalenz von 33 % bis 68 % zusammen, wobei auch hier die Breite
des Spektrums auffällt.[77] Ein in der nationalen, wie internationalen Literatur häufig herangezogener systematischer Literaturüberblick zu mechanischen FeM in
Akutkrankenhäusern von 2010 zeigt ebenfalls auf, dass „[n]ur wenig […] über
die Situation in Krankenhäusern bekannt"[78] ist: Da sich die eingeschlossenen
Studien in der jeweils zugrunde gelegten Definition von FeM (z. B. in Bezug

---

[74] Vgl. Beerens, Sutcliffe, Renom-Guiteras, Soto, Suhonen, Zabalegui, Bökberg, Saks,
Hamers (2014): „Quality of Life and Quality of Care for People With Dementia", S. 58.

[75] Vgl. Klie (2015): *Demenz und Recht*, S. 10.

[76] Vgl. Eggert, S.; Schnapp, P.; Sulmann, D.: *Aggression und Gewalt in der informellen
Pflege*, hrsg. v. Zentrum für Qualität in der Pflege, Berlin, 2018, S. 19.

[77] Vgl. Hamers, Huizing (2005): „Why do we use physical restraints in the elderly?", S. 20.

[78] Krüger, C.; Meyer, G.; Hamers, J.: „Mechanische freiheitsentziehende Maßnahmen im
Krankenhaus. Ein systematischer Literaturüberblick", in: *Zeitschrift für Gerontologie und
Geriatrie*, Bd. 43, H. 5 (2010), S. 291–296, S. 291.

auf die Frage, ob Bettgitter als solche zu werten sind), der methodischen Herangehensweise sowie in der Ergebnisdarstellung stark unterschieden, konnten diese nicht direkt verglichen werden. Es zeichnete sich weiterhin ab, dass innerhalb von Krankenhäusern FeM auf Intensivstationen besonders oft angewendet werden. Was die Form der angewandten FeM betrifft, schienen in dem Literaturüberblick Hand-, Stuhl- und Bettfixierungen zu überwiegen.[79]

Eine Querschnittstudie von Krüger et al. aus dem Jahr 2013, die die Situation um FeM in deutschen Akutkrankenhäusern erfasste, schloss 1276 Personen (Altersdurchschnitt 65 Jahre) in vier Kliniken ein und kam zu dem Ergebnis, dass FeM zum Krankenhausalltag gehören:[80] Bei 11,8 % der Pflegebedürftigen im Krankenhaus kommt mindestens eine FeM zur Anwendung, wobei hier Bettgitter (9,8 %) und beidseitig angebrachte Handgelenkfixierungen (2,5 %) am häufigsten zum Einsatz kommen. Geringere Prävalenzen weisen einseitige Handgelenkfixierungen (0,5 %), Stecktische (0,4 %) und Bauchgurtfixierungen im Bett (0,1 %) auf.[81] Wie auch im Falle der bereits genannten Versorgungsbereiche variierte auch hier mit Werten von 6.2 % bis 16.6 % die Prävalenz zwischen den einzelnen Einrichtungen. Doch auch zwischen den verschiedenen Stationen innerhalb eines Krankenhauses konnten Schwankungen aufgewiesen werden, insofern die Prävalenz auf Allgemeinstationen 0 % bis 31,3 % und auf Intensivstationen 0 % bis 90 % betrug.[82]

Im darauffolgenden Jahr erschienen in dem von dem Deutschen Institut für angewandte Pflegeforschung e. V. herausgegeben *Pflege-Thermometer 2014* Ergebnisse einer bundesweiten Befragung von 1.844 leitenden Pflegekräften zur Pflegesituation von Menschen mit Demenz im klinischen Kontext.[83] In einem Zeitraum von sieben Tagen wurde u. a. die Dauer und Form der jeweils verwendeten FeM erhoben. Dabei kamen beidseitige Bettgitter auf den teilnehmenden Stationen durchschnittlich 4,4-mal zur Anwendung; Stecktische folgten mit 2,4-mal, während Fixiergurte 0,9-mal pro Woche eingesetzt wurden.[84] Die Autoren

---

[79] Vgl. ebda. S. 292.

[80] Vgl. Krüger, C.; Mayer, H.; Haastert, B.; Meyer, G.: „Use of physical restraints in acute hospitals in Germany: A multi-centre cross-sectional study", in: *International Journal of Nursing Studies*, Bd. 50 (2013), S. 1599–1606, S. 1599.

[81] Vgl. ebda. S. 1602.

[82] Vgl. ebda. S. 1603.

[83] Vgl. Isfort, M.; Klostermann, J.; Gehlen, D., Siegling, B.: *Pflege-Thermometer 2014. Eine bundesweite Befragung von leitenden Pflegekräften zur Pflege und Patientenversorgung von Menschen mit Demenz im Krankenhaus*, hrsg. v. Deutsches Institut für angewandte Pflegeforschung e. V. (dip), Köln, 2014, S. 5.

[84] Vgl. ebda. S. 49.

weisen kritisch darauf hin, dass deutschlandweit jährlich von etwa 500.000 Fixie-rungsmaßnahmen bei Menschen mit Demenz im Akutkrankenhaus auszugehen ist.[85]

Die gegenwärtige Situation um FeM im klinischen Kontext sei abschließend an zwei aktuellen Studien veranschaulicht. Die im Jahr 2018 veröffentlichten Ergebnisse der durch die Robert Bosch Stiftung geförderten General Hospital Study (GHoSt) präsentieren, dass aktuell bei etwa einem Viertel der Patienten mit Demenzerkrankung und/oder Delir FeM wie z. B. Bettgitter, Fixiergurte und -decken, Stecktische und Türöffnungsvorrichtungen angewendet werden.[86] Auf die Gründe einer solch hohen Prävalenz bei Menschen mit Demenz im Beson-deren sei im weiteren Verlauf vertieft eingegangen (siehe Abschn. 2.7 und 2.8). Eine jüngste Querschnittstudie von Thomann, Zwakhalen, Richter et al. aus dem Jahr 2021 mit einer gemischten Stichprobe von 29.477 hospitalisierten Personen (Altersdurchschnitt 70 Jahre) aus 140 Kliniken in Österreich und der Schweiz ergab für die Anwendung von mindestens einer FeM eine 30-Tage-Prävalenz von 8,7 %. Mit 55 % dominierten dabei mechanische FeM, wobei innerhalb dieser Gruppe wiederum Bettgitter mit einem Anteil von 86,7 % das häufigste Mittel darstellten.[87] Die Studie kommt zu dem Fazit, dass in den untersuchten Kranken-häusern Österreichs und der Schweiz etwa jeder elfte Pflegebedürftige von FeM betroffen ist,[88] was sich insofern gut mit den bereits dargestellten Ergebnissen Krügers et al. für den deutschen Raum vergleichen lässt.

Zusammenfassend lässt sich zur Prävalenz von FeM bei der disparaten Datenlage zumindest festhalten, dass FeM scheinbar in allen wesentlichen Versor-gungsbereichen immer noch zur Standardversorgung gezählt werden. Gleichzeitig lässt sich z. B. in der stationären Langzeitpflege in der Tendenz ein Rückgang von FeM verzeichnen, was auch das von der Fachliteratur fortlaufend hervorge-hobene Potenzial einer Pflegepraxis unterstreicht, die auf den Einsatz von FeM zu verzichten bzw. diesen zu reduzieren weiß. Die in diesem Kontext als rückläufig zu bezeichnenden Daten sind dabei jedoch – wie in vielen der beschriebenen Stu-dien angesprochen – kritisch zu betrachten, da eine Vergleichbarkeit der Daten

---

[85] Vgl. ebda. S. 11.

[86] Vgl. Hendlmeier, I.; Bickel, H.; Hessler, J. B.; Weber, J.; Junge, M. N.; Leonhardt, S.; Schäufele, M.: „Demenzsensible Versorgungsangebote im Allgemeinkrankenhaus. Reprä-sentative Ergebnisse aus der General Hospital Study (GHoSt)", in: *Zeitschrift für Gerontolo-gie und Geriatrie*, Bd. 51, H. 5 (2018), S. 509–516, S. 514.

[87] Vgl. Thomann, S.; Zwakhalen, S.; Richter, D.; Bauer, S.; Hahn, S.: „Restraint use in the acute-care hospital setting: A cross-sectional multi-centre study", in: *International Journal of Nursing Studies*, Bd. 114 (2021), S. 1–9, S. 4 f.

[88] Vgl. ebda. S. 6.

nur bedingt geleistet werden kann: Noch vor erheblichen inter- und intrainstitutionellen Schwankungen der ermittelten Zahlen auf Ergebnisebene erschwert bereits ein breites Spektrum verschiedener empirischer Methoden, Einschlusskriterien und Definitionen den direkten Vergleich. Besonders auf internationaler Ebene ist auffallend, dass bspw. aufgestellte Bettgitter immer wieder nicht als FeM gewertet und daher nicht miteingeschlossen wurden.[89] Auch unterscheiden sich – jeweils begründet durch verschiedene Zielsetzungen der einzelnen Studien – die eingeschlossenen Studienpopulationen. Grundsätzlich ist des Weiteren davon auszugehen, dass die Dunkelziffer nicht gemeldeter, nicht beantragter oder nicht erfasster FeM weitaus höher sein dürfte. So spricht bspw. Klie von geschätzt insgesamt 340.000[90] bis 350.000[91] als freiheitsentziehend zu wertenden Maßnahmen, die täglich in der stationären Langzeitpflege in Deutschland angewendet werden. Entsprechend geben Prävalenzzahlen wie die oben zitierten nur einen Hinweis auf die tatsächlichen Dimensionen des Problems.

Vor dem Hintergrund dieser fragmentarischen Datenlage sowie der hohen gesellschaftlichen Relevanz des Themas wäre es wünschenswert, dass die auf Bund- und Länderebene verantworteten Erhebungen zu FeM in formellen und informellen Sorgebeziehungen die gebotene Differenzierung hinsichtlich der Formen, Dauer und Begründungen der Maßnahmen systematisch und differenziert abbildeten. Gleichfalls sollte dies nach den verschiedenen Versorgungskontexten aufgeschlüsselt erfolgen, wobei besonders die Erschließung der Praxis um FeM im ambulanten sowie im akutstationären Sektor und damit auch die Versorgungsqualität in denselben profitieren würde. Während der Fokus bisher weitgehend auf mechanischen Formen von FeM in den verschiedenen Versorgungskontexten lag, sei im Folgenden auf die Datenlage zu pharmakologischen FeM eingegangen.

---

[89] Diese Problematik ist nicht zu unterschätzen: „It should be noted that in some articles, bedrails are not included as a means of physical restraint [...]. These differences make it difficult to compare the results and to improve evidence-based nursing. [...] A clear definition of physical restraint is highly relevant for nursing practice in institutions. If there is no such definition, bedrails are often used as a daily routine measure. Physical restraint has to be named and defined as such, to sensitise caregivers and to improve resident autonomy." Hofmann, H.; Hahn, S.: „Characteristics of nursing home residents and physical restraint: a systematic literature review", in: *Journal of Clinical Nursing*, Bd. 23 (2013), S. 3012–3024, S. 3020 f.

[90] Vgl. Klie (2015): *Demenz und Recht*, S. 10.

[91] Vgl. ebda. S. 59.

2.5   Die Prävalenz pharmakologischer FeM

War es schon bei mechanischen FeM aufgrund der zuvor genannten Limitationen erschwert, einen genauen Überblick über deren Prävalenz zu gewinnen, so gestaltet sich dies bei pharmakologischen, (potenziell) freiheitseinschränkenden Interventionen in pflegerischen Sorgebeziehungen, wie z. B. der Verabreichung von Psychopharmaka, umso schwieriger. Ein Hauptproblem scheint dabei darin zu liegen, dass wissenschaftlich sowie auf Bund- und Länderebene kaum erfasst, dokumentiert und erforscht wird, ob bzw. wann und wie häufig ruhigstellende Medikamente besonders bei kognitiv beeinträchtigten pflegebedürftigen Menschen *mit dem Ziel der Ruhigstellung* verabreicht werden. Dabei ist der Umstand, ob ein Medikament aufgrund einer eindeutigen medizinischen Indikation *oder* mit dem vorgeordneten Ziel der Ruhigstellung ärztlich angeordnet bzw. verabreicht wird, u. a. rechtlich von zentraler Bedeutung (siehe Abschn. 2.6).

Um einen Eindruck von der Situation in der Praxis zu gewinnen, gilt es daher, den Fokus zu weiten und zunächst auf die Problematik der Polypharmazie einzugehen. Als wesentlicher Risikofaktor für Sturzereignisse, deren Vorbeugung wiederum eine der Hauptbegründungen für FeM darstellt (siehe Abschn. 2.7), ist Polypharmazie von nicht zu unterschätzender Relevanz für den Sachverhalt. Im Anschluss sei auf die allgemeine Prävalenz von Psychopharmaka in der Pflege alter Menschen eingegangen, um die Psychopharmakaverabreichung in einem letzten Schritt auf die möglicherweise intendierte freiheitseinschränkende Wirkung zu prüfen. Die nachfolgenden Darstellungen werden sodann an geeigneter Stelle mit Blick auf die Gesamtthematik der vorliegenden Arbeit sowie mit Blick auf Menschen mit Demenz kontextualisiert.

Ein erster Überblick über das Phänomen der Polypharmazie sowie die Prävalenz von Psychopharmaka kann mithilfe des – auf standardisierten AOK-Daten zu gesetzlich versicherten Pflegebedürftigen basierenden – *Pflege-Reports 2017* (Untersuchungszeitraum 2015) gewonnen werden, der seinen Schwerpunkt auf die Versorgungssituation pflegebedürftiger Menschen legte. Zugleich kann mit den aktuelleren Daten des *Pflege-Reports 2021* (Untersuchungszeitraum 2019) jeweils die Frage nach Trends gestellt werden, die sich abzeichnen. Bezüglich der Polypharmazie, von der allgemein „im Sinne einer Verordnung von gleichzeitig mehr als 4 Medikamenten"[92] gesprochen wird, lässt sich festhalten, dass

---

[92] Burkhardt, H.: „Pharmakotherapie und geriatrische Syndrome", in: Wehling, M., Burkhardt, H. (Hrsg.): *Arzneitherapie für Ältere*, Berlin, 2019, S. 281–325, S. 284. Es handelt sich dabei um ein weit verbreitetes Verständnis von Polypharmazie: „Certainly, the concurrent intake of five or more drugs is the most common definition of polypharmacy in the literature. Nevertheless, about 143 definitions of polypharmacy and associated terms exist." Pazan, F.;

im Jahr 2015 im Durchschnitt 58,7 % und im Jahr 2019 im Durchschnitt 61,2 % der Pflegebedürftigen pro Quartal Verordnungen für fünf oder mehr Wirkstoffe erhielten. Die höchsten Raten wurden dabei 2015 bei den 60- bis 84-jährigen Pflegebedürftigen erfasst; hier wurden für mehr als jeden fünften Betroffenen pro Quartal zehn oder mehr Wirkstoffe verordnet. Im Jahr 2019 wurden im Vergleich die meisten Verordnungen bei der Gruppe der 70- bis 74-jährigen Pflegebedürftigen festgestellt, bei denen etwas mehr als jeder vierte zehn oder mehr Wirkstoffe angeordnet bekam.[93] Je nach Definition entspricht dies bereits dem Phänomen einer sogenannten „Hyper-Polypharmazie".[94] Was die im *Pflege-Report* vorgenommene Differenzierung nach Versorgungskontexten betrifft, so zeigt sich, dass im Jahr 2019 der höchste Anteil an Polypharmazie mit 69,3 % auf die Pflegebedürftigen in der stationären Langzeitpflege entfällt sowie, dass das Phänomen in der rein informellen Pflege alter Menschen deutlich seltener ist.[95]

Dass die Prävalenz von Polypharmazie im Alter für die Thematik dieser Arbeit von besonderer Relevanz ist, verdeutlicht ein Blick auf die möglichen Folgen derselben. In ihrer aktuellen narrativen Übersichtsarbeit über Definitionen, Prävalenz und klinische Folgen von Polypharmazie fassen Pazan und Wehling u. a. den Erkenntnisstand zu dem Zusammenhang von Polypharmazie und Sturzereignissen zusammen: So kamen internationale Studien je nach Polypharmaziedefinition zu einer 18 % höheren Wahrscheinlichkeit (Polypharmazie = min. vier Medikamente), einer 21 % höheren Wahrscheinlichkeit (Polypharmazie = min. fünf Medikamente) und für Extremfälle von Hyperpolypharmazie (= min. zehn Medikamente) gar einer 50 % höheren Wahrscheinlichkeit von Sturzereignissen.[96] Auch konnte in mehreren internationalen Studien nachgewiesen werden, dass Polypharmazie mit kognitiven Einschränkungen und speziell

---

Wehling, M.: „Polypharmacy in older adults: a narrative review of definitions, epidemiology and consequences", in: *European Geriatric Medicine*, Bd. 12 (2021), S. 443–452, S. 444.

[93] Vgl. Schwinger, A.; Jürchott, K.; Tsiasioti, C.: „Pflegebedürftigkeit in Deutschland", in: Jacobs, K.; Kuhlmey, A.; Greß, S.; Klauber, J.; Schwinger, A. (Hrsg.): *Pflege-Report 2017. Schwerpunkt: Die Versorgung der Pflegebedürftigen*, Stuttgart, 2017, S. 255–303, S. 284 sowie Matzk, S.; Tsiasioti, C.; Behrendt, S.; Jürchott, K.; Schwinger, A.: „Pflegebedürftigkeit in Deutschland", in: Jacobs, K.; Kuhlmey, A.; Greß, S.; Klauber, J.; Schwinger, A. (Hrsg.): *Pflege-Report 2021. Sicherstellung der Pflege: Bedarfslagen und Angebotsstrukturen*, Open-Access-Publikation, 2021, S. 233–270, S. 259.

[94] Vgl. Pazan, Wehling (2021): „Polypharmacy in older adults: a narrative review", S. 447.

[95] Vgl. Matzk, Tsiasioti, Behrendt, Jürchott, Schwinger (2021): „Pflegebedürftigkeit in Deutschland", S. 259 f.

[96] Vgl. Pazan, Wehling (2021): „Polypharmacy in older adults: a narrative review", S. 448.

Demenzerkrankungen assoziiert ist, besonders wenn diese über lange Zeiträume andauert.[97]

Nimmt man unter den verabreichten Medikamenten in pflegerischen Sorgekontexten genauer die Gruppe der Psychopharmaka in den Blick, so ist zunächst zu bemerken, dass diese auf viele verschiedene Weisen zur Behandlung von verschiedenen psychopathologischen Symptomen – wie bspw. Depressivität, Wahn, Halluzinationen – indiziert sein können.[98] Diese Symptomatik ist häufig mit Verhaltensauffälligkeiten wie Agitation, Unruhe, Störungen im Tag-Nacht-Rhythmus, Umherirren („wandering") oder aggressivem Verhalten assoziiert – Verhaltensweisen, die „bei fast allen Demenzkranken im Laufe der Erkrankung auf[treten], wobei ein gleichzeitiges Auftreten verschiedener Auffälligkeiten die Regel ist"[99]. Angesichts der (Demenz-)Erkrankungen, die eine solche Symptomatik hervorrufen können, kann nicht geleugnet werden, dass eine pharmakologische Therapie mithilfe von Psychopharmaka durchaus geboten bzw. erforderlich sein kann, um das Wohl bzw. die Lebensqualität der betroffenen Person zu gewährleisten – sofern eine eindeutige Indikation vorliegt und das Medikamentenmanagement unter der Berücksichtigung von Leitlinien- und Handlungsstandards erfolgt. Gleichzeitig muss das Therapieziel darin bestehen, medizinisch unangemessene bzw. gar unnötige Interventionen sowie besonders eine potenziell missbräuchliche Verwendung von Psychopharmaka zu vermeiden.[100]

Allgemein fällt bei pflegebedürftigen Menschen eine recht hohe Prävalenz von Psychopharmaka auf, wie etwa mit Blick auf die *Pflege-Reporte* von 2017 und 2021 deutlich wird: Für das Jahr 2019 erfasste letzterer generell Verordnungen mit einer 36 %-igen Prävalenz, bei denen pro Quartal mindestens ein Antipsychotikum, Anxiolytikum, Hypnotikum bzw. Sedativum oder Antidepressivum angeordnet wurde – im Vergleich zu einer Rate von 39 % im Jahr 2015, was einen (wenn auch geringen) relativen Rücklauf erkennen lässt.[101] Über diese allgemeinen Durchschnittswerte hinaus ermittelte der *Pflege-Report 2021* auch die

---

[97] Vgl. ebda. S. 449.

[98] Vgl. Pantel, J.; Haberstroh, J.; Schröder, J.: „Psychopharmaka im Altenpflegeheim – zum Wohle der Bewohner?", in: Kruse, A. (Hrsg.): *Lebensqualität bei Demenz? Zum gesellschaftlichen und individuellen Umgang mit einer Grenzsituation im Alter*, Heidelberg, 2010, S. 317–336, S. 317.

[99] Ebda. S. 317.

[100] Vgl. ebda. S. 318.

[101] Vgl. Schwinger, Jürchott, Tsiasioti (2017): „Pflegebedürftigkeit in Deutschland", S. 288 f. sowie Matzk, Tsiasioti, Behrendt, Jürchott, Schwinger (2021): „Pflegebedürftigkeit in Deutschland", S. 263 f.

Prävalenz von Psychopharmaka je nach Versorgungskontext, wobei sich bemerkenswerterweise für die vollstationäre Pflege abzeichnete, dass hier für mehr als
die Hälfte (56 %) der Bewohner pro Quartal mindestens eines dieser Psychopharmaka verordnet wurde, während Menschen in informellen Sorgebeziehungen, die
ausschließlich Pflegegeld erhielten, nur zu 28,2 % betroffen waren.[102]

Was die bereits angesprochene Angemessenheit dieser Arzneistoffe bei älteren Menschen betrifft, verweist der *Pflege-Report 2017* kritisch darauf, dass
es sich bei den besagten Wirkstoffgruppen (Antipsychotika, Anxiolytika, Hyp-
notika/Sedativa und Antidepressiva) um diejenigen handelt, „die das Gros der
PRISCUS-Problematik ausmachen"[103]. Die PRISCUS-Liste[104] führt für den
deutschen Arzneimittelmarkt 83 „potentiell inadäquate Medikamente" (PIM) für
ältere Menschen ab 65 Jahren auf, wobei ein PIM verstanden wird „als Wirkstoff,
bei dessen Verabreichung das Risiko von unerwünschten Arzneimittelereignissen
aufgrund einer veränderten Pharmakokinetik und veränderten Wirkungen im Alter
erhöht ist und mögliche Verordnungsalternativen bestehen"[105]. Dabei handelt es
sich bei PIM um ein nicht zu unterschätzendes und verbreitetes Problem, denn
laut Ergebnissen der europäischen *RightTimePlaceCare* Studie erhielten 60 %
der teilnehmenden Studienpopulation (n = 2004 Menschen mit Demenz mit dem
Durchschnittsalter 83 Jahre) mindestens ein PIM. Mehr als ein Viertel (26,4 %)
der Menschen mit Demenz erhielten sogar zwei oder mehr PIM.[106] Insgesamt
ergab die Studie, dass Menschen mit Demenz,

> who were 80 years and older, lived in institutional long-term care settings, had higher
> comorbidity and were more functionally impaired were at higher risk of being pres-
> cribed two PIM or more. The prescription of two or more PIM was associated with

---

[102] Vgl. Matzk, Tsiasioti, Behrendt, Jürchott, Schwinger (2021): „Pflegebedürftigkeit in
Deutschland", S. 263 f.

[103] Schwinger, Jürchott, Tsiasioti (2017): „Pflegebedürftigkeit in Deutschland", S. 288 f.

[104] Vgl. Holt, S.; Schmiedl, S.; Thürmann, P. A.: „Potenziell inadäquate Medikation für
ältere Menschen: Die PRISCUS-Liste", in: *Deutsches Ärzteblatt*, Jg. 107, H. 31–32 (2010),
S. 543–551.

[105] Weinand, S.; Thürmann, P. A.; Dröge, P.; Koetsenruijter, J.; Klora, M.; Grobe, T. G.:
„Potentiell inadäquate Medikation bei Heimbewohnern: Eine Analyse von Risikofaktoren
anhand bundesweiter GKV-Routinedaten der AOK für das Jahr 2017", in: *Das Gesundheitswesen*, Open-Access-Publikation (Publikationsdatum: 05. März 2021), S. 2.

[106] Vgl. Renom-Guiteras, A.; Thürmann P. A.; Miralles, R.; Klaaßen-Mielke, R.; Thiem, U.;
Stephan, A.; Bleijlevens, M. H. C.; Jolley, D.; Leino-Kilpi, H.; Rahm Hallberg, I.; Saks, K.;
Soto-Martin, M.; Zabalegui, A.; Meyer, G.; RightTimePlaceCare Consortium: „Potentially
inappropriate medication among people with dementia in eight European countries", in: *Age
and Ageing*, Bd. 47, H. 1 (2018), S. 68–74, S. 69 f.

higher chance of suffering from at least one fall-related injury and at least one episode of hospitalisation […].[107]

Im nationalen Kontext ist der *Pflege-Report 2021* erwähnenswert, der ebenfalls den Einsatz von PIM bei pflegebedürftigen alten Menschen analysierte – mit dem Ergebnis, dass unter allen verordneten PRISCUS-Wirkstoffen Psychopharmaka die prominenteste Gruppe bildeten.[108]

Die Situation um Psychopharmaka lässt sich nicht nur auf die Verordnung von PIM befragen, sondern auch auf die Prävalenz einzelner Subgruppen. Ganz übergeordnet hält Thürmann im *Pflege-Report 2017* diesbezüglich fest:

> In der Zusammenschau […] lassen sich für Deutschland relativ hohe Verordnungs-raten an Psychopharmaka, allen voran Neuroleptika, bei pflegegebedürftigen […] Bewohnern von Einrichtungen der Langzeitpflege aufzeigen. Die Mehrzahl der Neu-roleptikaverordnungen wird für Patienten mit Demenz getätigt.[109]

So belief sich der Anteil pflegebedürftiger Menschen mit Demenz ab 65 Jahren in der stationären Langzeitpflege mit mindestens einer ärztlichen Verordnung von Neuroleptika bzw. Antipsychotika im Jahr 2015 durchschnittlich auf 41,8 %.[110] Zwar geht aus der Datenlage des *Pflege-Reports 2017* nicht hervor, ob Anti-psychotika als Dauer- oder Bedarfsmedikation verordnet waren, jedoch waren diese für 59 % der pflegebedürftigen Menschen über einen Zeitraum von min-destens einem Jahr verordnet.[111] Dies ist nicht zuletzt deshalb bedenklich, da die *S3-Leitlinie Demenzen* für Antipsychotika die Empfehlung formuliert, dass eine solche „Behandlung […] mit der geringstmöglichen Dosis und über einen

---

[107] Ebda. S. 69.

[108] Vgl. Matzk, Tsiasioti, Behrendt, Jürchott, Schwinger (2021): „Pflegebedürftigkeit in Deutschland", S. 262. Dabei wurden übergeordnet folgende Häufigkeiten von PIM ermit-telt: „Für 5 % der Pflegebedürftigen über 65 Jahre ließ sich im Durchschnitt der Quartale 2019 mindestens eine Verordnung von Psycholeptika und für 4 % von Psychoanaleptika feststellen – beide gelten als potenziell inadäquat bei älteren Menschen." Ebda. S. 262.

[109] Thürmann, P. A.: „Einsatz von Psychopharmaka bei Pflegebedürftigen", in: Jacobs, K.; Kuhlmey, A.; Greß, S.; Klauber, J.; Schwinger, A. (Hrsg.): *Pflege-Report 2017. Schwerpunkt: Die Versorgung der Pflegebedürftigen*, Stuttgart, 2017, S. 119–129, S. 125.

[110] Vgl. Schwinger, Jürchott, Tsiasioti (2017): „Pflegebedürftigkeit in Deutschland", S. 295.

[111] Vgl. ebda. S. 289 f.

möglichst kurzen Zeitraum erfolgen [soll]"[112]. Die Autoren äußern weiterhin den Verdacht, dass Antipsychotika hier

> weniger zur Behandlung von Schizophrenien, Manien oder wahnhaften Depressionen, sondern vielmehr im Rahmen von psychischen und Verhaltensstörungen bei Demenz zum Einsatz kommen.[113]

Eine Assoziation mit diesen verhaltensbezogenen und psychischen Symptomen lässt sich auch deswegen plausibilisieren, weil beinahe jeder dritte Mensch mit Demenz im Jahr 2015 pro Quartal ein Antipsychotikum erhielt. Für die stationäre Langzeitpflege konnte ermittelt werden, dass dieser Sachverhalt für 42 % der Bewohner mit Einschränkungen in der Alltagskompetenz, also z. B. Menschen mit Demenz, zutraf.[114] Folgt man dem leitlinienbasierten Ansatz der Antipsychotika-Behandlung von Menschen mit Demenz, so erscheint diese Prävalenz durchaus problematisch: Zu den Risiken, die bei Menschen mit Demenz in deutlich hohem Maße mit einer Neuroleptika-Therapie einhergehen, zählen mögliche extrapyramidale, kardiale und orthostatische Nebenwirkungen, zerebrovaskuläre Ereignisse, eine beschleunigte kognitive Verschlechterung sowie – dies erscheint im Rahmen dieser Arbeit besonders bedeutend – eine erhöhte Sturzgefahr und ein erhöhtes Mortalitätsrisiko.[115]

Ähnliche Risiken sind auch bei den nachfolgenden Substanzgruppen – Anxiolytika, Hypnotika und Sedativa – zu beobachten, die, wie die *Pflege-Reporte 2017* und *2021* verdeutlichen, regelmäßig in den Medikationsplänen von älteren Menschen bzw. Menschen mit Demenz zu finden sind. 49 % der pflegebedürftigen Menschen ab 65 Jahre, die im Jahr 2015 eine Anxiolytika-Verordnung aufwiesen, erhielten diese dauerhaft über das ganze Jahr hinweg.[116] Ein ähnlicher Anteil entfällt auf diejenigen mit einer Verordnung aus der Gruppe der Hypnotika und Sedativa: Mit 56 % war hier mehr als die Hälfte der erfassten Personengruppe betroffen. Zwar wurden diese Arzneistoffe 2019 seltener angeordnet als Antipsychotika, jedoch besteht hier eine ungleich höhere Wahrscheinlichkeit, dass es sich bei dem jeweiligen Medikament um ein PIM handelt. Ungefähr jeder

---

[112] Deuschl, G.; Maier, W. et al.: *S3-Leitlinie Demenzen*, 2016, in: Deutsche Gesellschaft für Neurologie (Hrsg.): *Leitlinien für Diagnostik und Therapie in der Neurologie*, https://dgn. org/leitlinien/leitlinie-diagnose-und-therapie-von-demenzen-2016/ (Zugriff: 12.08.2021).

[113] Schwinger, Jürchott, Tsiasioti (2017): „Pflegebedürftigkeit in Deutschland", S. 289 f.

[114] Vgl. ebda. S. 294.

[115] Vgl. Deuschl, Maier et al. (2016): *S3-Leitlinie Demenzen*, S. 72.

[116] Vgl. Schwinger, Jürchott, Tsiasioti (2017): „Pflegebedürftigkeit in Deutschland", S. 290.

dritte (34,5 %) pflegebedürftige Mensch über 65 Jahre mit einer Anxiolytika-Verordnung erhielt ein Medikament, das sich auf der PRISCUS-Liste findet. Bei Personen mit Hypnotika- und Sedativa-Verordnung betrug dieser Anteil sogar 62,1 %.[117]

Angesichts der häufig mit der Verabreichung von Hypnotika einhergehenden Risiken wie einer erhöhten Sturzgefahr und kognitiver Verschlechterung, ist diese Versorgungspraxis vor allem bei pflegebedürftigen Menschen mit Demenz kritisch zu beurteilen. Es lässt sich ebenfalls vermuten und – wie sich im weiteren Verlauf noch zeigen wird – auch rechtsmedizinisch plausibilisieren, dass Hypnotika nicht nur in Fällen mit klarer Indikation Anwendung finden, sondern auch und besonders zur freiheitseinschränkenden Ruhigstellung angesichts von herausfordernd wahrgenommenen Schlafstörungen bzw. Störungen im Tag-Nacht-Rhythmus. Im Sinne der Autoren der *S3-Leitlinie Demenzen* sind daher besondere Sorgfaltsmaßstäbe an die Verabreichung von Hypnotika anzulegen:

> Aufgrund von Sedierung, Sturzgefahr und Verschlechterung der Kognition sollten Hypnotika nur in Situationen angewendet werden, die durch Verhaltensempfehlungen und Interventionen nicht ausreichend verbessert werden können und die zu einer erheblichen Belastung des Betroffenen und der Pflegenden führen. Störungen von Arbeitsabläufen und Organisationsstrukturen in Heimen durch gestörten Schlaf von Betroffenen stellen keine Indikation für den Einsatz von Hypnotika dar.[118]

Auf Basis des *Pflege-Reports 2021* lassen sich auch Aussagen zur Prävalenz von Antidepressiva bei pflegebedürftigen Menschen ab 65 Jahren treffen: So hatte im Jahr 2019 etwa ein Fünftel (19,9 %) dieser Personengruppe ein Antidepressivum verordnet bekommen. Interessant ist weiterhin, dass es sich bei etwa 20 % dieser Antidepressiva um PIM der PRISCUS-Liste handelte.[119] Was die Verwendung von Antidepressiva betrifft, liegt die Vermutung nahe, dass „Antidepressiva bei den hier betrachteten Pflegebedürftigen wahrscheinlich auch zur Behandlung von Hyperaktivität, zur Schlafinduktion oder zur Verbesserung der Schmerztherapie

---

[117] Vgl. Matzk, Tsiasioti, Behrendt, Jürchott, Schwinger (2021): „Pflegebedürftigkeit in Deutschland", S. 263.

[118] Deuschl, Maier et al. (2016): *S3-Leitlinie Demenzen*, S. 83.

[119] Vgl. Matzk, Tsiasioti, Behrendt, Jürchott, Schwinger (2021): „Pflegebedürftigkeit in Deutschland", S. 263.

zur Anwendung kommen"[120]. Mit Blick auf mögliche Folgen dieser Versorgungspraxis kann mit der *S3-Leitlinie Demenzen* abermals auf eine erhöhte Sturzgefahr und die zu erwartende kognitive Verschlechterung hingewiesen werden.[121]

Nicht unberücksichtigt bleiben sollte der Blick auf die am Medikamentenmanagement beteiligten Akteure: Betrachtet man mit dem *Pflege-Report 2017* die fachärztliche Behandlung von pflegebedürftigen Menschen über 65 Jahre, so ist auffällig, dass in den allermeisten Fällen die Verschreibung durch den Hausarzt und nicht durch einen Facharzt erfolgt: Bei Antipsychotika betrifft dies noch jede zweite (50,2 %) Verordnung (im Vergleich zu 26,8 % Verschreibungen durch Neurologen und 9,8 % durch Psychiater). Bei der Gruppe der Anxiolytika erfolgen jedoch schon in 63,9 % der Fälle Anordnungen durch den Hausarzt (im Vergleich zu 16,3 % durch Neurologen und 6,1 % durch Psychiater). Die höchste Verschreibungsrate durch Hausärzte lag mit knapp zwei Dritteln (65,3 %) bei Hypnotika und Sedativa vor (im Vergleich zu 14,9 % durch Neurologen und 5,5 % durch Psychiater). Antidepressiva wurden wiederum zu 61,7 % von Hausärzten verschrieben (im Vergleich zu 21,4 % durch Neurologen und 7,2 % durch Psychiater).[122] Diese Zahlen verdeutlichen die herausgehobene Stellung der hausärztlichen Versorgung alter Menschen bzw. von Menschen mit Demenz, die sich in vollstationärer Pflege oder in ambulanten Sorgebeziehungen befinden.

Die Daten aus der langzeitstationären und ambulanten Pflege lassen sich weiterhin durch Ergebnisse aus dem akutstationären Bereich ergänzen. Die bereits genannte GHoSt-Studie ermittelte via Stichtagerhebungen folgende Prävalenzzahlen: Am Stichtag der Erhebungen wiesen mehr als ein Viertel (26,5 %) der 270 erfassten Patienten mit Demenz eine Verordnung von Antipsychotika auf (im Vergleich zu nur 5,1 % der Patienten ohne kognitive Beeinträchtigung). An zweiter Stelle lassen sich Antidepressiva mit 22 % anführen, gefolgt von der Gruppe der Hypnotika und Sedativa (9,3 %) und der Anxiolytika (8,2 %). Eine etwas andere Verteilung ergibt sich bei Patienten (n = 290) mit einer leichten kognitiven Störung: Hier überwogen Antidepressiva mit 13,9 % sowie Hypnotika und Sedativa (12,5 %), gefolgt von Anxiolytika (9,4 %) und Antipsychotika (8 %).[123]

In den bisherigen Ausführungen zur Polypharmazie sowie der Verabreichung von Psycholeptika und Psychoanaleptika klang bereits an, dass diese nicht nur

---

[120] Schwinger, Jürchott, Tsiasioti (2017): „Pflegebedürftigkeit in Deutschland", S. 292.

[121] Vgl. Deuschl, Maier et al. (2016): *S3-Leitlinie Demenzen*, S. 73.

[122] Schwinger, Jürchott, Tsiasioti (2017): „Pflegebedürftigkeit in Deutschland", S. 292.

[123] Vgl. Bickel, H.; Schäufele, M.; Hendlmeier, I.; Heßler-Kaufmann, J. B.: *Demenz im Allgemeinkrankenhaus – Ergebnisse einer epidemiologischen Feldstudie. General Hospital Study (GHoSt), 2019*, hrsg. v. Robert Bosch Stiftung, Stuttgart, 2019, S. 43.

aufgrund ihres Risikoprofils wie z. B. der erhöhten Sturzgefahr *indirekt* zu dem Einsatz von FeM führen können. Auch ist mit Blick auf Psychopharmaka möglich, dass diese *direkt* als FeM Anwendung finden, wenn sie etwa angesichts herausfordernd wahrgenommenen Verhaltens mit dem Ziel der Ruhigstellung verabreicht werden. Vor dem Hintergrund dieser Überlegungen lässt sich ein gewisser ‚Teufelskreis' vermuten, insofern Psychopharmaka sowohl die *Mitursache von* als auch die *Reaktion auf* bestimmte psychopathologische Symptome der Demenz oder Risiken wie die Sturzgefahr darstellen können. Damit verbunden ist die Problematik, dass sich in der Praxis nicht immer klare Grenzziehungen finden, ob Psychopharmaka tatsächlich für den (symptomatischen) Therapieerfolg erforderlich, angemessen und indiziert sind oder, ob sie vielmehr dazu dienen, durch Ruhigstellung der Betroffenen z. B. die institutionellen Abläufe sicherzustellen. Es stellt sich daher die Frage nach der ausdrücklich auf Ruhigstellung abzielenden und somit freiheitseinschränkend intendierten Verabreichung von Medikamenten.

Das bereits im Kontext der Prävalenz mechanischer FeM angeführte *Pflege-Thermometer 2014*, das 1.844 leitende Pflegekräfte in Akutkrankenhäusern zu der Anzahl unerwünschter Ereignisse in einem zurückliegenden Zeitraum von sieben Arbeitstagen befragte,[124] erhob auch Daten zu pharmakologischen FeM bei Menschen mit Demenz. Dabei konnte ermittelt werden, dass in insgesamt 7.596 Situationen sedierende Medikamente verabreicht wurden, durch die intentional auf die Ruhigstellung der Patienten mit Demenz abgezielt wurde: Dies entspricht einem Mittelwert von 4,6 Verabreichungen pro Woche.[125] Hochrechnungen des *Pflege-Thermometers 2014* gehen entsprechend davon aus, dass in deutschen Akutkrankenhäusern jährlich ca. 2,6 Millionen Verabreichungen von sedierenden Medikamenten mit dem Ziel der Ruhigstellung erfolgen.[126]

Interessante Einblicke ergeben sich auch durch weitere Ergebnisse der GHoSt-Studie, deren nachfolgend abgebildeten Analysen 2019 veröffentlicht wurden. Hier erfolgte auch eine Untersuchung der Prävalenz von „herausfordernden

---

[124] Zur Begründung dieser Erhebungsmethode vgl. Isfort, Klostermann, Gehlen, Siegling (2014): *Pflege-Thermometer 2014*, S. 48.

[125] Vgl. ebda. S. 49.

[126] Vgl. ebda. S. 11, 50.

Pflegesituationen (care challenges)"[127] im Akutkrankenhaus bei kognitiv beeinträchtigten Menschen bzw. Menschen mit Demenz.[128] Unter anderem konnte dabei auf Grundlage der erhobenen Daten festgestellt werden, dass Pflegebedürftige in diesen Pflegesituationen einem 70,9 % höheren Risiko unterliegen, eine körpernahe FeM zu erfahren. Besonders relevant für die vorliegende Fragestellung ist der Umstand, dass auch die Verabreichung von Psycholeptika als mögliche Reaktion auf „herausfordernde Pflegesituationen" erhoben wurde: In diesem Zusammenhang ließ sich ein 4,1 % höheres Risiko feststellen.[129]

Die bereits angeführte Querschnittstudie von Thomann, Zwakhalen, Richter et al. aus dem Jahr 2021 erfasste nicht nur die Prävalenz von mechanischen, sondern auch von pharmakologischen FeM: Unter den 2577 Personen der Stichprobe hospitalisierter Personen in österreichischen und schweizerischen Kliniken (n = 29,477), bei denen mindestens eine FeM angewendet wurde, lag die Häufigkeit von pharmakologischen FeM bei 24.6 %.[130] Weitere aktuelle internationale Daten lassen sich der bereits genannten Übersichtsarbeit und Metaanalyse von Lee, Robins und Bell et al. aus dem Jahr 2021 entnehmen. Diese erfasste ebenfalls die Prävalenz von FeM in Form pharmakologischer Interventionen. Auch hier gilt, dass die Ergebnisse – wie von den Autoren dargelegt – aufgrund der u. a. methodologischen Heterogenität der in der Arbeit eingeschlossenen Studien „need to be treated with some caution"[131]. Angesichts der nicht immer nach Intention der Medikamentenverabreichung differenzierenden Forschungsliteratur,

---

[127] Care challenges werden dabei wie folgt definiert: „The term care challenges summarizes a variety of adverse events and other care issues on the level of everyday experiences of patients and hospital staff." Hendlmeier, I.; Bickel, H.; Heßler-Kaufmann, J. B.; Schäufele, M.: „Care challenges in older general hospital patients. Impact of cognitive impairment and other patient-related factors", in: *Zeitschrift für Gerontologie und Geriatrie*, Bd. 52, Suppl. 4 (2019), S. 212–221, S. 212. Als Beispiele werden Stürze, nichtkonformes Verhalten, das sog. wandering, Störungen des Ablaufs, aggressives Verhalten, Schlafstörungen und die Ablehnung der Unterstützung bei der Nahrungsaufnahme aufgeführt. Vgl. ebda. S. 212.

[128] Vgl. ebda. S. 213.

[129] Vgl. ebda. S. 215. So hält Newerla auf Grundlage ihrer Feldforschung in Bezug auf Menschen mit Demenz bzw. kognitiven Beeinträchtigungen im Akutkrankenhaus kritisch fest: „In diesem Setting scheinen (chemische) Fixierungen als einfache und schnelle Lösungsstrategie naheliegend zu sein." Newerla, A.: „Demenz als kritisches Moment: Ordnungsversuche im Akutkrankenhaus", in: *Zeitschrift für medizinische Ethik*, Bd. 63, H. 3 (2017), S. 193–204, S. 194.

[130] Vgl. Thomann, Zwakhalen, Richter et al. (2021): „Restraint use in the acute-care hospital setting", S. 4 f.

[131] Lee, Robins, Bell, Srikanth, Möhler, Hill, Griffiths, Haines (2021): „Prevalence and variability in use of physical and chemical restraints", S. 9.

die es entsprechend erschwert, das Ausmaß medikamentöser FeM einzuschätzen, ist besonders positiv hervorzuheben, dass nur diejenigen Studien in der Übersichtsarbeit berücksichtigt wurden, die explizit die Medikamentengabe mit Intention der Ruhigstellung erforschten.[132] Als Ergebnis der Analyse halten die Autoren international eine durchschnittliche Prävalenz medikamentöser FeM von 32 % fest. Aufschlussreich ist ebenfalls die Differenzierung nach den zur Ruhigstellung verwendeten Substanzklassen: Die Prävalenz rangierte dabei von den besonders häufig verabreichten Benzodiazepinen (42 %), Antipsychotika (38 %) und Antidepressiva (37 %), über Neuroleptika (29 %) und Antiepileptika (19 %) bis zu Anxiolytika (13 %) sowie Hypnotika (1 %).[133]

Wie schon bei mechanischen FeM lässt sich auch bei pharmakologischen Formen der Freiheitseinschränkung vermuten, dass die Dunkelziffer tatsächlich angewendeter Maßnahmen weitaus höher sein dürfte als die Anzahl dokumentierter Fälle. Schon auf Ebene der beteiligten Akteure stellen sich die Fragen,

1) ob hier ein Bewusstsein über den Unterschied zwischen einer therapeutisch indizierten und einer auf Ruhigstellung abzielenden Verabreichung von Medikamenten vorliegt,
2) ob sich dieses Bewusstsein in Form einer eindeutigen ärztlichen Indikationsstellung z. B. im Bedarfsfall niederschlägt,
3) ob im Fall einer ruhigstellenden Intention der Medikamentengabe nicht nur ein Bewusstsein dafür besteht, dass es sich dabei um eine FeM handelt, sondern auch die Akzeptanz des Umstands, dass die Gerichte in den Prozess zu involvieren sind (siehe Abschn. 2.6) sowie
4) ob ein Bewusstsein über die besondere ethische Tragweite psychopharmakologischer Interventionen bei Menschen mit Demenz besteht (siehe Abschn. 4.2.3).

Mit diesen Fragen im Hinterkopf sei abschließend auf eine aktuelle rechtsmedizinische Studie von Gleich et al. eingegangen, die hilft, die Dunkelziffer pharmakologischer FeM zu erahnen. Dabei wurden 98 im Zeitraum von 2013

---

[132] Vgl. ebda. S. 2. Weitere Einschlusskriterien waren die Englischsprachigkeit der Veröffentlichung, der Publikationszeitpunkt nach 2000, ein durchschnittliches Alter der erforschten Personengruppen ab 65 Jahren (vgl. ebda. S. 2) sowie die Verwendung der erfassten Maßnahmen in den Settings „residential aged care facilities including nursing homes, assisted living facilities, residential care, care homes or long-term care wards within these facilities" (ebda. S. 2).

[133] Vgl. ebda. S. 6 f.

bis 2015 in Einrichtungen der stationären Langzeitpflege verstorbene Bewohner auf Interaktionsrisiken und Kontraindikationen im Zusammenhang mit Polypharmazie sowie auf gezielte Ruhigstellung untersucht.[134] Bei 94 der 98 Bewohner lagen neurologisch-psychiatrische Erkrankungen (wie Demenz, Parkinson, Epilepsie, chronische Psychose und Depression) vor.[135] Bei 64 Bewohnern bestand eine gesetzliche Betreuung; bei 13 Bewohnern lag ein richterlicher Beschluss zu einer freiheitsentziehenden Maßnahme vor. Bei rund der Hälfte (52,6 %) der Bewohner konnten fünf oder mehr Arzneistoffe und damit Polypharmazie nachgewiesen werden.[136] Für 95 der 98 Personen konnten neben Blutproben auch Proben von Urin, Glaskörpern oder Herzbeutelflüssigkeit für die toxikologische Analyse genutzt werden, um u. a. die Substanzklassen der verabreichten Arzneimittel zu ermitteln.[137] Kardiovaskulär wirksame Medikamente waren die am häufigsten vertretene Gruppe (n = 69) von Arzneimitteln; besonders relevant sind im Rahmen dieser Arbeit jedoch die ebenfalls nachgewiesenen Gruppen der Antipsychotika (n = 45), Antidepressiva (n = 29), Opioidanalgetika (n = 27) und Hypnotika/Sedativa (n = 19), Antiepileptika (n = 17) sowie der Muskelrelaxanzien (n = 3).[138] Insgesamt ergaben die Obduktionen problematische Ausmaße an Polypharmazie, Abweichungen von Leitlinien und Kontraindikationen sowie eine Rate von verordneten PRISCUS-Arzneistoffen, die bei der erfassten Gruppe doppelt so hoch war wie in der in der eigenen Häuslichkeit lebenden Bevölkerung.[139]

Besonders aufschlussreich für die Thematik von pharmakologischen Interventionen als FeM ist der Umstand, dass bei 53 der Verstorbenen Medikationspläne vorlagen, sodass die bei der Obduktion in Körperflüssigkeiten nachgewiesenen Medikamente mit den tatsächlich verordneten verglichen werden konnten: In der Tat konnten in 37 Fällen nicht verordnete Arzneistoffe identifiziert werden,

---

[134] Vgl. Gleich, S.; Skopp, G.; Fels, H.; Wiedfeld, C.; Mußhoff, F.; Graw, M.; Schäffer, B.: „Polypharmazie als Risiko: eine rechtsmedizinische Untersuchung verstorbener Altenheimbewohner", in: *Rechtsmedizin*, Bd. 31, H. 2 (2021), S. 91–100, S. 93.

[135] Vgl. ebda. S. 93.

[136] Vgl. ebda. S. 94.

[137] Vgl. ebda. S. 93.

[138] Vgl. ebda. S. 94 f. Die Ergebnisdarstellung von Gleich et al. berücksichtigt Mehrfachnennungen und enthält darüber hinaus noch weitere Substanzgruppen, die jedoch den Rahmen dieser Arbeit sprengen würden.

[139] Gleich, S.; Graw, M.: „Auffälligkeiten bei der Pharmakotherapie Pflegebedürftiger", in: *MMW – Fortschritte der Medizin*, Bd. 162, H. 12 (2020), S. 42–46, S. 45.

wobei diese mit wenigen Ausnahmen „ausschließlich zentral wirksame Substanzen wie Antipsychotika und Antidepressiva, überwiegend mit sedierenden Eigenschaften"[140] waren.

In einer direkt anschließenden Publikation analysierten Gleich et al. die Ergebnisse der Studie spezifisch im Hinblick auf den möglicherweise freiheitseinschränkenden Charakter dieser Medikamentengabe. Bei den 37 Fällen, in denen die zeitnah zum Todeszeitpunkt nachgewiesenen Substanzen vom Medikationsplan abwichen, überwogen Antipsychotika (z. B. Pipamperon, Tiaprid, Haloperidol, Risperidon), Hypnotika bzw. Sedativa (z. B. Midazolam, Nordazepam) und Antidepressiva (z. B. Citalopram, Mirtazapin), sodass die berechtigte Frage einer intendierten Freiheitsentziehung im Raum steht.[141]

Doch nicht nur die auf den Medikationsplänen fehlenden Informationen erweisen sich als aufschlussreich; auch die expliziten Angaben ergeben ein interessantes Bild von der Praxis der Medikamentenverordnung und -verabreichung: Alle 53 Bewohner mit Medikationsplan wiesen zum Todeszeitpunkt mindestens eine Verordnung eines Arzneistoffes aus der Substanzklasse der Antipsychotika auf, wobei hier die ärztliche Indikation in neun Fällen nicht nachvollziehbar und in zwei Fällen nicht adäquat zu beurteilen war. Bei den 42 Fällen mit nachvollziehbarer Indikation wurde bei 37 eine Demenzerkrankung dokumentiert, wobei bei neun Personen noch zusätzlich ‚herausfordernde' Verhaltensweisen aufgeführt wurden. Bezüglich der Substanzklasse der Hypnotika bzw. Sedativa kann festgehalten werden, dass diese bei ungefähr der Hälfte der verstorbenen Menschen mit Medikationsplan (49,1 %) zum Todeszeitpunkt nachgewiesen wurden, obwohl bei keinem von ihnen eine Schlafstörung dokumentiert worden war.[142] Für diese Substanzgruppe kommen Gleich et al. zu dem ernüchternden Ergebnis, dass hier „nahezu alle Fälle ohne ärztliche Indikation resp. ohne evidenzbasierte Empfehlungen"[143] behandelt wurden.

---

[140] Gleich, Skopp, Fels, Wiedfeld, Mußhoff, Graw, Schäffer (2021): „Polypharmazie als Risiko", S. 96.

[141] Vgl. Gleich, Krüger, Fels, Skopp, Musshoff, Roider, Schöpfer, Graw, Wiedfeld (2021): „Medikamente als freiheitsentziehende Maßnahme in stationären Pflegeeinrichtungen?", S. 104. Die nicht auf den Medikationsplänen aufgeführten, jedoch rechtsmedizinisch nachgewiesenen Arzneistoffe umfassten dabei nach Reihenfolge der Häufigkeit folgende Substanzklassen: Analgetika, Antipsychotika, Antihypertensiva bzw. kardiovaskuläre Medikamente, Hypnotika/Sedativa, Opioidanalgetika, Antidepressiva, Antibiotika, Antiepileptika, Antidementiva und Antiarrhythmika. Vgl. ebda. S. 105, Abb. 2.

[142] Vgl. ebda. S. 104.

[143] Ebda. S. 104.

Zuletzt ließ sich den Medikationsplänen bezüglich der Substanzklassen auch entnehmen, dass in der Tendenz ruhigstellende Antipsychotika abends und Hypnotika morgens verabreicht wurden.[144] Nicht nur der Zeitraum unmittelbar vor Todeseintritt wurde über die Obduktion analysiert: Durch die Untersuchung von Haarsegmenten bei 69 der 98 Obduzierten konnten Arzneimittel nachgewiesen werden, die den Bewohnern ca. drei Monate vor dem Versterben verabreicht worden waren. Auch hier ergab sich ein ähnliches Bild, insofern bei diesen Haarproben in 53 Fällen Antipsychotika, in 44 Fällen Antidepressiva und in 34 Fällen Hypnotika bzw. Sedativa nachgewiesen werden konnten und innerhalb dieser Gruppen wiederum Medikamente mit ruhigstellender Wirkung überwogen.[145]

Die Datenlage zu der Prävalenz pharmakologischer FeM sowie zu den damit zusammenhängenden allgemeineren Themenbereichen der Polypharmazie und der Psychopharmakaverordnung bzw. -verabreichung hat gezeigt, dass es nicht nur epistemische Schwierigkeiten bei der empirischen Erfassung dieser Phänomene gibt, sondern auch eine Reihe ethischer und rechtlicher Problemfelder. Allem voran sind es die Intention der Verabreichung und die möglichen Folgen derselben für die betroffenen Menschen, die hier Anlass zur Reflexion geben. Das Fazit Pantels und Haberstrohs kann somit auch für diesen Abschnitt gelten:

> Zusammenfassend kann festgehalten werden, dass der Einsatz von Psychopharmaka im Altenpflegeheim aufgrund institutioneller und struktureller Besonderheiten dieses Versorgungsbereiches, aber auch aufgrund der großen Abhängigkeit und Vulnerabilität eines großen Teils der Altenpflegeheimbewohner in besonderer Weise der Gefahr unterliegt, in inadäquater und missbräuchlicher Weise durchgeführt zu werden.[146]

Es ist nicht zuletzt diese Gefahr, die es verständlich macht, dass FeM allgemein rechtlichen Rahmenbedingungen unterliegen, die zum Zweck eines umfassenderen Verständnisses der Situation in der Praxis nachfolgend dargestellt seien.

---

[144] Vgl. ebda. S. 106.

[145] Vgl. ebda. S. 104 f.

[146] Pantel, J.; Haberstroh, J.: „Psychopharmakaverordnung im Altenpflegeheim – Zwischen indikationsgeleiteter Therapie und „Chemical Restraint"", in: *Ethik in der Medizin*, Bd. 19, H. 4 (2007), S. 258–269, S. 268.

2.6   Rechtliche Rahmenbedingungen

Im Rahmen dieser Arbeit soll keine erschöpfende Gesamtdarstellung des komplexen rechtlichen Sachverhalts um die Anwendung von freiheitseinschränkenden Maßnahmen unternommen werden, weshalb z. B. der Themenkomplex der freiheitsentziehenden Unterbringung weitgehend ausgeblendet wird. Vielmehr dient der nachfolgende Abschnitt als ein Überblick über ausgewählte verfassungs-, zivil- und strafrechtliche Regelungen in Bezug auf freiheitseinschränkende Maßnahmen.

Grundsätzlich kann dabei mit dem Deutschen Ethikrat festgehalten werden, dass Maßnahmen des wohltätigen Zwangs als Maßnahmen, die im Kontext pflegerischen Sorgehandelns auftreten, wie jedes Sorgehandeln nach rechtlichen Vorgaben auszurichten sind:

> Neben dem Grundgesetz sind auf der völkerrechtlichen Ebene die einschlägigen Menschenrechtskonventionen zu beachten, namentlich die Europäische Menschenrechtskonvention, der UN-Zivilpakt, der UN-Sozialpakt und die UN-Behindertenrechtskonvention. Konkrete Rechtsgrundlagen für Maßnahmen wohltätigen Zwangs bei der Altenpflege und Behindertenhilfe finden sich dann im Wesentlichen im Betreuungsrecht des Bürgerlichen Gesetzbuches, das Verfahren und der Rechtsschutz sind im Familienverfahrensgesetz geregelt.[147]

Dabei ist der prinzipielle Dreh- und Angelpunkt jeder juristischen Überlegung über die Rechte von alten Menschen bzw. Menschen mit Demenz die in Art. 1 GG verankerte Menschenwürde:

> Als ,Grundnorm' personaler Autonomie, individueller Selbstwerthaftigkeit und Subjektqualität des Menschen in seiner wechselseitigen Anerkennung mit anderen markiert Art. 1 I GG den fundamentalen Anspruch auf gleiche Würde aller.[148]

Aus Art. 1 Abs. 1 des Grundgesetzes lässt sich unmittelbar ableiten, dass für alte Menschen und Menschen mit Demenz dieselben Rechte gelten wie für alle anderen Menschen. Entsprechend kennt die Verfassung der Bundesrepublik Deutschland kein speziell für alte Menschen geltendes konkretes Recht. Dieser Anspruch ist weder von dem Lebensalter, noch von der Kommunikations- und Wahrnehmungsfähigkeit (oder anderen akzidentellen Eigenschaften) des Einzelnen abhängig. Losgelöst ist er auch davon, ob ein Bewusstsein der jeweils eigenen

---

[147] Deutscher Ethikrat (2018): *Hilfe durch Zwang?*, S. 172 f.

[148] Dreier, H., in: Ders. (Hrsg.): *Grundgesetz-Kommentar, Bd. 1: Artikel 1–19*, Tübingen, ³2013, S. 184, Rn. 42.

Würde existiert bzw. ein sich daraus ableitendes, entsprechendes Verhalten des Menschen zum Vorschein tritt. Mit der in Art. 3 Abs. 1 dargelegten Gleichheit aller Menschen vor dem Gesetz wird dies in aller Deutlichkeit gestützt.[149]

Versuche, im Falle fortgeschrittener Demenzerkrankungen oder anderer kognitiver Beeinträchtigungen diesen grundrechtlichen Schutzanspruch anzuzweifeln bzw. gar abzusprechen, verbieten sich nach der gängigen rechtlichen Auffassung grundsätzlich:

> Die Frage, wer Subjekt der Menschenwürde ist, wird von Rechtsprechung und Lehre ganz eindeutig beantwortet. Die Menschenwürde steht jedem Menschen zu kraft seiner Zugehörigkeit zur Spezies „Mensch". Die jedem Menschen zukommende Würde hängt nicht von irgendwelchen geistigen und körperlichen Eigenschaften und Fähigkeiten des Einzelnen ab.[150]

In der Argumentation dieser Arbeit wird noch darauf einzugehen sein, inwiefern diese rechtliche Festsetzung philosophisch-ethisch zu begründen ist (Abschn. 3.1.1).

Art. 1 GG wird hinsichtlich der Fortbewegungsfreiheit in Art. 2 Abs. 2 GG, in dem das Recht auf Leben, auf körperliche Unversehrtheit sowie die Freiheit der Person formuliert wird, konkretisiert. Der Gesetzesvorbehalt für Eingriffe in die Fortbewegungsfreiheit wird hier in ganz besonderer Weise ausgeführt: „[...] Die Freiheit der Person ist unverletzlich. In diese Rechte darf nur auf Grund eines

---

[149] Vgl. Hoppach, I.: *Die Fixierung in der Altenpflege aus strafrechtlicher Sicht*, Marburg, 2015, S. 37 f.

[150] Maydell, B. v.: „Die Erfassung von Lebensqualität demenzkranker Menschen in ihrer rechtlichen Dimension", in: Kruse, A. (Hrsg.): *Lebensqualität bei Demenz? Zum gesellschaftlichen und individuellen Umgang mit einer Grenzsituation im Alter*, Heidelberg, 2010, S. 339–354, S. 345. In diesem Kontext nimmt der Autor auch Bezug auf einen Beschluss des Bundesverfassungsgerichtes aus dem Jahr 1992. In demselben heißt es ausführlicher: „Menschenwürde in diesem Sinne ist nicht nur die individuelle Würde der jeweiligen Person, sondern die Würde des Menschen als Gattungswesen. Jeder besitzt sie, ohne Rücksicht auf seine Eigenschaften, seine Leistungen und seinen sozialen Status. Sie ist auch dem eigen, der aufgrund seines körperlichen oder geistigen Zustands nicht sinnhaft handeln kann. Selbst durch ‚unwürdiges‘ Verhalten geht sie nicht verloren. Sie kann keinem Menschen genommen werden. Verletzbar ist aber der Achtungsanspruch, der sich aus ihr ergibt." Bundesverfassungsgericht: Beschluss des Ersten Senats vom 20. Oktober 1992 – 1 BvR 698/89 -, Rn. 1–124, Rn. 107.

Gesetzes eingegriffen werden."[151] Das Gesetz soll davor schützen, dass Menschen gegen ihren Willen in ihrer räumlichen Entfaltung beschränkt werden.[152] Dieses Grundrecht trifft „*jede natürliche Person*, die sich grundsätzlich physisch frei oder mit fremder Hilfe fortbewegen kann"[153].

Besonders relevant für die Thematik dieser Arbeit ist weiterhin der Umstand, dass diese in Art. 2 Abs. 2 GG geschützte Fortbewegungsfreiheit unter gewissen Voraussetzungen eingeschränkt werden kann. Bevor diese zivilrechtlich festgelegten Voraussetzungen thematisiert werden, sei jedoch auf Art. 104 GG eingegangen:

> Art. 104 GG ist für die verfassungsrechtliche Behandlung freiheitsentziehender Maßnahmen im deutschen Recht prägend und determinierend: Aus ihm ergibt sich die richterliche Genehmigungsbedürftigkeit freiheitsentziehender Maßnahmen.[154]

Aus Art. 104 Abs. 2 GG wird ersichtlich, dass über die Zulässigkeit und Fortdauer einer Freiheitsentziehung nur richterlich entschieden werden kann.[155]

Wie in Abschn. 2.1 bereits angesprochen, kursieren in den verschiedenen fachwissenschaftlichen Diskursen um Eingriffe in die Fortbewegungsfreiheit bei pflegebedürftigen Menschen zahlreiche variierende Begriffe, die häufig auch synonym verwendet werden. Nicht immer wird dabei deutlich erkennbar, ob die Bezeichnungen in einem streng juristischen Sinn verwendet werden. Abhängig von dem jeweiligen Rechtsgebiet sind rechtlich folgende Termini zu unterscheiden: *freiheitseinschränkende* Maßnahmen im Verfassungsrecht, *freiheitsbeschränkende* sowie *freiheitsentziehende* Maßnahmen im Zivilrecht und schließlich *Freiheitsberaubung* im Strafrecht.[156] Auch die verwendeten Abkürzungen unterscheiden sich, insofern etwa FeM mit einem Minuskel-e für freiheits*einschränkende*, FbM für freiheits*beschränkende* und FEM mit einem

---

[151] Art. 2 Abs. 2 GG.

[152] Vgl. Schulze-Fielitz, H., in: Dreier, H. (Hrsg.): *Grundgesetz-Kommentar, Bd. 1: Artikel 1–19*, Tübingen, ³2013, S. 445, Rn. 98.

[153] Ebda. S. 445, Rn. 100.

[154] Hoffmann, Klie (2012): *Freiheitsentziehende Maßnahmen im Betreuungs- und Kindschaftsrecht*, Rn. 7.5.

[155] Vgl. Hoppach (2015): *Die Fixierung in der Altenpflege aus strafrechtlicher Sicht*, S. 45 sowie Engelfried, U.: *Unterbringungsrecht in der Praxis – Freiheitsentziehende Maßnahmen im Betreuungs- und Vormundschaftsrecht*, Köln, ²2020, S. 19.

[156] Vgl. Hoffmann, Klie (2012): *Freiheitsentziehende Maßnahmen im Betreuungs- und Kindschaftsrecht*, Rn. 2.1–5.

Majuskel-e für freiheits*entziehende* Maßnahmen verwendet werden kann.[157] Um Missverständnisse zu vermeiden, werden diese Begriffe in diesem Abschnitt jedoch ausgeschrieben, zumal sich, wie in der Einleitung dargelegt, die terminologischen Gepflogenheiten in der Fachliteratur stark unterscheiden können. Grundsätzlich bezeichnen freiheitseinschränkende Maßnahmen im verfassungsrechtlichen Sinn jeden Eingriff in die durch Art. 2 Abs. 2 GG geschützte Fortbewegungsfreiheit des Menschen:

> Unter freiheitseinschränkenden Maßnahmen werden aus juristischer Sicht alle technischen, arzneimittelbasierten, kommunikativen und interaktiven Eingriffe in die (Fortbewegungs-) Freiheit einer Person verstanden.[158]

> Freiheitseinschränkende Maßnahmen, sofern sie nicht ausdrücklich von den Betroffenen autorisiert werden, greifen unmittelbar in die Menschenrechte ein, die im Kern ja Freiheitsrechte sind.[159]

Zu betonen ist dabei, dass diese letztere Feststellung Bielefeldts unabhängig von dem jeweiligen Setting der Sorgebeziehung für alle in Frage kommenden Fälle gilt:

> Freiheitseinschränkende Maßnahmen in der häuslichen Pflege bedürfen ebenso wie in Krankenhäusern und Pflegeeinrichtungen einer fachlichen und rechtlichen Legitimation, denn freiheitseinschränkende Maßnahmen greifen unabhängig vom Ort [...] in die grundrechtlich geschützten Freiheitsrechte [...] ein.[160]

Freiheitseinschränkende Maßnahmen stellen des Weiteren gewissermaßen den Oberbegriff für sowohl freiheitsbeschränkende als auch freiheitsentziehende Maßnahmen dar, die im Zivilrecht genauer voneinander unterschieden werden. Bei Eingriffen in die Fortbewegungsfreiheit von geringer Intensität und/oder Dauer wird von einer „rechtlich unerebliche[n]"[161] freiheits*beschränkenden* Maßnahme

---

[157] Vgl. sehr präzise Wilcke, Brosey, Kosuch (2019): *Freiheitseinschränkende Maßnahmen in der häuslichen Pflege,* S. 3–5.

[158] Köpke, Möhler, Abraham, Henkel, Kupfer, Meyer (2015): *Leitlinie FEM,* S. 52.

[159] Bielefeldt, H.: „Die Menschenrechte Älterer. Grundsatzüberlegungen und praktische Beispiele", in: Frewer, A.; Klotz, S.; Herrler, C.; Bielefeldt, H. (Hrsg.): *Gute Behandlung im Alter? Menschenrechte und Ethik zwischen Ideal und Realität,* Bielefeld, 2020, S. 43–66, S. 52.

[160] Hoffmann, Klie (2012): *Freiheitsentziehende Maßnahmen im Betreuungs- und Kindschaftsrecht,* Rn. 7.1.

[161] Klie (2015): *Demenz und Recht,* S. 62.

gesprochen, die keiner richterlichen Genehmigung bedarf.[162] Nimmt z. B. eine Pflegefachkraft *kurzfristig* eine pflegebedürftige Person unter den Arm und führt sie zurück in das Zimmer, so handelt es sich dabei um eine freiheitsbeschränkende Maßnahme, solange dies nicht etwa *regelmäßig* geschieht. Wie sich noch zeigen wird, ist die Dauer oder Regelmäßigkeit hier jedoch entscheidend und kann dazu führen, dass eine solche Maßnahme im rechtlichen Sinn freiheits*entziehenden* Charakter erhielte.

Die Frage, ab wann eine freiheitsentziehende und damit genehmigungspflichtige Maßnahme vorliegt, findet zuvorderst im § 1906 BGB ihre Beantwortung, der mit Klie folgendermaßen zu kontextualisieren ist:

> Einzigartig im internationalen Rechtsvergleich ordnet das deutsche Recht die richterliche Genehmigung von freiheitsentziehenden Maßnahmen an und regelt im Betreuungsrecht, im § 1906 Abs. 1 und Abs. 4 BGB, die Voraussetzung bzw. in Verbindung mit dem FamFG die Verfahren.[163]

Der § 1906 BGB trägt den Titel *Genehmigung des Betreuungsgerichts bei freiheitsentziehender Unterbringung und bei freiheitsentziehenden Maßnahmen* und regelt in den Abs. 1–3 die freiheitsentziehende *Unterbringung* – d. h. z. B. auf einem geschlossenen Wohnbereich in einem Altenpflegeheim – und fügt in Abs. 4 mit Blick auf freiheitsentziehende *Maßnahmen* hinzu, dass dieselben Absätze entsprechend gelten,

> wenn dem Betreuten, der sich in einem Krankenhaus, einem Heim oder einer sonstigen Einrichtung aufhält, durch mechanische Vorrichtungen, Medikamente oder auf andere Weise über einen längeren Zeitraum oder regelmäßig die Freiheit entzogen werden soll.[164]

Aufgrund der Themenstellung dieser Arbeit sei nachfolgend besonders auf freiheitsentziehende Maßnahmen in diesem Sinne eingegangen.

Seit Inkrafttreten des Betreuungsrechts im Jahr 1992 verfolgt dieses das Ziel, die durch Art. 2 Abs. 2 GG geschützten Freiheitsrechte und damit auch das Selbstbestimmungsrecht besonders für diejenigen Menschen sicherzustellen,

---

[162] Vgl. Hoffmann, Klie (2012): *Freiheitsentziehende Maßnahmen im Betreuungs- und Kindschaftsrecht*, Rn. 2.2.

[163] Klie, T.: „Zwischen Recht und Unrecht – Was gilt es zu beachten?", in: Horneber, M.; Püllen, R.; Hübner, J. (Hrsg.): *Das demenzsensible Krankenhaus. Grundlagen und Praxis einer patientenorientierten Betreuung und Versorgung*, Stuttgart, 2019, S. 350–358, S. 355. Zu den Verfahren vgl. §§ 312 ff. FamFG.

[164] § 1906 Abs. 4 BGB.

die nicht mehr in der Lage sind, für sich selbst Entscheidungen zu treffen.[165]
Ist eine volljährige Person vor dem Hintergrund einer psychischen Erkrankung
oder einer körperlichen, geistigen oder seelischen Behinderung nicht im Stande,
ihre Angelegenheiten zu besorgen, und hat sie keine Person des Vertrauens
in einer Vorsorgevollmacht bevollmächtigt, diesen nachzugehen, so erhält sie
durch einen vom Betreuungsgericht bestellten Betreuer Unterstützung in den
gerichtlich bestimmten Aufgabenkreisen.[166] Dem gesetzlichen Betreuer bzw. dem
Bevollmächtigten kommt im Kontext des § 1906 BGB als einzigem zu, eine
freiheitsentziehende Maßnahme bei dem Betreuungsgericht zu beantragen.[167]
Klie führt aus, was dies im Kontext professioneller Sorgebeziehungen konkret
bedeutet:

> Weder Arzt noch Pflegekraft können für sich entscheiden, ob eine freiheitsentzie-
> hende Maßnahme ergriffen werden darf oder nicht. So können sie fachliche Erfor-
> derlichkeit feststellen oder eine entsprechende Maßnahme empfehlen. Allenfalls im
> Notfall und Notstand sind sie befugt, eine solche Maßnahme kurzfristig (bis zur Mög-
> lichkeit einer Entscheidung des Betreuungsgerichts) und für kurze Zeit zu ergreifen.
> In allen anderen Fällen sind Bevollmächtigte, respektive Betreuer einzuschalten, die
> ihrerseits eine Genehmigung der Maßnahmen durch das Betreuungsgericht benötigen.
> Ist kein Betreuer bestellt oder liegt keine Vollmacht vor, die sich jeweils auf den Auf-
> gabenkreis Unterbringung bzw. freiheitsentziehende Maßnahmen zu erstrecken hat,
> dann hat das Gericht im Eilverfahren selbst zu entscheiden.[168]

Ganz deutlich wird in diesen Ausführungen die Zentralstellung des Betreuers
(bzw. Bevollmächtigten) in der Angelegenheit um freiheitsentziehende Maßnahmen betont. Nicht nur liegt die Entscheidung über die Beantragung einer solchen
Maßnahme beim Betreuungsgericht in der Kompetenz des Betreuers (bzw.
Bevollmächtigten) – auch ist hinzuzufügen, dass dieser selbst „[n]ach Erteilung
der Genehmigung […] *nicht verpflichtet* [ist], von ihr Gebrauch zu machen"[169],
da sie eine Genehmigung darstellt und keine gerichtliche Anordnung. Auch

---

[165] Vgl. Hoffmann, Klie (2012): *Freiheitsentziehende Maßnahmen im Betreuungs- und
Kindschaftsrecht*, Rn. 1.1.

[166] Vgl. Bundesministerium der Justiz und für Verbraucherschutz (Hrsg.): *Betreuungsrecht.
Mit ausführlichen Informationen zur Vorsorgevollmacht*, Berlin, 2020, S. 7.

[167] Im Übrigen hat auch ein in der Vorsorgevollmacht schriftlich niedergelegter Verzicht auf
das gerichtliche Genehmigungsverfahren bei freiheitsentziehenden Maßnahmen keine Wirksamkeit. Vgl. Bauer, Braun, in: Bauer, Klie, Lütgens (2020): *Heidelberger Kommentar*, §
1906 Rn. 93.

[168] Klie (2019): „Zwischen Recht und Unrecht", S. 356. Zum Eilverfahren siehe § 1846
BGB.

[169] Bauer, Braun, in: Bauer, Klie, Lütgens (2020): *Heidelberger Kommentar*, § 1906 Rn. 162.

handelt es sich – anders als häufig angenommen – bei freiheitsentziehenden Maßnahmen nicht um Maßnahmen, die von Ärzten angeordnet werden können, wenn auch deren wichtige Rolle bei der Entscheidungsfindung nicht zu bestreiten ist. Bezüglich der Notwendigkeit der Maßnahme gilt es, in interdisziplinärer Herangehensweise besonders pflegefachliche Aspekte miteinzubeziehen.[170]

Ist damit ein Überblick über die Rolle des Betreuers (bzw. Bevollmächtigten) bei der Beantragung freiheitsentziehender Maßnahmen gewonnen, sind diese selbst nun noch genauer zu bestimmen. Ein besseres Verständnis dieser Maßnahmen kann erreicht werden, indem der Frage nachgegangen wird, *welche* rechtlich garantierten Freiheit(en) dabei betroffen sind: Ausdrücklich schützt § 1906 Abs. 4 BGB (wie bereits Abs. 1) sowohl die „Entschließungsfreiheit zur Fortbewegung"[171] als auch die „körperl[iche] Bewegungsfreiheit"[172]. Dabei ist es unerheblich, ob die betroffene Person einen aktuellen Willen zur Fortbewegung hat. Vielmehr ist der freiheitsentziehende Charakter der Maßnahme bereits dann gegeben, wenn feststeht, „dass der Betreute sich aufgrund der Maßnahme nicht körperl[ich] bewegen könnte, wenn er es wollte"[173], d. h. wenn die grundsätzliche Fähigkeit zu einer willensgesteuerten Aufenthaltsveränderung noch gegeben ist.[174] „Im Zweifel ist zum Schutz der Betroffenen von dieser Fähigkeit auszugehen."[175] Kann man nicht zuverlässig feststellen, ob eine Person noch zu einer willkürlichen Bewegung fähig ist, so gilt es, dies zunächst anzunehmen. Auch behält die Maßnahme ihren freiheitsentziehenden und damit genehmigungspflichtigen Charakter selbst dann, wenn das Verhalten der Person keine Absicht bekundet, den durch die Maßnahme begrenzten Bereich zu verlassen.[176]

Da es sich bei freiheitsentziehenden Maßnahmen um massive Eingriffe in die persönliche (Fortbewegungs-)Freiheit im Sinne von Art. 2 Abs. 2 GG in Verbindung mit Art 104 Abs. 2 GG handelt,[177] gilt – wie es in § 1906 BGB festgesetzt wird –, dass diese ausschließlich Anwendung finden dürfen, sofern sie „zum

---

[170] Vgl. ebda. Rn. 199.

[171] Ebda. Rn. 66, 183.

[172] Ebda. Rn. 66, 183.

[173] Ebda. Rn. 66.

[174] Vgl. ebda. Rn. 66 f.

[175] Ebda. Rn. 67.

[176] Vgl. ebda. Rn. 187.

[177] Vgl. Ritzi, S.; Klie, T.: „Freiheitsentziehende Maßnahmen bei Menschen mit Demenz im Krankenhaus: Eine kritische Bestandsaufnahme aus pflegefachlicher und juristischer Perspektive", in: *Betreuungsrechtliche Praxis. Zeitschrift für soziale Arbeit, gutachterliche Tätigkeit und Rechtsanwendung in der Betreuung*, Jg. 30, H. 2 (2021), S. 58–61, S. 61.

Wohl des Betreuten"[178] erforderlich sind: *„Interessen oder Gefährdungen Dritter* (oder sogar der Allgemeinheit) können nicht durch die betreuungsrechtl[iche] Freiheitsentziehung geschützt werden."[179] Dies bedeutet weiterhin auch, dass sich aus vermeintlichen Begründungen wie Personalmangel oder Erleichterung der pflegerischen Abläufe (siehe Abschn. 2.7) rechtlich keine Erforderlichkeit der Maßnahme ergibt.[180]

Nach den Grundsätzen der Erforderlichkeit und der Verhältnismäßigkeit ist in jedem Einzelfall zu prüfen, ob die Maßnahme dem Wohl des Betroffenen dient und zudem die *ultima ratio* darstellt.[181] § 1906 Abs. 1 Nr. 1 BGB knüpft die Erforderlichkeit freiheitsentziehender Maßnahmen zum Wohl der betroffenen Person an die Bedingung, dass der Betroffene „auf Grund einer psychischen Krankheit oder geistigen oder seelischen Behinderung" Gefahr läuft, „dass er sich selbst tötet oder erheblichen gesundheitlichen Schaden zufügt". Dabei gilt es zu berücksichtigen, dass vonseiten des Gerichts alle erforderlichen Feststellungen zu unternehmen sind, ob eine Gefahr in diesem Ausmaß tatsächlich besteht und ob die Maßnahme dazu geeignet ist, dieser zu begegnen.[182] Dementsprechend reichen weder „fern liegende oder nur abstrakte Gefahren"[183], noch „[b]loße Befürchtungen des (evtl. überängstl[ichen]) Betreuers/Bevollmächtigten"[184]. Verlangt wird vielmehr nach einer fachlich fundierten „individuell auf den einzelnen Betroffenen bezogene[n] Prognoseentscheidung auf Grund tatsächl[icher] Feststellungen aus der Vergangenheit und der Gegenwart"[185].

---

[178] § 1906 Abs. 1 BGB.

[179] Bauer, Braun, in: Bauer, Klie, Lütgens (2020): *Heidelberger Kommentar,* § 1906 Rn. 76. Zum Schutze Dritter kommen insofern lediglich polizeirechtliche Bestimmungen nach den Landesgesetzen (PsychKG) bzw. strafrechtliche Sicherungsmaßnahmen in Frage. Vgl. ebda. Rn. 76, 185.

[180] Vgl. Hoffmann, Klie (2012): *Freiheitsentziehende Maßnahmen im Betreuungs- und Kindschaftsrecht,* Rn. 4.10.

[181] Vgl. Ritzi, Klie (2021): „Freiheitsentziehende Maßnahmen bei Menschen mit Demenz im Krankenhaus", S. 61.

[182] Vgl. Bauer, Braun, in: Bauer, Klie, Lütgens (2020): *Heidelberger Kommentar,* § 1906 Rn. 99.

[183] Ebda. Rn. 99.

[184] Ebda. Rn. 127.

[185] Ebda. Rn. 127.

Es zeigt sich jedoch, dass in der Pflegepraxis die tatsächliche oder von den Pflegekräften vermutete Sturzgefährdung gepaart mit einer Demenzerkrankung[186] in vielen Fällen ausreicht, um die Beantragung einer freiheitsentziehenden Maßnahme und somit deren Anwendung in die Wege zu leiten (siehe Abschn. 2.7). Dabei sind die freiheitsentziehenden Maßnahmen, die unter § 1906 Abs. 4 BGB fallen, lediglich dann potenziell gerechtfertigt, wenn nicht nur ein genereller oder geringer, sondern – wie dargelegt – ein erheblicher gesundheitlicher Schaden für den Betroffenen droht. Das Verhältnismäßigkeitsprinzip fordert in dieser Hinsicht auch, dass neben dem durch die Situation des Betroffenen (z. B. Sturzrisiko) drohenden Schaden jener Schaden abgewogen wird, der wiederum durch die freiheitsentziehende Maßnahme selbst entstehen kann: Klassische mechanische Erscheinungsformen freiheitsentziehender Maßnahmen können sich etwa aufgrund der fehlenden oder unzureichenden Bewegungsmöglichkeiten oder bspw. der erhöhten Verletzungsgefahr beim Versuch, ein aufgestelltes Bettgitter zu übersteigen bzw. beim Versuch, sich von der Fixierung zu lösen, in gravierender Weise negativ auf den Betroffenen auswirken (siehe Abschn. 2.9).[187] Eng mit diesen Überlegungen zur Erforderlichkeit und Verhältnismäßigkeit der Maßnahme ist die Frage verbunden, ob diese angesichts ihres schwerwiegenden Charakters das letztmögliche Mittel darstellt, denn für freiheitsentziehende Maßnahmen, die sich vermeiden lassen, besteht kein Anlass.[188] So halten auch Bauer und Braun fest:

> Bevor eine Freiheitsentziehung in Betracht gezogen wird, sind alle alternativen *Behandlungsoptionen* oder Gefahrabwendungsmöglichkeiten zu prüfen, die den angestrebten Therapie- und Sicherheitszielen dienen und gleichzeitig eine Freiheitsentziehung mit den ihnen inhärenten Risiken und Grundrechtseingriffen vermeiden helfen.[189]

Wie noch genauer im Rahmen der Arbeit ausgeführt wird, stehen den beteiligten Akteuren in professionellen Sorgebeziehungen (ebenso wie in informellen) verschiedene Alternativen – seien es mechanische Hilfsmittel oder psychosoziale Interventionen – zur Verfügung (siehe Abschn. 2.10), sodass eine Maßnahme,

---

[186] Vgl. Hamers, Huizing (2005): „Why do we use physical restraints in the elderly?", S. 21 sowie Hoffmann, Klie (2012): *Freiheitsentziehende Maßnahmen im Betreuungs- und Kindschaftsrecht*, Rn. 4.9.

[187] Vgl. Hoffmann, Klie (2012): *Freiheitsentziehende Maßnahmen im Betreuungs- und Kindschaftsrecht*, Rn. 4.9.

[188] Vgl. ebda. Rn. 4.10.

[189] Bauer, Braun, in: Bauer, Klie, Lütgens (2020): *Heidelberger Kommentar*, § 1906 Rn. 105. Vgl. dazu auch ebda. Rn. 126.

die in die (Fort-)Bewegungsfreiheit des Betroffenen eingreift, umgangen werden kann.[190]

Der Abs. 4 des § 1906 BGB beschreibt, wie bereits dargelegt, dass die Abs. 1 und 2 gleichermaßen anzulegen sind, wenn statt einer freiheitsentziehenden Unterbringung freiheitsentziehende Maßnahmen, wie z. B. mechanische Vorrichtungen oder Medikamente, beantragt werden. Dementsprechend gelten dieselben materiell-rechtlichen Voraussetzungen für jene wie für diese.[191] Für die Genehmigung einer freiheitsentziehenden Maßnahme gelten daher die folgenden von Bauer und Braun zusammengefassten materiellen Voraussetzungen:

- Vorliegen einer psychischen Erkrankung, seelischen oder geistigen Behinderung
- Feststellung einer erhebl Selbstgefährdung iSv Abs 1 Nr 1 bzw der Notwendigkeit von medizinischen Maßnahmen zur Abwendung des Todes oder eines erhebl Gesundheitsschadens des Betroffenen iSv Abs 1 Nr 2
- Charakterisierung der Maßnahme als Freiheitsentziehung
- Ausschluss des freien Willens in Bezug auf die freiheitsentziehende Maßnahme
- Durchführung der freiheitsentziehenden Maßnahme zum Wohl des Betroffenen (und nicht im Drittinteresse)
- keine milderen Mittel
- Verhältnismäßigkeit der Maßnahme[192]

Während die meisten dieser Voraussetzungen bereits diskutiert wurden und daher keiner weiteren Erklärung bedürfen, soll nachfolgend der Fokus auf der dritten dieser Voraussetzungen liegen: Anhand welcher Kriterien lässt sich eine Maßnahme rechtlich als freiheitsentziehend und damit genehmigungspflichtig charakterisieren?

Ganz übergeordnet ist – wie bereits im pflegefachlichen und ethischen Kontext (siehe Abschn. 2.3) – festzuhalten, dass sich nicht verobjektivieren lässt, welche Maßnahmen sozusagen ‚an sich' freiheitsentziehend sind. Bettgitter bspw. sind nicht schon als solche freiheitsentziehend – zumal sie zu ganz verschiedenen Zwecken und Zeiten, in durchgängiger und geteilter Form, einseitig oder beidseitig usw. Verwendung finden können. Vielmehr entscheidet die *Wirkung* auf den Betroffenen sowie die *Art und Weise der Verwendung* darüber, ob eine Maßnahme im rechtlichen Sinne als freiheitsentziehend zu bewerten ist. Ähnlich stellt sich die Lage bei Betroffenen mit jeweils verschiedenen körperlichen Fähigkeiten dar:

---

[190] Vgl. Hoffmann, Klie (2012): *Freiheitsentziehende Maßnahmen im Betreuungs- und Kindschaftsrecht*, Rn. 4.9 sowie Bielefeldt (2020): „Die Menschenrechte Älterer", S. 54.

[191] Vgl. Bauer, Braun, in: Bauer, Klie, Lütgens (2020): *Heidelberger Kommentar*, § 1906 Rn. 68.

[192] Ebda. Rn. 184.

„Die gleiche Maßnahme kann sich daher bei einem Betroffenen als freiheitsentziehend auswirken, bei einem anderen Betroffenen hingegen nicht."[193] Ob z. B.
ein an einem Stuhl angebrachter Therapie- bzw. Stecktisch freiheitsentziehenden
Charakter hat, hängt davon ab, ob es dem Betroffenen möglich ist, diesen selbständig zu entfernen. Ist ihm dies nach eigenen Fähigkeiten unmöglich, so weist
die Maßnahme den freiheitsentziehenden Charakter auf.[194]

Des Weiteren kann die rechtliche Unterscheidung freiheitsbeschränkender und
freiheitsentziehender Maßnahmen helfen, ein genaueres Verständnis des freiheitsentziehenden Charakters zu gewinnen. Um an dieser Stelle zu dieser eingangs
berührten Frage zurückzukehren, sei darauf verwiesen, dass ein wesentlicher
Unterschied in § 1906 Abs. 4BGB durch die Formulierung „über einen längeren Zeitraum oder regelmäßig" zum Ausdruck gebracht wird. Zu dem Kriterium
des längeren Zeitraums ist grundsätzlich festzuhalten, dass dieses erfüllt ist,
sobald sich abzeichnet, dass eine ursprünglich nur kurzfristig angedachte Maßnahme zeitlich verlängert bzw. ausgedehnt werden soll.[195] Diese längere Dauer
zu konkretisieren, fällt dabei nicht leicht:

> Der Begriff des längeren Zeitraums ist vom Gesetzgeber bewusst nicht näher definiert
> worden. Ob die Dauer einer Maßnahme über einen längeren Zeitraum angelegt ist,
> bestimmt sich zudem in Relation zum Charakter der Maßnahme.[196]

Eine Orientierung – auch für die in dieser Arbeit thematisierten Versorgungsformen – bietet das Urteil des Bundesverfassungsgerichts vom 24. Juli 2018
zu körpernahen 5-Punkt- oder 7-Punkt-Fixierungen im akutpsychiatrischen Setting.[197] Dieses maßgebliche Urteil, das dazu dienen sollte, Freiheitsbeschränkung
und Freiheitsentziehung im Sinne des Art 104 Abs. 2 GG zu unterscheiden, zog
die Grenze, ab der ein längerer Zeitraum und damit eine Freiheitsentziehung mit

---

[193] Ebda. Rn. 200.

[194] Vgl. Hoffmann, Klie (2012): *Freiheitsentziehende Maßnahmen im Betreuungs- und
Kindschaftsrecht*, Rn. 2.30.

[195] Vgl. Ritzi, Klie (2021): „Freiheitsentziehende Maßnahmen bei Menschen mit Demenz im
Krankenhaus", S. 61.

[196] Hoffmann, Klie (2012): *Freiheitsentziehende Maßnahmen im Betreuungs- und Kindschaftsrecht*, Rn. 2.40.

[197] Für Formen der Freiheitsentziehung im akutpsychiatrischen Versorgungsbereich gilt auf
Landesebene das jeweilige PsychK(H)G.

richterlicher Genehmigungspflicht vorliegt, bei 30 Minuten.[198] Der *Heidelberger Kommentar zum Betreuungs- und Unterbringungsrecht* zieht aus diesem Urteil folgende Konsequenz für die Situation in allen in § 1906 Abs. 4 BGB abgedeckten Institutionen:

> Da nicht ersichtl[ich] ist, wieso für Fixierungen nach BGB andere Zeitvorgaben gelten sollen und warum die nach Betreuungsrecht fixierten Personen anders als nach PsychKHG untergebrachte Personen behandelt werden, ist nach hiesiger Auffassung jedenfalls für *körpernahe Fesselungen* von einer richterl[ichen] Genehmigungspflicht gem[äß] § 1906 IV BGB bereits ab einer Dauer von 30 Minuten auszugehen.[199]

Wie verhält es sich nun mit dem Kriterium der „regelmäßigen" Anwendung? Zunächst gilt es zu betonen, dass das „oder" im Gesetzestext markiert, dass es ausreicht, wenn eines dieser Kriterien – d. h. der längere Zeitraum *oder* die Regelmäßigkeit – erfüllt ist. Eine regelmäßige Freiheitsentziehung ist gegeben, wenn Maßnahmen

> stets zur gleichen Zeit (Nachtzeit) oder aus gleichem Anlass (nächtl[iches] Umherirren) erfolgen, wie etwa das Absperren der Tür jeweils zur Nachtzeit oder aus wiederkehrendem Anlass etwa bei Eingitterung des Bettes eines Betroffenen immer dann, wenn er bei wiederkehrenden Unruhezuständen aus dem Bett oder Stuhl zu stürzen droht […].[200]

Dies bedeutet konkret mit Blick auf das Kriterium des längeren Zeitraums, dass dieser hier unerheblich ist und auch kurzfristige Maßnahmen etwa von wenigen Sekunden bzw. Minuten freiheitsentziehend und damit genehmigungspflichtig

---

[198] Vgl. Urteil BVerfG, Urteil des Zweiten Senats vom 24. Juli 2018 – 2 BvR 309/15 -, Rn. 1–131 sowie Bauer, Braun, in: Bauer, Klie, Lütgens (2020): *Heidelberger Kommentar,* § 1906 Rn. 196a.

[199] Bauer, Braun, in: Bauer, Klie, Lütgens (2020): *Heidelberger Kommentar,* § 1906 Rn. 196a. In diesem Sinne hält auch die *Nationale Stelle zur Verhütung von Folter* fest: „Die Nationale Stelle ist der Auffassung, dass die im Urteil vom 24. Juli 2018 verankerten Garantien an allen Orten der Freiheitsentziehung gelten müssen. So stellen Fixierungen per se einen schwerwiegenden Eingriff in das Freiheitsrecht dar und setzen die betroffenen Personen erheblichen Gesundheitsgefahren aus." Nationale Stelle zur Verhütung von Folter: *Jahresbericht 2020,* Wiesbaden, 2021, S. 97 f.

[200] Bauer, Braun, in: Bauer, Klie, Lütgens (2020): *Heidelberger Kommentar,* § 1906 Rn. 197.

sind, wenn sie wiederholt zur gleichen Zeit oder aus demselben Anlass Anwendung finden.[201] Die Tragweite dieser Definition ist nicht zu unterschätzen, denn nach einem alltagssprachlichen Verständnis würde man unter „regelmäßig" wohl meist nur „zur gleichen Zeit" verstehen und die Bedeutung „aus gleichem Anlass" kaum berücksichtigen. Es ist fraglich, ob diese letztere Bedeutung und damit einhergehend der freiheitsentziehende Charakter vieler angewandter Maßnahmen den beteiligten Akteuren in professionellen Sorgebeziehungen hinreichend bewusst ist.

Ist damit nun auch der zeitliche Aspekt von freiheitsentziehenden Maßnahmen bestimmt, ist schließlich noch die räumliche Komponente miteinzubeziehen, die in Folge die Frage aufwirft, wie freiheitsentziehende Maßnahmen in ambulanten Sorgebeziehungen rechtlich zu bewerten sind. Im Gesetzestext ist diesbezüglich die Rede von „dem Betreuten, der sich in einem Krankenhaus, einem Heim oder einer sonstigen Einrichtung aufhält"[202]. Damit sind die akutstationäre sowie die stationäre Langzeitpflege eindeutig benannt, sodass deutlich wird, dass freiheitsentziehende Maßnahmen in diesen Bereichen der Genehmigungspflicht unterliegen. Gleichzeitig ist mit der offenen Formulierung der so bezeichneten sonstigen Einrichtung angedeutet, dass noch weitere räumlich-institutionelle Bereiche unter das Gesetz fallen. In der Kommentarliteratur wird hier vor allem die Pflege in der eigenen Häuslichkeit diskutiert. Demzufolge

> kann auch die eigene Wohnung des Betroffenen zu einer „sonstigen Einrichtung" iSd Abs 4 werden, wenn der Betroffene dort ausschließ[ich] oder zumindest überwiegend (neben Familienangehörigen) von einem ambulanten Pflegedienst versorgt wird.[203]

Dies legten bereits 2012 z. B. Hoffmann und Klie dar, als sie festhielten, dass die eigene Häuslichkeit eines Betroffenen „[e]iner Einrichtung gleichgestellt ist […], wenn er in dieser von professionellen ambulanten Diensten betreut und gepflegt wird".[204]

---

[201] Vgl. ebda. Rn. 197. Diese Regelung ist jedoch des Weiteren nicht zu umgehen, indem bspw. die Bestimmung des Anlasszeitpunktes einer Maßnahme der Einrichtungs- oder Pflegedienstleitung bzw. den Pflegefachkräften überlassen wird, wie es z. B. im Falle von der in der stationären Langzeitpflege üblichen „Bedarfsmedikation" ohne nähere Bezeichnung der Indikation oder des Bedarfszeitpunktes immer wieder der Fall ist. Vgl. ebda. Rn. 198.

[202] § 1906 Abs. 4 BGB.

[203] Bauer, Braun, in: Bauer, Klie, Lütgens (2020): *Heidelberger Kommentar,* § 1906 Rn. 190.

[204] Hoffmann, Klie (2012): *Freiheitsentziehende Maßnahmen im Betreuungs- und Kindschaftsrecht,* Rn. 2.44.

Es handelt sich hier also im ambulanten Setting ebenfalls im vollen Sinne um freiheitsentziehende Maßnahmen, die der Genehmigungspflicht unterliegen und zudem nur von dem Betreuer (bzw. Bevollmächtigten) beantragt werden dürfen. Folgt eine Genehmigung, so obliegt es dieser Person ebenfalls, die freiheitsentziehende Maßnahme „zu beenden, wenn ihre Voraussetzungen weggefallen sind"[205]. Familienangehörige als solche verfügen rechtlich gesehen nicht über die Kompetenz, Entscheidungen über die Erforderlichkeit einer freiheitsentziehenden Maßnahme zu treffen, sofern sie nicht zum Betreuer bestellt (bzw. bevollmächtigt) wurden.[206]

Abschließend seien an dieser Stelle noch spezielle Aspekte zwei verschiedener Formen freiheitsentziehender Maßnahmen in der rechtlichen Bewertung thematisiert. Dabei soll zunächst kurz auf mechanische und sodann auf medikamentöse Maßnahmen eingegangen werden.

Für jedwede *mechanische* Maßnahme der Freiheitsentziehung gilt, dass sie einer fachpflegerischen Aufsicht bedarf. Die Kommentarliteratur betont in diesem Kontext etwa im Blick auf Gurtfixierungen, dass diese grundsätzlich nur im Zusammenspiel mit einer dauernden Sitzwache Anwendung finden dürfen. Im Idealfall sollte sich diese Zusatzinformation im Genehmigungsbeschluss schriftlich niederschlagen.[207] Führt man sich diesen Umstand der Notwendigkeit von Sitzwachen vor Augen, so kann festgehalten werden, dass die häufige Annahme, man spare durch den Einsatz freiheitsentziehender Maßnahmen personelle Ressourcen (siehe Abschn. 2.7), nicht haltbar sein kann (vorausgesetzt, man hält sich an geltendes Recht). Darüber hinaus kann eine Sitzwache maßgeblich dazu beitragen, auf Fixierungsmaßnahmen zu verzichten. Es stellt sich also die berechtigte Frage, ob die zu der Überwachung einer Fixierungsmaßnahme aufgewendeten personellen Ressourcen nicht im Gegenteil sinnvoller dafür verwendet werden könnten, dieselbe zum Wohle des Betroffenen gänzlich zu umgehen.

Wegen der besonderen Verbreitung pharmakologischer Interventionen in der Pflege alter Menschen – erinnert sei etwa an das Ergebnis des *Pflege-Reports 2021*, dass für etwas mehr als jeden zweiten Bewohner (ab 65 Jahren) in der Langzeitpflege mindestens ein Psychopharmakon angeordnet ist[208] – sei auf

---

[205] § 1906 Abs. 3 BGB.

[206] Vgl. Bauer, Braun, in: Bauer, Klie, Lütgens (2020): *Heidelberger Kommentar,* § 1906 Rn. 191.

[207] Vgl. ebda. Rn. 210.

[208] Vgl. Matzk, Tsiasioti, Behrendt, Jürchott, Schwinger (2021): „Pflegebedürftigkeit in Deutschland", S. 264.

die rechtliche Stellung der Freiheitsentziehung durch Medikamente hier gesondert eingegangen. Wie oben bereits dargelegt, lässt sich nicht verobjektivieren, welche verschiedenen Mittel sozusagen *an sich* freiheitsentziehenden Charakter aufweisen (siehe Abschn. 2.3). Es geht vielmehr darum, *wie* diese Einsatz finden und sich auf Betroffene auswirken. Im Fall der medikamentösen Intervention entscheidet auch rechtlich die *Intention* der Medikamentengabe über deren freiheitsentziehenden Charakter: Erfolgt diese primär mit dem Ziel der Heilung und hat dabei eine nicht direkt intendierte Nebenwirkung, durch die der Betroffene in seiner Freiheit eingeschränkt wird, liegt rechtlich keine freiheitsentziehende Maßnahme (und damit auch keine Genehmigungspflicht) vor.[209] Soll das Medikament jedoch der Ruhigstellung des Betroffenen dienen – z. B. aufgrund möglicherweise als störend empfundener Verhaltensweisen –, liegt eine genehmigungspflichtige freiheitsentziehende Maßnahme im Sinne des § 1906 Abs. 4 BGB vor. Weiterhin gilt für solche Fälle, in denen nicht eindeutig klar ist, ob das Medikament vorranging auf Ruhigstellung abzielt, dass im Zweifel und für den größtmöglichen Schutz der Betroffenen davon auszugehen ist, dass auch dieses Medikament einer Genehmigung bedarf. Dies erhellt besonders aus der folgenden Passage aus dem *Heidelberger Kommentar zum Betreuungs- und Unterbringungsrecht*:

> Im Zweifel ist wegen des weiten Schutzzweckes der Norm und wegen des mit der Norm bezweckten Grundrechtsschutzes (Art 2 II 2, 104 II GG) von einer durch die Medikation hervorgerufenen Freiheitsentziehung und damit von einer Genehmigungspflicht [...] auszugehen. Werden Psychopharmaka eingesetzt, um gezielt die Fortbewegungsfreiheit [...] einzuschränken oder aufzuheben, stellen sie sich als freiheitsentziehende Maßnahmen dar. [...] Wird die freiheitsentziehende Wirkung eines Medikaments, das anderen therapeutischen Zwecken dient, bewusst in Kauf genommen oder [...] als Nebenzweck verfolgt, ist die Frage seiner Genehmigungspflicht daher umstritten. Angesichts der Gefahr nicht indikationsgerechter Verordnung [...] ist daher besonders genau die Einwilligungs- und Genehmigungsfähigkeit zu prüfen. Ein sog[enannter] Off-Label-Use darf nicht auch noch durch eine betreuungsgerichtl[iche] Genehmigung legitimiert werden.[210]

Auch wenn diese Ein- bzw. Vorsicht hier mit Blick auf medikamentöse Formen der Freiheitsentziehung formuliert wurde, lässt sie sich im Wesentlichen auf alle Formen freiheitsentziehender Maßnahmen übertragen. Bereits im Kontext der Bewegungsfreiheit bzw. -fähigkeit wurde deutlich, dass diese bei den Betroffenen

---

[209] Vgl. Hoffmann, Klie (2012): *Freiheitsentziehende Maßnahmen im Betreuungs- und Kindschaftsrecht,* Rn. 2.29 sowie Bauer, Braun, in: Bauer, Klie, Lütgens (2020): *Heidelberger Kommentar,* § 1906 Rn. 211.

[210] Bauer, Braun, in: Bauer, Klie, Lütgens (2020): *Heidelberger Kommentar,* § 1906 Rn. 214.

ebenfalls im Zweifel vorauszusetzen ist. Aus rechtlicher Sicht ist angesichts der Schwere des Eingriffs in die Freiheitsrechte der Betroffenen stets der maximale Schutz derselben anzuzielen.

Nachdem nun anhand des § 1906 BGB ein Überblick über die zivilrechtliche Einordnung von freiheitsentziehenden Maßnahmen gegeben wurde, sei noch kurz auf die strafrechtliche Komponente der Thematik eingegangen. Der Auftrag des Strafrechts besteht ganz übergeordnet darin, grundlegend geschützte Rechtsgüter, wie z. B. das Recht auf Leben und körperliche Unversehrtheit sowie die Freiheit, zu wahren. Dies schlägt sich konkret in strafrechtlichen Regelungen zum Schutz des Lebens (§§ 211 ff. StGB), der körperlichen Unversehrtheit (§§ 232 ff. StGB) sowie der persönlichen Freiheit (§§ 232 ff. StGB) nieder. Des Weiteren dient das Strafrecht dazu, diejenigen zur Verantwortung zu ziehen, die diese Rechtsgüter verletzen.[211] Auch und besonders in der stationären Langzeitpflege hat das Strafrecht eine große Bedeutung, denn wenn es die Aufgabe des Sozialstaates ist, jeder pflegebedürftigen Person „ein möglichst selbständiges und selbstbestimmtes Leben"[212] frei von Gewalt zu ermöglichen, muss besonders hier gewährleistet sein, dass die strafrechtlichen Schutznormen befolgt werden.[213]

Von besonderer Relevanz für die Thematik dieser Arbeit ist im strafrechtlichen Kontext der § 239 StGB, der die Freiheitsberaubung zum Gegenstand hat. Prinzipiell kann eine Freiheitsberaubung jeden Menschen betreffen. Für die Wirksamkeit des § 239 StGB ist es dabei gänzlich unerheblich, ob die von der Freiheitsberaubung betroffene Person als zurechnungsfähig eingestuft wird, denn entscheidend ist hier nicht, ob der Mensch sich zu einem bestimmten Zeitpunkt fortbewegen *möchte*, d. h. ob er in der Lage ist, den Willensentschluss einer Fortbewegung zu fassen: Das erforderliche Kriterium liegt vielmehr darin, ob der Mensch sich fortbewegen *könnte*, d. h. ob er über die prinzipielle Fähigkeit verfügt, eine Ortsveränderung durchzuführen – auch unabhängig von etwaigen krankheitsbedingten Einschränkungen in seiner Bewegungsmöglichkeit.[214] Insofern findet sich hier ein Sachverhalt wieder, der schon im Rahmen von § 1906 BGB deutlich wurde. Das in § 239 StGB geschützte Rechtsgut ist demnach nicht die aktuale, sondern die „*potenzielle persönliche Fortbewegungsfreiheit*"[215]. Die Regelungen des § 239 StGB sind an dieser Stelle insofern relevant, da

---

[211] Vgl. Hoppach (2015): *Die Fixierung in der Altenpflege aus strafrechtlicher Sicht*, S. 79.

[212] § 2 SGB XI.

[213] Vgl. Hoppach (2015): *Die Fixierung in der Altenpflege aus strafrechtlicher Sicht*, S. 82.

[214] Vgl. Eisele, J., in: Schönke, A.; Schröder, H. (Hrsg.): *Strafgesetzbuch-Kommentar*, München, [30]2019, S. 2383, Rn. 1 f.

[215] Eisele, J. in: Schönke, Schröder (2019): *Strafgesetzbuch-Kommentar*, S. 2383, Rn. 1.

freiheitsentziehende Maßnahmen den Tatbestand der Freiheitsberaubung erfüllen können,

> wenn weder das Einverständnis der Betroffenen [...], die Zustimmung der BetreuerInnen, eine Genehmigung der Vormundschaftsgerichte [...], noch ein rechtfertigender Notstand vorliegen. Bei nicht sach- und fachgerechten angewendeten Fixierungen kann der Tatbestand von Körperverletzungen bis hin zu Tötungsdelikten erfüllt sein [...].[216]

Wird also eine freiheitsentziehende Maßnahme widerrechtlich ohne Einwilligung des Betroffenen bzw. Genehmigung des Betreuers (bzw. Bevollmächtigten) angewendet, so kann diese den strafrechtlichen Tatbestand der Freiheitsberaubung (sowie weitere Tatbestände, wenn es bei dem Betroffenen zu gesundheitlichen Schäden kommt) erfüllen.

Eine Ausnahme kann dabei im rechtfertigenden Notstand vorliegen, dessen Voraussetzungen wiederum in § 34 StGB geregelt sind. Eine solche Notstandslage kann gerechtfertigt sein, wenn bei der Verwirklichung eines strafrechtlichen Tatbestandes – z. B. der Freiheitsberaubung – die folgenden Voraussetzungen bestehen:

1) Es muss sich um eine Gefahrensituation handeln. Unter einer Gefahrensituation versteht sich ein objektiver Zustand, in dem aufgrund tatsächlicher Umstände die Wahrscheinlichkeit und die begründete Besorgnis gegeben ist, dass ein schädigendes Ereignis eintritt.[217] „Das Vorliegen einer Gefahr drückt sich demnach in einem Urteil über eine künftige Entwicklung aus [...]."[218]

2) Ein weiteres Kriterium liegt in der Gegenwärtigkeit der Gefahr. Gegenwärtig ist eine Gefahr, wenn der Eintritt eines Schadens bei natürlicher Entwicklung der Dinge sicher oder höchstwahrscheinlich ist, sofern nicht sofort bzw. binnen kurzer Zeit Abwehrmaßnahmen ergriffen werden.[219]

3) Ferner darf die Gefahr nicht anders abwendbar sein, als durch das Begehen der in Frage stehenden Tat.[220] Dabei muss die Handlung nach dem Grundsatz der Geeignetheit und dem Grundsatz des relativ mildesten Mittels dem Erhaltungsgut

---

[216] Berzlanovich, Kohls (2010): „Freiheitsentziehende Maßnahmen (FeM) in der Pflege von Menschen mit Demenz", S. 356.

[217] Vgl. Fischer, T.: *Beck'sche Kurz-Kommentare, Band 10: Strafgesetzbuch mit Nebengesetzen*, München, [67]2020, S. 320, Rn. 4.

[218] Perron, W., in: Schönke, A.; Schröder, H. (Hrsg.): *Strafgesetzbuch-Kommentar*, München, [30]2019, S. 689, Rn. 12.

[219] Vgl. Fischer (2020): *Strafgesetzbuch mit Nebengesetzen*, S. 321, Rn. 7.

[220] Vgl. ebda. S. 321, Rn. 9.

so viel Schutz wie möglich und dem Eingriffsgut so wenig Schaden wie nötig verursachen.[221] Unter diesem Doppelaspekt muss die Tat folglich geeignet und erforderlich sein, um die Gefahr abwenden zu können. Es ist vom Täter gewissenhaft zu prüfen, ob ihm kein weniger einschneidendes Abwendungsmittel zur Verfügung steht.[222]

Hat die zivilrechtliche Einordnung von freiheitsentziehenden Maßnahmen gezeigt, dass diese im Beantragungs- und Genehmigungsverfahren strengen Auflagen zu genügen haben, so zeigt sich zusammenfassend auch im Strafrecht, dass auch (vermeintliche oder tatsächliche) Ausnahmesituationen keine Willkür zulassen. Vielmehr haben in Notfällen ergriffene freiheitsentziehende Maßnahmen allen drei genannten Voraussetzungen zu entsprechen, damit ein rechtfertigender Notstand nach §34 StGB vorliegt. Für die Anwendung freiheitsentziehender Maßnahmen bei akuter Gefahr für Leib und Leben gilt mit Engelfried gesprochen daher, dass

> [i]m allergrößten Notfall […] unter dem Gesichtspunkt des Notstandes (34 StGB) zur Abwehr schwerster Gesundheitsgefahren eine Anwendung vor Genehmigung ausnahmsweise möglich [ist]. Auch dies sollte dem Gericht sofort angezeigt werden.[223]

Zusammenfassend lässt sich bezüglich der Rechtslage in der Bundesrepublik Deutschland feststellen, dass Phänomene der Freiheitseinschränkung in professionellen Sorgebeziehungen rechtlich durchaus in ihrer Komplexität wahrgenommen werden. Ganz grundlegend stellt jeder Eingriff in die Fortbewegungsfreiheit des Menschen im Sinne des Grundgesetzes eine freiheits*einschränkende* Maßnahme dar. Je nach Intensität und Dauer können diese zivilrechtlich weiterhin als freiheits*entziehende* Maßnahmen klassifiziert werden. Entscheidend für diese Unterscheidung ist dabei vor allem, ob die Maßnahme über einen längeren Zeitraum oder regelmäßig (d. h. stets zu dem gleichen Zeitpunkt oder Anlass) Anwendung findet. Ist dies der Fall, so handelt es sich um eine freiheitsentziehende Maßnahme, die richterlich genehmigungsbedürftig ist. Hervorgehoben sei an dieser Stelle der Schutzcharakter der hier diskutierten Gesetze: Dieser geht mit der Regelung einher, dass *im Zweifel* – d. h. etwa in Fällen, in denen der mutmaßliche Wille oder die Bewegungsfähigkeit der Person nicht mit Gewissheit ergründet werden können – stets von einem freiheitsentziehenden Charakter und somit einer richterlichen Genehmigungspflicht der Maßnahme auszugehen ist.

---

[221] Vgl. Perron, in: Schönke, Schröder, (2019): *Strafgesetzbuch-Kommentar*, S. 692, Rn. 18.

[222] Vgl. Fischer (2020): *Strafgesetzbuch mit Nebengesetzen*, S. 321, Rn. 9.

[223] Engelfried (2020): *Unterbringungsrecht in der Praxis*, S. 86.

Vor dem Hintergrund der richterlichen Genehmigungspflicht sei abschließend noch ein Exkurs unternommen, der veranschaulicht, wie weit diesbezüglich Ideal und Praxis in Deutschland noch auseinanderliegen. Seit dem Jahr 2015 nimmt die *Nationale Stelle zur Verhütung von Folter* jährlich bundesweite Besuche in Einrichtungen der stationären Langzeitpflege alter Menschen vor, um zum Zweck der Sicherstellung einer menschenwürdigen Pflege und Betreuung u. a. auch die Situation um die Anwendung freiheitsentziehender Maßnahmen zu überprüfen und zu beurteilen. Die Ergebnisse werden in Form von Jahresberichten festgehalten und auf der Homepage der *Nationalen Stelle* zur Verfügung gestellt. Im Jahr 2018 wurden aufgrund des Schwerpunkt-Themas des Berichts insgesamt 28 Alten- und Pflegeheime besucht.[224] Allein der Umstand, dass die *Nationale Stelle* freiheitsentziehende Maßnahmen dabei in die Untersuchung mitaufnimmt, verweist auf die Schwere sowie auf die weitreichenden Folgen dieser Maßnahmen. Dabei bedeutet dies nicht, dass freiheitsentziehende Maßnahmen rechtlich mit Folter gleichzusetzen sind, vielmehr beschäftigt die Nationale Stelle „sich nicht nur mit Folter im engeren Sinne des Wortes, sondern auch mit anderen Formen grausamer und unmenschlicher Behandlung"[225] bzw. zielt mit ihrem Wirken allgemein auf „die Wahrung menschenwürdiger Unterbringung und Behandlung im Freiheitsentzug"[226] ab.

Für den Berichtszeitraum 2018 konnten teilweise rechtlich (sowie ethisch) besorgniserregende Umstände konstatiert werden: Häufig gab es bei konkreten bewilligten Maßnahmen der Freiheitsentziehung aufgrund nicht immer nachvollziehbarer Begründungen berechtigten Zweifel, ob diese rechtmäßig waren. Auch gab es bezüglich der Frage, welche Maßnahmen als freiheitsentziehend und damit genehmigungspflichtig zu werten sind, erhebliche Schwankungen – angefangen bei den Pflegeeinrichtungen bis in einzelne Gerichte hinein: Aufgeführt wird der Fall des Amtsgerichts Köthen (Sachsen-Anhalt), das in einem Schreiben von 2014 pauschal die Anwendung von Bettgittern als nicht genehmigungspflichtige Schutzmaßnahme charakterisierte. In der Konsequenz wandte beispielsweise eine von der *Nationalen Stelle* besuchte Pflegeeinrichtung in diesem Bezirk ohne jede richterliche Genehmigung oder Einwilligung der Betroffenen (bzw. ihrer Betreuer oder Bevollmächtigten) aufgestellte Bettgitter an. Über solche Extrembeispiele hinaus kam in vielen Einrichtungen und in vielen Fällen der Verdacht

---

[224] Nationale Stelle zur Verhütung von Folter: *Jahresbericht 2018*, Wiesbaden, 2019, S. 35.
[225] Bielefeldt (2020): „Die Menschenrechte Älterer. Grundsatzüberlegungen und praktische Beispiele", S. 51.
[226] Nationale Stelle zur Verhütung von Folter (2019): *Jahresbericht 2018*, S. 7.

auf, dass die im Verfahren um die Genehmigung freiheitsentziehender Maßnahmen zwingend erforderliche persönliche Anhörung durch den zuständigen
Betreuungsrichter nicht stattgefunden hat.[227] Darüber hinaus fanden in besuch-
ten Einrichtungen wiederholt freiheitsentziehende Maßnahmen ohne richterliche
Genehmigung bzw. ohne erforderliche Einwilligung oder noch nach Erlöschen
von Genehmigungen Anwendung. Gleichfalls bedenklich ist der Umstand, dass
vonseiten mancher Pflegeeinrichtungen die Freiheitsentziehung durch Zurückführen Betroffener auf den Wohnbereich, Schließmechanismen an Türen oder
verschiedene Methoden der Täuschung (wie z. B. Verschleierung von Ausgängen
mittels Tapeten, Vorhängen oder Jalousien) nicht als freiheitsentziehend erkannt
wurden.[228] Doch nicht nur Missstände bezüglich mechanischer oder räumli-
cher Mittel zur Freiheitsentziehung konnten nachgewiesen werden; bezüglich des
Umgangs mit Psychopharmaka als Bedarfsmedikation ließ sich feststellen, dass
die allgemein bekannten fachlichen Anforderungen, die mit einer solchen einhergehen, in einigen Fällen nicht erfüllt waren.[229] So fanden sich ärztlich gestellte
Indikationen wie „,bei Unruhe', ,bei auffälligem Verhalten' oder ,bei Bedarf‘‘[230],
die pauschalisiert und fragwürdig blieben. Dies erscheint nicht zuletzt ethisch wie
fachlich ganz besonders kritisch, sind doch bei der Verabreichung von Psychopharmaka aufgrund ihrer Eingriffstiefe und häufiger persönlichkeitsverändernder
Wirkungen „sowohl an die konkrete Diagnose, Indikationsstellung und Dosierung
als auch an die regelmäßige Überprüfung der Notwendigkeit einer Fortsetzung der
Medikation besonders strenge Sorgfaltskriterien anzulegen‘‘[231].

Nach diesem Exkurs zu der Diskrepanz zwischen rechtlichen Rahmenordnun-
gen und konkreter Praxis in Deutschland sei abschließend noch einmal auf die
Frage der Terminologie eingegangen. Wie in der Einleitung sowie in der terminologischen Reflexion deutlich gemacht wurde, wird in dieser Arbeit aufgrund ihres
zuvorderst gerontologisch-pflegefachlich-ethischen Profils der Begriff freiheitseinschränkende Maßnahmen (FeM) in dem ausgehend vom Deutschen Ethikrat
definierten Sinn verwendet (siehe Abschn. 2.1). Dennoch sollte auf eine Verhältnisbestimmung dieses Begriffes zu den entsprechenden rechtlichen Konzepten in
dieser Arbeit nicht verzichtet werden. Führt man sich die Definition des Ethikrates
vor Augen, nach der „[j]edwede Maßnahmen [...] die eine Person von der freien

---

[227] Vgl. ebda. S. 37.
[228] Vgl. ebda. S. 43 f.
[229] Vgl. ebda. S. 44 f.
[230] Ebda. S. 45.
[231] Deutscher Ethikrat (2018): *Hilfe durch Zwang?*, S. 187.

Körperbewegung abhalten"[232] abgedeckt sind, so scheint dies dem zu entsprechen, was auch rechtlich als freiheits*einschränkende* Maßnahme definiert ist. Die Dauer oder Regelmäßigkeit der Maßnahme, die rechtlich unter- und entscheidend ist, ist dabei für die gerontologisch-pflegefachlich-ethische Analyse zweitrangig und geht aus diesem Grund nicht in die für diese Arbeit gewählte Definition ein, weswegen bewusst nicht von freiheitsentziehenden Maßnahmen gesprochen wird (außer, wenn dieser rechtliche Begriff im jeweiligen Kontext erforderlich ist). Dementsprechend wird gegenüber den konkreten Begriffen freiheitsbeschränkend und freiheitsentziehend der allgemeinere Begriff freiheitseinschränkend vorgezogen, auch wenn darauf hingewiesen sei, dass es sich bei einem Großteil dieser Maßnahmen sowohl in der langzeitstationären, der ambulanten als auch der akutstationären Pflege von Menschen mit Demenz rechtlich gesehen um genehmigungspflichtige freiheitsentziehende Maßnahmen handeln dürfte.[233] In jedem Fall stellen solche Maßnahmen – seien sie genehmigungspflichtig oder nicht – einen schwerwiegenden Eingriff in die Autonomie des Menschen dar. Es drängt sich daher noch deutlicher die bereits angeklungene Frage auf, wie ein solcher Eingriff in professionellen Sorgebeziehungen konkret begründet wird.

2.7   Begründungen für die Anwendung von FeM

Was bereits in der ethischen Bestimmung von FeM als Form des *wohltätigen* Zwangs anklang, ist nachweislich die Hauptbegründung, die für die Anwendung von FeM vorgebracht wird: ganz übergeordnet geht es den Akteuren darum, das gesundheitliche Wohl der Pflegeempfänger zu schützen.[234]

---

[232] Ebda. S. 168.

[233] In diesem Sinne halten Hoffmann und Klie fest: „In den meisten Fällen werden freiheitseinschränkende und entziehende Maßnahmen [...] nicht kurzfristig in Notfallsituationen sondern geplant und auf Dauer eingesetzt." Hoffmann, Klie (2012): *Freiheitsentziehende Maßnahmen im Betreuungs- und Kindschaftsrecht*, Rn. 10.2.

[234] Vgl. exemplarisch Joanna Briggs Institute (2002): „Physical Restraint – Part 1", S. 2; Projektgruppe ReduFix (2007): *ReduFix*, S. 19 f.; Koczy, P.; Becker, C.; Rapp, K.; Klie, T.; Beische, D.; Büchele, G.; Kleiner, A.; Guerra, V.; Rimann, U.; Kurrle, S.; Bredthauer, D.: „Effectiveness of a Multifactorial Intervention to Reduce Physical Restraints in Nursing Home Residents", in: *Journal of the American Geriatrics Society*, Bd. 59, H. 2 (2011), S. 333–339, S. 333; Goethals, S.; Dierckx de Casterlé, B.; Gastmans, C.: „Nurses' ethical reasoning in cases of physical restraint in acute elderly care: a qualitative study", in: *Medicine, Health Care and Philosophy*, Bd. 16 (2013), S. 983–991, S. 985; Krüger, Mayer, Haastert, Meyer (2013): „Use of physical restraints in acute hospitals in Germany", S. 1604; Möhler, R.;

Dieses Ziel gilt dabei unabhängig von den jeweiligen Versorgungssettings,[235] auch wenn es sich je nach Versorgungsform und Pflegesituation verschiedentlich konkretisiert. Geleitet von dem übergeordneten Schutzgedanken bilden sich wiederum verschiedene konkrete Begründungsansätze für FeM heraus, die in der empirischen Forschung über die Jahrzehnte hinweg unterschiedlich klassifiziert wurden. Dabei zeichnet sich ab, dass FeM in der Pflege alter Menschen allem voran zur Verhütung von Sturzereignissen bzw. sturzbedingten Verletzungen sowie bei herausfordernd wahrgenommenen Verhaltensweisen (z. B. von Menschen mit Demenz) Anwendung finden; häufig wird im Zusammenhang mit letzterem auch die Sicherung medizinischer Maßnahmen angeführt.[236]

Meyer, G.: „Attitudes of nurses towards the use of physical restraints in geriatric care: A systematic review of qualitative and quantitative studies", in: *International Journal of Nursing Studies*, Bd. 51 (2014), S. 274–288, S. 283, 286; Kong, E. H.; Choi, H.; Evans, L. K.: „Staff perceptions of barriers to physical restraint-reduction in long-term care: a meta-synthesis", in: *Journal of Clinical Nursing*, Bd. 26 (2016), S. 49–60, S. 55; Deutscher Ethikrat (2018): *Hilfe durch Zwang?*, S. 168; Teece, A.; Baker, J.; Smith, H.: „Identifying determinants for the application of physical or chemical restraint in the management of psychomotor agitation on the critical care unit", in: *Journal of Clinical Nursing*, Bd. 29 (2020), S. 5–19, S. 14, 18 sowie Perez, D.; Murphy, G.; Wilkes, L.; Peters, K.: „Understanding nurses' perspectives of physical restraints during mechanical ventilation in intensive care: A qualitative study", in: *Journal of Clinical Nursing*, Bd. 30 (2021), S. 1706–1718, S. 1717.

[235] „The reasons for physical restraints use differed only slightly between long-term geriatric care and acute geriatric care settings." Möhler, Meyer (2014): „Attitudes of nurses towards the use of physical restraints in geriatric care", S. 286. Dies scheint nach wie vor zu gelten: „The reasons for using restraints have been studied in various settings, and within the long-term care and hospital setting similar reasons for their usage were found in the research." Thomann, Zwakhalen, Richter et al. (2021): „Restraint use in the acute-care hospital setting", S. 2.

[236] In den 90er Jahren führten etwa Mion et al. als von Pflegekräften vorgebrachte „benefits" von FeM „fall prevention", „maintenance of therapies in the face of patient agitation" und „management of disruptive or dangerous behavior" (sowie viertens „relatively low cost") an. Vgl. Mion, L. C.; Minnick, A.; Palmer, R.; Kapp, M. B.; Lamb, K.: „Physical Restraint Use in the Hospital Setting: Unresolved Issues and Directions for Research", in: *The Milbank Quarterly*, Bd. 74, H. 3 (1996), S. 411–433, S. 416. Das Joanna Briggs Institute wählte eine Einteilung in „patient oriented goals" (wie den Schutz der Betroffenen und Umgang mit herausfordernd wahrgenommenen Verhalten), „organisation goals" (wie das Aufrechterhalten von Arbeitsabläufen), „to maintain a comfortable social environment" (d. h. zum Fremdschutz) sowie „to facilitate treatment". Vgl. Joanna Briggs Institute (2002): „Physical Restraint – Part 1", S. 2. Hamers und Huizing halten fest, dass „[w]ithout doubt, the main reason to use physical restraints in health care is the prevention of falls" und ergänzen „patients' falls-risk in the opinion of the nurse", Verhaltensweisen wie „wandering", „aggression" und „restlessness", Hilfestellungen für den Betroffenen und speziell für das Krankenhaus „the protection of medical devices". Vgl. Hamers, Huizing (2005): „Why do

Für ein umfassenderes Verständnis lassen sich die Begründungen für FeM angelehnt an eine Typologie der *Leitlinie FEM* in patientenorientierte Gründe (Abschn. 2.7.1), behandlungsorientierte Gründe (Abschn. 2.7.2), sozialorientierte Gründe (Abschn. 2.7.3) sowie personal- und organisationsorientierte Gründe (Abschn. 2.7.4) einteilen.[237] Im Nachfolgenden soll mithilfe dieser formalen Einteilung auf zentrale ausgewählte Begründungen für FeM eingegangen werden.

2.7.1 Patientenorientierte Gründe

Als häufigster *patientenorientierter* Grund für FeM gilt die bereits genannte Prävention von Sturzereignissen.[238] Möhler und Meyer halten in ihrer systematischen

---

we use physical restraints in the elderly?", S. 21. Die Projektgruppe ReduFix hält ebenfalls den „Schutz vor Sturz und sturzbedingten Verletzungen" sowie „fordernde Verhaltensweisen wie Unruhe, Rastlosigkeit und Wanderverhalten" fest. Vgl. Projektgruppe ReduFix (2007): *ReduFix*, S. 18. Eine spätere Arbeit mit akutstationärem Fokus fasst zusammen: „Drei Hauptkategorien kristallisieren sich heraus: Sicherung medizinischer Maßnahmen, Verhaltensauffälligkeiten durch Agitation und Verwirrtheit sowie Sturzprophylaxe" Krüger, Meyer, Hamers (2010): „Mechanische freiheitsentziehende Maßnahmen im Krankenhaus", S. 293. Diese Begründungen, die aus exemplarisch ausgewählten Kategorisierungen hervorgehen, sind auch heute noch unverändert präsent: „The most frequently stated reasons were patient safety (especially fall prevention), cognitive impairment, and particularly in the hospital setting the prevention of therapy interruption (for example, preventing self-extubation)." Thomann, Zwakhalen, Richter et al. (2021): „Restraint use in the acute-care hospital setting", S. 2.

[237] Vgl. Köpke, Möhler, Abraham, Henkel, Kupfer, Meyer (2015): *Leitlinie FEM*, S. 26 sowie ausführlicher ebda. S. 26–29.

[238] Vgl. exemplarisch Hamers, J. P. H.; Gulpers, M. J. M.; Strik, W.: „Use of physical restraints with cognitively impaired nursing home residents", in: *Journal of Advanced Nursing*, Bd. 45, H. 3 (2004), S. 246–251, S. 246; Bredthauer, D.; Becker, C.; Eichner, B.; Koczy, P.; Nikolaus, T.: „Factors relating to the use of physical restraints in psychogeriatric care", in: *Zeitschrift für Gerontologie und Geriatrie*, Bd. 38, H. 1 (2005), S. 10–18, S. 16; Mion, L. C.; Sandhu, S. K.; Khan, R. H.; Ludwick, R.; Claridge, J. A.; Pile, J.; Harrington, M.; Dietrich, M. S.; Winchell, J.: „Effect of Situational and Clinical Variables on the Likelihood of Physicians Ordering Physical Restraints", in: *Journal of the American Geriatrics Society*, Bd. 5 (2010), S. 1279–1288, S. 1279; Koczy, Becker, Rapp, Klie, Beische, Büchele, Kleiner, Guerra, Rißmann, Kurrle, Bredthauer (2011): „Effectiveness of a Multifactorial Intervention to Reduce Physical Restraints", S. 333; Deutsches Netzwerk für Qualitätsentwicklung in der Pflege (Hrsg.): *Expertenstandard Sturzprophylaxe in der Pflege – 1. Aktualisierung 2013* (Schriftenreihe des Deutschen Netzwerks für Qualitätsentwicklung in der Pflege), Osnabrück, 2013, S. 109; Krüger, Mayer, Haastert, Meyer (2013): „Use of physical restraints in acute hospitals in Germany", S. 1600 sowie Øye, C.; Jacobsen, F. F.; Mekki, T. E.: „Do organisational constraints explain the use of restraint? A comparative ethnographic

Übersichtsarbeit fest: „Fall prevention seems to be the most important justification for physical restraints use, despite a clear lack of evidence for the benefit and safety."[239] Auch die bereits genannte, aktuelle Studie von Thomann, Zwakhalen, Richter et al. kam zum Ergebnis, dass im akutstationären Setting der Schutz vor Sturzereignissen mit 43,8 % der erfassten Fälle als häufigste Begründung für die Anwendung einer FeM genannt wurde.[240] Im Rahmen des bereits genannten *Pflege-Thermometers 2014*, das 1.844 leitende Pflegekräfte in Akutkrankenhäusern zu der Anzahl unerwünschter Ereignisse bei Menschen mit Demenz befragte, ergab sich, dass in einem zurückliegenden Zeitraum von sieben Arbeitstagen insgesamt 2114 Sturzereignisse eintraten. Durchschnittlich kam es damit etwa einmal in sieben Arbeitstagen zu einem Sturz.[241] Hochrechnungen lassen entsprechend eine Prävalenzeinschätzung von 725.000 Sturzereignissen von Menschen mit Demenz im akutstationären Setting im Jahresverlauf zu; ebenfalls wird die Häufigkeit von unbeaufsichtigtem Aufstehen trotz diagnosebedingter Bettruhe auf 950.000 Vorkommnisse geschätzt.[242] Eine Verbindung mit Stürzen besteht auch insofern, als dass vorangegangene Sturzereignisse und Frakturen wiederum zu der Anwendung von FeM zur Vorbeugung weiterer solcher Ereignisse führen können.[243] Paradox ist in diesem Zusammenhang, dass in der Fachwissenschaft wiederholt darauf hingewiesen wurde und wird, dass FeM keine adäquate Intervention zur Prophylaxe von Stürzen darstellen und diese sogar begünstigen können. Schon 2006 hielt z. B. der Expertenstandard *Sturzprophylaxe in der Pflege* unmissverständlich fest:

---

study from three nursing homes in Norway", in: *Journal of Clinical Nursing*, Bd. 26 (2016), S. 1906–1916, S. 1912.

[239] Möhler, Meyer (2014): „Attitudes of nurses towards the use of physical restraints in geriatric care", S. 287.

[240] Thomann, Zwakhalen, Richter et al. (2021): „Restraint use in the acute-care hospital setting", S. 4.

[241] Vgl. Isfort, Klostermann, Gehlen, Siegling (2014): *Pflege-Thermometer 2014*, S. 49.

[242] Vgl. ebda. S. 50.

[243] Vgl. Hofmann, Hahn (2013): „Characteristics of nursing home residents and physical restraint", S. 3014 f. Eine andere Arbeit aus demselben Jahr hält ebenfalls mit Blick auf FeM fest: „Nurses' negative experiences with fall incidents often result in a limited willingness to take risks." Goethals, Dierckx de Casterlé, Gastmans (2013): „Nurses' decision-making process in cases of physical restraint", S. 611.

Freiheitsbeschränkende Maßnahmen, d. h. die Benutzung mechanischer Hilfsmittel wie Gurte und Bettgitter, das Absperren von Türen, die Wegnahme von Fortbewegungsmitteln (Rollstuhl etc.) oder der Einsatz sedierender Medikamente sollten keinesfalls zum Zweck der Sturzprävention eingesetzt werden.[244]

Mit einem Verweis auf das mit FeM assoziierte Sturz- und Verletzungsrisiko bekräftigt der Expertenstandard in seiner ersten Aktualisierung 2013 diese Aussage erneut und erweitert die dort abgebildeten umgebungsbezogenen Risikofaktoren für Stürze um die Anwendung von FeM als eigenen Risikofaktor.[245] Auch wenn diesbezüglich zunehmend Forschungskonsens zu herrschen scheint, halten Möhler und Meyer fest:

Nurses expected physical restraints to be effective in preventing falls or injuries […]. These expectations are clearly in contrast to the available evidence, which indicates that physical restraints use does not lead to a decrease in falls or fall-related injuries. Irrespective of this evidence, the myth about physical restraints as an adequate intervention to prevent falls still seems to persist.[246]

Einen veränderten Blick auf die Thematik empfehlen Evans und Cotter, die festhalten, dass „*[t]he focus should be on preventing injurious falls, not on preventing falls at any cost*"[247]. Tatsächlich kann es helfen, ein Bewusstsein dafür zu schaffen, dass nicht *Stürze* an sich, sondern vielmehr sturzbedingte *Verletzungen*

---

[244] Deutsches Netzwerk für Qualitätsentwicklung in der Pflege (Hrsg.): *Expertenstandard Sturzprophylaxe in der Pflege. Entwicklung – Konsentierung – Implementierung* (Schriftenreihe des Deutschen Netzwerks für Qualitätsentwicklung in der Pflege), Osnabrück, 2006, S. 34.

[245] „Der Schutz vor Stürzen wird in der Praxis häufig als ein Argument herangezogen, um den Einsatz von FEM zu rechtfertigen. Dem steht die Aussage im Expertenstandard zur Sturzprophylaxe gegenüber, dass diese Maßnahmen keinesfalls zu diesem Zweck eingesetzt werden sollen. FEM, d. h. körpernahe mechanische Maßnahmen (z. B. Bettseitenteile, Gurte), die die Bewegungsfreiheit begrenzen, beeinträchtigen die körperliche und psychische Integrität der Betroffenen und können ihrerseits das Sturz- und Verletzungsrisiko erhöhen." Deutsches Netzwerk für Qualitätsentwicklung in der Pflege (2013): *Expertenstandard Sturzprophylaxe in der Pflege – 1. Aktualisierung*, S. 109. Vgl. auch ebda. S. 14, 25. Darüber hinaus werden als medikamentenbezogene Sturzrisikofaktoren noch Antihypertensiva, psychotrope Medikamente und das oben diskutierte Phänomen der Polypharmazie angeführt. Vgl. ebda. S. 25.

[246] Möhler, Meyer (2014): „Attitudes of nurses towards the use of physical restraints in geriatric care", S. 286.

[247] Evans, L. K.; Cotter, V. T.: „Avoiding Restraints in Patients with Dementia. Understanding, prevention, and management are the keys", in: *American Journal of Nursing*, Bd. 108, H. 3 (2008), S. 40–49, S. 44.

abzuwenden sind – und dies durch geeignete Mittel: Auf diese Weise kommen bspw. alternative Maßnahmen in den Blick, Stürze abzufedern und Frakturen vorzubeugen, ohne dafür – wie dies im Falle von FeM droht – die Immobilisierung des Betroffenen in Kauf zu nehmen (siehe Abschn. 2.10).

Der zweite wesentliche *patientenorientierte* Grund, der für die Anwendung von FeM – besonders, aber nicht nur bei Menschen mit Demenz – angeführt wird, bezieht sich auf eine Gruppe von Verhaltensweisen und Symptomen, die von Agitiertheit, Verwirrtheit, Unruhe und Aggression bis hin zu sog. „wandering" reichen und denen mithilfe der jeweiligen (auch und vor allem medikamentösen) FeM begegnet werden soll.[248] Auch bei deliranten Zuständen, die mit solchen Symptomen assoziiert sind, finden FeM Anwendung.[249] Mit 20,4 % bildete „confusion or delirious behaviour" in der bereits zitierten Studie von Thomann, Zwakhalen, Richter et al. die zweithäufigste Begründung für den Einsatz von FeM in dem untersuchten akutstationären Kontext; getrennt davon wurden noch Agitation (4,8 %), „[n]on-compliance with treatment" (2,8 %), (Prävention von) „wandering" (2,2 %) sowie (Prävention von) Aggressivität (1,3 %) angeführt.[250] Was die Prävalenz solcher Verhaltensweisen betrifft, ergab etwa das *Pflege-Thermometer 2014*, dass im klinischen Kontext innerhalb von sieben Arbeitstagen bei Menschen mit Demenz häufig Aktivitäten innerhalb der Nachtruhe (9.491 Ereignisse), das An- und Auskleiden zu unpassenden Zeitpunkten (6.770 Ereignisse), das Entleeren der Blase oder des Darms an unangemessenen Plätzen (4.259 Ereignisse) und das unbemerkte Verlassen der Station (1.567 Ereignisse) auftraten.[251] Die Autoren verweisen zudem auf weitere unerwünschte Vorkommnisse dieser Art und errechneten u. a. eine geschätzte Jahresprävalenz

---

[248] Vgl. exemplarisch Joanna Briggs Institute (2002): „Physical Restraint – Part 1", S. 2; Bredthauer, Becker, Eichner, Koczy, Nikolaus (2005): „Factors relating to the use of physical restraints in psychogeriatric care", S. 16; Projektgruppe ReduFix (2007): *ReduFix*, S. 18; Goethals, Dierckx de Casterlé, Gastmans (2013): „Nurses' decision-making process in cases of physical restraint", S. 609; Hofmann, Hahn (2013): „Characteristics of nursing home residents and physical restraint", S. 3015, 3021; Möhler, Meyer (2014): „Attitudes of nurses towards the use of physical restraints in geriatric care", S. 283; Øye, Jacobsen, Mekki (2016): „Do organisational constraints explain the use of restraint?", S. 1913 sowie Teece, Baker, Smith (2020): „Identifying determinants for the application of physical or chemical restraint", S. 14.

[249] Vgl. Hendlmeier, Bickel, Hessler, Weber, Junge, Leonhardt, Schäufele (2018): „Demenzsensible Versorgungsangebote im Allgemeinkrankenhaus", S. 514 sowie Thomann, Zwakhalen, Richter et al. (2021): „Restraint use in the acute-care hospital setting", S. 6.

[250] Thomann, Zwakhalen, Richter et al. (2021): „Restraint use in the acute-care hospital setting", S. 4 f.

[251] Vgl. Isfort, Klostermann, Gehlen, Siegling (2014): *Pflege-Thermometer 2014*, S. 48 f.

von 1.600.000 Ereignissen für Abwehrverhalten bei der Mundpflege und von
1.476.000 Ereignissen für Abwehrverhalten bei der Lagerung.[252]
Die bereits oben zitierte repräsentative *GHoSt-Studie*, die u. a. die Häufigkeit
von „care challenges" unter den in die Studie eingeschlossenen Menschen über
65 Jahren (n = 1469) in Akutkrankenhäusern erhob, erlaubt einen noch diffe-
renzierteren Einblick in solche Situationen. Zunächst ergab die Studie, dass ca.
40 % der über 65-jährigen Patienten im akutstationären Kontext eine kognitive
Beeinträchtigung aufweisen.[253] Genauer wurde dieser Anteil in der Darstellung
der Studienergebnisse u. a. nach Menschen mit einer Demenzerkrankung oder
einem Delir (n = 297) und Menschen mit leichten kognitiven Einschränkungen
(n = 290) aufgeschlüsselt. Bei Menschen mit Demenz und/oder Delir trat dabei
besonders häufig abwehrendes Verhalten auf – sei es gegenüber der Behand-
lungspflege (53,7 %), der Medikamenteneinnahme (42,9 %), der Grundpflege
(27,5 %), der Unterstützung beim Essen und Trinken (13,6 %), der Wundversor-
gung (12,2 %) oder der ärztlichen Behandlung (6,9 %). Schlafstörungen traten
bei 42,1 % der Menschen mit Demenz und/oder Delir und bei jedem fünften
(20,4 %) Menschen mit leichter kognitiver Beeinträchtigung auf. Ebenfalls wurden bei Menschen mit Demenz und/oder Delir oft verbale Auffälligkeiten wie
z. B. „[b]eing verbally agitated" (19,5 %), das Hilferufen (17,5 %) und belei-
digende Äußerungen (9,8 %) beobachtet. Eine weitere erfasste Verhaltensweise
dieser Personengruppe stellte das Betätigen der Klingelanlage ohne erkennbaren Anlass (15,2 %) dar. Physische Aggressivität trat etwa in Form körperlicher
Gewalt gegenüber anderen (12,1 %) und des Werfens von Nahrung (3,7 %) auf,
während diese etwa bei Menschen mit einer leichten kognitiven Beeinträchtigung
kaum bis gar nicht auftraten (1 % und 0 %). Ebenfalls im Kontext von FeM
zu nennen sind Verhaltensweisen von Menschen mit Demenz und/oder Delir wie
„[w]andering" (12,1 %) und das unbemerkte Verlassen der Station oder Klinik
(6,8 %).[254] Aus pflegefachlicher Perspektive können diese Ergebnisse mit Blick
auf die spezifischen Bedingungen im akutstationären Bereich kaum verwundern.
Diese legen Riedel und Linde in ihrer ethischen Analyse eindrücklich wie folgt
dar:

---

[252] Vgl. ebda. S. 50.

[253] Vgl. Bickel, H.; Hendlmeier, I.; Heßler, J. B.; Junge, M. N.; Leonhardt-Achilles, S.;
Weber, J.; Schäufele, M.: „The Prevalence of Dementia and Cognitive Impairment in Hospitals", in: *Deutsches Ärzteblatt International*, Bd. 115 (2018), S. 733–740, S. 738.

[254] Zu der tabellarischen Auflistung dieser und weiterer Ergebnisse vgl. Hendlmeier, Bickel,
Heßler-Kaufmann, Schäufele (2019): „Care challenges in older general hospital patients",
S. 216.

Menschen mit Demenz bringen eine besondere Vulnerabilität in Form von besonderen Bedürfnissen und Bedarfen mit, sie sind sowohl bei der Krankenhauseinweisung als auch während des Krankenhausaufenthaltes höheren Risiken [...] ausgesetzt. Vielfach belastend ist die Situation ferner aufgrund dessen, dass krankheitsbedingt kognitive Funktionen und damit auch die Fähigkeit, sich schnell auf unbekannte Situationen einzustellen, eingeschränkt sind. Folglich bleiben situativ eingeforderte Anpassung und Kooperationsbestrebungen aus, was seitens des Umfeldes zu zusätzlichen Irritationen führen kann.[255]

Für kognitiv beeinträchtigte Pflegeempfänger stellt eine Krankenhauseinweisung bzw. ein Krankenhausaufenthalt eine besondere Herausforderung dar, zumal das Personal vonseiten des Pflegedienstes und der Ärzteschaft häufig nicht über das nötige demenzspezifische und -sensible Fachwissen verfügt, um den Bedürfnissen dieser Personengruppe ganzheitlich zu begegnen.[256] Aufgrund der besonderen Tragweite dieser Problematik gilt „[g]erontopsychiatrisches und geriatrisches Wissen bei pflegerischem und ärztlichem Personal [...] zunehmend als Schlüsselqualifikation in Notaufnahmen und Krankenhausbetrieb"[257].

---

[255] Riedel, A.; Linde, A. C.: „Menschen mit Demenz im Krankenhaus – Exemplarische ethische Konfliktfelder und situative Effekte", in: *Zeitschrift für medizinische Ethik*, Bd. 63, H. 3 (2017), S. 163–178, S. 165.

[256] Vgl. ebda. S. 165 f. sowie Evripidou, M.; Charalambous, A.; Middleton, N.; Papastavrou, E.: „Nurses' knowledge and attitudes about dementia care: Systematic literature review", in: *Perspectives in Psychiatric Care*, Bd. 55, H. 1 (2019), S. 48–60, S. 51. Dazu passend hält der *Krankenhaus-Report 2021* fest: „Jeder Transfer vom Pflegeheim und damit vom Lebensort der vulnerablen Betroffenen hin zu einem anderen Setting birgt erhebliche Risiken für deren somatischen und auch psychosozialen Zustand. Bereits der Transport in die Notaufnahme ist belastend für die Pflegebedürftigen und erhöht das Komplikations- und Mortalitätsrisiko." Behrendt, S.; Schwinger, A.; Tsiasioti, C.; Stammann, C.; Willms, G.; Hasseler, M.; Studinski, E.; Özdes, T.; Krebs, S.; Klauber, J.: „Multisektorale Schnittstelle: Hospitalisierungen von Pflegeheimbewohnenden mit Schwerpunkt Sturz", in: Klauber, J.; Wasem, J.; Beivers, A.; Mostert, C. (Hrsg.): *Krankenhaus-Report 2021. Versorgungsketten – Der Patient im Mittelpunkt*, Open-Access-Publikation, 2021, S. 249–266, S. 254.

[257] Behrendt, Schwinger, Tsiasioti, Stammann, Willms, Hasseler, Studinski, Özdes, Krebs, Klauber (2021): „Hospitalisierungen von Pflegeheimbewohnenden mit Schwerpunkt Sturz", S. 251. In diesem Sinne gibt der Deutsche Ethikrat übergeordnet für die Pflege alter Menschen die folgende Empfehlung: „Um den Einsatz von Zwang in der Altenpflege zu minimieren, sollten Mitarbeiter die Symptome und den Verlauf von gerontopsychiatrischen Erkrankungen, insbesondere Demenz, kennen. Sie sollten die spezifischen Symptome verstehen und einordnen können und Betroffenen professionell und wertschätzend begegnen. Fort- und Weiterbildungen sollten verbindlich sein." Deutscher Ethikrat (2018): *Hilfe durch Zwang?*, S. 241.

Eine Untersuchung, deren Ergebnisse in den *Pflegereport 2017* einflossen, zeigt darüber hinaus auf, dass solche Verhaltensweisen auch in langzeitstationären Pflegeeinrichtungen durchaus auf belastende Weise den pflegerischen Alltag begleiten: So gab hier eine deutliche Mehrheit der befragten Pflegekräfte (n = 2445) an, täglich verbal auffälliges Verhalten (77,6 %) und körperliche Unruhe (73,1 %) seitens der Bewohner zu erfahren. Mehr als ein Drittel (36,8 %) der Pflegekräfte erlebte täglich verbal aggressives Verhalten, während 15 % der Befragten täglich körperlich aggressives Verhalten wie Schlagen, Kratzen oder Treten erfuhren. Mehr als ein Viertel (26,8 %) der Pflegekräfte empfand diese Erfahrungen als belastend.[258]

Als Sammelbegriff für solche Verhaltensformen dient häufig der Begriff „verhaltensbezogene und psychische Symptome der Demenz" als Übersetzung des im Englischen gebräuchlichen „behavioural and psychological symptoms of dementia" (BPSD).[259] Mit James und Jackman ist jedoch festzuhalten, dass sich dieser Terminus nur bedingt eignet, insofern er einen direkten Zusammenhang mit dem Prozess einer Demenzerkrankung suggeriert.[260] Auch könnte man an dieser Stelle kritisch anmerken, ob die vermeintlich objektive medizinisch-psychiatrische Klassifizierung dieser Verhaltensweisen als *Symptome* einer Demenz*erkrankung* nicht letztlich zu einer Pathologisierung all jenes Verhaltens von kognitiv beeinträchtigten alten Menschen führt, das sich auf den ersten Blick in seiner Sinnhaftigkeit nicht erschließt oder sich strukturell-pflegerischen Abläufen entzieht. Die Frage, ob sich in diesen Verhaltensweisen ‚die *Demenz*' ausdrückt oder doch vielmehr ein *Mensch* mit Demenz mit je eigenen Bedürfnissen, sei hier nur angedeutet (siehe Abschn. 3.2.3). Ähnliche Probleme ergeben sich bei dem verbreiteten

---

[258] Vgl. Schwinger, A.; Tsiasioti, C.; Klauber, J.: „Herausforderndes Verhalten bei Demenz: Die Sicht der Pflege", in: Jacobs, K.; Kuhlmey, A.; Greß, S.; Klauber, J.; Schwinger, A. (Hrsg.): *Pflege-Report 2017. Schwerpunkt: Die Versorgung der Pflegebedürftigen*, Stuttgart, 2017, S. 131–151, S. 135.

[259] James, I. A.; Jackman, L.: *Herausforderndes Verhalten bei Menschen mit Demenz. Einschätzen, verstehen und behandeln*, übers. v. Brock, E., Bern, ²2019, S. 31. Zum terminologischen Vergleich: In der *S3-Leitlinie Demenzen* „wird der Begriff der psychischen und Verhaltenssymptome in Analogie zum angloamerikanischen Begriff ‚Behavioral and Psychological Symptoms of Dementia' (BPSD) verwendet. Dieser Begriff umfasst Symptome des veränderten psychischen Erlebens, wie z. B. Depression oder Angst, und Verhaltenssymptome, wie z. B. Aggressivität." Deuschl, Maier et al. (2016): *S3-Leitlinie Demenzen*, S. 67.

[260] Vgl. James, Jackman, (2019) *Herausforderndes Verhalten bei Menschen mit Demenz*, S. 31.

Begriff „herausforderndes Verhalten" (engl. „challenging behaviour"):[261] Verstanden als „Handlung [...], die das Wohlbefinden einer Person beeinträchtigt, weil sie für das Setting, in dem die Handlung stattfindet, eine physische oder psychische Belastung darstellt"[262], dient dieser dazu, zum Ausdruck zu bringen, dass solche Verhaltensweisen spezifische pflegerische Herausforderungssituationen darstellen, die der adäquaten Erfassung und Reaktion vonseiten des pflegerischen Personals bedürfen. Unterdessen hat sich der Begriff jedoch zu einem „Label" entwickelt, das ungewollte oder unverstandene Handlungsweisen und somit ihre Urheber, d. h. kognitiv beeinträchtigte Menschen, stigmatisieren kann – mit der Konsequenz, „dass an Demenz erkrankte Menschen, die dieses Label tragen, schneller ruhiggestellt, sediert und in ein Pflegeheim eingewiesen werden"[263].

Von daher ist es verständlich, dass in der Literatur eine Reihe von alternativen Begriffen vorgeschlagen wird: Der Terminus „Verhalten, das herausfordert"[264] und die im Kontext dieser Arbeit häufig verwendete Formulierung „herausfordernd wahrgenommenes Verhalten" helfen, zu betonen, dass solches Verhalten von den Sorgeempfängern nicht *als herausfordernd* intendiert ist, sondern vielmehr von den Sorgenden als solches wahrgenommen und gewertet wird. Welches Handeln als herausfordernd wahrgenommen wird, ist letztlich sozial konstruiert sowie subjektiv und normativ geprägt.[265]

---

[261] Der Begriff umfasst sowohl aggressive Formen (z. B. Schlagen, Stoßen, Kneifen, Kratzen, Beißen, Spucken, Werfen von Gegenständen, Rufen, Schreien) als auch nichtaggressive Formen (z. B. repetitive Geräusche und Fragen, Hyperaktivität, Hin- und Hergehen, Erregtheit, unpassender Umgang mit Gegenständen, Verweigerung). Vgl. ebda. S. 32. Dies ist nicht im Sinne eines objektiven Katalogs zu verstehen, insofern sog. herausforderndes Verhalten von subjektiven Wahrnehmungen abhängt: „Verhaltensweisen werden als herausfordernd bezeichnet, wenn sie in irgendeiner Weise als negativ empfunden werden, entweder von der Person selbst oder von Personen, die von den Handlungen betroffen sind." Ebda. S. 33.

[262] Ebda. S. 32.

[263] Ebda. S. 32.

[264] Ebda. S. 32.

[265] Treffend formulieren Riedel und Linde: „Herausforderndes Verhalten entsteht in sozialer Konstruktion und bleibt damit stets individuell und kontextabhängig. Hierbei soll der Begriff herausforderndes Verhalten die Perspektive stets auf die Person lenken, die sich von der Verhaltensweise des Gegenübers, des Menschen mit Demenz, herausgefordert fühlt. Hierbei sind Belastungsgrenzen und Einschätzungen der Verhaltensweise als genuin herausfordernd stark subjektiv und normativ geprägt." Riedel, A.; Linde, A.-C.: „Herausforderndes Verhalten", in: Dies. (Hrsg.): *Ethische Reflexion in der Pflege. Konzepte – Werte – Phänomene*, Berlin, 2018, S. 137–149, S. 139.

Eine erste wichtige Fokusverschiebung, die die Anerkennung der pflegebedürftigen Person mit ihren spezifischen Bedürfnissen in den Mittelpunkt rückt, nimmt der Expertenstandard *Beziehungsgestaltung in der Pflege von Menschen mit Demenz* vor, indem er von „bindungssuchendem Verhalten" spricht.[266] Damit wird unterstrichen, dass es sich bei Verhalten wie etwa dem wiederholten Rufen, nonverbalen Formen der Kommunikation oder einer gesteigerten Erregtheit um Ausdrücke des menschlichen Bedürfnisses nach Bindung handelt, die als solche wahrzunehmen und anzuerkennen sind. Der MDS, der diese Fokusverschiebung zwar begrüßt, schlägt in seiner Grundsatzstellungnahme *Menschen mit Demenz – Begleitung, Pflege und Therapie* von 2019 jedoch vor, an dieser Stelle allgemeiner und wertfrei von „aufforderndem Verhalten" zu sprechen, um zu betonen, dass erstens

> der Betroffene Bedürfnisse hat, die er durchaus ausdrücken kann, die sich nicht zwingend in seinen Worten, sondern die sich vielmehr in seinem Verhalten zeigen. Zweitens verweist der Begriff „auffordernd" auch darauf, dass es aus Sicht seiner sozialen Umwelt darum gehen muss, herauszufinden, welche Aufforderung und welche Botschaft sich hinter den Verhaltenssymptomen des Menschen mit Demenz verbergen.[267]

Vor dem Hintergrund dieser theoretisch-terminologischen Reflexion, die an späterer Stelle noch im Kontext der leiblich versichtbarten Vulnerabilität des Menschen ethisch vertieft werden soll (siehe Abschn. 3.2.3), ist die bloße Begründung von FeM mit aufforderndem Verhalten prinzipiell fragwürdig geworden: Handelt es sich bei einer FeM, z. B. der intendierten Ruhigstellung durch Psychopharmaka, die als Antwort auf aufforderndes Verhalten angewendet wird, um eine adäquate Antwort auf die (Auf-)Forderung, die der Verhaltensweise zugrunde liegt?

Zuletzt sei darauf hingewiesen, dass sich auch bezüglich des Umgangs mit aufforderndem Verhalten beobachten lässt, dass dieses nicht nur den Grund für die Anwendung von FeM bilden, sondern auch als Reaktion auf FeM eintreten kann. Das Risiko, welches der Deutsche Ethikrat allgemein als „Spirale aus

---

[266] Vgl. Deutsches Netzwerk für Qualitätsentwicklung in der Pflege (Hrsg.): *Expertenstandard Beziehungsgestaltung in der Pflege von Menschen mit Demenz. Sonderdruck einschließlich Kommentierung und Literaturstudie* (Schriftenreihe des Deutschen Netzwerks für Qualitätsentwicklung in der Pflege), Osnabrück, 2018, S. 28. Ebenfalls wählt der Expertenstandard die Formulierung „herausfordernd erlebtes Verhalten", ebda. S. 28.
[267] Medizinischer Dienst des Spitzenverbandes Bund der Krankenkassen e. V. (MDS) (Hrsg.): *Grundsatzstellungnahme Menschen mit Demenz – Begleitung, Pflege und Therapie*, Essen, 2019, S. 36.

Abwehr und Zwang"[268] bezeichnet, kann sich also besonders bei aufforderndem Verhalten ergeben: „[C]hallenging behaviour and verbal agitation seem to
be cofactors for restraint use, as mentioned in previous studies. This behaviour
could be a response to physical restraint, which involves a vicious circle."[269] Es
droht also die Gefahr eines negativen Aktion-Reaktion-Kreislaufs, wie ihn etwa
Xyrichis, Hext und Clark beschreiben: „Restrictive practice in turn may result
in patient frustration, challenging behaviour, stigmatisation and further acts of
violence and aggression necessitating restrictive intervention."[270] Auf diese Problematik wird im Kontext der mit FeM assoziierten Folgen zurückzukommen sein
(siehe Abschn. 2.9).

2.7.2 Behandlungsorientierte Gründe

Als *behandlungsorientierter Grund* für die Anwendung von FeM wird der
Umstand benannt, dass FeM (besonders im akutstationären Bereich) regelmäßig
zum Zweck der Sicherung medizinischer Maßnahmen eingesetzt werden bzw.
zum Schutz der Betroffenen vor Selbstschädigung durch unbeabsichtigtes Mani-
pulieren solcher therapienotwendigen Vorrichtungen.[271] Konkret geht es dabei

---

[268] Deutscher Ethikrat (2018): *Hilfe durch Zwang?*, S. 20.

[269] Hofmann, Hahn (2013): „Characteristics of nursing home residents and physical restraint", S. 3021. Vgl. dazu auch Bredthauer, Becker, Eichner, Koczy, Nikolaus (2005): „Factors relating to the use of physical restraints in psychogeriatric care", S. 17.

[270] Xyrichis, A.; Hext, G.; Clark, L. L.: „Editorial. Beyond restraint: Raising awareness of
restrictive practices in acute care settings", in: *International Journal of Nursing Studies*, Bd.
8 (2018), S. A1-A2, S. A2.

[271] Vgl. exemplarisch Joanna Briggs Institute (2002): „Physical Restraint – Part 1", S. 2;
Mion, Sandhu, Khan, Ludwick, Claridge, Pile, Harrington, Dietrich, Winchell (2010): „Ef-
fect of Situational and Clinical Variables", S. 1279; Goethals, Dierckx de Casterlé, Gastmans (2013): „Nurses' ethical reasoning in cases of physical restraint", S. 985; Krüger,
Mayer, Haastert, Meyer (2013): „Use of physical restraints in acute hospitals in Germany",
S. 1603 f.; Möhler, Meyer (2014): „Attitudes of nurses towards the use of physical restraints
in geriatric care", S. 285; Galazzi, A.; Adamini, I.; Consonni, D.; Roselli, P.; Rancati, D.;
Ghilardi, G.; Greco, G.; Salinaro, G.; Laquintana, D.: „Accidental removal of devices in
intensive care unit: An eight-year observational study", in: *Intensive & Critical Care Nursing*, Bd. 54 (2019), S. 34–38, S. 35; Teece, Baker, Smith (2020): „Identifying determinants
for the application of physical or chemical restraint", S. 14, 16; Perez, Murphy, Wilkes,
Peters (2021): „Understanding nurses' perspectives of physical restraints during mechanical ventilation in intensive care", S. 1717 sowie Thomann, Zwakhalen, Richter et al. (2021):
„Restraint use in the acute-care hospital setting", S. 5.

z. B. um die Gewährleistung der Sauerstoffversorgung, Ernährung oder Flüssigkeitszufuhr, weshalb etwa Infusionsleitungen, Sauerstoffleitungen und Katheter vor der Manipulation oder Entfernung zu schützen seien.[272] Wiederum kann auf das *Pflege-Thermometer 2014* verwiesen werden: In dem Untersuchungszeitraum von sieben Arbeitstagen trat hier laut Angabe der 1.844 befragten leitenden Pflegekräfte in Akutkrankenhäusern bei Menschen mit Demenz 5.455-mal das Entfernen von Verbänden und Pflastern, 4971-mal das Entfernen von peripheren Venenzugängen, 4.719-mal das Auflösen von Schutzhosen und Verteilen der Ausscheidungen sowie 1.554-mal das eigenständige Herausziehen eines Blasenverweilkatheters auf.[273] In diesem Zusammenhang lässt sich erneut die *GhoSt-Studie* anführen, die ermittelte, dass etwa ein Fünftel (19,9 %) der akutstationären Patienten mit Demenz und/oder Delir durch „[p]ulling out infusion needles, catheters etc." in die Gefahr gerieten, sich selbst zu verletzen – gegenüber im Vergleich 1,7 % der Patienten mit einer nur leichten kognitiven Beeinträchtigung.[274] Da es häufig jene Verhaltensweisen und Symptome sind, die oben als aufforderndes Verhalten charakterisiert wurden, die dazu führen können, dass sich kognitiv beeinträchtigte Menschen (unbeabsichtigt) durch Entfernen dieser Vorrichtungen selbst schädigen, sind diese zwei Begründungen – die patientenorientierte Begründung des ‚herausfordernden' Verhaltens und die behandlungsorientierte Begründung – in der empirischen Forschung nicht immer ganz voneinander zu scheiden.[275] Hinzu kommen vor allem im Versorgungssetting Akutkrankenhaus – wie allgemein bekannt ist – weitere z. B. strukturelle Einflussfaktoren, die es Menschen mit kognitiven Beeinträchtigungen erschweren oder gar verunmöglichen, den Sinn von medizinischen Interventionen nachzuvollziehen.

Eine besondere Zuspitzung erhält die vorliegende Thematik im intensivmedizinischen Setting: Die empirische Datenlage veranschaulicht, dass der Aufenthalt auf einer Intensivstation mit einer höheren Wahrscheinlichkeit assoziiert ist, die Anwendung von FeM zu erfahren.[276] Teece, Baker und Smith stellten in ihrer

---

[272] Vgl. Goethals, Dierckx de Casterlé, Gastmans (2013): „Nurses' ethical reasoning in cases of physical restraint", S. 986 sowie Krüger, Mayer, Haastert, Meyer (2013): „Use of physical restraints in acute hospitals in Germany", S. 1604.

[273] Vgl. Isfort, Klostermann, Gehlen, Siegling (2014): *Pflege-Thermometer 2014*, S. 48 f.

[274] Vgl. Hendlmeier, Bickel, Heßler-Kaufmann, Schäufele (2019): „Care challenges in older general hospital patients", S. 216.

[275] Vgl. Thomann, Zwakhalen, Richter et al. (2021): „Restraint use in the acute-care hospital setting", S. 6

[276] Vgl. Krüger, Mayer, Haastert, Meyer (2013): „Use of physical restraints in acute hospitals in Germany", S. 1603. Dazu auch Olds und Cramer: „[R]estraints continue to be used at a

Übersichtsarbeit konkret mit Blick auf einzelne medizinische Vorrichtungen im intensivmedizinischen Kontext heraus, dass nasogastrale Sonden, venöse Zugänge und besonders die endotracheale Intubation nach Studienergebnissen mit der Anwendung von FeM assoziiert waren.[277] Eine aktuelle integrative Übersichtsarbeit mit dem spezifischen Fokus auf FeM in intensivmedizinischen Settings konnte feststellen, dass auf Intensivstationen grundsätzlich die Verhinderung der Selbstschädigung durch „treatment interference" die Hauptbegründung für den Einsatz von FeM darstellt. Konkret war dabei die Prävention einer eigenständigen Extubation die am häufigsten genannte Begründung, gefolgt von der Verhütung einer Entfernung von Schläuchen und Drainagen durch den Patienten,[278] sodass die Autoren zu der Schlussfolgerung kamen: „[P]atients who were mechanically ventilated were found to be far more likely to be physically restrained than those who were not"[279].

Die behandlungsorientierte Begründung von FeM scheint vor dem Hintergrund der angeführten Daten zunächst eine naheliegende zu sein. Besonders im akutstationären Setting – und darin noch einmal in besonderem Maße auf Intensivstationen – ist die Verhinderung von Selbstschädigung bspw. durch eigenständige Extubation eine verbreitete und auf den ersten Blick plausible Begründung. Dabei ist die Datenlage bezüglich der Effektivität von FeM zu diesem Zwecke noch dünn. Zumindest sei in Bezugnahme auf drei in den Review von Perez et al. eingeschlossene Studien darauf hingewiesen, dass sich diese durchaus hinterfragen lässt: So ermittelten die Autoren, dass in allen drei Studien jeweils mehr als 80 % der Studienpopulation *trotz der Anwendung von FeM* in der Lage dazu waren, sich eigenständig zu extubieren.[280]

---

high rate in critical care units across many countries." Olds, D.; Cramer, E.: „Predictors of physical restraint use on critical care units: An observational structural equation modeling approach", in: *International Journal of Nursing Studies*, Bd. 118, Artikelnr. 103925 (2021), S. 1–11, S. 2.

[277] Vgl. Teece, Baker, Smith (2020): „Identifying determinants for the application of physical or chemical restraint", S. 14.

[278] Vgl. Perez, D.; Peters, K.; Wilkes, L.; Murphy, G.: „Physical restraints in intensive care – An integrative review", in: *Australian Critical Care*, Bd. 32 (2019), S. 165–174, S. 171, 173.

[279] Ebda. S. 171.

[280] „PRs [= physical restraints] were however found to be an unreliable and ineffective method in preventing self-extubation. The three studies had comparable findings, with greater than 80 % of patients from each study able to self-extubate while physically restrained: 87 % (n = 27) from Curry et al.; 82 % (n = 82) from Chang et al. [2011], and 80.9 % (n = 17) from Chang et al. [2008]. While these studies have relatively low sample sizes, their results were consistent and indicative of the ineffectiveness of PR as the primary solution for the prevention of self-extubation." Ebda. S. 171. Dies bedeutet, wie die Autoren betonen, nicht,

2.7.3 Sozialorientierte Gründe

Mit *sozialorientierten* Gründen können Begründungsansätze von beteiligten Akteuren in den Blick genommen werden, die eine FeM (zumindest teilweise) mit Hinblick auf die soziale Umwelt – allem voran die weiteren Sorge- bzw. Pflegeempfänger in der Institution – rechtfertigen. Schon 2002 hielt das *Joanna Briggs Institute* fest, dass FeM auch Anwendung finden, „to maintain a comfortable social environment (such as to stop residents bothering others)"[281]. Bereits an dieser Formulierung wird deutlich, wie fließend an dieser Stelle die Grenzen zu der patientenorientierten Begründung mittels des auffordernden Verhaltens sind, da verbale oder physische Verhaltensauffälligkeiten, die als disruptiv wahrgenommen werden, in beide Kategorien fallen könnten. Dass aufforderndes Verhalten oft auch andere Pflegeempfänger betrifft und zudem zum pflegerischen Alltag gehört, lässt sich etwa mit der *GhoSt-Studie* illustrieren, die spezifisch für den akutstationären Bereich ermittelte, dass bei 15,8 % der Patienten mit Demenz und/oder Delir und 8,6 % der Patienten mit einer leichten kognitiven Beeinträchtigung Beschwerden anderer Patienten über deren Verhalten auftraten.[282] Zumindest kann festgehalten werden, dass sich die beteiligten Akteure bei der Anwendung von FeM wiederholt auf den Schutz von anderen Bewohnern oder Patienten berufen: Goethals, Dierckx de Casterlé und Gastmans hielten etwa 2013 fest, dass Pflegekräfte eine ethische Pflicht angaben, andere Pflegeempfänger vor Verletzungen durch Betroffene zu schützen oder den Kontakt der Bewohner bzw. Patienten untereinander zu unterbinden.[283] Auch eine Meta-Synthese aus dem Jahr 2016 ergab, dass „[s]afety for resident, staff or other residents" regelmäßig als Begründung von FeM angeführt werden.[284] Ohnehin kann es helfen, den Blick künftig zu weiten, um die Interrelation der pflegebedürftigen Menschen

---

dass auf FeM im intensivmedizinischen Setting gänzlich zu verzichten ist: „However, simply removing them from current practice will not provide us with a complete solution as this is a multifaceted issue." Ebda. S. 173. Jedoch steht die Effektivität und Angemessenheit von FeM, unerwünschte und folgenreiche Ereignisse wie eine Extubation zu verhindern, damit zumindest kritisch in Frage.

[281] Joanna Briggs Institute (2002): „Physical Restraint – Part 1", S. 2.

[282] Vgl. Hendlmeier, Bickel, Heßler-Kaufmann, Schäufele (2019): „Care challenges in older general hospital patients", S. 216.

[283] „The nurses also referred to their duty of protecting the physical safety of other patients, i.e. avoiding physical harm to them by preventing contact between the patient and his or her fellow patients." Goethals, Dierckx de Casterlé, Gastmans (2013): „Nurses' ethical reasoning in cases of physical restraint", S. 986.

[284] Vgl. Kong, Choi, Evans (2016): „Staff perceptions of barriers to physical restraint-reduction in long-term care", S. 55.

innerhalb von Institutionen als möglicherweise beeinflussenden Faktor für die Begründung und Anwendung von FeM zu erkennen. In ihrer vergleichenden ethnographischen Studie von drei Altenheimen in Norwegen im Jahr 2016 kamen etwa Øye, Jacobsen und Mekki zu dem Ergebnis, dass

> the use of restraint cannot be explained by individual resident characteristics alone, but it needs also to be explained relative to the mix of residents – that is how many residents in the ward are at the same time agitated, aggressive or wandering.[285]

Nachdem nun neben patienten- und behandlungsorientierten Gründen für die Anwendung von FeM auch sozialorientierte Begründungen thematisiert wurden, gilt es abschließend die Fokusweitung, die durch letztere begonnen wurde, fortzuführen.

2.7.4 Personal- und organisationsorientierte Gründe

Personal- und organisationsorientierte Gründe für die Anwendung von FeM bezeichnen eine vielschichtige Kategorie von Begründungsansätzen, die sich allgemein dadurch kennzeichnen lassen, dass sie FeM im Hinblick auf personelle Konstellationen und organisatorische Abläufe der jeweiligen Institution rechtfertigen. Ganz konkret beginnen personalorientierte Gründe bereits damit, dass FeM nicht nur zum Schutz anderer Pflegeempfänger Einsatz finden, sondern häufig auch zum Eigenschutz der Ausübenden. Sowohl die systematische Übersichtsarbeit von Möhler und Meyer aus dem Jahr 2014 als auch die Meta-Synthese von Kong et al. aus dem Jahr 2016 stellten heraus, dass Pflegekräfte FeM anwandten „to prevent themselves from being harmed“[286] bzw. „to protect themselves from residents' behaviour such as assault or unjust attack“[287]. Auch hier fällt unmittelbar auf, dass eine klare Abgrenzung zu auffordernden Verhaltensweisen schwerfällt, insofern diese auch ausdrücklich körperlich und verbal aggressives Verhalten oder Abwehrhandlungen einschließen. In der patientenorientierten

---

[285] Øye, Jacobsen, Mekki (2016): „Do organisational constraints explain the use of restraint?“, S. 1913.

[286] Möhler, Meyer (2014): „Attitudes of nurses towards the use of physical restraints in geriatric care“, S. 283.

[287] Kong, Choi, Evans (2016): „Staff perceptions of barriers to physical restraint-reduction in long-term care“, S. 55. Vgl. dazu auch Xyrichis, Hext, Clark (2018): „Editorial. Beyond restraint“, S. A1.

Begründung, der pflegebedürftige Mensch zeige auffordernde Verhaltensweisen, dürften somit auch zu einem gewissen Punkt personalorientierte Gründe
mitschwingen.
Weiterhin geben Pflegekräfte den personal- sowie organisationsorientierten
Grund an, dass sie in solchen zeit- und personalknappen Situationen das Bedürfnis empfinden, zu FeM zu greifen, in denen sie anderen pflegerischen Aufgaben
nachzugehen haben.[288] In diesem Zusammenhang wird auch die Begründung
angeführt, dass Pflegekräften kaum Alternativen zur Verfügung stünden:

> In several studies, nurses described their decision in favour of physical restraints as
> being due to the lack of alternatives; however, in studies where the participants descri-
> bed possible alternatives, they often decided in favour of physical restraints use. Using
> physical restraints seems to be an integral part of nursing, and the decision-making is
> often based on routines or traditions rather than on an individual assessment [...]. The
> opportunity of choosing an alternative approach [...] is rarely used.[289]

Mit der Ressourcenknappheit ist bereits die Organisationsebene angesprochen, die
ebenfalls in Begründungen für FeM Erwähnung findet: Laut dem Joanna Briggs
Institute wurden bzw. werden FeM durchaus „used to help achieve organisation goals (such as to enable work schedules to be completed)"[290]. Tatsächlich
werden Entscheidungen zugunsten von FeM von den Akteuren auch auf einrich-
tungsintern etablierte Verfahrensweisen, Routinen und Abläufe zurückgeführt.[291]
Solche strukturellen Gewohnheiten können auch dazu führen, dass etwa FeM,
die zu einem früheren Zeitpunkt, auf einer anderen Instanz oder in einer anderen Institution – bspw. in dem Pflegeheim, in dem ein Betroffener vor der
Krankenhauseinweisung lebte – getroffen wurden, ohne erneute Evaluation ihrer

---

[288] „The need for using physical restraints to control specific behaviours in situations when
the nurses must perform other tasks was another reason given, e.g., caring for other people
or fulfilling other obligations." Möhler, Meyer (2014): „Attitudes of nurses towards the use
of physical restraints in geriatric care", S. 283. Vgl. dazu auch Houghton, C.; Murphy, K.;
Brooker, D.; Casey, D.: „Healthcare staffs' experiences and perceptions of caring for people
with dementia in the acute setting: qualitative evidence synthesis", in: *International Journal of Nursing Studies*, Bd. 61 (2016), S. 104–116, S. 111 sowie Perez, Murphy, Wilkes,
Peters (2021): „Understanding nurses' perspectives of physical restraints during mechanical
ventilation in intensive care", S. 1712.

[289] Möhler, Meyer (2014): „Attitudes of nurses towards the use of physical restraints in
geriatric care", S. 284 f.

[290] Joanna Briggs Institute (2002): „Physical Restraint – Part 1", S. 2.

[291] Vgl. Möhler, Meyer (2014): „Attitudes of nurses towards the use of physical restraints in
geriatric care", S. 284.

Angemessenheit oder Notwendigkeit fortgeführt werden.[292] Die Abhängigkeit von weiteren beteiligten Akteuren in der Entscheidung für oder wider FeM kommt darüber hinaus darin zum Ausdruck, dass Pflegekräfte sich immer wieder auch auf ärztliche Anordnungen oder auf die Bitten bzw. Forderungen von An- und Zugehörigen der Pflegeempfänger berufen.[293]

Mit diesem Überblick über patienten-, behandlungs-, sozial- und personal- bzw. organisationsorientierte Gründe für die Anwendung von FeM konnte nun deutlich gemacht werden, wie vielfältig die in der Pflegepraxis angeführten Begründungen für die Anwendung von FeM sind. In einem weiteren Schritt soll nun gefragt werden, welche Einflussfaktoren diese Begründungen möglicherweise beeinflussen und ihnen zugrunde liegen können. Diese tieferliegenden Faktoren – wie etwa bestimmte Charakteristika der Pflegeempfänger oder Einstellungen der Pflegenden – dürften denselben zwar nicht immer bewusst sein, sie beeinflussen darum jedoch nicht weniger die Praxis um die Anwendung von FeM bei pflegebedürftigen alten Menschen (mit Demenz).

2.8 Einflussfaktoren für die Anwendung von FeM

Die Anwendung von FeM in professionellen Sorgebeziehungen unterliegt dem Einfluss und dem Zusammenspiel verschiedener Faktoren, die sich angelehnt an eine Typologie Hamers' und Huizings[294] unterscheiden lassen: Auszugehen ist dabei von den oben diskutierten konkreten Begründungen, die von professionell Sorgenden und anderen beteiligten Akteuren für die Anwendung von FeM ins Feld geführt werden. Immer wieder lassen sich diese Begründungen weiterhin mit einzelnen Charakteristika der Betroffenen in Verbindung bringen (Abschn. 2.8.1). Wendet man den Blick von Sorgeempfängern zu Sorgenden, so lässt sich zudem die Einstellung pflegerischer Akteure in den Blick nehmen, die im Kontext der Anwendung von FeM eine zentrale Position einnimmt (Abschn. 2.8.2). Ist somit auf der Mikroebene die Beziehung von Sorgenden und

---

[292] Vgl. ebda. S. 283.

[293] Vgl. ebda. S. 283 sowie Kong, Choi, Evans (2016): „Staff perceptions of barriers to physical restraint-reduction in long-term care", S. 55 f.

[294] „Factors that are related to the use of restraints can be classified as reasons for the use of restraints, characteristics of the elderly, characteristics of health care organizations, nurses' attitudes and legislation." Hamers, Huizing (2005): „Why do we use physical restraints in the elderly?", S. 20. Vgl. ebenso Ritzi, Klie (2021): „Freiheitsentziehende Maßnahmen bei Menschen mit Demenz im Krankenhaus", S. 58–61. Die Reihenfolge der Faktoren wurde hier u. a. mithilfe der Unterscheidung von Mikro- und Makroebene angepasst.

Sorgeempfängern beschrieben, gilt es auf der Makroebene, ausgewählte Charakteristika der (Pflege-)Einrichtung zu analysieren, die die Anwendung von FeM mitbeeinflussen können (Abschn. 2.8.3).[295] Dabei werden diese Faktoren bewusst settingübergreifend betrachtet und dargestellt, um eine allgemeine Gesamtschau zu ermöglichen, auch wenn an geeigneter Stelle auf spezifische settingabhängige Umstände eingegangen sei.

2.8.1 Charakteristika der Betroffenen

Ein prinzipieller Einflussfaktor, der in den bisherigen Ausführungen etwa zu patienten- und behandlungsorientierten Gründen für FeM stets implizit mitschwang, besteht in den Charakteristika der Betroffenen, die dazu führen können, dass FeM angewendet werden. Tatsächlich sind nicht alle Personengruppen im selben Maße von der Anwendung von FeM betroffen; vielmehr kann darauf hingewiesen werden, dass FeM gerade bei solchen Personengruppen und in solchen Situationen häufiger Anwendung finden, die sich durch eine besondere Vulnerabilität auszeichnen. Entsprechend lassen sich in der Fachliteratur verschiedene Charakteristika finden, die immer wieder mit FeM in Verbindung gebracht werden. Bezüglich solcher individuellen Eigenschaften der Betroffenen gibt es auch in der empirischen Forschung Indizien, dass diese zum Teil schwerer wiegen können als etwa strukturelle Faktoren.[296]

An erster Stelle ist hier mit dem Deutschen Ethikrat auf kognitive Einschränkungen zu verweisen, die – wie sich zeigen wird – als wesentlicher Faktor zu gelten haben:

> Besonders hoch ist die Wahrscheinlichkeit, wohltätigem Zwang ausgesetzt zu werden, für Menschen mit kognitiven Einschränkungen oder Demenz. Das betrifft einerseits freiheitsentziehende Maßnahmen wie etwa […] den Einsatz von Bettgittern, Gurten und anderen mechanischen Fixierungen; andererseits gehören dazu Pflege- und Betreuungshandlungen, die einem Menschen mit Pflegebedarf aufgenötigt werden, weil man es „gut mit ihm meint".[297]

---

[295] Auf die Rechtslage, die von Hamers und Huizing als fünfter Einflussfaktor aufgeführt wird, wurde bereits in Abschn. 2.6 eingegangen.

[296] „[B]ased on the results of the present study, the conclusion is that ward characteristics are less important in relation to restraint use compared to resident characteristics." Huizing, A. R.; Hamers, J. P.H.; de Jonge, J.; Candel, M.; Berger, M. P. F.: „Organisational determinants of the use of physical restraints: A multilevel approach", in: *Social Science & Medicine*, Bd. 65 (2007), S. 924–933, S. 931.

[297] Deutscher Ethikrat (2018): *Hilfe durch Zwang?*, S. 23.

Diese Feststellung des Deutschen Ethikrats steht im Einklang mit der empirischen Forschung, die wiederholt auf die Assoziation von kognitiven Beeinträchtigungen und FeM verwiesen hat. Das *Joanna Briggs Institute* stellte etwa „psychiatric diagnosis or cognitive impairment"[298] als Charakteristikum der betroffenen Personengruppen heraus. Ebenso führten Hamers und Huizing einen „impaired cognitive status"[299] der Betroffenen als einen der Prädiktoren von FeM an. Dies bestätigt auch die weitere internationale Studienlage, wobei die Terminologie in diesem Zusammenhang z. B. zwischen „severe cognitive impairments"[300], „impairment in cognitive status" bzw. „poor cognitive status"[301], „low cognition"[302], „abnormal mental states"[303] sowie „mental and behavioural disorders"[304] schwankt. Damit sind unweigerlich Menschen mit Demenz und/oder Delir angesprochen, was nicht verwundert, wenn man sich die diskutierten Begründungsansätze für FeM vor Augen führt. Als wesentlicher Faktor beeinflusst das Vorliegen einer Demenz oder eines akuten Delirs die Praxis um FeM.

Als weitere Gruppe von Charakteristika sind solche Eigenschaften zu nennen, die im weiteren Sinn in den Bereich der Angewiesenheit auf Sorge fallen: So hebt das *Joanna Briggs Institute* hervor, dass „it was frail elderly that were most likely to be restrained, and factors such as incontinence and inability to independently perform activities of daily living increased this risk"[305]. Was unter dem damit angesprochenen Frailty-Syndrom allgemein zu verstehen ist, fassen Benzinger, Eidam und Bauer wie folgt zusammen:

> Frailty ist ein multidimensionales geriatrisches Syndrom, das durch einen Verlust an individueller Reservekapazität und eine erhöhte Vulnerabilität gegenüber internen

---

[298] Joanna Briggs Institute (2002): „Physical Restraint – Part 1", S. 2.

[299] Hamers, Huizing (2005): „Why do we use physical restraints in the elderly?", S. 21.

[300] Bredthauer, Becker, Eichner, Koczy, Nikolaus (2005): „Factors relating to the use of physical restraints in psychogeriatric care", S. 13, 16.

[301] Huizing, Hamers, de Jonge, Candel, Berger (2007): „Organisational determinants of the use of physical restraints", S. 929.

[302] Hofmann, Hahn (2013): „Characteristics of nursing home residents and physical restraint", S. 3014.

[303] Ó Flatharta, T.; Haugh, J.; Robinson, S. M.; O'Keeffe, S. T.: „Prevalence and predictors of bedrail use in an acute hospital", in: *Age and Ageing*, Bd. 43 (2014), S. 801–805, S. 802.

[304] Thomann, Zwakhalen, Richter et al. (2021): „Restraint use in the acute-care hospital setting", S. 5.

[305] Joanna Briggs Institute (2002): „Physical Restraint – Part 1", S. 2.

und externen Stressoren gekennzeichnet ist. Frailty ist mit einem erhöhten Risiko für Stürze und einen Autonomieverlust sowie mit einer erhöhten Mortalität verbunden.[306]

Vor dem Hintergrund des Umstands, dass die (vermeintliche oder tatsächliche) Sturzgefahr von Betroffenen als eine der Hauptbegründungen für die Anwendung von FeM gilt, ist der Zusammenhang mit dem Frailty-Syndrom, das betroffene ältere Menschen besonders zu Stürzen prädisponiert, nicht von der Hand zu weisen.

Des Weiteren benennen Hamers und Huizing „poor mobility" sowie „high dependency"[307] als zusätzliche Prädiktoren der Anwendung von FeM. Eine Assoziation der Charakteristika der Mobilitätseinschränkung[308] und der Pflegebedürftigkeit[309] mit der Anwendung von FeM findet sich entsprechend in der empirischen Studienlage bestätigt. Wiederum kann eine Verbindung dieser Faktoren mit den konkreten Begründungen von FeM aufgewiesen werden, insofern „[t]he strong association between restraint use and impairment in mobility is also related to the main reason for using restraints – fall prevention"[310]. Ohnehin ist festzuhalten, dass diese Charakteristika kaum voneinander zu scheiden sind und einer komplexen Interaktion unterliegen; mit Hofmann und Hahn kann formuliert werden, dass „[t]hey seem to be interconnected and form a pattern"[311]. Die Sturzgefahr, auffordernde Verhaltensweisen und die Gefahr einer Manipulation medizinischer Vorrichtungen als konkrete Gründe für die Anwendung von FeM sind auf einer tieferen Ebene auf solche spezifischen „Muster" dieser Charakteristika (z. B. kognitive Beeinträchtigung, Frailty, Mobilitätseinschränkung

---

[306] Benzinger, P.; Eidam, A.; Bauer, J. M.: „Klinische Bedeutung der Erfassung von Frailty", in: *Zeitschrift für Gerontologie und Geriatrie,* Bd. 54, H. 3 (2021), S. 285–296, S. 285.

[307] Hamers, Huizing (2005): „Why do we use physical restraints in the elderly?", S. 21.

[308] Vgl. exemplarisch Bredthauer, Becker, Eichner, Koczy, Nikolaus (2005): „Factors relating to the use of physical restraints in psychogeriatric care", S. 14; Huizing, Hamers, de Jonge, Candel, Berger (2007): „Organisational determinants of the use of physical restraints", S. 929 sowie Hofmann, Hahn (2013): „Characteristics of nursing home residents and physical restraint", S. 3014, 3021.

[309] Vgl. exemplarisch Bredthauer, Becker, Eichner, Koczy, Nikolaus (2005): „Factors relating to the use of physical restraints in psychogeriatric care", S. 17; Hofmann, Hahn (2013): „Characteristics of nursing home residents and physical restraint", S. 3014, 3021 sowie Thomann, Zwakhalen, Richter et al. (2021): „Restraint use in the acute-care hospital setting", S. 5 f.

[310] Huizing, Hamers, de Jonge, Candel, Berger (2007): „Organisational determinants of the use of physical restraints", S. 929.

[311] Hofmann, Hahn (2013): „Characteristics of nursing home residents and physical restraint", S. 3021.

und Pflegebedürftigkeit) zurückzuführen. Dies bedeutet jedoch auch, dass sich aufgrund der Einzigartigkeit und der je eigenen Charakteristika der jeweiligen Person jede Situation, die eine FeM zu erfordern scheint, als eine einzigartige Situation darstellt und sich mithin der Standardisierung entzieht. Pflegefachlich kommt es daher auch und besonders darauf an, mit welchen Einstellungen pflegerische Akteure in solchen Situationen an pflegebedürftige Menschen herantreten. Auch in der empirischen Forschung steht fest, dass „[r]isk of falling, cognitive decline, and impaired activities of daily living are resident characteristics associated with greater use of restraints" und, dass darüber hinaus „personal beliefs and staff attitudes may predict the use of physical restraints"[312].

2.8.2 Einstellung der Pflegenden gegenüber der Anwendung von FeM

Das in dieser Arbeit bereits skizzierte Modellvorhaben ReduFix, das durch das Bundesministerium für Familie, Senioren, Frauen und Jugend sowie die Robert Bosch Stiftung gefördert wurde, zielte darauf ab, durch gezielte Interventionen die Verwendung körpernaher Fixierungen als Form der mechanischen FeM in der Altenpflege zu reduzieren.[313] Bedeutend ist, dass im Zuge dieser Bemühungen auch Einflussfaktoren für die Verwendung von FeM identifiziert wurden und, dass dabei besonders die Rolle der Pflegenden bzw. die Bedeutung ihrer Einstellung in den Blick rückte:

> Die wichtigste Erkenntnis aus dem als Forschungsprojekt gestarteten ReduFix-Konzept: Auf die Haltung kommt es an, sowohl bei den Mitarbeiterinnen und Mitarbeitern als auch auf der Leistungsebene oder in Familien.[314]

Ein Überblick über die Forschungslage zu der Einstellung von Pflegekräften gegenüber der Anwendung von FeM in der Pflege alter Menschen lässt sich mithilfe der einschlägigen Arbeit von Möhler und Meyer aus dem Jahr 2014

---

[312] Koczy, Becker, Rapp, Klie, Beische, Büchele, Kleiner, Guerra, Rißmann, Kurrle, Bredthauer (2011): „Effectiveness of a Multifactorial Intervention to Reduce Physical Restraints", S. 333.

[313] Vgl. Projektgruppe ReduFix (2007): *ReduFix*, S. 11, 13.

[314] Klie, T.: *Recht auf Demenz. Ein Plädoyer*, Stuttgart, 2021, S. 80. In diesem Sinne auch Krüger et al.: „Attitudes and beliefs of nursing staff seem to be decisive factors for restraint use […]." Krüger, Mayer, Haastert, Meyer (2013): „Use of physical restraints in acute hospitals in Germany", S. 1604.

gewinnen: In einem systematischen Review wurden dabei 31 deutsch- und eng-
lischsprachige qualitative und quantitative Studien (darunter 20 quantitative, 10
qualitative und eine Mixed-Method-Studie) zu entsprechenden Haltungen und
Einstellungen der Pflegenden in akut- und langzeitstationären Settings analysiert.[315] Dabei konnte ganz übergeordnet herausgefunden werden, dass eine
unkritische Haltung zu überwiegen scheint: „The nurses did not question the use
of physical restraints in general, and it seems that nurses considered physical
restraints to be a regular nursing intervention in geriatric care."[316] Die Vorstellung, dass FeM zur gängigen pflegerischen Praxis gehören, ist dabei jedoch
von verschiedenen überwiegend negativen Emotionen begleitet, die Pflegekräfte
unter nicht zuletzt moralischen Druck setzen können. Dabei können die negativen
Gefühle von Unwohlsein, Mitleid und Traurigkeit bis zu Frustration und Schuld-
gefühlen reichen, während in manchen Fällen auch neutrale oder positive Gefühle
gegenüber der Anwendung von FeM ermittelt wurden.[317] Aus der Diskrepanz
zwischen der empfundenen Notwendigkeit von FeM auf der einen und den negativen Gefühlen angesichts ihrer Anwendung auf der anderen Seite ergeben sich
häufig innere moralische Konflikte. Allgemein scheint in solchen moralischen
Konfliktsituationen jedoch die Annahme der (vermeintlichen) Erforderlichkeit der
Maßnahme schwerer ins Gewicht zu fallen als die damit verbundene negative
emotionale Betroffenheit:

> In these situations, the perceived need for using physical restraints has a stronger
> influence on the decision of physical restraints use than the negative feelings. [...]
> These conflicts were described in all of the studies; however, they did not lead to an
> alteration in the decision on physical restraints use. Nurses used strategies to cope
> with their moral conflicts instead.[318]

Beim Umgang mit solchen moralischen Dilemmata zeichnen sich empirisch verschiedene Bewältigungsstrategien ab, wobei Möhler und Meyer festhalten, dass
besonders Versuche dominieren, „to re-define the meaning of physical restraints
by focussing on the expected benefit [...] or the positive intention in using physical restraints rather than the restriction or the use [...] against the resident's or
patient's will"[319]. Diese Strategie zeigt sich etwa daran, dass FeM von manchen

---

[315] Vgl. Möhler, Meyer (2014): „Attitudes of nurses towards the use of physical restraints in
geriatric care", S. 274.

[316] Ebda. S. 286.

[317] Vgl. ebda. S. 277, 283.

[318] Ebda. S. 284.

[319] Ebda. S. 284.

Pflegekräften mithilfe von positiv konnotierten Begriffen als „enablers, supporters or alleviators" interpretiert wurden.[320] Mit der Terminologie des Deutschen Ethikrates könnte man diesbezüglich davon sprechen, dass die Akteure den moralischen Druck, den sie verspüren, dadurch zu bewältigen versuchen, dass sie bei Maßnahmen des wohltätigen Zwangs den Fokus auf den Wohltätigkeits- statt auf den *Zwangs*charakter der Handlung legen.

Dass FeM häufig als Normalität gelten, dürfte darüber hinaus auch auf unzureichendes Wissen um alternative Handlungsstrategien und Mittel zurückzuführen sein.[321] Dies erscheint auch und besonders deswegen bedenklich, da die Effektivität von FeM alles andere als unumstritten ist und im wissenschaftlichen Diskurs zunehmend in Frage gestellt wird. Tatsächlich lässt sich in der Einstellung Pflegender keine vergleichbare Veränderung wie in der fachlichen Literatur erkennen, in der die Verwendung von FeM immer tiefergehender hinterfragt wird: Möhler und Meyer halten fest:

> Most interestingly, nurses' attitudes seem to be unchanged over time, as recent publications have reported results comparable to those that appeared in papers published 20 years ago. [...] Although [...] various international nursing guidelines and scientific publications recommend a restraint-free environment and physical restraints use only as a last resort, this was not reflected in nurses' attitudes in studies published

---

[320] Vgl. ebda. S. 284. Goethals, Dierckx de Casterlé und Gastmans hielten ebenfalls fest: „In many cases, the nurses did not even view these measures as restrictive, but rather as useful tools in the care." Goethals, Dierckx de Casterlé, Gastmans (2013): „Nurses' decision-making process in cases of physical restraint", S. 609.

[321] „The perceived need for using physical restraints was promoted by the insufficient knowledge on alternative caring strategies and the lack of alternatives." Möhler, Meyer (2014): „Attitudes of nurses towards the use of physical restraints in geriatric care", S. 283 f. Für den Kontext der informellen Sorgebeziehungen kann in diesem Zusammenhang mit den Ergebnissen einer niederländischen Studie angenommen werden, dass auch bei pflegenden Angehörigen eine Verbindung zwischen einem mangelnden Verständnis von FeM und einer höheren Akzeptanz derselben besteht. Vgl. Mengelers, A. M. H. J.; Bleijlevens, M. H. C.; Verbeek, H.; Capezuti, E.; Tan, F. E. S.; Hamers, J. P. H.: „Professional and family caregivers' attitudes towards involuntary treatment in community-dwelling people with dementia", in: *Journal of advanced nursing*, Bd. 75 (2019), S. 96–107. Eine deutsche Studie aus demselben Jahr kam für das langzeitstationäre Setting ebenfalls zu dem Ergebnis, dass bei An- und Zugehörigen (sowie Betreuern bzw. Bevollmächtigten) teilweise recht unkritische, positive Einstellungen zu der Verwendung von FeM vorherrschen. Vgl. Abraham, J.; Kupfer, R.; Behncke, A.; Berger-Höger, B.; Icks, A.; Haastert, B.; Meyer, G.; Köpke, S.; Möhler, R.: „Implementation of a multicomponent intervention to prevent physical restraints in nursing homes (IMPRINT): A pragmatic cluster randomized controlled trial", in: *International Journal of Nursing Studies*, Bd. 96 (2019), S. 27–34, S. 30.

in the last ten years, which indicates that nurses consider physical restraints to be an ordinary nursing intervention.[322]

Dass dieser Sachverhalt immer noch aktuell ist, lässt sich an einer deutschen Forschungsarbeit aus dem Jahr 2019 illustrieren, die zu dem ähnlichen Ergebnis kam:

> [N]ursing staff still showed positive or uncritical attitudes towards using physical restraints to some extent despite clear evidence of the lack of effectiveness and the strong ethical implications of physical restraints against residents' dignity and freedom […].[323]

2.8.3 Charakteristika der (Pflege-)Einrichtung

Sind damit auf der Mikroebene Sorgeempfänger und Sorgende beschrieben, so soll auf der Makroebene der Einflussfaktor der (Pflege-)Einrichtung in den Blick genommen werden, da die institutionellen Rahmenbedingungen die Praxis um FeM wesentlich mitbeeinflussen.[324]

Der bereits bezüglich der Einstellung von Pflegekräften angesprochene Umstand, dass FeM häufig als normale Maßnahme angesehen werden – es lässt sich von „normal part of resident care, matter of routine, common practice, inevitable practice or good practice"[325] sprechen – bleibt nicht auf die Individualebene beschränkt. Tatsächlich kann davon ausgegangen werden, dass sich hierin nicht nur eine individuelle Haltung ausdrückt, sondern auch eine kollektiv geprägte Pflegekultur der jeweiligen Einrichtung. Man kann an dieser Stelle geradezu von

---

[322] Möhler, Meyer (2014): „Attitudes of nurses towards the use of physical restraints in geriatric care", S. 286.

[323] Abraham, Kupfer, Behncke, Berger-Höger, Icks, Haastert, Meyer, Köpke, Möhler (2019): „Implementation of a multicomponent intervention to prevent physical restraints in nursing homes (IMPRINT)", S. 33. Ähnlich kommen Ferrão et al. zu dem Ergebnis: „[N]urses tend to consider the use of physical restraint as appropriate in clinical practice." Ferrão, S. A. D. S.; Bleijlevens, M. H. C.; Jorge Nogueira, P.; Pereira Henriques, M. A.: „A cross-sectional study on nurses' attitudes towards physical restraints use in nursing homes in Portugal", in: *Nursing Open*, Bd. 8 (2021), S. 1571–1577, S. 1574.

[324] Vgl. Klie (2021): *Recht auf Demenz*, S. 80.

[325] Kong, Choi, Evans (2016): „Staff perceptions of barriers to physical restraint-reduction in long-term care", S. 56.

„traditions of the ward"[326] oder „unit culture"[327] sprechen bzw. mit einer bereits genannten vergleichenden ethnographischen Studie aus Norwegen die Bedeutung der „staff culture"[328] hervorheben. In derselben Studie wird die Bedeutung der Einrichtungsmerkmale entsprechend deutlich unterstrichen:

> The use of different forms of restraint […] is not a matter of either resident characteristics or organisational characteristics, but both. The use of restraint can be explained by resident characteristics […] as well as organizational constraints such as resident mix, staff culture, location and available human resources. Consequently, the use of restraint can be explained as a dynamic and fluctuating interaction between these different factors, that is use of restraint is a matter of a combination of different factors influenced by the NHs' [= nursing home's] fluctuating social life.[329]

Je nach konkreten institutionellen Gegebenheiten und Bedingungen in den jeweiligen Versorgungssettings (bzw. noch ausdifferenzierter in einzelnen Pflegeeinrichtungen) können sich verschiedene Organisations- und Pflegekulturen herausbilden, die die routinierte Anwendung von FeM unter Umständen begünstigen. Besonders im Hinblick auf Menschen mit Demenz, die etwa durch auffordernde Verhaltensweisen nicht in den routinierten Ablauf im Pflegealltag ‚passen', kann vermutet werden, dass in einer Einrichtung mit einer vorherrschenden „culture of 'control'"[330] eher zu FeM gegriffen wird. Man kann vermuten, dass sich in solchen Pflegekulturen häufig auch der von Hoffmann und Klie konstatierte Mangel an fachlicher Expertise und geeigneten Betreuungskonzepten sowie das Vorhandensein defizitorientierter Vorstellungen von pflegebedürftigen Menschen widerspiegelt. Diesbezüglich gilt es vonseiten der Einrichtungsleitung,

---

[326] Goethals, Dierckx de Casterlé, Gastmans (2013): „Nurses' decision-making process in cases of physical restraint", S. 611.

[327] Teece, Baker, Smith (2020): „Identifying determinants for the application of physical or chemical restraint", S. 17.

[328] „[O]ur study suggests that use of restraint is not only influenced by individual staff attitudes and perceptions, but also by the collectivity; how collective perceptions and attitudes towards use of restraint evolve in staff culture. Such attitudes towards use of restraint are also influenced by NH [= nursing home] milieu fluctuations and contextual aspects and constraints." Øye, Jacobsen, Mekki (2016): „Do organisational constraints explain the use of restraint?", S. 1912 f.

[329] Ebda. S. 1913.

[330] Xyrichis, Hext, Clark (2018): „Editorial. Beyond restraint", S. A1.

im Rahmen des Qualitätsmanagements Verfahren zu etablieren, um in Frage kommende FeM auf ihre konkrete Erforderlichkeit zu prüfen.[331]

Dass die Bedeutung von organisatorischen Einflussfaktoren zunehmend erkannt wird, belegt auch der Leitfaden des Bayerischen Landespflegeausschusses *Verantwortungsvoller Umgang mit freiheitsentziehenden Maßnahmen in der Pflege* aus dem Jahr 2015, der u. a. ausführliche Checklisten zur Etablierung einer reflektierten und möglichst FeM-freien Pflegekultur zur Verfügung stellt, die explizit auch die Organisations- und Leitungsebene thematisieren.[332] Der Leitfaden geht mit Blick auf FeM dabei auch von dem Ideal einer kooperativen multidisziplinären Pflegekultur aus, welche von besonderer Bedeutung ist, wie etwa in der Meta-Synthese von Kong, Choi und Evans hervorgehoben wird: Die Autoren hielten fest, dass die Nicht-Einbindung der Pflegekräfte in Entscheidungsprozesse sowie mangelnde Multidisziplinarität deutliche Hürden einer Reduktion von FeM darstellen können.[333]

Nicht zuletzt wird in der Forschungsliteratur auch wiederholt der Einfluss personeller und zeitlicher Ressourcen als Einflussfaktor für die Anwendung von FeM angeführt. So fanden etwa Goethals, Dierckx de Casterlé und Gastmans in ihrer Studie heraus, dass „limited time and staff during evening and night shifts are circumstances that often lead to the use of physical restraint"[334]. Interessanterweise

---

[331] Vgl. Hoffmann, Klie (2012): *Freiheitsentziehende Maßnahmen im Betreuungs- und Kindschaftsrecht*, Rn. 10.6.

[332] Vgl. Bayerisches Staatsministerium für Gesundheit und Pflege (Hrsg.): *Verantwortungsvoller Umgang mit freiheitsentziehenden Maßnahmen in der Pflege. Leitfaden des Bayerischen Landespflegeausschusses*, München, 2015, etwa S. 12–14, 25–27.

[333] Vgl. Kong, Choi, Evans (2016): „Staff perceptions of barriers to physical restraintreduction in long-term care", S. 56.

[334] Goethals, Dierckx de Casterlé, Gastmans (2013): „Nurses' decision-making process in cases of physical restraint", S. 611. Spezifisch zum Kontext der Nachtpflege halten die Autoren fest: „Applying physical restraint for the comfort of night nurses was an explicit contextrelated argument." Ebda. S. 609. Dass es eine Verbindung zwischen dem Einsatz von FeM und dem nächtlichen Verhalten vor allem von Menschen mit Demenz gibt – man denke an die Verabreichung sedierender Medikamente zu den Abendstunden – wurde bereits thematisiert. Nicht umsonst formulieren die Autoren der *S3-Leitlinie Demenzen* zur Abgrenzung von dieser verbreiteten Praxis der nächtlichen Ruhigstellung: „Störungen von Arbeitsabläufen und Organisationsstrukturen in Heimen durch gestörten Schlaf von Betroffenen stellen keine Indikation für den Einsatz von Hypnotika dar." Deuschl, Maier et al. (2016): *S3-Leitlinie Demenzen*, S. 83. Siehe zu diesem Sachverhalt Abschn. 2.5.

bedeutet dies jedoch nicht direkt, dass die Anzahl an zur Verfügung stehendem Personal signifikant mit dem Einsatz von FeM assoziiert ist.[335] Umgekehrt bedeutet dies auch, dass nicht nachgewiesen werden konnte, „dass ein besserer Personalschlüssel automatisch zu einer Reduzierung von freiheitsentziehenden Maßnahmen führte"[336]. Hoffmann und Klie geben weiterhin zu bedenken:

> [Es] gibt [...] große Unterschiede was die Häufigkeit von freiheitseinschränkenden und -entziehenden Maßnahmen in deutschen Einrichtungen anbelangt, ohne dass diese [...] auf objektive Strukturmerkmale zurückgeführt werden können, wie etwa Personalausstattung oder Fachkräfteeinsatz. Es kommt ganz offensichtlich auf eine spezielle Konzeption, auf eine zielgruppenspezifische Qualifikation, aber auch auf [...] Faktoren wie Haltungen und Einstellungen der Mitarbeiterinnen und Mitarbeiter insbesondere auf der Leitungsebene an.[337]

Mit der hier deutlich hervorgehobenen Haltung der Leitungsebene als entscheidendes Charakteristikum der Pflegeeinrichtung ist ein durchaus wichtiger Punkt angesprochen, da nicht nur Handlungskonzepte und -anweisungen, sondern ganz konkret auch die Bereitstellung und Finanzierung von Hilfsmitteln zur Vermeidung von FeM in den Aufgabenbereich der Einrichtungsleitung fallen. In der empirischen Literatur zeigte sich, dass sowohl ein Mangel an alternativen Mitteln als auch ein Mangel an Unterstützung vonseiten des Managements die Reduktion von FeM verhindern können.[338]

Zusammenfassend kann zu den Faktoren, die die Anwendung von FeM in der Praxis beeinflussen, festgehalten werden, dass sie in komplexen Wechselwirkungen auftreten, die sich in verschiedenen Bereichen je unterschiedlich darstellen und zu unterschiedlichen Entscheidungen bezüglich der jeweiligen pflegerischen Intervention führen können. Auf der Mikroebene konnte zunächst gezeigt werden, dass bestimmte Charakteristika von Sorgeempfängern – besonders eine kognitive Beeinträchtigung, das Frailty-Syndrom, eine Mobilitätseinschränkung sowie der Grad an Pflegebedürftigkeit – geradezu prädestinierend für das Erwägen bzw. Anwenden von FeM bei den Betroffenen sein können. Eine Fokusweitung auf die Pflegenden sowie darüber hinaus die (Pflege-)Einrichtung auf der Makroebene

---

[335] „Surprisingly, staff numbers do not appear to be significantly associated with restraint use." Goethals, Dierckx de Casterlé, Gastmans (2013): „Nurses' decision-making process in cases of physical restraint", S. 611.

[336] Klie (2021): *Recht auf Demenz*, S. 80.

[337] Hoffmann, Klie (2012): *Freiheitsentziehende Maßnahmen im Betreuungs- und Kindschaftsrecht*, Rn. 10.1. Zu der zitierten Studie von Meyer und Köpke siehe Abschn. 2.4.1.

[338] Vgl. Kong, Choi, Evans (2016): „Staff perceptions of barriers to physical restraint-reduction in long-term care", S. 57.

konnte sodann zeigen, dass es hier neben äußeren Faktoren auch und vor allem auf die innere Einstellung der Handelnden ankommt. Auch konnte aufgezeigt werden, dass dem Wissen der beteiligten Akteure bezüglich der Anwendung von FeM in der Praxis eine entscheidende Rolle zukommt. Wissen wiederum impliziert stets, dass sich der Wissende der Konsequenzen seines Handelns bewusst ist.

2.9   Folgen der Anwendung von FeM

Anhand der vielfältigen in der Pflegepraxis implizit und explizit nachweisbaren Begründungen und Einflussfaktoren von FeM sollte bereits deutlich geworden sein, dass diese häufig noch unreflektiert als alltägliche pflegerische Maßnahmen gesehen werden.[339] Dies kann auch dazu führen, dass bei den beteiligten Akteuren ein zu wenig reflektiertes Bewusstsein über die Folgen dieser Handlungen für Betroffene herrscht. Wie in Abschnitt 2.2 herausgestellt, handelt es sich jedoch bei FeM um eine spezielle Form von Gewalt in dem Sinne, dass sie in einer Handlung (oder Unterlassung) bestehen, durch die in einer Vertrauensbeziehung ältere Menschen aus fürsorglicher Absicht derart beeinflusst werden, dass sie ihre potenzielle Freiheit nicht verwirklichen können. Auf diese Weise können ihnen physischer Schaden, psychisches Leid oder Formen der pflegerischen und psychosozialen Vernachlässigung widerfahren. Im Folgenden sollen ausgehend von diesem Verständnis die möglichen Folgen der Anwendung von FeM aufgezeigt werden. Dabei zeigt sich, dass die verschiedenen Dimensionen von Gewalt, die hier unterschieden wurden, sich auch in der Forschung zu den Folgen von FeM wiederfinden: Die Übersichtsarbeit von Hamers und Huizing aus dem Jahr 2005 kategorisiert die Folgen von FeM in 1) körperliche, 2) psychische und 3) soziale und trägt diesbezügliche empirische Forschungsergebnisse zusammen.[340] Dabei kann ganz übergeordnet festgehalten werden, dass negative Auswirkungen sowohl mit kurzfristig als auch mit langfristig angewendeten FeM assoziiert sein können.[341] Im weiteren Verlauf des Abschnitts soll nun eine Übersicht über

---

[339] Vgl. Möhler, Meyer (2014): „Attitudes of nurses towards the use of physical restraints in geriatric care", S. 286.

[340] Vgl. Hamers, Huizing (2005): „Why do we use physical restraints in the elderly?". Vgl. dazu auch Evans, D.; Wood, J.; Lambert, L.: „Patient injury and physical restraint devices: a systematic review", in: *Journal of Advanced Nursing*, Bd. 41, H. 3 (2003), S. 274–282.

[341] Vgl. Hamers, Huizing (2005): „Why do we use physical restraints in the elderly?", S. 22. Eine spätere systematische Übersichtsarbeit kommt zu dem Ergebnis: „[T]he association between physical restraint and adverse psychological and physiological health outcomes

die möglichen Folgen von FeM gegeben werden, die sich an dieser Dreiteilung orientiert und dabei jeweils exemplarische Schwerpunkte setzt.

1) Als *körperliche* Folgen von FeM werden in der Literatur Stürze, Druckgeschwüre, Sarkopenie, Ausdauerverlust, Kontrakturen, Balance- und Koordinationsschwierigkeiten sowie (Stuhl- und Harn-)Inkontinenz angeführt.[342] Diese Konsequenzen lassen sich nach einer aktuellen Zusammenführung von Berzlanovich et al. mit Entzündungen, Infektionen, Thrombosen, Muskelatrophien, Verletzungen (z. B. Hautabschürfungen, Hämatome, Weichteilquetschungen, Nervenschädigungen, Frakturen) und einer Verschlechterung der Steh- und Gehfähigkeit ergänzen.[343] FeM gehen je nach Maßnahme mit einer mal mehr, mal weniger ausgeprägten Immobilisierung der Betroffenen einher. Dies ist besonders aufgrund der weitreichenden gesundheitlichen Folgen von Immobilität bedenklich, die Hauer und Bauer z. B. für Krankenhausaufenthalte wie folgt festhalten:

Die Wirkung der Immobilisation [...] auf den Funktionszustand ist immens [...]. Während jüngere Menschen auch bei vergleichsweise langen Immobilisationsphasen nur begrenzt Muskulatur abbauen, verlieren ältere Menschen mit stabilem Gesundheitszustand innerhalb von 10 Tagen Bettruhe bereits 12–14 % ihrer Beinkraft bei einem absoluten Verlust der Bein-Muskelmasse von mehr als 1 kg. Bei älteren akut erkrankten Krankenhauspatienten reicht eine dreitägige Hospitalisationsdauer aus, um vergleichbare Effekte zu verursachen. Der Verlust von 10–15 % an Muskulatur entspricht dabei dem alterungsbedingten Muskelabbau eines Jahrzehnts.[344]

Spezifisch für pharmakologische Interventionen wie z. B. die herbeigeführte Sedierung verweist die Projektgruppe *ReduFix* auf Komplikationen wie Exsikkose und Pneumonie durch sedierungsbedingt reduzierte Flüssigkeits- und Nahrungsaufnahme sowie Atemexkursionen (darüber hinaus sei hier auf die bereits in

---

is substantially grave and undeniable." Hofmann, Hahn (2013): „Characteristics of nursing home residents and physical restraint", S. 3022.

[342] Vgl. Hamers, Huizing (2005): „Why do we use physical restraints in the elderly?", S. 22; Joanna Briggs Institute (2002): „Physical Restraint – Part 1", S. 3 sowie Hofmann, Hahn (2013): „Characteristics of nursing home residents and physical restraint", S. 3015.

[343] Diese Ergebnisse wurden dabei besonders im Zusammenhang mit dauerhaften und regelmäßigen Fixierungsmaßnahmen genannt. Vgl. Berzlanovich, Kirsch, Herold-Majumdar, Kohls (2020): „13.3 Freiheitsberaubung aus Fürsorge?!", S. 638 f. sowie Hofmann, Hahn (2013): „Characteristics of nursing home residents and physical restraint", S. 3020. Vgl. dazu auch Deutscher Ethikrat (2018): *Hilfe durch Zwang?*, S. 178.

[344] Hauer, K.; Bauer, J. M.: „Mit ‚klassischer' Therapie ist es nicht getan: Frührehabilitation im Akutkrankenhaus", in: Horneber, M.; Püllen, R.; Hübner, J. (Hrsg.): *Das demenzsensible Krankenhaus. Grundlagen und Praxis einer patientenorientierten Betreuung und Versorgung*, Stuttgart, 2019, S. 264–276, S. 267.

Abschnitt 2.5 besprochenen Folgen von Psychopharmaka verwiesen).[345] Für die Antipsychotika-Therapie bei älteren Menschen im (nordamerikanischen) langzeit-stationären Kontext ergab eine Übersichtsarbeit aus dem Jahr 2015 u. a. Risiken wie Somnolenz, Hüftfrakturen, thrombotische und kardiovaskuläre Ereignisse, verlängerte Krankenhausaufenthalte sowie eine erhöhte Mortalität.[346] Aufgrund der besonderen Tragweite im Alter sei nachfolgend auf die Komplikation der Sturzereignisse im Zusammenhang mit FeM eingegangen.

Angesichts der Tatsache, dass die Sturzprophylaxe mitunter die häufigste Begründung für den Einsatz von FeM bei Menschen mit Demenz in profes-sionellen Sorgebeziehungen darstellt (siehe Abschn. 2.7), erscheint es besonders problematisch, dass FeM wiederum selbst mit Stürzen assoziiert sind. Schon 2002 kam das *Joanna Briggs Institute* zu dem Ergebnis, dass

> [w]hile restraints were used to prevent falls, restrained residents were at equal or grea-ter risk of falling than unrestrained residents. Serious falls-related injury was also more common in restrained residents. For residents who were continuously restrained there was a greater risk of injury than for those residents who were subject to inter-mittent restraint. Finally, it appears the discontinuation of restraint reduces the risk of falls-related injury.[347]

Für Fixierungen hielt die Projektgruppe *ReduFix* 2007 in Anlehnung an diese Ergebnisse fest, dass „nicht-fixierte Personen nicht häufiger stürzen als fixierte. Fixierte Personen sind im Vergleich zu nicht-fixierten Personen sogar öfter von schweren, sturzbedingten Verletzungen betroffen"[348]. Umgekehrt führt bspw. die

---

[345] Vgl. Projektgruppe ReduFix (2007): *ReduFix*, S. 24.

[346] Vgl. Chiu, Y.; Bero, L.; Hessol, N. A.; Lexchin, J.; Harrington, C.: „A literature review of clinical outcomes associated with antipsychotic medication use in North American nursing home residents", in: *Health Policy*, Bd. 119 (2015), S. 802–813, S. 809–811.

[347] Joanna Briggs Institute (2002): „Physical Restraint – Part 1", S. 3. Vgl. dazu auch Evans, Wood, Lambert (2003). „Patient injury and physical restraint devices", S. 279.

[348] Projektgruppe ReduFix (2007): *ReduFix*, S. 21. In einer verwandten Publikation heißt es entsprechend: „There is epidemiological evidence that the use of physical restraints does not prevent falls and fall-related injuries over longer time periods." Koczy, Becker, Rapp, Klie, Beische, Büchele, Kleiner, Guerra, Rißmann, Kurrle, Bredthauer (2011): „Effectiveness of a Multifactorial Intervention to Reduce Physical Restraints", S. 333.

Reduktion bzw. der Verzicht auf mechanische FeM wie z. B. aufgestellte Bettgitter nicht zu einer erhöhten Anzahl an Sturzereignissen aus dem Bett.[349] Spätere Studien bestätigen dies:

> The prevention of belt restraint and other types of physical restraint use in newly admitted residents in nursing homes seems to be attainable without causing an increase in psychoactive drug use, falls and fall-related injuries.[350]

Eine systematische Übersichtsarbeit aus dem Jahr 2013, die Sturzfaktoren von Menschen mit Demenz in der stationären Langzeitpflege erforschte, zeigte, dass z. B. psychotrope Medikamente und „physical restraints" Sturzereignisse begünstigen.[351] Worauf diese Assoziation von FeM mit Sturzereignissen zurückzuführen ist, ist aufgrund dieser Datenlage jedoch nicht gesichert: Angedacht wird etwa die Möglichkeit, dass Sturzereignisse nur deshalb bei Personen, bei denen FeM Anwendung finden, gehäuft nachgewiesen werden, weil diese aufgrund ihrer körperlichen und kognitiven Verfassung ohnehin einer höheren Sturzgefahr ausgesetzt sind.[352] Genau so ist jedoch auch eine kausale Beziehung in Erwägung zu ziehen, bei der „restraint use is the reason for increased fall risk due to decreased walking ability and increased behavioral issues"[353]. Mit der *Leitlinie FEM* ist sich der zweiten dieser Vermutungen anzuschließen, die den Zusammenhang auf „die Abnahme der Mobilität durch fehlende Übung und den Abbau von Muskelkraft und Gleichgewicht aufgrund der FEM-bedingten Immobilität" zurückführt.[354] Vor dem Hintergrund der bereits zitierten Folgen einer Immobilisierung der Betroffenen erscheint diese Begründung umso plausibler.

---

[349] Vgl. Capezuti, E.; Wagner, L. M.; Brush, B. L.; Boltz, M.; Renz, S.; Talerico, K. A.: „Consequences of an Intervention to Reduce Restrictive Side Rail Use in Nursing Homes", in: *Journal of the American Geriatrics Society*, Bd. 55, Nr. 3 (2007), S. 334–341, S. 334.

[350] Gulpers, M. J. M.; Bleijlevens, M. H. C.; Capezuti, E.; Rossum, E. v.; Ambergen, T.; Hamers, J. P. H.: „Preventing belt restraint use in newly admitted residents in nursing homes: A quasi-experimental study", in: *International Journal of Nursing Studies*, Bd. 49 (2012), S. 1473–1479, S. 1478.

[351] Kröpelin, T. F.; Neyens, J. C. L.; Halfens, R. J. G.; Kempen G. I. J. M.; Hamers, J. P. H.: „Fall determinants in older long-term care residents with dementia: a systematic review", in: *International Psychogeriatrics*, Bd. 25, H. 4 (2013), S. 549–563, S. 559.

[352] Vgl. ebda. S. 560.

[353] Ebda. S. 560.

[354] Vgl. Köpke, Möhler, Abraham, Henkel, Kupfer, Meyer (2015): *Leitlinie FEM*, S. 40. Die Autoren weisen dabei jedoch zugleich darauf hin, dass sich „[d]iese Zusammenhänge [...] schwer in aussagekräftigen Daten abbilden [lassen]." Ebda. S. 40.

Sturzereignisse sind wiederum mit nicht zu unterschätzenden Folgen für den Betroffenen verbunden: Nicht nur steigt mit zunehmendem Alter das Risiko, zu stürzen, sondern besonders auch die Gefahr, schwerwiegende physische und/oder psychische Sturzfolgen zu erleiden.[355] Nachweislich sind Stürze mit einem erhöhten Morbiditäts- und Mortalitätsrisiko verbunden, was besonders für ältere Menschen gilt, die in Institutionen leben. Häufig können Stürze bei älteren Menschen zu Frakturen – allem voran Radius- und proximale Femurfrakturen – führen, die wiederum die Angewiesenheit auf pflegerische Unterstützung erhöhen.[356] Zusätzlich seien noch Prellungen, Quetschungen, Hautabschürfungen und Blutergüsse als häufige Sturzfolgen angeführt.[357] Für Sturzereignisse, die in der akutstationären Versorgung eine häufige Komplikation darstellen, halten Hauer und Bauer fest, dass diese mit einer deutlich verlängerten Hospitalisierung einhergehen.[358] Darüber hinaus befördert ein Sturzereignis an sich wiederum potenziell die Angst vor (weiteren) Stürzen und kann somit in eine Immobilisierung und Beschränkung des Aktionsradius der betroffenen Person münden. Es besteht die Gefahr, dass ältere Menschen nach einem Sturz das Vertrauen in eigene Fähigkeiten und Ressourcen verlieren und in der Konsequenz bewusst oder unbewusst sozial eingeschränkt werden.[359]

In Extremfällen können die körperlichen Folgen von FeM – wie z. B. ein Sturzereignis – bis zum Tod der Betroffenen führen. Dies bleibt jedoch nicht auf mechanische Mittel der FeM beschränkt: So wurde bereits auf die erhöhte Mortalität von Menschen mit Demenz im Zusammenhang mit einer Neuroleptikatherapie hingewiesen (siehe Abschn. 2.5). In diesem Kontext sei ebenfalls auf eine Nutzen-Risiko-Darstellung verwiesen, die im Jahr 2009 von Banerjee für das britische Gesundheitsministerium aufgestellt wurde und in den *Pflege-Report 2017* Eingang fand. Dabei wurde errechnet, dass ausgehend von einer Zahl von 1000 Menschen mit Demenz mit psychopathologischen Symptomen, die man über einen Zeitraum von drei Monate mit atypischen Neuroleptika therapierte, im Durchschnitt mit zehn zusätzlichen Todesfällen zu rechnen wäre. Hinzu kämen 18 zerebrovaskuläre Ereignisse wie Schlaganfälle – im Vergleich zu einer signifikanten Besserung, die etwa ein Zehntel bis ein Fünftel (91 bis

---

[355] Vgl. Papenberg, A.-M.: *Der Sturz. Im Spannungsfeld zwischen Haftungsrecht und pflegerischen Handlungsmöglichkeiten* (Kölner Schriften für das Gesundheitswesen, Bd. 5), Köln, 2015, S. 14 f., 30.

[356] Vgl. Burkhardt (2019): „Pharmakotherapie und geriatrische Syndrome", S. 283.

[357] Vgl. Papenberg (2015): *Der Sturz*, S. 27.

[358] Vgl. Hauer, Bauer (2019): „Frührehabilitation im Akutkrankenhaus", S. 266.

[359] Vgl. Papenberg (2015): *Der Sturz*, S. 30 f.

200) der Betroffenen erfahren würden. Auch Gehstörungen – die wiederum zu Sturzereignissen führen können – würden durch eine solche Therapie bei 58 bis 95 Personen befördert. Bei einer Verabreichung dieser Medikamente über einen Zeitraum von 2 Jahren wären gar 167 zusätzliche Todesfälle zu erwarten.[360]

Besser erforscht ist der Zusammenhang von Mortalität und *mechanischen* FeM. In Bezug auf einige Publikationen der 90er Jahre kategorisierten etwa Evans, Wood und Lambert in ihrer systematischen Übersichtsarbeit die Todesfälle in direktem Zusammenhang mit aufgestellten Bettgittern. Dabei bildeten sich drei Konstellationen heraus, in denen Bettgitter in Einzelfällen zum Tod der Betroffenen führten: Erstens das Ersticken durch Einklemmung zwischen Bettgitter und Matratze mit dem Gesicht nach unten gerichtet, zweitens das Einklemmen im Bettgitter, während man sich noch im Bett befindet, und drittens das Einklemmen von Kopf oder Hüften bei dem Rutschen aus dem Bett.[361]

Insbesondere Gurtfixierungssysteme, die weder sach- noch fachgerecht[362] verwendet werden, bergen schwerwiegende Verletzungen wie Hautabschürfungen, Hämatome, Weichteilquetschungen, Nervenschädigungen oder Frakturen – unter Umständen kann selbst der Tod durch Erstickung verursacht werden.[363] Das *Institut für Rechtsmedizin München* führte über einen Zeitraum von 14 Jahren (1997–2010) 27.353 Obduktionen an Verstorbenen durch. Es konnte festgestellt werden, dass insgesamt 26 dieser Menschen am Lebensende durch ein Gurtsystem fixiert waren, was Anlass zu einer retrospektiven Analyse auf einen möglichen Zusammenhang zwischen Fixierung und Todeseintritt gab. Bei 22 Menschen, die während der Fixierungsmaßnahme nicht unter dauernder Beobachtung standen, konnte der Tod *allein aufgrund* des Fixierungssystems festgestellt werden. Am häufigsten war die Todesursache dabei eine Strangulation (bei 11 Personen), gefolgt von einer Thoraxkompression, die bei acht Personen und der Kopftieflage, die bei drei Personen festgestellt werden konnte.[364] Die 22 Betroffenen waren im Durchschnitt etwa 76 Jahre alt, während sechs Personen davon

---

[360] Vgl. Banerjee, S.: *The use of antipsychotic medication for people with dementia: Time for action. A report for the Minister of State for Care Services*, London, 2009, S. 27 sowie Thürmann (2017): „Einsatz von Psychopharmaka bei Pflegebedürftigen", S. 127.

[361] Vgl. Evans, Wood, Lambert (2003). „Patient injury and physical restraint devices", S. 279.

[362] Es soll an dieser Stelle nicht unerwähnt bleiben, dass auch bei korrekter Anwendung „jedoch nicht ausreichender Beobachtung der Betroffenen, […] tödliche Unfallgeschehen möglich [sind]" Berzlanovich, A.; Schöpfer, J.; Keil, W.: „Todesfälle bei Gurtfixierungen", in: *Deutsches Ärzteblatt*, Jg. 109, H. 3 (2012); S. 27–32, S. 28.

[363] Vgl. ebda. S. 29.

[364] Vgl. ebda. S. 27.

über 90 waren. Mit 15 Personen waren mehr als zwei Drittel der Verunglückten an einer Demenz erkrankt. Was das konkrete pflegerische Setting betrifft, wohnten 16 der verstorbenen Personen in einem Altenpflegeheim. Weitere fünf Betroffene befanden sich in akutstationärer Behandlung; eine Person verstarb in der eigenen Häuslichkeit. Vor dem Hintergrund der bereits diskutierten Begründungen für FeM verwundert es kaum, dass die Fixiersysteme bei 18 Personen aufgrund des Sturzrisikos verwendet wurden; bei jeweils zwei Personen wurde der Fixiergurt mit einer Weg- bzw. Hinlauftendenz oder der Gefahr einer Selbstschädigung begründet.[365] Aufschlussreich ist auch die Zeitspanne zwischen dem letzten Lebendkontakt und der Auffindung des Verstorbenen; dieser reichte von kurzen 15 Minuten bis zu schwer nachvollziehbaren knappen drei Tagen (im Rahmen der häuslichen Pflege).[366] Mit Rekurs auf eine Untersuchung von Miles und Irvine[367] hält das *Bundesinstitut für Arzneimittel und Medizinprodukte* (BfArM) fest, dass bereits ein unbeobachteter Zeitraum ab 10 Minuten ausreicht, dass durch eine Gurtfixierung der Tod eines Menschen durch Strangulation herbeigeführt werden kann.[368] In diesem Kontext betont auch die rechtliche Kommentarliteratur die Erforderlichkeit der stetigen pflegerischen Fachaufsicht bei der Anwendung mechanischer Maßnahmen:

> Dies gilt insbes[ondere] für dauernde Sitzwachen bei körpernahen Fixierungen. Denn Fixierungen mit handelsübl[ichen] Fixiergurten sind schon nach den eigenen Sicherheitsbestimmungen der Hersteller nur dann zulässig, wenn eine ständige visuelle Aufsicht des Fixierungsgeschehens gewährleistet ist.[369]

Eine systematische Übersichtarbeit aus dem Jahr 2018, die sich der internationalen Fachliteratur zu Todesfällen in Verbindung mit FeM widmet, kommt – sowohl im Hinblick auf die Todesumstände als auch bezüglich der Rolle pflegerischer Aufsicht – zu vergleichbaren Ergebnissen.[370] Hinsichtlich der Todesfälle durch

---

[365] Vgl. ebda. S. 29.

[366] Vgl. ebda. S. 30.

[367] Vgl. Miles, S.; Irvine, P.: „Deaths caused by physical restraints", in: *The Gerontologist*, Bd. 32, H. 6 (1992), S. 762–766.

[368] Bundesinstitut für Arzneimittel und Medizinprodukte: *Informationen zu Fixierungssystemen*, Referenz-Nr.: 913/0704, 08.07.2004, https://www.bfarm.de/SharedDocs/Risikoform ationen/Medizinprodukte/DE/fixierungssysteme.html (Zugriff: 05.08.2021).

[369] Bauer, Braun, in: Bauer, Klie, Lütgens (2020): *Heidelberger Kommentar*, § 1906 Rn. 210.

[370] Vgl. Bellenger, E. N.; Ibrahim, J. E.; Lovell, J. J.; Bugeja, L.: „The Nature and Extent of Physical Restraint-Related Deaths in Nursing Homes: A Systematic Review", in: *Journal of Aging and Health*, Bd. 30, H. 7 (2018), S. 1042–1061.

FeM wie z. B. Fixiergurte ist nicht zuletzt noch darauf hinzuweisen, dass eine wesentlich höhere Dunkelziffer solcher Fälle nicht ausgeschlossen werden kann. So weist Hartwig darauf hin, dass es nicht immer möglich ist, den Zusammenhang zwischen einer Fixierungsmaßnahme und dem Tod einer Person herzustellen, da dies einer genauen Kenntnis der lokalen Gegebenheiten sowie der Auffindesituation bedarf, über die Gerichtsmediziner nicht immer verfügen.[371]

2) Auch auf der *psychischen* Ebene, die sich ohnehin aufgrund der Leiblichkeit des Menschen kaum von der physischen scheiden lässt, sind FeM mit zahlreichen verschiedenen Konsequenzen assoziiert. Die Übersichtsarbeit von Hamers und Huizing führt als psychische Folgen u. a. negative Gefühle wie Unwohlsein und Teilnahmslosigkeit sowie depressive Verstimmungen und aggressives Verhalten auf.[372] Weiterhin werden Stress, Angst- und (gesteigerte) Unruhezustände, zunehmende Desorientierung gepaart mit kognitiver Verschlechterung, Stimmungsschwankungen, Kränkung, Frustration, Misstrauen gegenüber den Pflegenden, Einsamkeit, Gefühle des Ausgeliefertseins, erhöhter Unterstützungsbedarf in der Alltagsbewältigung, Passivität und Resignation berichtet.[373] Nicht zuletzt können FeM besonders in akutstationären Versorgungsformen auch zu der Entstehung oder Verschlimmerung eines Delirs beitragen. Beispielsweise stellen das höhere Lebensalter, das Frailty-Syndrom, Multimorbidität, Polypharmazie, die Einnahme von Benzodiazepinen sowie eine Demenzerkrankung Prädispositionsfaktoren dar, die bei dem Zusammenwirken mit auslösenden

---

[371] Vgl. Hartwig, S.: „Gewalt gegen ältere Menschen 1.2 Rechtsmedizinische Sicht", in: Suhr, R.; Kuhlmey, A. (Hrsg.): *Gewalt und Alter*, Berlin; Boston, 2020, S. 19–26, S. 24. So kommen auch Bellenger et al. zu dem Fazit: „[T]he extent of such deaths reported is likely an under-estimate of true figures." Bellenger, Ibrahim, Lovell, Bugeja (2018): „The Nature and Extent of Physical Restraint-Related Deaths in Nursing Homes", S. 1051.

[372] Vgl. Hamers, Huizing (2005): „Why do we use physical restraints in the elderly?", S. 22.

[373] Vgl. Joanna Briggs Institute (2002): „Physical Restraint – Part 1", S. 3; Evans, Wood, Lambert (2003): „Patient injury and physical restraint devices", S. 279; Scherder, E. J. A.; Bogen, T.; Eggermont, L. H. P.; Hamers, J. P. H.; Swaab, D. F.: „The more physical inactivity, the more agitation in dementia", in: *International Psychogeriatrics*, Bd. 22, H. 8 (2010), S. 1203–1208, S. 1205 f.; Rakhmatullina, M.; Taub, A.; Jacob, T.: „Morbidity and Mortality Associated with the Utilization of Restraints. A Review of Literature", in: *Psychiatric Quarterly*, Bd. 84 (2013), S. 499–512, S. 506 f.; Hofmann, Hahn (2013): „Characteristics of nursing home residents and physical restraint", S. 3020; Xyrichis, Hext, Clark (2018): „Editorial. Beyond restraint", S. A2 sowie Berzlanovich, Kirsch, Herold-Majumdar, Kohls (2020): „13.3 Freiheitsberaubung aus Fürsorge?!", S. 638 f.

Noxen zu Delirien führen können.[374] Zu diesen Auslösern zählt neben einem chirurgischen Eingriff, dem Aufenthalt auf einer Intensivstation und der Einnahme anticholinerger und psychoaktiv wirksamer Medikamente, auch die Anwendung „freiheitseinschränkende[r] Maßnahmen"[375] sowie darunter besonders die „Anwendung von Fixierungsmaßnahmen"[376].[377] Im Zusammenhang mit Delirien stellen mechanische und pharmakologische FeM interessanterweise oft nicht nur eine *Antwort auf*, sondern auch eine begünstigende *Ursache von* deliranten Zuständen dar:[378]

> One must guard against perceiving the continued need for life-sustaining treatment and the use of restraints as being independent factors, because that misconception can lead to a vicious cycle. For example, a patient who has persistent delirium from polypharmacy and needs artificial nutrition and hydration which perpetuates the need for continued chemical and physical restraints. Correcting the polypharmacy and the restraint as a potential cause of the delirium can break the cycle.[379]

---

[374] Vgl. Frühwald, T.; Weissenberger-Leduc, M.; Jagsch, C.; Singler, K.; Gurlit, S.; Hofmann, W.; Böhmdorfer, B.; Iglseder, B.: „Delir. Eine interdisziplinäre Herausforderung", in: *Zeitschrift für Gerontologie und Geriatrie*, Bd. 47, H. 5 (2014), S. 425–440, S. 427 f. Speziell zur Problematik von Benzodiazepinen bei Menschen mit Demenz hält die *S3-Leitlinie Demenzen* fest: „Benzodiazepine werden häufig bei älteren Menschen verordnet. Die Anwendung bei Menschen mit Demenz ist problematisch wegen der negativen Effekte auf die Kognition, der Erhöhung der Sturzgefahr, möglicher paradoxer Reaktionen und des Abhängigkeitspotenzials, welches bei plötzlichem Absetzen mit der Gefahr eines Delirs verbunden ist." Deuschl, Maier et al. (2016): *S3-Leitlinie Demenzen*, S. 73.

[375] Frühwald, Weissenberger-Leduc, Jagsch, Singler, Gurlit, Hofmann, Böhmdorfer, Iglseder (2014): „Delir. Eine interdisziplinäre Herausforderung", S. 428.

[376] Verloo, H.; Schmid, R.; Rohrbach, E.; Hasemann, W.: „Risikofaktoren, Risikofaktoren-Management, Prävention", in: Savaskan E.; Hasemann, W. (Hrsg.): *Leitlinie Delir. Empfehlungen zur Prävention, Diagnostik und Therapie des Delirs im Alter*, Bern, 2017, S. 41–61, S. 43.

[377] Vgl. Frühwald, Weissenberger-Leduc, Jagsch, Singler, Gurlit, Hofmann, Böhmdorfer, Iglseder (2014): „Delir. Eine interdisziplinäre Herausforderung", S. 428 sowie Verloo, Schmid, Rohrbach, Hasemann (2017): „Risikofaktoren, Risikofaktoren-Management, Prävention", S. 42–44.

[378] Vgl. Inouye, S. K.; Charpentier, P. A.: „Precipitating Factors for Delirium in Hospitalized Elderly Persons. Predictive Model and Interrelationship With Baseline Vulnerability", in: *The Journal of the American Medical Association*, Bd. 275, H. 11 (1996), S. 852–857, S. 857 sowie Hofmann, Hahn (2013): „Characteristics of nursing home residents and physical restraint", S. 3015.

[379] Agens, J. E.: „Chemical and physical restraint use in the older people", in: *British Journal of Medical Practitioners*, Bd. 3, H. 1 (2010), S. 302–307, S. 304.

Erneut lässt sich in Bezug auf die Anwendung von FeM somit ein potenzieller Teufelskreis nachzeichnen, denn

> [a]usgerechnet dasjenige Mittel, das im Klinikalltag häufig als Intervention bei Deli-
> rien Anwendung findet, *begünstigt* die Entstehung derselben, kann bereits bestehende
> Delirzustände *verschlimmern* und ist mit einer erhöhten Verletzungsgefahr assozi-
> iert.[380]

Aufgrund dieses Risikoprofils der Anwendung von FeM in Bezug auf die – vor allem im akutstationären Bereich verbreitete – Komplikation des Delirs stellen diese hier aus pflegefachlicher Sicht kaum eine adäquate Intervention bei Menschen mit Demenz dar. Mit den somit angesprochenen psychischen Folgen von FeM ist zugleich deutlich geworden, dass sich körperliche und seelische Aspekte hier nicht immer klar trennen lassen und man insofern bei Phänomenen wie dem Delir von psychophysischen bzw. leiblichen Phänomenen sprechen kann. Zugleich klangen mit Gefühlen des Ausgeliefertseins und der Passivität bereits soziale Dimensionen der Thematik an.

3) Weitet man nun den Fokus und bezieht auch *soziale* Folgen von FeM mit ein, so fällt zunächst auf, dass solche Maßnahmen bestehende Abhängigkeiten und Beeinträchtigungen der zwischenmenschlichen Kommunikationsfähigkeit intensivieren können. Dies beginnt bereits mit einer nachweislich längeren Hospitalisierungsdauer von Patienten mit FeM im klinischen Kontext,[381] die zu einer zunehmenden Isolation von dem bisherigen sozialen Gefüge – sei es im familiären Umfeld oder in einer Einrichtung der stationären Langzeitpflege – führen kann. Auch innerhalb der jeweiligen Institution können FeM sozial isolierend wirken; in der empirischen Forschung wurden wiederholt Phänomene wie „decline in social behaviour"[382] und „impaired social functioning"[383] in Verbindung mit FeM

---

[380] Ritzi, Klie (2021): „Freiheitsentziehende Maßnahmen bei Menschen mit Demenz im Krankenhaus", S. 60. Vgl. dazu konkret Frühwald, Weissenberger-Leduc, Jagsch, Singler, Gurlit, Hofmann, Böhmdorfer, Iglseder (2014): „Delir. Eine interdisziplinäre Herausforderung", S. 428; Inouye, Charpentier (1996): „Precipitating Factors for Delirium in Hospitalized Elderly Persons.", S. 857; Marcantonio, E. R.: „Delirium in Hospitalized Older Adults", in: *The New England Journal of Medicine*, Bd. 377, H. 15 (2017), S. 1456–1466, S. 1457, 1462 sowie Thomann, Zwakhalen, Richter et al. (2021): „Restraint use in the acute-care hospital setting", S. 6.

[381] Vgl. Evans, Wood, Lambert (2003). „Patient injury and physical restraint devices", S. 278; Joanna Briggs Institute (2002): „Physical Restraint – Part 1", S. 3 sowie Hamers, Huizing (2005): „Why do we use physical restraints in the elderly?", S. 22.

[382] Joanna Briggs Institute (2002): „Physical Restraint – Part 1", S. 3.

[383] Hamers, Huizing (2005): „Why do we use physical restraints in the elderly?", S. 22.

nachgewiesen. Personen, deren Bewegungsfreiheit eingeschränkt wird – gleich, ob durch mechanische oder (psycho-)pharmakologische Interventionen – haben weniger Möglichkeiten der Teilhabe an sozialen Begegnungen z. B. mit anderen Bewohnern der Pflegeeinrichtung.[384]

Eine Freiheitseinschränkung kann darüber hinaus das Vertrauensverhältnis von Pflegenden und Pflegeempfängern in professionellen Sorgebeziehungen berühren: Als Zwangs- und Gewaltmaßnahme kann, wie die Überblicksarbeit von Hamers und Huizing herausstellt, eine FeM bei den Betroffenen zu „demoralization" und „humiliation feelings of low self worth"[385] führen. Um das Phänomen der Demütigung im Zusammenhang mit FeM genauer zu beschreiben, bietet sich der Rekurs auf den israelischen Philosophen Avishai Margalit an, der in seiner Monographie *Politik der Würde* (Originaltitel *The Decent Society*) eine umfassende Analyse institutioneller Demütigung vornahm.[386] Ganz übergeordnet versteht Margalit Demütigung als „alle Verhaltensformen und Verhältnisse, die einer Person einen rationalen Grund geben, sich in ihrer Selbstachtung verletzt zu sehen"[387] und betont dabei, dass es sich bei diesen demütigenden Verhältnissen zwar um menschengemachte, jedoch nicht immer um *intendierte* handeln muss.[388] Es kann also Situationen der Demütigung geben, ohne dass eine solche dabei von dem einzelnen Akteur beabsichtigt ist, weswegen Margalit auch unterstreicht, dass es weniger um die Identifikation einzelner entwürdigender bzw. demütigender Akte und Akteure, sondern vielmehr um die Identifikation demütigender Situationen gehen sollte.[389] Für die Anwendung von FeM ist dabei sogar davon auszugehen, dass diese in den meisten Fällen aus einem auf die Vulnerabilität pflegebedürftiger Menschen antwortenden fürsorglichen Schutzgedanken

---

[384] Vgl. Scherder, Bogen, Eggermont, Hamers, Swaab (2010): „The more physical inactivity, the more agitation in dementia", S. 1205 sowie Berzlanovich, Kirsch, Herold-Majumdar, Kohls (2020): „13.3 Freiheitsberaubung aus Fürsorge?!", S. 638 f.

[385] Hamers, Huizing (2005): „Why do we use physical restraints in the elderly?", S. 22.

[386] Vgl. Ritzi, Kruse (2019): „Würde, Freiheit, Leiblichkeit. Ethische Kategorien", S. 246 sowie Klie (2021): *Recht auf Demenz*, S. 79.

[387] Vgl. Margalit, A.: *Politik der Würde. Über Achtung und Verachtung*, Berlin, 2012, S. 21.

[388] „Lebensbedingungen und Verhältnisse [können] meiner Meinung nach nur dann als demütigend gelten, wenn sie das Ergebnis menschlicher Handlungen oder Unterlassungen sind […]. Nur Menschen können demütigen, auch wenn die zugefügte Demütigung nicht unbedingt in ihrer Absicht liegen muß. Es kann, anders gesagt, keine Demütigung geben, ohne daß ein Mensch sie verursacht; aber sehr wohl kann es eine Demütigung ohne eigentlichen Täter geben, in dem Sinne, daß Menschen andere demütigen können, ohne es zu beabsichtigen." Ebda. S. 21 f.

[389] Vgl. ebda. S. 133.

heraus Anwendung finden (ohne dass damit eine Form der Demütigung angezielt wäre). Mit Verweis auf Margalit weist Kruse auf die Risiken einer solchen
Haltung hin:

> Dieses Erkennen und Anerkennen [der Verletzlichkeit älterer Menschen] darf aber
> nicht in eine ‚Demütigung' münden, etwa der Art, dass man alten Menschen mit
> einem falsch verstandenen Fürsorge- oder sogar Barmherzigkeitsmotiv begegnet, dass
> man ihnen die Fähigkeit und den Willen zum selbstständigen und selbstverantwortli-
> chen Leben abspricht [...]. Wir neigen dazu, gerade Menschen im hohen Lebensalter
> übermäßig zu behüten und zu beschützen, zu reglementieren, mithin Freiheit zu neh-
> men.[390]

Von den verschiedenen „Varianten" der Demütigung, die Margalit unterscheidet, ist im Kontext von FeM vor allem die Kategorie der „Handlungen, die zum
Verlust der Selbstkontrolle führen oder diesen verdeutlichen"[391] relevant. An der
Formulierung Margalits fällt auf, dass nicht nur solche Handlungen bzw. Situationen angesprochen sind, in denen eine vorhandene Fähigkeit zur Selbstkontrolle
beschnitten wird, sondern auch solche, in denen ein Verlust an Selbstkontrolle
verdeutlicht, d. h. sozusagen symbolisch zum Ausdruck gebracht wird. Demütigung kann entsprechend darin bestehen, dass „man die Freiheit eines anderen
beschneidet und ihm mit entsprechenden Gesten deutlich macht, daß er die Kontrolle über sich weitgehend verloren hat"[392]. Vergleicht man die Ruhigstellung
mithilfe eines Psychopharmakons, die dem Betroffenen die Selbstkontrolle sozusagen direkt zu nehmen vermag, mit einer mechanischen FeM wie z. B. einer
Sitzhose im Rollstuhl, die zwar die grundsätzliche Selbstkontrolle intakt lässt,
sie jedoch an ihrer tatsächlichen Ausübung hindert, so können somit beide unter
Umständen demütigend für den Betroffenen wirken. Es ist – wie Selbstaussa-
gen Betroffener illustrieren – oft auch und besonders die symbolische Dimension
einer *Verdeutlichung* der beeinträchtigten Selbstkontrolle, die von Menschen in
Sorgebeziehungen als sozial ausschließend und demütigend empfunden wird.[393]

---

[390] Kruse (2017): *Lebensphase hohes Alter: Verletzlichkeit und Reife*, S. 417 f.

[391] Margalit (2012): *Politik der Würde*, S. 92.

[392] Ebda. S. 124. Margalit spricht in diesem Zusammenhang gar von einer Leugnung der
Menschlichkeit des Gedemütigten, worauf noch im Abschn. 3.1.1 einzugehen sein wird.

[393] „Restriction related to a loss of freedom and control over what was happening during hospitalisation, and to a restriction on the ability to move. One person described being restrained
as, ‚I'm in a jail, stuck' [.] Many likened their plight to that of animals, such as, ‚Like a caged
bird...' [,] ‚...harnessed up like a mule' [.] The restriction to movement was summed up by
one patient who said, ‚...I couldn't even bring my hands together'[.] Discomfort related to
both the decision that they were to be restrained and to the physical discomfort caused by

Den potenziellen Folgen, die mit der Anwendung von FeM assoziiert sind, eignet – wie durch die obigen Ausführungen deutlich wurde – eine besondere Vielschichtigkeit und Interdependenz. Ebenso wie der betroffene Mensch ein physisches, psychisches und soziales Wesen ist, ist er von FeM auch nicht nur in einer dieser Hinsichten betroffen: FeM betreffen den Menschen als Ganzen. Das ethisch-fachliche Gebot kann an dieser Stelle also nur darin bestehen, über unmittelbar körperliche Folgen und Risiken hinaus auch psychische und soziale Auswirkungen von FeM zu reflektieren. Auch wird deutlich, dass der ethische *ultima-ratio*-Charakter von FeM nicht nur thetisch behauptet werden kann, sondern seine Begründung in gewisser Weise auch unmittelbar aus den weitreichenden Folgen von FeM bezieht. Ist damit ein Überblick über die Tragweite der Problematik gegeben, gilt es in einem nächsten Schritt danach zu fragen, *ob* und *auf welche Weise* FeM durch alternative Handlungskonzepte vermieden werden können.

2.10   Interventionen zur Vermeidung von FeM

Die Erkenntnisse der vorangegangenen Abschnitte veranschaulichen, dass FeM verschiedener Formen in der Pflege und Versorgung von Menschen mit Demenz weite Verbreitung gefunden haben und häufig als erstes Mittel der Wahl gelten,[394] obwohl ihre Effektivität alles andere als gesichert ist und nachweislich diverse negative Folgen mit FeM assoziiert sein können. Dieser Praxis steht dabei stets die ethische (und rechtliche) Forderung gegenüber, FeM lediglich als angemessene und verhältnismäßige *ultima ratio* anzuwenden. Eine solche Situation drängt von sich aus zu der Suche nach Interventionen zur Vermeidung von FeM, die

---

the enforced immobility. In terms of the discomfort with the decision to use restraints, one person said, ‚That's for crazy people, I was never like that'." Joanna Briggs Institute (2002): „Physical Restraint – Part 1", S. 4.

[394] „Nurses used physical restraints often as a first choice without considering potential alternative measures." Möhler, Meyer (2014): „Attitudes of nurses towards the use of physical restraints in geriatric care", S. 286. Gleichzeitig verdeutlichen die teilweise stark schwankenden Prävalenzzahlen nach wie vor die Möglichkeit einer weitgehend FeM-freien Pflege, wie etwa mit Blick auf Akutkrankenhäuser von Krüger et al. festgehalten wird: „Physical restraints are apparently standard care in German acute hospitals. However, variation between wards indicates that hospital care with only few physical restraints is feasible." Krüger, Mayer, Haastert, Meyer (2013): „Use of physical restraints in acute hospitals in Germany", S. 1599.

diesem Anspruch gerecht werden können – angefangen bei allgemeinen Alternativen zur Vermeidung oder Reduktion von FeM bis hin zu konkreten Hilfsmitteln, die an die Stelle von FeM treten können.[395]

Dabei lässt sich ganz übergeordnet die Faustregel formulieren, dass wiederum der Einzelfall bzw. die einzelne Maßnahme bestimmend ist: Dies gilt bereits bei FeM selbst, für die rechtlich zählt, dass die Frage, „[w]elche konkreten Maßnahmen als freiheitsentziehende Maßnahmen zu charakterisieren sind, [...] stark vom Einzelfall abhängig [ist]"[396], was sich wiederum ethisch etwa in der Definition des Deutschen Ethikrates widerspiegelt, die bewusst allgemein von „[j]edwede[n] *Maßnahmen*, die eine Person von der freien Körperbewegung abhalten und/ oder vom normalen Zugang zu ihrem Körper"[397] spricht. Dasselbe trifft dementsprechend auch für Alternativen von FeM zu, die sich ebenso der Verobjektivierung entziehen: Es wäre zu kurz gegriffen, etwa spezifische mechanische Hilfsmittel, wie z. B. Alarmsysteme, schlichtweg zu alternativen Mitteln von FeM zu erklären, da es auch hier auf die *Art und Weise* von deren Verwendung und deren Wirkung ankommt. In diesem Sinne merkt die *Leitlinie FEM* an:

> [D]er Einsatz bestimmter Hilfsmittel [kann] auch eine FEM sein. Ein Niedrigbett, das beispielsweise tief gestellt wird, damit eine Bewohnerin nicht mehr aufstehen kann oder eine Sensormatte, deren Signal genutzt wird um eine Bewohnerin gegen ihren Willen am Herumlaufen zu hindern, sind solche Fälle.[398]

Die Suche nach alternativen Maßnahmen darf also nicht dazu führen, dass lediglich neue, nur scheinbar mildere Formen der Freiheitseinschränkung gewählt werden, vielmehr sollte dabei das Ziel leitend sein, bei *möglichst weitgehender Ermöglichung und Wahrung der Freiheit* einen vergleichbaren oder höheren

---

[395] Zu der Unterscheidung von Alternativen und Hilfsmitteln bezüglich dieser Thematik kann die Terminologie der *Leitlinie FEM* maßgeblich sein: „In diesem Kontext können Hilfsmittel hilfreich sein, ein spezielles Ziel zu erreichen, sie stellen jedoch in diesem Fall nicht die Alternative zu FEM dar, sondern sind Instrumente, um eine Alternative umzusetzen. [...] Hilfsmittel werden in der Regel für die Zulassung als Medizinprodukte auf ihre Sicherheit getestet, ein Wirksamkeitsnachweis ist nicht erforderlich. Aus diesem Grund ist die Evidenzlage zur Wirksamkeit vieler Hilfsmittel bezüglich der klinischen Ergebnisse sehr gering." Köpke, Möhler, Abraham, Henkel, Kupfer, Meyer (2015): *Leitlinie FEM*, S. 43.

[396] Bauer, Braun, in: Bauer, Klie, Lütgens (2020): *Heidelberger Kommentar*, § 1906 Rn. 200.

[397] Deutscher Ethikrat (2018): *Hilfe durch Zwang?*, S. 168. Hervorh. des Verf.

[398] Köpke, Möhler, Abraham, Henkel, Kupfer, Meyer (2015): *Leitlinie FEM*, S. 43.

Schutz der Betroffenen zu gewährleisten.[399] Um dies zu garantieren, bedarf es ganz grundlegend einer Kenntnis und eines Bewusstseins darüber, unter welchen Umständen Maßnahmen als FeM fungieren und wie diese von Alternativen abzugrenzen sind. Wiederholt wurde in der Forschung darauf hingewiesen, dass ein zu enges Verständnis von FeM, z. B. ein solches, das lediglich Fixiergurte als Mittel zur Freiheitseinschränkung sieht, dazu führen kann, dass erstens nicht alle FeM als solche erkannt werden und zweitens aus diesem Grund auch keine Alternativen erwogen werden.[400] Auch in dieser Hinsicht kommt dem Wissen der beteiligten Akteure – allem voran der Pflegefachpersonen – eine zentrale Rolle zu.

Es besteht fachwissenschaftlicher Konsens, dass „die beste Alternative zum Einsatz von FEM deren Nichtanwendung und die Suche nach spezifischen Lösungen für die zu Grunde liegenden Probleme"[401] ist. Dass die Option der Nichtanwendung für viele Pflegekräfte nicht in Frage zu kommen scheint, dürfte nicht nur auf die bereits diskutierten Begründungen (siehe Abschn. 2.7) und Einflussfaktoren (siehe Abschn. 2.8) zurückzuführen sein, sondern letztlich auch auf die verbreitete Befürchtung, zur Verantwortung gezogen zu werden, wenn Pflegeempfänger bei Nichtanwendung von FeM zu Schaden kommen.[402] Dieses ernstzunehmende Problem, das über die rein rechtliche Komponente hinaus auch eine ethische Dilemmasituation bezeichnet, wurde vom Deutschen Ethikrat wie folgt dargelegt:

> In Situationen, in denen es [...] um die Entscheidung für oder gegen die Selbstbestimmung des pflegebedürftigen Menschen geht, spielt häufig die Sorge eine Rolle, sich an dem anvertrauten Menschen wegen mangelnder Fürsorge schuldig zu machen. Bei Pflegefachpersonen besteht zudem die Furcht, dafür verantwortlich gemacht zu werden, wenn ein pflegebedürftiger Mensch zum Beispiel durch einen Sturz Schaden nimmt, der durch ein Bettgitter hätte verhindert werden können. Dadurch kann es zur

---

[399] Mit der Projektgruppe ReduFix gesprochen: „Stehen Möglichkeiten zur Verfügung, die Freiheitsbeschränkungen zu vermeiden und eine vergleichbare Risikominimierung zu erzielen, so sind diese Maßnahmen zu bevorzugen." Projektgruppe ReduFix (2007): *ReduFix*, S. 95. Anders formuliert: „Bestehen zwei Optionen, von denen eine in die Freiheitsrechte eines Menschen eingreift und die andere nicht, so ist diejenige Maßnahme zu wählen, die die Rechtsgüter des Betroffenen am wenigsten beeinträchtigt." Ebda. S. 96.

[400] Vgl. Möhler, Meyer (2014): „Attitudes of nurses towards the use of physical restraints in geriatric care", S. 284 f. sowie Thomann, Zwakhalen, Richter et al. (2021): „Restraint use in the acute-care hospital setting", S. 7.

[401] Köpke, Möhler, Abraham, Henkel, Kupfer, Meyer (2015): *Leitlinie FEM*, S. 43.

[402] Zu empirischen Forschungsergebnissen, die diese Annahme stützen vgl. Möhler, Meyer (2014): „Attitudes of nurses towards the use of physical restraints in geriatric care", S. 283.

Anwendung von freiheitsentziehenden Maßnahmen oder zwangsweise durchgesetz-
ten Pflegehandlungen kommen.[403]

Auch wenn diese Sorge zunächst verständlich erscheint, so darf sie im pflegerischen Alltag nicht so bestimmend werden, dass Freiheitsräume zunehmend
verkleinert werden. Klie weist ausdrücklich darauf hin, dass es hierfür auch
rechtlich keine Rechtfertigung gibt: So besteht etwa – auch wenn dies in Pflegeeinrichtungen häufig so empfunden wird –[404] keine Aufsichtspflicht gemäß § 832
BGB[405] und „[d]ass man sich immer wieder auf sie beruft, macht eher deutlich,
welche Grundhaltungen für viele Heime und Pflegekräfte prägend sind"[406]. Auch
hier bestätigt sich wieder die Bedeutung der Einstellung beteiligter Akteure.

Statt dieser vermeintlichen Aufsichtspflicht, die als Begründung für die Kontrolle des Verhaltens von Pflegeempfängern herangezogen wird, besteht im Sinne
einer ethisch-fachlich fundierten Versorgungspraxis vielmehr die Pflicht, das
Pflegehandeln nach dem aktuellen Stand der wissenschaftlichen Erkenntnisse
auszurichten. Pflegerische Verantwortlichkeit ist also daran zu messen, „ob die
Pflegekraft bei der Durchführung der jeweiligen Maßnahme/Entscheidung den
fachlichen Standard beachtet und wenn nicht, in welchem Ausmaß sie sich von
diesem entfernt hat"[407]. Am Beispiel der Verhinderung von Sturzereignissen,
die als eine der häufigsten Begründungen für die Anwendung von FeM zählt,

---

[403] Deutscher Ethikrat (2018): *Hilfe durch Zwang?*, S. 22. Dazu auch die Projektgruppe
ReduFix: „Im Zusammenhang mit Fixierungsmaßnahmen entstehen regelmäßig seitens
der Beteiligten Fragen zur haftungsrechtlichen Verantwortung. Ein Großteil dieser Fragen
bezieht sich darauf, ob durch die Reduktion von freiheitsentziehenden Maßnahmen ein
gesteigertes Haftungsrisiko besteht." Projektgruppe ReduFix (2007): *ReduFix*, S. 72.

[404] „‚In der Pflege steht man mit einem Bein im Gefängnis' ist eine gängige Formulierung."
Projektgruppe ReduFix (2007): *ReduFix*, S. 74. Diese Annahme ist jedoch nicht haltbar, denn
„[t]atsächlich besteht kein erhöhtes Haftungsrisiko im Vergleich zu anderen Berufen." Ebda.
S. 75.

[405] Der Gesetzestext lautet: „§ 832 Haftung des Aufsichtspflichtigen. (1) Wer kraft Gesetzes
zur Führung der Aufsicht über eine Person verpflichtet ist, die wegen Minderjährigkeit oder
wegen ihres geistigen oder körperlichen Zustands der Beaufsichtigung bedarf, ist zum Ersatz
des Schadens verpflichtet, den diese Person einem Dritten widerrechtlich zufügt. Die Ersatz-
pflicht tritt nicht ein, wenn er seiner Aufsichtspflicht genügt oder wenn der Schaden auch bei
gehöriger Aufsichtsführung entstanden sein würde. (2) Die gleiche Verantwortlichkeit trifft
denjenigen, welcher die Führung der Aufsicht durch Vertrag übernimmt." § 832 BGB.

[406] Klie (2015): *Demenz und Recht*, S. 66.

[407] Projektgruppe ReduFix (2007): *ReduFix*, S. 72 f. Zur Bedeutung fachlicher Standards
hält die Projektgruppe entsprechend: „Werden diese Standards eingehalten, und zwar
im Rahmen der vom Heim vorgesehenen systematischen Überlegung, dass dies bezogen auf

würde dies bedeuten, dass Haftungsfragen etwa an die Einhaltung des Expertenstandards *Sturzprophylaxe in der Pflege* geknüpft sind. Insofern dieser FeM jedoch ausdrücklich als Risikofaktor für und nicht als Mittel zu Vermeidung von Sturzereignissen benennt,[408] stellt die Anwendung einer FeM in diesem Fall tatsächlich das Abweichen vom fachlichen Standard dar. Dieses Beispiel verdeutlicht, dass nicht nur beim *Unterlassen angemessener*, sondern auch beim *Anwenden unangemessener* Maßnahmen ein Haftungsrisiko besteht:[409]

> Ein Haftungsrisiko besteht nicht nur dann, wenn man eine Maßnahme, die geboten ist um einen Schaden zu vermeiden, unterlässt, sondern auch [...], wenn ich eine Maßnahme zur Risikovermeidung wähle, die unverhältnismäßig und rechtswidrig in die Rechte von Betroffenen eingreift. So besteht ein Haftungsrisiko, z. B. [...] bei Aufstellen der Bettgitter ohne Berechtigung.[410]

Die Aspekte Risikovermeidung und Risikomanagement sind somit zentral für die Frage der Haftung und besonders für die fachliche Entscheidungsfindung, ob auf eine FeM verzichtet werden *darf* oder vielleicht sogar *sollte*. Erhellend sind auch die Ausführungen Klies in diesem Kontext, der gleichfalls eine gewisse Risikokultur anspricht, die es vor allem im Kontext der Demenz in Pflegeeinrichtungen zu etablieren gilt:

> [M]an [ist] verantwortlich für eine fachgerechte Begleitung und Betreuung, für eine fundierte Risikoeinschätzung. Aber eine Aufsichtspflicht gibt es grundsätzlich nicht. [...] *Es gibt auch ein Recht auf Risiko, ein mitverantwortetes Risiko.* Und überwiegend verkannt werden die vielen Risiken, die mit dem Einsatz von freiheitsentziehenden Maßnahmen verbunden sind [...]. Werden fachliche Standards eingehalten, sind fachlich begründete Risikoeinschätzungen vorhanden, so hat ein Heim, so haben Pflegekräfte haftungsrechtlich nichts zu befürchten – notfalls tritt eine Haftpflichtversicherung ein.[411]

Ein gewisses Grundrisiko etwa in Bezug auf Sturzereignisse gilt es letztlich – das soll die Rede von einem „Recht auf Risiko" in diesem Zusammenhang zum

---

Lebensqualität, Unversehrtheit der Person und therapeutischen Zielsetzung die richtige Entscheidung ist, dann sind den Pflegekräften keine Abwägungsfehler zu unterstellen [...] und auch bei Eintritt eines Schadens droht ihnen kein Haftungsrisiko." Ebda. S. 78 f.

[408] Vgl. Deutsches Netzwerk für Qualitätsentwicklung in der Pflege (2013): *Expertenstandard Sturzprophylaxe in der Pflege – 1. Aktualisierung*, S. 109.

[409] Vgl. Projektgruppe ReduFix (2007): ReduFix, S. 76.

[410] Ebda. S. 77.

[411] Klie (2015): *Demenz und Recht*, S. 66. Hervorh. des Verf.

Ausdruck bringen – mitzuverantworten, zu ertragen bzw. zuzulassen, da dieses in der Bewegungsfreiheit der Person implizit ist. Mit Recht spricht Klie außerdem davon, dass in einer Nutzen-Risiko-Abwägung die Risiken von FeM selbst ausgeblendet werden. Eine solche Versorgungspraxis verwundert, wenn man sich die Risiken von FeM – man denke an mechanische Maßnahmen, aber auch an pharmakologische Interventionen – vor Augen führt (siehe Abschn. 2.9). Bei der Vermeidung von FeM und der Suche nach alternativen Maßnahmen gilt es daher, die verschiedenen Risiken einer Situation abzuwägen und dabei mit in Erwägung zu ziehen, welche Risiken mitverantwortet und zugelassen werden können, um die Freiheit der Person möglichst weitgehend zu wahren.

Dass sich FeM reduzieren lassen, ohne dass dabei zu große Risiken für die Betroffenen zu befürchten wären, konnte in den vergangenen Jahrzehnten in diversen nationalen sowie internationalen Studien nachgewiesen werden. Vor diesem Hintergrund und auch vor dem Hintergrund möglicher Interventionen zur Vermeidung von FeM soll an dieser Stelle das in dieser Arbeit bereits häufig herangezogene Forschungsprojekt ReduFix[412] näher betrachtet werden. Dieses wurde in deutschen Einrichtungen der Altenpflege in Baden-Württemberg, Bayern und Sachsen durchgeführt und hatte zum Ziel, sowohl die Anzahl als auch die Dauer von körpernahen Fixierungsmaßnahmen in denselben langfristig zu reduzieren, ohne dass im Gegenzug Sturzereignisse, Verhaltensauffälligkeiten oder eine potenziell schädliche Psychopharmakaverabreichung zunehmen. Auch wenn die nachfolgenden Ergebnisse bzw. Empfehlungen von ReduFix zunächst im Heimbereich entwickelt wurden, betonte die Projektgruppe deren Geltung und Anwendbarkeit gleichermaßen für andere Versorgungsbereiche.[413]

Die ReduFix-Intervention bestand dabei konkret aus einem Bündel an Maßnahmen – angefangen bei pflegewissenschaftlichen Schulungen und der Vermittlung gerontopsychiatrischen Fachwissens für den Umgang mit aufforderndem Verhalten über juristische Beratung bis hin zu der Bereitstellung

---

[412] Zum Studiendesign vgl. Koczy, P.; Klie, T.; Kron, M.; Bredthauer, D.; Rissmann, U.; Branitzki, S.; Guerra, V.; Klein, A.; Pfundstein, T.; Nikolaus, T.; Sander, S.; Becker, C.: „Effektivität einer multifaktoriellen Intervention zur Reduktion von körpernaher Fixierung bei demenzerkrankten Heimbewohnern. Ziele und Studiendesign einer prospektiven cluster-randomisierten Interventionsstudie", in: *Zeitschrift für Gerontologie und Geriatrie*, Bd. 38, H. 1 (2005), S. 33–39. Zu einer Darstellung der wichtigsten Studienergebnisse vgl. Koczy, Becker, Rapp, Klie, Beische, Büchele, Kleiner, Guerra, Rißmann, Kurrle, Bredthauer (2011): „Effectiveness of a Multifactorial Intervention to Reduce Physical Restraints".

[413] „Grundsätzlich sind die in diesem Handbuch [ReduFix] entwickelten fachlichen und rechtlichen Darstellungen vom Heimbereich auch auf den ambulanten Sektor zu übertragen." Projektgruppe ReduFix (2007): *ReduFix*, S. 103.

von Hilfsmitteln wie Sensorsystemen, Hüftprotektorenhosen und „Antirutsch-Hausschuhstrümpfen".[414] Tatsächlich zeitigte die Intervention großen Erfolg, da es u. a. binnen dreier Monate gelang, bei jedem fünften der betroffenen Pflegeempfänger die jeweiligen FeM zu beenden oder deutlich in ihrer Dauer zu verkürzen, ohne dass Verletzungen oder Ruhigstellungen durch Psychopharmaka zunahmen.[415] Besonders hebt die Projektgruppe neben der hohen Akzeptanz unter Pflegenden auch die Reaktion der betroffenen pflegebedürftigen Menschen hervor, denn „diese reagierten auf die Intervention – auf diese ‚Entfesselung' – positiv, mit weniger Verhaltensstörungen und einer Besserung der psychischen Verfassung"[416]. Nach wie vor trägt ReduFix dazu bei, FeM wie z. B. Fixierungen zu reduzieren:

> Gute Pflegeheime machen sich inzwischen dafür stark, ein fixierungsfreies Heim zu werden. In Baden-Baden und Rastatt hat man sich mit Unterstützung von Stadt und Landkreis auf den Weg gemacht, dass alle Heime fixierungsfrei werden. In der konsequenten Umsetzung von ReduFix-Vorgaben lässt sich dieser Weg in der Regel erfolgreich einschlagen.[417]

Mögliche alternative Ansätze, um die Anwendung von FeM bei einer sturzbedingten Verletzungsgefahr zu umgehen, lassen sich mit den Erkenntnissen aus dem Projekt *ReduFix* in drei Interventionsebenen abbilden, die als „Ideensammlung"[418] auf der Suche nach Alternativen fungieren können:

---

[414] Vgl. ebda. S. 11 f.

[415] Vgl. ebda. S. 13. Dass eine Reduktion von FeM und ein Ansteigen der Sturzereignisse möglich sein kann, bestätigte schon eine Studie aus den 90er Jahren die hier exemplarisch angeführt sei: „This study tested that assumption by using two statistical designs to examine the relationship between restraint removal and falls and injuries. In neither analysis was there a statistically significant association between restraint removal and increases in falls or fall-related injuries." Capezuti, E.; Strumpf, N. E.; Evans, L. K.; Grisso, J. A.; Maislin, G.: „The Relationship Between Physical Restraint Removal and Falls and Injuries Among Nursing Home Residents", in: *Journal of Gerontology: Medical Sciences*, Bd. 53 A, Nr. 1 (1998), S. M47-M52, S. M51. Die Autoren schlussfolgern: „Prevention of falls and fall-related injury is best achieved by individualized plans of care that address risk factors specific to each nursing home resident. We believe that findings from this study support that philosophy by demonstrating that restraint removal is not associated with more falls or fall-related injuries in older nursing home residents." Ebda. S. M52.

[416] Projektgruppe ReduFix (2007): *ReduFix*, S. 13.

[417] Klie (2021): *Recht auf Demenz*, S. 85.

[418] Projektgruppe ReduFix (2007): *ReduFix*, S. 33.

1. Umgebungsebene
   1. a Umgebungsebene – Milieu
   2. b Umgebungsebene – baulich
2. Ebene der Pflegekräfte
3. Bewohnerebene[419]

1) Im Rahmen der Umgebungsebene gilt es, ein angemessenes und sicheres Umfeld zu schaffen, das den Bedürfnissen von Menschen mit Demenz gerecht wird. Diese Ebene unterteilt sich dabei genauer in die Subebenen des Milieus und der baulichen Umgebung: Auf der 1. a) Milieuebene sollte zunächst sichergestellt werden, dass pflegebedürftige Menschen und hier vor allem Menschen mit Demenz in einem psychosozialen Umfeld leben können, das ihnen und ihren Bedürfnissen angemessen ist. Zu nennen ist hier u. a. ein „wertschätzend-akzeptierende[s] und empathische[s]"[420] Milieu, das sich auch in der Kommunikation mit den pflegebedürftigen Menschen sowie in dem Angebot sinnvoller Beschäftigungsmöglichkeiten ausdrückt. Auf der 1. b) baulichen Umgebungsebene sollte sichergestellt werden, dass das Wohnumfeld die betroffenen Menschen angemessen ist: Dies umfasst die Umgebungsanpassung sowie die Bereitstellung von technischen und elektronischen Hilfsmitteln.[421] 2) Die Ebene der Pflegekräfte nimmt solche Interventionen in den Blick, die sowohl die Haltung der Pflegenden als auch die Organisation der Einrichtung so strukturieren, dass eine ganzheitliche, bedürfnis- und personenorientierte Pflege und Betreuung ermöglicht werden kann.[422] 3) Mit der Bewohnerebene sind schließlich alle Interventionen angesprochen, die individuell abgestimmt auf die Erhaltung und Förderung der Freiheit und Autonomie der pflegebedürftigen Person abzielen.[423]

Geht es weiterhin um die konkrete Etablierung dieser Interventionen zur Reduzierung von FeM, so stellt die Projektgruppe einen „[m]ultidisziplinäre[n] Entscheidungsprozess in fünf Schritten" vor, der einige zu berücksichtigende

---

[419] Vgl. ebda. S. 32 f.

[420] Ebda. S. 34.

[421] Vgl. ebda. S. 32, 34 f.

[422] Vgl. ebda. S. 32, 36.

[423] Vgl. ebda. S. 32, 37 f.

prozessuale Aspekte umfasst. Dieser Prozess, der sich in vielen Einrichtungen bewährt hat,[424] sei hier kurz dargestellt:

1. Problemanalyse und Zielsetzung
2. Einschätzung der Alternativen
3. Entwicklung eines Maßnahmenplans und Treffen der Entscheidung
4. Umsetzen der Maßnahme
5. Beobachtung und Evaluation[425]

Es soll an dieser Stelle nicht auf alle Einzelschritte dieses Entscheidungsprozesses im Detail eingegangen werden, zumal viele der angesprochenen Fragen nur im Einzelfall sinnvoll zu stellen und zu beantworten sind. Stattdessen soll im weiteren Verlauf dieses Kapitels besonders die in Schritt 2 angesprochene Einschätzung der Alternativen fokussiert werden. Diese können mithilfe von ReduFix nicht nur in die drei dargelegten Ebenen unterschieden werden, sondern auch in drei Kategorien, die im Folgenden detaillierter dargelegt und um weitere Informationen und Beispiele aus der Literatur ergänzt werden sollen: Nach einer Kategorisierung Bredthauers,[426] die auch von Hoffmann und Klie[427] übernommen wird, lassen sich die Interventionen zur Vermeidung von FeM in pflegekonzeptuelle bzw. organisatorische Maßnahmen, Leitlinien und Standards (Abschn. 2.10.1), baulich-architektonische Alternativen (Abschn. 2.10.2) sowie technische Alternativen (Abschn. 2.10.3) untergliedern.

2.10.1 Konzeptuelle bzw. organisatorische Maßnahmen, Leitlinien und Standards

Mit pflegekonzeptuellen bzw. organisatorischen Maßnahmen sind all jene Interventionen angesprochen, die bei den Kompetenzen der Pflegenden ansetzen und

---

[424] Vgl. Hoffmann, Klie (2012): *Freiheitsentziehende Maßnahmen im Betreuungs- und Kindschaftsrecht*, Rn. 10.6.

[425] Vgl. ebda. Rn. 10.7. Vgl. zu diesem Entscheidungsprozess auch Projektgruppe ReduFix (2007): *ReduFix*, S. 48–57.

[426] Vgl. Bredthauer, D.: „Freiheitseinschränkende Maßnahmen: rechtlich legitimiert, aber fachlich begründbar? – Handlungsempfehlungen aus den ReduFix-Projekten", in: Stoppe, G. (Hrsg.): *Die Versorgung psychisch kranker alter Menschen. Bestandsaufnahme und Herausforderung für die Versorgungsforschung*, Köln, 2011, S. 263–274, S. 270.

[427] Vgl. Hoffmann, Klie (2012): *Freiheitsentziehende Maßnahmen im Betreuungs- und Kindschaftsrecht*, Rn. 10.9.

diese zu erweitern beabsichtigen, um eine möglichst adäquate bzw. in diesem Fall möglichst FeM-freie Pflege- und Versorgungspraxis zu etablieren.[428] Dabei trägt eine Herangehensweise auf organisationaler Ebene dem Umstand Rechnung, dass die Vermeidung bzw. Reduktion von FeM nicht nur die Aufgabe einzelner Pflegefachpersonen ist, sondern auch eines umfassenden Einstellungswandels, einer ethischen Reflexionskultur sowie innovativer Herangehensweisen in den prozeduralen Abläufen und kommunikativen Prozessen bedarf.[429] Zu dieser Kategorie gehören daher auch übergeordnete Leitlinien und Standards, die die Thematik von FeM mittelbar oder unmittelbar betreffen,[430] insofern – wie der Deutsche Ethikrat bezüglich wohltätigen Zwangs hervorhebt – „[p]rofessionelles Sorgehandeln [...] fachlichen Qualitätsstandards genügen [muss], das heißt, die jeweilige Handlung muss fachlich angemessen sein. Im Falle von Zwangsmaßnahmen muss auch die zwangsweise Durchführung fachlich angemessen sein"[431]. Exemplarisch genannt seien auf nationaler Ebene (und in Ergänzung zu den Ausführungen Hoffmanns und Klies) folgende Leitlinien, Standards und andere Publikationen:

- die *Charta der Rechte hilfe- und pflegebedürftiger Menschen* von 2006[432]
- der Expertenstandard *Sturzprophylaxe in der Pflege* von 2006 bzw. 2013[433]
- die *Leitlinie FEM* in ihrer aktualisierten Form aus dem Jahr 2015[434]
- der Leitfaden *Verantwortungsvoller Umgang mit freiheitsentziehenden Maßnahmen in der Pflege* des Bayerischen Landespflegeausschusses von 2015[435]
- die *S3-Leitlinie Demenzen* von 2016[436]
- die *Leitlinie Delir* aus dem Jahr 2017[437]

---

[428] Vgl. ebda. Rn. 10.10.

[429] Vgl. Deutscher Ethikrat (2018): *Hilfe durch Zwang?*, S. 189 f.

[430] Vgl. Hoffmann, Klie (2012): *Freiheitsentziehende Maßnahmen im Betreuungs- und Kindschaftsrecht*, Rn. 10.10.

[431] Deutscher Ethikrat (2018): *Hilfe durch Zwang?*, S. 90.

[432] Vgl. Bundesministerium für Familie, Senioren, Frauen und Jugend (Hrsg.): *Charta der Rechte hilfe- und pflegebedürftiger Menschen*, Berlin, [14]2020.

[433] Vgl. Deutsches Netzwerk für Qualitätsentwicklung in der Pflege (2013): *Expertenstandard Sturzprophylaxe in der Pflege – 1. Aktualisierung.*

[434] Vgl. Köpke, Möhler, Abraham, Henkel, Kupfer, Meyer (2015): *Leitlinie FEM.*

[435] Vgl. Bayerisches Staatsministerium für Gesundheit und Pflege (2015): *Verantwortungsvoller Umgang mit freiheitsentziehenden Maßnahmen in der Pflege.*

[436] Vgl. Deuschl, Maier et al. (2016): *S3-Leitlinie Demenzen.*

[437] Vgl. Savaskan E.; Hasemann, W. (Hrsg.): *Leitlinie Delir. Empfehlungen zur Prävention, Diagnostik und Therapie des Delirs im Alter*, Bern, 2017.

- der Expertenstandard *Beziehungsgestaltung in der Pflege von Menschen mit Demenz* von 2018[438]
- die Stellungnahmen des Deutschen Ethikrats zum Thema *Demenz und Selbstbestimmung* aus dem Jahr 2012[439] sowie zur Thematik des wohltätigen Zwangs in professionellen Sorgebeziehungen aus dem Jahr 2018[440]
- der *Praxisleitfaden zum Aufbau demenzsensibler Krankenhäuser* von 2019[441]
- die *Grundsatzstellungnahme Menschen mit Demenz* des MDS von 2019[442]
- die *S2k-Leitlinie Einwilligung von Menschen mit Demenz in medizinische Maßnahmen* von 2020[443]

Über diese Grundsätze, Standards, Stellungnahmen, Leitlinien und Leitfäden hinaus sind eine Reihe pflegekonzeptueller bzw. organisatorischer Interventionen und Maßnahmen anzuführen, die im Folgenden anhand ausgewählter Beispiele vorgestellt werden sollen. Ganz übergeordnet lässt sich dabei Evans und Cotter folgen, die settingübergreifend festhalten, dass „there are two keys to avoiding restraints in this population: understanding, preventing, and responding to a patient's behaviors and working toward organizational change, regardless of setting"[444]. Konkret bedeutet dies, dass sich Interventionen zur Vermeidung von FeM in gewisser Weise als Negativfolie derjenigen Gründe (siehe Abschn. 2.7) und Einflussfaktoren (siehe Abschn. 2.8) darstellen, die den Einsatz von FeM begünstigen. Anders gesagt hat die Reduktion von FeM konkret an denjenigen Punkten anzusetzen, von denen ausgehend zu ihnen gegriffen wird.

Allem voran sind hier erneut die Einstellung und das Wissen der Pflegenden zu thematisieren, die für die Anwendung von FeM maßgeblich sind. In den Worten der *Leitlinie FEM*:

---

[438] Vgl. Deutsches Netzwerk für Qualitätsentwicklung in der Pflege (2018): *Expertenstandard Beziehungsgestaltung in der Pflege von Menschen mit Demenz.*

[439] Vgl. Deutscher Ethikrat (Hrsg.): *Demenz und Selbstbestimmung. Stellungnahme,* Berlin, 2012.

[440] Vgl. Deutscher Ethikrat (2018): *Hilfe durch Zwang?.*

[441] Vgl. Kirchen-Peters, S.; Krupp, E.: *Praxisleitfaden zum Aufbau demenzsensibler Krankenhäuser,* hrsg. v. Robert Bosch Stiftung, Stuttgart, 2019.

[442] Vgl. MDS (2019): *Grundsatzstellungnahme Menschen mit Demenz.*

[443] Deutsche Gesellschaft für Gerontologie und Geriatrie (DGGG); Deutsche Gesellschaft für Psychiatrie und Psychotherapie, Psychosomatik und Nervenheilkunde (DGPPN); Deutsche Gesellschaft für Neurologie (DGN) (Hrsg.): *Einwilligung von Menschen mit Demenz in medizinische Maßnahmen. Interdisziplinäre S2k-Leitlinie für die medizinische Praxis,* Stuttgart, 2020.

[444] Evans, Cotter (2008): „Avoiding Restraints in Patients with Dementia", S. 41.

Eine gute und sichere Pflege ohne FEM kann gelingen, wenn die Bedürfnisse und Möglichkeiten der Bewohnerinnen bekannt sind und beachtet werden. Zur Erlangung dieses Ziels bedarf es vor allem der Einstellung, eine Pflege ohne FEM möglich machen zu wollen. [...] Genauso wichtig wie die Haltung und Einstellungen der Pflegekräfte zur Vermeidung von FEM ist die Haltung der Organisation, also der Führungskräfte einer Einrichtung. FEM zu vermeiden und zu reduzieren, ist daher auch eine wichtige Führungsaufgabe.[445]

Schulungen versuchen an eben dieser Stelle anzuknüpfen, um u. a. eine Haltungsänderung zu erwirken: Aufgrund der Forschungslage konnte zu verschiedenen Interventionen mit Blick auf die Reduktion von FeM in der *Leitlinie FEM* aus dem Jahr 2015 nur für Multikomponentenprogramme mit Schulungskomponente eine „starke Empfehlung" ausgesprochen werden.[446] Daraus lässt sich jedoch nicht ableiten, dass andere Interventionen, für die keine explizite Empfehlung der Leitlinie vorliegt, nicht umgesetzt werden dürfen. Diese können durchaus im jeweiligen Einzelfall eine wertvolle Alternative zu FeM darstellen, lassen sich aber zugleich nicht verallgemeinert empfehlen, wie dies etwa für Multikomponentenprogramme mit Schulungskomponente gilt.[447] Bezüglich solcher Programme hält die *Leitlinie FEM* fest, dass einzelne, punktuelle Schulungen wahrscheinlich nicht effektiv eine Reduktion von FeM herbeiführen können, wenn sie nicht in ein komplexeres Multikomponentenprogramm eingebettet sind, das bspw. mithilfe von Richtlinienänderungen und anderen Maßnahmen einen umfassenden Kulturwandel in den jeweiligen Einrichtungen anstrebt.[448] Dies dürfte nicht zuletzt dem Umstand geschuldet sein, dass FeM multifaktoriell bedingt sind und sich daher auch nicht durch die Bearbeitung nur einzelner Faktoren gänzlich reduzieren lassen. Die Leitlinie verweist jedoch darauf, dass noch nicht eindeutig gesagt werden kann, aus welchen einzelnen Komponenten ein solches Multikomponentenprogramm mit Schulungskomponente im Genaueren zusammengesetzt sein sollte – in Frage kommen bspw. Schulungen des Personals, gesonderte Schulung

---

[445] Köpke, Möhler, Abraham, Henkel, Kupfer, Meyer (2015): *Leitlinie FEM*, S. 72.

[446] „Die in der aktualisierten LL [Leitlinie] ausgesprochenen Empfehlungen beinhalten, wie in der ersten LL-Fassung, nur eine einzige starke Empfehlung, nämlich für Multikomponentenprogramme mit Schulungskomponente. Darüber hinaus liegen vier abgeschwächte positive und eine negative Empfehlung vor. Zu 14 Themen konnte keine Empfehlung getroffen werden." Ebda. S. 72.

[447] Vgl. ebda. S. 72.

[448] Vgl. ebda. S. 74 f.

und Begleitung von Multiplikatoren in den Einrichtungen, Verpflichtungserklärungen der Einrichtung zur Reduktion von FeM sowie die Bereitstellung von Leitlinien, Informationsmaterialien und technischen Hilfsmitteln.[449]

Ein zusätzlicher, weit verbreiteter und erfolgreicher Ansatz, der auf die Reduktion von FeM abzielt – und auf den die *Leitlinie FEM* ebenfalls hinweist –[450] ist der sog. *Werdenfelser Weg*, der im Jahr 2007 am Landgericht Garmisch-Partenkirchen erarbeitet wurde. Im Rahmen des Werdenfelser Wegs werden Personen mit beruflicher Erfahrung in der Pflege über zwei bis drei Tage hinweg zu Verfahrenspflegern geschult, die daraufhin von Amtsgerichten in das Genehmigungsverfahren von freiheitsentziehenden Maßnahmen einbezogen werden können. Diese Verfahrenspfleger geben im Rahmen des Genehmigungsverfahrens ihre fachliche Einschätzung ab und wägen durch eine Analyse von möglichen Risiken für die Betroffenen ab, ob sich die jeweils beantragte freiheitsentziehende Maßnahme möglicherweise durch alternative Handlungsansätze bzw. konkrete Hilfsmittel umgehen lässt. Ein besonderes Anliegen des Werdenfelser Weges besteht weiterhin darin, eine Plattform für den bundesweiten, interprofessionellen Austausch der beteiligten Akteure zu bieten.[451] Vor diesem Hintergrund werden Informationsveranstaltungen und -materialien (darunter auch Softwares zum FeM-Management) angeboten, um damit auch über Einzelfälle hinaus ein Umdenken in der Pflegekultur der Pflegeeinrichtungen anzuregen. Um den Austausch aktiv mitzugestalten, finden z. B. jährliche Fachtagungen mit entsprechender Dokumentation der Ergebnisse statt. Der Werdenfelser Weg thematisiert dabei nicht nur die Anwendung von FeM bei alten pflegebedürftigen Menschen, sondern auch die Praxis um FeM in Sorgebeziehungen mit Kindern und Jugendlichen.[452]

Führt man sich darüber hinaus vor Augen, dass die Verhütung von Stürzen zu den Hauptbegründungen von FeM zählt, so kann daraus die Hypothese abgeleitet werden, dass alternative Handlungskonzepte und Hilfsmittel, die das Sturzrisiko tatsächlich vermindern, auch zu einer Reduktion von mechanischen oder pharmakologischen FeM führen können. Ähnlich dürfte sich die Lage bei der patientenorientierten Begründung des auffordernden Verhaltens darstellen,

---

[449] Vgl. ebda. S. 75 f.

[450] Vgl. ebda. S. 47 f.

[451] Vgl. Kirsch, S.: „Werdenfelser Weg – Holzweg oder Königsweg?", in: *Heilberufe. Das Pflegemagazin*, Bd. 70, H. 1 (2018), S. 10–12.

[452] Der Werdenfelser Weg – Das Original: https://www.werdenfelser-weg-original.de/ (Zugriff: 05.09.2021).

das sich als weiterer maßgeblicher Grund für die Anwendung von FeM erwiesen hat: Handlungskonzepte, die helfen, auffordernden Verhaltensweisen und deren Ursachen adäquat zu begegnen und somit im Sinne einer Demenzsensibilität die spezifischen Bedürfnisse von Menschen mit Demenz zu erfüllen, können damit im weitesten Sinn auch als Alternative von FeM fungieren. Insofern bereits gezeigt werden konnte, dass sich die Situation um FeM als häufige Antwort auf auffordernde Verhaltensweisen in der Akutversorgung zuspitzt, sei hier exemplarisch auf die GhoSt-Studie verwiesen, die die Ergebnisse verschiedener Interventionsprogramme zusammenträgt, welche auf Demenzsensibilität im Akutkrankenhaus abzielen. Wichtige Komponenten solcher Programme, die somit auch für die Frage nach Alternativen von FeM relevant sind, sind u. a.:

– Einsatz von spezifisch qualifiziertem Personal (z. B. Demenzbeauftragter /Delirpfleger)
– Identifikationen und Monitoring kognitiver und nichtkognitiver Störungen
– Ressourcenorientierter, validierender Umgang
– Frühmobilisation
– Verbesserung der Sensorik (z. B. Seh- und Hörhilfen, Reduktion von Überstimulation)
– Kognitive Aktivierung (Orientierungshilfen, Gesprächskreis, Erinnerungsarbeit)
– Verbesserung von Schlaf, Nahrungs- und Flüssigkeitsaufnahme
– Verbessertes Medikamenten- und Schmerzmanagement
– Einbeziehung von Angehörigen
– Kontinuierliche Begleitung der Patienten (z. B. durch geschulte Freiwillige, Pflegekräfte)[453]

Die Erkenntnis, dass diese anzustrebende Demenzsensibilität auch direkt mit einer Reduktion von FeM verbunden sein kann und sich pflegekonzeptuelle bzw. organisatorische Maßnahmen somit als erfolgreich erweisen, setzt sich zunehmend durch:

Insgesamt kommt es auf die Konzeption der Kliniken im Umgang mit Menschen mit Demenz an. Beispiele demenzsensibler Krankenhäuser liefern vielfältige Praxisbeispiele, die deutlich machen: Es geht (weitgehend) auch ohne freiheitsentziehende Maßnahmen.[454]

---

[453] Bickel, Schäufele, Hendlmeier, Heßler-Kaufmann (2019): *Demenz im Allgemeinkrankenhaus*, S. 68.
[454] Klie (2019): „Zwischen Recht und Unrecht", S. 357.

Konkret sind damit – um weiterhin bei dem Beispiel des Krankenhauses zu bleiben – verschiedene Interventionen angesprochen wie z. B. die Implementierung interner Standards, die etwa die Einbeziehung von An- und Zugehörigen bzw. Betreuern und Bevollmächtigten durch Rooming-in-Konzepte oder Sitzwachen, alltagsstrukturierende Angebote sowie den Einsatz ehrenamtlicher bzw. beruflicher Assistenzkräfte vorsehen.[455] Zu diesen Interventionen sind auch (settingübergreifend) Rehabilitationsangebote für Menschen mit Demenz zu zählen, die etwa zu Erhalt und Förderung ihrer Mobilität dienen.[456]

Um die exemplarischen Ausführungen zu pflegekonzeptuellen bzw. organisatorischen Maßnahmen an dieser Stelle abzuschließen, sei noch einmal gesondert auf die Thematik der Medikation eingegangen. Spezifisch für ruhigstellende pharmakologische Interventionen stellt ein reflektiertes Medikamentenmanagement eine wichtige Komponente dar, die dazu beitragen kann, FeM zu reduzieren. Dies besonders aus dem Grund, da die Verordnung von Psychopharmaka und das Vorliegen einer Polypharmazie als die wichtigsten Risikofaktoren für Stürze im Alter gelten[457] und FeM wiederum häufig mit dem Ziel der Sturzprophylaxe begründet und eingesetzt werden (siehe Abschn. 2.5 und 2.7.1). In diesem Sinne hält auch z. B. der *Krankenhaus-Report 2021* fest, dass die Medikation zu denjenigen Prädiktoren von Sturzereignissen zählt, die sich am besten beeinflussen lassen, auch wenn eine Anpassung des Medikamentenplans leider – wie die Autoren kritisch anmerken – in der Praxis weder bei ermitteltem Sturzrisiko, noch bei bereits vorangegangenen Sturzereignissen fest etabliert ist.[458] Dabei gilt für pharmakologische Interventionen allgemein, dass stets ein Mittelweg einzuschlagen ist, der

---

[455] Vgl. Koczy, P.; Becker, C.; Bühl, K.; Schmidt, M.; Matzke, U.: „Menschen mit Demenz im Krankenhaus – Wie das Robert-Bosch-Krankenhaus Stuttgart der Herausforderung begegnet", in: *Zeitschrift für medizinische Ethik*, Bd. 63, H. 3 (2017), S. 231–238; Klie (2019): „Zwischen Recht und Unrecht", S. 356 f.; Klie (2021): *Recht auf Demenz*, S. 85 sowie Ritzi, Klie (2021): „Freiheitsentziehende Maßnahmen bei Menschen mit Demenz im Krankenhaus", S. 61.

[456] Vgl. Deuschl, Maier et al. (2016): *S3-Leitlinie Demenzen*, S. 101.

[457] Vgl. Burkhardt (2019): „Pharmakotherapie und geriatrische Syndrome", S. 284.

[458] So halten die Autoren fest: „Die Arzneimitteltherapie gilt als einer der am besten beeinflussbaren Prädiktoren von Stürzen. Medikationsanpassungen können hier dazu beitragen, diese gesundheitlich schwerwiegenden Ereignisse erheblich zu reduzieren. Für die Beendigung der Gabe von Benzodiazepinen ließ sich beispielsweise ein signifikant geringeres Sturzrisiko feststellen. Die Versorgungsforschung liefert demgegenüber Belege, dass bei Sturzrisiko bzw. -historie keineswegs zwangsläufig eine Medikationsanpassung erfolgt." Behrendt, Schwinger, Tsiasioti, Stammann, Willms, Hasseler, Studinski, Özdes, Krebs, Klauber (2021): „Hospitalisierungen von Pflegeheimbewohnenden mit Schwerpunkt Sturz", S. 260.

psychopharmakologische Therapien nicht grundsätzlich ablehnt, aber auch nicht naiv als Allheilmittel ansieht:

> Psychologische Interventionen können eine wirksame und in manchen Fällen humanere Alternative zur Medikamentengabe sein oder diese – in Fällen einer medizinisch klar indizierten Psychopharmakaverschreibung – sinnvoll ergänzen. Gleichwohl ist eine „Dämonisierung" der Psychopharmakabehandlung, die jeglichen Einsatz unter den Pauschalverdacht des Missbrauchs stellt, ebenso wenig hilfreich und zielführend wie eine unkritische Wahrnehmung jeglicher psychologischer bzw. psychotherapeutischer Intervention als humanere und gleichzeitig wirksame Alternative.[459]

In jedem Fall sind an das Medikamentenmanagement – auch und besonders bei Menschen mit Demenz – strenge Sorgfaltskriterien anzulegen.[460] Dies gilt nicht nur, wenn diese Medikamente als FeM, d. h. mit dem hauptsächlichen Ziel der Ruhigstellung, verabreicht werden, sondern auch im allgemeinen Sinn. Sowohl der Deutsche Ethikrat als auch die *S3-Leitlinie Demenzen* stellen deutlich heraus, dass „[d]ie medikamentöse Behandlung von Verhaltensauffälligkeiten [...] nicht das erste, sondern allenfalls das letzte Mittel im Umgang mit Demenzbetroffenen sein [sollte]"[461] und dass „[e]ine pharmakologische Behandlung [...] erst in Erwägung gezogen werden [sollte], wenn alle Modifikationen der Umwelt und der Kommunikation [...] und alle verfügbaren psychosozialen Interventionen eingesetzt wurden"[462]. Diese allgemeine Forderung spitzt sich besonders dann zu, wenn mit der Medikation primär die Ruhigstellung von kognitiv beeinträchtigten Menschen angezielt wird, die auffordernde Verhaltensweisen zeigen: Diese kommt – nicht zuletzt aufgrund der Risiken von Psychopharmaka und der großen Missbrauchsgefahr[463] – lediglich als letztmögliches Mittel in Frage, wobei sich dieser *ultima-ratio*-Charakter hier sowohl fachlich und ethisch als auch rechtlich manifestiert.

---

[459] Pantel, Haberstroh (2007): „Psychopharmakaverordnung im Altenpflegeheim", S. 268 f.

[460] Vgl. in diesem Zusammenhang für die Medikamentengabe mit dem Ziel der Ruhigstellung Deutscher Ethikrat (2018): *Hilfe durch Zwang?*, S. 187.

[461] Deutscher Ethikrat (2012): *Demenz und Selbstbestimmung*, S. 56.

[462] Deuschl, Maier et al. (2016): *S3-Leitlinie Demenzen*, S. 77.

[463] „Gerade hinsichtlich des Einsatzes von Psychopharmaka im Altenpflegeheim wurde in der Vergangenheit oftmals der Vorwurf geäußert, diese Medikamente würden nicht adäquat bzw. missbräuchlich eingesetzt, so etwa mit der Absicht, Heimbewohner ‚ruhig zu stellen' bzw. um bei unzureichender Personalausstattung einen geordneten Betrieb des Heimes aufrechterhalten zu können. Dies gilt insbesondere für die Verwendung von sedierenden Neuroleptika und Benzodiazepinen." Pantel, Haberstroh (2007): „Psychopharmakaverordnung im Altenpflegeheim", S. 258.

Mit Pantel und Haberstroh lassen sich weitere Kriterien für einen fachlich adäquaten und ethisch reflektierten Umgang mit Psychopharmaka (besonders) bei Menschen mit Demenz anführen. Negativ formuliert besteht eine solche Praxis darin, *unnötige* Psychopharmakatherapien zu vermeiden, wobei das Attribut „unnötig" (unnecessary) hier in Anlehnung an amerikanische Leitlinien gilt, wenn die jeweilige Behandlung

- […] mit exzessiver Dauer oder Dosis verschrieben wird
- ohne klare (medizinisch-psychiatrische) Indikation zum Einsatz kommt
- mit schwerwiegenden Nebenwirkungen behaftet ist
- unzureichendem Monitoring unterliegt oder polypharmazeutisch (=mehr als ein Medikament mit ähnlicher Wirkung) zum Einsatz kommt.[464]

Zu der praktischen Umsetzung der Erfordernisse einer ethisch sowie fachlich reflektierten Psychopharmakatherapie schlugen Pantel, Haberstroh und Schröder darüber hinaus ein Handlungsstufenmodell vor, das die verschiedenen beteiligten Akteure – berücksichtigt werden Pflegepersonal, Hausärzte, Fachärzte und gesetzliche Betreuer – in einem stetigen 14-schrittigen Reflexionsprozess dazu anleitet, in einem individuellen Fall die bestmögliche Option der Medikation bzw. Medikationsanpassung oder -einstellung zu eruieren.[465] Im Zusammenhang von pharmakologischen FeM ist nicht zuletzt festzuhalten, dass die Überprüfung von deren Indikation maßgeblich zu einer Reduktion oder zumindest zu einem reflektierteren Umgang führen kann. Es gilt, dass hier

mit besonderer Kompetenz, aber auch mit moralischer Skrupelhaftigkeit das Handlungsziel in den Blick genommen werden und das hohe Schadenspotential bedacht werden [muss], das mit einer falsch oder gar missbräuchlich indizierten Psychopharmakagabe verbunden ist.[466]

Zentral ist dabei das Gebot, dass sich aus der möglichen subjektiv wahrgenommenen Belastung von Pflegekräften angesichts von auffordernden oder gar unkooperativen Verhaltensweisen „jedoch keine pharmakologische und freiheitsentziehende Indikation ab[leitet]"[467].

---

[464] Ebda. S. 259. Für weitere damit verbundene Forderungen vgl. ebda. S. 259 f.

[465] Vgl. Ebda. S. 260–263, hier S. 262, Abb. 1 sowie Pantel, Haberstroh, Schröder (2010): „Psychopharmaka im Altenpflegeheim", S. 321–324, hier S. 322, Abb. 2.

[466] Pantel, Haberstroh (2007): „Psychopharmakaverordnung im Altenpflegeheim", S. 266.

[467] Deuschl, Maier et al. (2016): *S3-Leitlinie Demenzen*, S. 81. Vgl. dazu auch Pantel, Haberstroh (2007): „Psychopharmakaverordnung im Altenpflegeheim", S. 266.

2.10.2 Baulich-architektonische Alternativen

Mit baulich-architektonischen Alternativen sind solche Interventionen angesprochen, die durch die Gestaltung des Milieus und die Anpassung der Umgebung von Menschen mit Demenz dazu beitragen, ihnen ein möglichst weitgehend selbstständiges und selbstbestimmtes Leben zu ermöglichen und somit die Reduktion von FeM zu befördern.[468] Abermals sollen die bereits von Hoffmann und Klie angeführten Aspekte an dieser Stelle ergänzt bzw. vertieft werden. Eine evidenzbasierte Übersichtsarbeit aus dem Jahr 2014, die sich mit dem Einfluss der Architektur bzw. umgebungsbezogener Faktoren auf Menschen mit Demenz in der stationären Langzeitpflege befasste, trug eine Vielzahl baulicher Merkmale zusammen, die sich positiv auf deren Pflege, Betreuung und Begleitung auswirken können. Dabei konnten die Ergebnisse in vier Kategorien gebündelt werden: Grundlegende Architekturmerkmale (1), die architektonische Raumgestaltung (2), die Atmosphäre (3) sowie Umweltinformationen (4).[469]

1) Allgemein lässt sich in der Kategorie grundlegender Architekturmerkmale festhalten, dass sich sogenannte „special care units", d. h. segregative Wohnbereiche, die im Idealfall spezifisch auf die Bedürfnisse von Menschen mit Demenz ausgerichtet sind, positiv auf ihr Verhalten und Erleben bzw. ihr psychosoziales Befinden auswirken, jedoch kaum auf die kognitiven Fähigkeiten.[470] Aus dem Review geht diesbezüglich auch hervor, dass mehrere internationale Studien ermittelten, dass „special care units" mit einer geringeren Anwendung nicht nur von mechanischen, sondern auch von pharmakologischen FeM einhergingen.[471] Auch für Wohneinheiten mit kleineren Gruppengrößen konnten positive Effekte hinsichtlich der sozialen Fähigkeiten sowie des Wohlbefindens nachgewiesen werden, weshalb „small-scale care environments […] should be

---

[468] Vgl. Hoffmann, Klie (2012): *Freiheitsentziehende Maßnahmen im Betreuungs- und Kindschaftsrecht*, Rn. 10.11.

[469] Vgl. Marquardt, G.; Büter, K.; Motzek, T.: „Impact of the Design of the Built Environment on People with Dementia: An Evidence-Based Review", in: *Health Environments Research & Design Journal*, Bd. 9. (2014), S. 127–157, S. 146–148 sowie Marquardt, G.; Büter, K.; Motzek, T.: „Architektur für Menschen mit Demenz", in: *ProCare*, Ausg. 3 (2014), S. 40–42, S. 40. Letztere Publikation fasst die wesentlichen Ergebnisse der Übersichtsarbeit in deutscher Sprache zusammen, weshalb sie nachfolgend zur Ausführung derselben hinzugezogen wird.

[470] Vgl. Marquardt, Büter, Motzek (2014): „Impact of the Design of the Built Environment on People with Dementia", S. 146.

[471] Ebda. S. 134.

implemented whenever possible"[472]. Des Weiteren besteht Einigkeit darüber, dass sich eine klare und übersichtliche architektonische Grundriss- und Erschließungsstruktur mit deutlichen Referenzpunkten förderlich auf die räumliche Orientierungsfähigkeit von Menschen mit Demenz auswirkt.[473]

2) Zur näheren architektonischen Raumgestaltung kann im Wesentlichen festgehalten werden, dass sich der gezielte Einsatz von optischen Reizen (Licht, Farben, Muster) und akustischen Signalen (angenehme Klänge, Musik) positiv auf das Wohlbefinden von Menschen mit Demenz auswirkt. Im Zusammenhang mit der Beleuchtung deutet die Studienlage darauf hin, dass eine klare und helle Beleuchtung sowohl für die Kognition als auch für den Schlaf und die Sehfähigkeit positive Effekte zeitigt. Was akustische Merkmale betrifft, ist ein Zusammenhang von einem hohen Lärmpegel mit auffordernden Verhaltensweisen zu verzeichnen, weswegen eine ruhige Umgebungsgestaltung hier wesentlich ist.[474] Dass darin ein direkter Bezug zur Thematik von FeM besteht, belegt etwa eine in den Review eingeschlossene Studie, die ermittelte, dass „[r]educing stimulation by minimizing distractions from televisions and phones [...] led to improved *care outcomes,* measured by [...] fewer cases of physical restraint use"[475]. Eine übersichtliche farbliche Gestaltung etwa durch Kontraste kann Menschen mit Demenz die Orientierung erleichtern, während für die Musterung von Böden Ergebnisse vorliegen, dass diese eine desorientierende Wirkung haben und dadurch Sturzereignisse begünstigen bzw. auslösen können.[476]

3) Mit der Kategorie der Atmosphäre ist ein weiterer wichtiger, wenn auch schwerer greifbarer Aspekt der Umgebungsgestaltung benannt, der das Verhalten und Erleben von Menschen mit Demenz mitbestimmt. Vor diesem Hintergrund gilt es vor allem, eine möglichst wohnliche Umgebung zu schaffen, die durch

---

[472] Ebda. S. 146.

[473] Vgl. ebda. S. 146 sowie Marquardt, Büter, Motzek (2014): „Architektur für Menschen mit Demenz", S. 41. In einer früheren Studie kamen Marquardt und Schmieg u. a. zu dem entsprechenden Ergebnis: „Wesentlich für die Orientierung Demenzkranker sind eindeutige Grundrissstrukturen ohne sich wiederholende Elemente, in denen wenige Entscheidungsprozesse erforderlich sind und die mit vertrauten Orientierungsstrategien navigiert werden können." Marquardt, G.; Schmieg, P.: „Demenzfreundliche Architektur. Möglichkeiten zur Unterstützung der räumlichen Orientierung in stationären Altenpflegeeinrichtungen", in: *Zeitschrift für Gerontologie und Geriatrie*, Bd. 42, H. 5 (2009), S. 402–407, S. 407.

[474] Marquardt, Büter, Motzek (2014): „Impact of the Design of the Built Environment on People with Dementia", S. 143.

[475] Ebda. S. 143.

[476] Vgl. ebda. S. 146 f. sowie Marquardt, Büter, Motzek (2014): „Architektur für Menschen mit Demenz", S. 41.

personalisierte Gestaltung im Sinne einer multisensorischen Stimulation durch vertraute Reize zu einer Besserung der Lebensqualität beitragen kann:[477]

> Seit vielen Jahren orientiert sich die Gestaltung von Altenpflegeeinrichtungen am Vorbild der eigenen Häuslichkeit und vermeidet zunehmend das Entstehen eines institutionell geprägten Charakters. [...] In den entsprechenden Studien wurden durch eine häusliche Gestaltung positive Effekte für das Verhalten, Wohlbefinden, die sozialen Fähigkeiten wie auch die pflegerischen Ergebnisse von Bewohnern mit Demenz in Altenpflegeeinrichtungen festgestellt. So zeigen sie u.a. weniger herausfordernde Verhaltensweisen, weisen eine höhere Lebensqualität auf und interagieren mehr miteinander sowie mit den Pflegekräften.[478]

Es zeigt sich daher, dass die atmosphärische Gestaltung auch für die Frage um die Anwendung von FeM eine maßgebliche Rolle spielt, da sie durch die Berücksichtigung der spezifischen Bedürfnisse von Menschen mit Demenz dazu beitragen kann, dass auffordernden Verhaltensweisen reduziert werden.

4) Für die letzte Kategorie wählten die Autoren den Titel der „Umweltinformationen", um eine Gruppe von Maßnahmen zu beschreiben, die Menschen mit Demenz dabei helfen können, sich im Wohnbereich der Pflegeeinrichtung besser orientieren zu können. Unter anderem sind positive Auswirkungen hier bei Maßnahmen wie gut sichtbaren Beschilderungen, klaren Farben sowie Personalisierungsmaßnahmen, die die Biografie des Menschen aufgreifen (wie z. B. Porträts vor den jeweiligen Bewohnerzimmern, die es erleichtern, diese wiederzufinden), belegt. Aus der Übersichtsarbeit geht ebenfalls hervor, dass visuelle Barrieren (wie z. B. überdeckte oder unauffällig gestrichene Türgriffe und Türen) in der langzeitstationären Pflege von Menschen mit Demenz eingesetzt werden und dies offenbar mit ‚positiven' Effekten (von denen bspw. das Verhindern eines Verlassens des Wohnbereichs angeführt wird) assoziiert ist.[479] An dieser Stelle ist jedoch kritisch anzumerken, dass es sich bei solchen Maßnahmen um eine Form von FeM handeln kann, wenn es sich hierbei um Ausgangstüren des Wohnbereichs handelt, die von den Betroffenen als solche nicht mehr eindeutig

---

[477] Vgl. Marquardt, Büter, Motzek (2014): „Impact of the Design of the Built Environment on People with Dementia", S. 147 sowie Marquardt, Büter, Motzek (2014): „Architektur für Menschen mit Demenz", S. 42.

[478] Marquardt, Büter, Motzek (2014): „Architektur für Menschen mit Demenz", S. 42.

[479] Vgl. Marquardt, Büter, Motzek (2014): „Impact of the Design of the Built Environment on People with Dementia", S. 148 sowie Marquardt, Büter, Motzek (2014): „Architektur für Menschen mit Demenz", S. 42.

erkannt werden können. Dieses Beispiel illustriert daher den bereits angesprochenen Umstand, dass es auf die jeweilige Wirkung von Interventionen ankommt, ob diese einen freiheiteinschränkenden Charakter aufweisen (siehe Abschn. 2.3).

Es kann davon ausgegangen werden, dass die dargelegten Erkenntnisse zur Bedeutung umgebungsbezogener Aspekte in den letzten Jahren zunehmend Eingang in die langzeitstationäre Versorgung von Menschen mit Demenz gefunden haben. Doch auch im akutstationären Bereich kommt der Aufgabe, ein förderliches Umfeld für Menschen mit Demenz zu schaffen, eine wachsende Bedeutung zu. Von daher ist es verständlich, dass sich zunehmend Bemühungen abzeichnen, diese Ergebnisse aus dem langzeitstationären Setting auf das Akutkrankenhaus anzuwenden, ohne dabei jedoch den Umstand auszublenden, dass sich diese nicht 1:1 auf den klinischen Bereich übertragen lassen.[480] Ruft man sich die Ergebnisse des *Pflege-Thermometers 2014* bzw. der GhoSt Studie zum Umgang mit FeM bei Menschen mit Demenz in Krankenhäusern in Erinnerung, so ist anzunehmen, dass eine demenzsensible Umgebungsgestaltung, die den Bedürfnissen von Menschen mit Demenz adäquat begegnen kann, auch im akutstationären Bereich zu einer Reduktion oder Vermeidung von FeM beitragen kann.

2.10.3 Technische Alternativen

Mit technischen Alternativen bzw. Hilfsmitteln sind solche Maßnahmen adressiert, die nicht nur dazu beitragen können, die Selbstbestimmung und die Mobilität zu erhalten bzw. zu fördern, sondern auch die Betroffenen vor möglichen sturzbedingten Folgen und anderen Schäden zu schützen.[481] Tatsächlich belegt die empirische Studienlage, dass die Reduktion von FeM auch von dem Wissen um bzw. über konkrete Hilfsmittel begünstigt wird.[482] Hoffmann und Klie

---

[480] Vgl. etwa Büter, K.; Motzek, T.; Dietz, B.; Hofrichter, L.; Junge, M.; Kopf, D.; Lützau-Hohlbein, H. v.; Traxler, S.; Zieschang, T.; Marquardt, G.: „Demenzsensible Krankenhausstationen. Expertenempfehlungen zu Planung und Gestaltung", in: *Zeitschrift für Gerontologie und Geriatrie*, Bd. 50, H. 1 (2017), S. 67–72.

[481] Vgl. Hoffmann, Klie (2012): *Freiheitsentziehende Maßnahmen im Betreuungs- und Kindschaftsrecht*, Rn. 10.12.

[482] „From this and other studies, it becomes evident that the availability of knowledge and restraint alternatives to prevent falls (like infra red systems, hip protectors, lower beds) seem to be a prerequisite for successful restraint reduction." Hamers, J. P. H.; Meyer, G.; Köpke, S.; Lindenmann, R.; Groven, R.; Huizing, A. R.: „Attitudes of Dutch, German and Swiss nursing staff towards physical restraint use in nursing home residents, a cross-sectional study", in: *International Journal of Nursing Studies*, Bd. 46 (2009), S. 248–255, S. 254.

führen als Beispiele solcher Hilfsmittel u. a. Niedrigflurbetten, Antirutschauf-
lagen und -socken, Hüftprotektoren(hosen), sturzsichere sog. „Gehfrei"-Hilfen
bzw. „easy walker" an und ergänzen diese um Signal-, Alarm- und Sensoren-
systeme.[483] Zu letzteren Systemen gehören z. B. Sensor- bzw. Signalmatten und
Bewegungsmelder, die etwa bei Verlassen des Bettes über die Rufanlage der
Pflegeeinrichtung ein Signal abgeben. Darüber hinaus verweisen die Autoren
auf Technologien wie z. B. Monitoring-Systeme und – man denke an häusli-
che Sorge- bzw. Pflegearrangements – Hilfsmittel und Vorkehrungen aus dem
„Smart-home"-Bereich.[484] Insgesamt können sich solche Hilfsmittel „als alltagsstrukturierende Angebote darstellen, die das eigensinnige und möglicherweise
nicht rational gesteuerte Mobilitätsverhalten auffangen"[485] helfen. Im Folgenden
soll keine umfassende Auflistung verschiedener Hilfsmittel erfolgen; vielmehr
sollen ausgewählte Beispiele dazu dienen, hier das Spektrum des Möglichen
anzudeuten.

Im Projekt ReduFix haben sich eine Reihe von diesen und weiteren Hilfsmitteln bewährt, um FeM sicher zu reduzieren. Dazu zu zählen sind etwa
Hüftprotektoren(hosen), die durch Polsterung sturzbedingten Folgen wie z. B.
hüftgelenksnahen Frakturen vorbeugen können. Hüftprotektoren illustrieren in
besonderer Weise den bereits angesprochenen Grundsatz, dass „[t]he focus should
be on preventing injurious falls, not on preventing falls at any cost"[486]: Sie wahren die Bewegungsfreiheit der betroffenen Menschen und können zugleich vor
negativen Folgen schützen, die im Falle eines Sturzes mit der Ausübung dieser Freiheit verbunden sein können. Was die Effektivität von Hüftprotektoren
betrifft, ist festzuhalten, dass „die Studienlage nahe[legt], dass durch Hüftprotektoren hüftgelenksnahe Frakturen vermieden werden können, [sich] allerdings [...]
keine eindeutigen Angaben zum Ausmaß dieser Vermeidung machen [lassen]"[487].

---

[483] Vgl. Hoffmann, Klie (2012): *Freiheitsentziehende Maßnahmen im Betreuungs- und Kindschaftsrecht*, Rn. 10.12. Zu einer Übersicht möglicher technischer Hilfsmittel bzw. alternativer Handlungskonzepte vgl. auch Joanna Briggs Institute: „Physical Restraint – Part 2: Minimisation in Acute and Residential Care Facilities", in: *Best Practice. Evidence Based Practice Information Sheets for Health Professionals*, Bd. 6, H. 4 (2002), S. 1–6.

[484] Vgl. Hoffmann, Klie (2012): *Freiheitsentziehende Maßnahmen im Betreuungs- und Kindschaftsrecht*, Rn. 10.12.

[485] Klie (2019): „Zwischen Recht und Unrecht", S. 356.

[486] Evans, Cotter (2008): „Avoiding Restraints in Patients with Dementia", S. 44.

[487] Köpke, Möhler, Abraham, Henkel, Kupfer, Meyer (2015): *Leitlinie FEM*, S. 42. Die Leitlinie empfiehlt entsprechend: „Ein Angebot von Hüftprotektoren an Pflegeheimbewoh-
nerinnen kann auf Grundlage des aktuellen Wissenstands zur Vermeidung von hüftgelenks-
nahen Frakturen in Betracht gezogen werden, sollte jedoch mit weiteren Maßnahmen für eine
verbesserte Nutzung der Protektoren kombiniert werden." Ebda. S. 45.

Des Weiteren nennt die Projektgruppe ReduFix die Verwendung von Sensormatten, die bei Menschen mit Demenz ein geeignetes Hilfsmittel sein können, um zu gewährleisten, dass Hilfe angefordert werden kann, auch wenn die betroffene Person z. B. nicht mehr eigenständig in der Lage ist, die Handhabung bzw. den Zweck der Rufanlage zu verstehen. Dabei werden solche Matten wie folgt eingesetzt:

> Die Matte wird auf der Seite, auf der die Person gewöhnlich das Bett verlässt, am Fußboden befestigt und mit der Rufanlage gekoppelt. Sie ist so dünn, dass sie von der Person nicht bemerkt wird. Es besteht keine zusätzliche Sturzgefahr […]. Der Ruf wird ausgelöst, sobald die Person die Matte mit den Füßen belastet. Da sie sich häufig erst aufsetzt und nicht sofort beginnt sich fortzubewegen, besteht für die Pflegekräfte meist Zeit zu reagieren.[488]

An dieser Stelle ist jedoch anzumerken, dass es auch bei Sensormatten (bzw. Sensorsystemen jeglicher Art), auf die Art und Weise der Verwendung sowie die *Wirkung* derselben ankommt: Wird die jeweils betroffene Person bspw. bei Alarmieren der Pflegekräfte durch die Sensormatte stets zurück in das Bett gebracht, obwohl sie dieses zu verlassen versuchte, so dient die Sensormatte in diesem Fall eindeutig als FeM. Anders verhält es sich in diesem Zusammenhang jedoch, wenn der Alarm zum Anlass genommen wird, die spezifischen Bedürfnisse der Person zu eruieren und diesen daraufhin etwa durch Unterstützung bei dem Toilettengang oder bei anderen Tätigkeiten zu begegnen.[489] Ein und dasselbe Hilfsmittel kann somit *auf die eine Weise* als Maßnahme der Überwachung und als FeM dienen, *auf die andere Weise* jedoch als Hilfsmittel für bedürfnisorientierte Pflege, das zudem dazu beitragen kann, auf FeM zu verzichten.

Als weitere Hilfsmittel, die sich z. B. im Projekt ReduFix bewährt haben, sind Niedrigflurbetten anzuführen. Die Verwendung von höhenverstellbaren Niedrigflurbetten kann ein effektives Hilfsmittel darstellen, um auf FeM wie Bettgitter oder körpernahe Fixierungen zu verzichten: Eine verstellbare, niedrige Liegehöhe von z. B. 30 cm kann das Verletzungsrisiko bei einem Sturz (bzw. in diesem Fall eher einem Herausrollen aus dem Bett) erheblich verringern.[490] In Kombination mit einer davor positionierten Matratze und/oder Matte kann die Verletzungsgefahr noch weiter minimiert werden. Darüber hinaus bietet es sich bei einer

---

[488] Projektgruppe ReduFix (2007): *ReduFix*, S. 44.

[489] Vgl. Hoffmann, Klie (2012): *Freiheitsentziehende Maßnahmen im Betreuungs- und Kindschaftsrecht*, Rn. 10.13. Vgl. dazu auch Köpke, Möhler, Abraham, Henkel, Kupfer, Meyer (2015): *Leitlinie FEM*, S. 46.

[490] Vgl. Projektgruppe ReduFix (2007): *ReduFix*, S. 47.

solchen Verwendung an, eine Sensormatte hinzuzunehmen und vor dem Niedrigflurbett zu platzieren. Im Einzelfall kann sich ein Niedrigflurbett jedoch ebenfalls als (genehmigungspflichtige) FeM darstellen, wenn es in einer solchen Art und Weise Verwendung findet, dass betroffenen Menschen aufgrund der niedrigen Liegehöhe verunmöglicht wird, das Bett zu verlassen.[491]

An dieser exemplarischen Auswahl technischer Alternativen bzw. Hilfsmittel wird deutlich, dass bei der Vermeidung oder Reduktion von FeM vor allem Kreativität und die Ausrichtung am Einzelfall bestimmend sind: Je nach den spezifischen Gegebenheiten einer Situation bzw. der Verfassung der pflegebedürftigen Person können sich technische Mittel entweder als FeM oder als förderliches Hilfsmittel erweisen. Es bedarf hier spezialisierter pflegerischer Achtsamkeit, Sorgfalt und nicht zuletzt ethisch-fachlicher Expertise, um sicherzustellen, dass die verwendeten Mittel dazu dienen, der Freiheit einer Person möglichst großen Raum zu gewähren, ohne diese dabei erhöhten Risiken auszusetzen. Auch darin zeigt sich in gewisser Weise, wie entscheidend die Einstellung beteiligter Akteure sich auf die Anwendung von FeM bei Menschen mit Demenz in professionellen Sorgebeziehungen auswirkt, insofern es wesentlich von der Anerkennung alternativer Handlungskonzepte, Maßnahmen und Hilfsmittel abhängt, ob FeM tatsächlich als *ultima ratio* statt als erstes Mittel der Wahl gesehen werden. Gleichzeitig wird damit der Forschungsbedarf offenbar, der sich bezüglich der Effektivität solcher Alternativen vorbringen lässt.[492]

2.11 Zwischenfazit

Die Anwendung von FeM bei alten Menschen in professionellen Sorgebeziehungen und besonders bei Menschen mit Demenz hat sich in den vorangegangenen Ausführungen als vielschichtiges Phänomen erwiesen, das eine Reihe terminologischer, epistemischer und nicht zuletzt ethischer Probleme aufwirft. Ganz übergeordnet lassen sich FeM zunächst in Anlehnung an den Deutschen Ethikrat als Maßnahmen wohltätigen Zwangs klassifizieren und somit in eine Kategorie von Handlungen einordnen, die in verschiedenen Sorgekontexten des Gesundheits- und Sozialwesens – von der Kinder- bzw. Jugendhilfe, über die Psychiatrie bis zur Altenpflege und Behindertenhilfe – Anwendung finden. Dem Deutschen

---

[491] Vgl. Köpke, Möhler, Abraham, Henkel, Kupfer, Meyer (2015): *Leitlinie FEM*, S. 44.
[492] „Die Evidenzlage zur Wirksamkeit verschiedener Hilfsmittel zur Vermeidung von FEM ist gering bis sehr gering. Hier besteht dringender Forschungsbedarf." Ebda. S. 47.

Ethikrat gelang es dabei, zu der ethischen Kernfrage dieser Handlungen vorzu-dringen: Demnach ist denselben gemein, dass sie *als Zwangsmaßnahmen* den Willen der betroffenen Person überwinden und dabei als *wohltätige* Maßnahmen aus fürsorglicher Absicht auf das Wohl bzw. den Schutz der Person abzielen.

Wendet man sich von dieser allgemeinen Bestimmung von wohltätigen Zwangsmaßnahmen den Spezifika von FeM in der Pflege und Betreuung von Menschen mit Demenz zu, so fällt schon auf terminologischer Ebene auf, dass FeM aufgrund ihrer mannigfaltigen Erscheinungsformen sich zunächst einer Wesensbestimmung zu entziehen scheinen – zumal sich in der internationalen und nationalen Forschungsliteratur noch keine einheitliche Terminologie durchgesetzt hat. Dies äußert sich konkret bspw. darin, dass in der empirischen Forschung zu diesem Sachverhalt immer wieder diverse Erscheinungsformen von FeM ausge-blendet bzw. nicht als solche gezählt werden. Nicht zuletzt kann im speziellen Fall pharmakologischer FeM festgestellt werden, dass diese in manchen Fäl-len in der Literatur bzw. auch im pflegerischen Alltag nicht als solche präsent sind bzw. reflektiert werden. Es lässt sich vermuten, dass vielerorts noch ein sozusagen ‚mechanistisches' Verständnis von FeM vertreten wird, das primär körpernahe und körperferne mechanische Vorrichtungen und Maßnahmen, nicht jedoch pharmakologische Interventionen in den Blick nimmt.

Auch aufgrund dieser Problematik besteht eine besondere Stärke des FeM-Verständnisses des Deutschen Ethikrats, dessen Ursprung in einer international konsentierten FeM-Definition liegt, in der allgemeinen Formulierung des Phäno-mens: Als FeM gilt demnach jedwede Maßnahme, die das Kriterium erfüllt, eine Person in einer Art und Weise von der freien körperlichen Bewegung und/oder dem Zugriff auf den eigenen Körper abzuhalten, dass sie von derselben nicht kontrolliert oder mühelos entfernt werden kann. Die Frage, auf *welche Weise* dies durch eine FeM erreicht wird, führt von sich aus zu ihrer näheren Bestimmung als spezielle Form von Gewalt: *Gewalt* sind FeM zunächst aufgrund ihrer verwirkli-chungshindernden Wirkung, d. h. aufgrund des Umstands, dass sie die betroffene Person von der Verwirklichung ihrer Bewegungsfreiheit und somit letztlich ihrer Autonomie abhalten. Eine *spezielle* Form von Gewalt stellen FeM wiederum dar, da sie erstens aus fürsorglicher Absicht vorgenommen werden (was für viele andere Gewalthandlungen nicht gilt), da sie zweitens als *ultima ratio* ethisch gerechtfertigt oder geboten sein können und da sie drittens als besonders facetten-reiche Gewaltform den ganzen Menschen in seiner psychophysischen Verfasstheit und sozialen Eingebundenheit betreffen. Eigens betont sei dabei, dass auch solche FeM, für die sich nach kritischer pflegefachlicher und ethischer Prüfung ergibt, dass sie die unvermeidliche *ultima ratio* darstellen, ihren Gewaltcharakter dadurch nicht einbüßen. Auch gilt, dass eine durch eine richterliche Genehmigung legitimierte Gewalthandlung selbst trotz dieser Legitimierung eine Gewalthandlung bleibt.

Mithilfe dieser Bestimmung von FeM auf allgemeiner Ebene lassen sich konkrete Erscheinungsformen von FeM nun genauer als solche identifizieren. Wichtiger als Typologien wie diejenige nach körpernahen, körperfernen und pharmakologischen Interventionen ist dabei jedoch die Erkenntnis der Einzelfallabhängigkeit des freiheitseinschränkenden Charakters von den jeweils ergriffenen Maßnahmen: Mittel wie Bettgitter, Fixiergurte oder sedierende Medikamente sind nicht als solche bereits freiheitseinschränkend; vielmehr kommt es auf die je individuelle *Art und Weise ihrer Verwendung* und ihre jeweilige *Wirkung* auf den betroffenen Menschen in seiner spezifischen Verfasstheit an, ob sie als FeM zu qualifizieren sind.

Mit einem Überblick über die aktuelle empirische Datenlage konnte weiterhin gezeigt werden, dass FeM im Rahmen verschiedener Versorgungskontexte von Menschen mit Demenz in vielen Fällen nicht die Ausnahme, sondern vielmehr die Regel darstellen. Dies erweckt den Anschein, dass sie statt der *ultima ratio* häufig sozusagen die *prima ratio* darstellen. Zugleich muss jedoch festgehalten werden, dass je nach nationalem Kontext, Versorgungssetting, Einrichtung oder gar Station bzw. Wohnbereich erhebliche Schwankungen der Prävalenz von FeM zu verzeichnen sind, die nicht nur auf verschiedene Studiendesigns und Einschlusskriterien zurückzuführen sein dürften. Besonders Beispiele von Pflegeeinrichtungen, in denen die Prävalenz von FeM weit unter dem Durchschnitt liegt, illustrieren dabei, dass eine Pflegekultur, in der FeM wirklich die *ultima ratio* sind, prinzipiell möglich ist. Während für langzeitstationäre Versorgungsformen ein breites Datenmaterial vorliegt und sich ein solches auch immer mehr im akutstationären Kontext abzeichnet, entzieht sich der Bereich der häuslichen Pflege noch weitgehend dieser Erfassung, sodass der prinzipiell geltende Forschungsbedarf sich hier noch verstärkt. Allgemein ist davon auszugehen, dass die Dunkelziffer nicht erkannter bzw. erfasster FeM deutlich über den ermittelten Prävalenzzahlen liegt. Diese Problematik spitzt sich weiterhin im Falle pharmakologischer FeM, d. h. der Medikamentengabe mit dem Ziel der Ruhigstellung betroffener Menschen, zu, insofern diese weitaus seltener als mechanische FeM in ihrem freiheitseinschränkenden Charakter erkannt werden. Dementsprechend selten sind empirische Daten, die *direkt* als FeM angewandte pharmakologische Interventionen abbilden, sodass in Folge benachbarte Phänomene wie das der Polypharmazie und die Psychopharmaka-Gabe einbezogen werden müssen, um sich der Problematik zu nähern. Mit Rekurs auf die aktuelle Datenlage kann

festgehalten werden, dass besonders bei Menschen mit Demenz hohe Prävalenzzahlen sowohl für Polymedikation als auch spezifisch für die regelmäßige bzw.
dauerhafte Verabreichung von Psychopharmaka nachgewiesen sind. Dies ist in
zweierlei Hinsicht von direkter Bedeutung für die Thematik um FeM: Erstens
geht mit einer solchen Medikation häufig eine deutlich erhöhte Sturzgefahr einher; zweitens stellt eine solche Medikation selbst wiederum häufig eine FeM
dar, die einer Sturzgefahr oder aufforderndem Verhalten vorbeugen soll. Dass die
freiheitseinschränkend intendierte Gabe von Psychopharmaka häufig (bzw. wahrscheinlich auch häufiger als offiziell bekannt) erfolgt, wird trotz der disparaten
Datenlage bereits deutlich.

Ein Blick auf den rechtlichen Rahmen der Thematik um FeM in professionellen Sorgebeziehungen verdeutlicht, dass diese sich stets innerhalb gewisser
grund-, zivil- und strafrechtlicher Vorgaben bewegen. Ganz zentral ist dabei
die juristische Bestimmung, dass solche Maßnahmen ab einer gewissen Dauer
oder Regelmäßigkeit settingübergreifend einer richterlichen Genehmigungspflicht
unterliegen. Die Versorgungspraxis zeigt jedoch, dass davon ausgegangen werden
kann, dass der Großteil der angewandten FeM bei genauerem Hinsehen diese
Kriterien erfüllt, zugleich jedoch nicht immer eine entsprechende richterliche
Genehmigung eingeholt wird. Dies kann besonders im Falle von Medikamenten gelten, die mit der Intention der Ruhigstellung verabreicht werden. Damit
steht letztlich zur Diskussion, wie hoch die Dunkelziffer nicht genehmigter und
somit rechtswidriger FeM in Deutschland ist. Aufgrund der besonderen Schwere
des Eingriffs in die grundrechtlich geschützten Freiheitsrechte der Person gilt
darüber hinaus, dass FeM auch rechtlich ausdrücklich nur als *ultima ratio* zum
ausdrücklichen Wohl des Betroffenen in Erwägung gezogen werden dürfen.

Das Wohl des Betroffenen stellt – so ist auch mit Blick auf die empirische Datenlage eindeutig festzuhalten – eine übergeordnete und immer wieder
von den Akteuren in professionellen Sorgebeziehungen vorgebrachte Begründung von FeM dar. Konkreter differenziert sich dies in patientenorientierte und
behandlungsorientierte Gründe aus, denen zufolge FeM Betroffene vor der Selbstschädigung schützen sollen, während mit sozialorientierten und personal- bzw.
organisationsorientierten Gründen der Fremdschutz anderer Pflegeempfänger oder
der Eigenschutz der Pflegenden ins Zentrum rückt. Inwieweit diese Maßnahmen jedoch ihrer fürsorglichen Intention gerecht werden können, lässt sich mit
einem Blick auf die ernstzunehmenden Folgen von FeM in Frage stellen: Gegenüber einer der häufigsten Begründungen von FeM, die diese als Maßnahme der
Sturzprophylaxe sieht, ist auf die empirische Studienlage zu verweisen, aus der
sich keine Empfehlung von FeM zu diesem Zweck ableiten lässt. Vielmehr
besteht sogar die empirisch informierte und begründete Annahme, dass FeM

die Sturzgefahr bzw. das Auftreten sturzbedingter Verletzungen erhöhen können. Sind Menschen mit Demenz schon aufgrund ihrer psychophysischen Verfasstheit sowie oft durch Polypharmazie und häufige Psychopharmaka-Verordnungen einem grundsätzlichen Sturzrisiko ausgesetzt, so stellt sich die Frage, wie FeM, die im fachwissenschaftlichen Kontext als eindeutige Risikofaktoren für Stürze identifiziert wurden, hier zum Wohl des Betroffenen beitragen können.

Ein ähnlicher ‚Teufelskreis‘ ist für eine weitere patientenorientierte Begründung nachzuzeichnen, derzufolge FeM als Antwort auf auffordernde Verhaltensweisen dienen. Auch hier gibt es jedoch einschlägige Belege dafür, dass FeM aufforderndes Verhalten maßgeblich auslösen bzw. befördern können. Es bedarf eines geschärften Blickes für den Umstand, dass FeM nicht nur körperliche, sondern auch psychische Folgen wie etwa Stress, Angst, Unruhezustände und Gefühle des Ausgeliefertseins auslösen können, die sich wiederum in aufforderndem Verhalten ausdrücken können. Darüber hinaus ist zu berücksichtigen, welche sozialen Folgen – etwa Ausgrenzung und Demütigung – mit FeM einhergehen können. Insofern FeM in diesen beiden Fällen – der Sturzprophylaxe sowie der Antwort auf aufforderndes Verhalten – jeweils zugleich die *(Mit-) Ursache von* und die *Reaktion auf* ein und dasselbe Problem darstellen, ist ihre Effektivität prinzipiell in Frage zu stellen sowie zu reflektieren: Weder auf die (tatsächliche oder vermeintliche) Sturzgefahr noch auf auffordernde Verhaltensweisen von Menschen mit Demenz stellen FeM pauschal eine angemessene Antwort dar. Vielmehr bedarf es hier eines grundlegenden ‚Paradigmenwechsels‘, der statt einer ausschließlichen Fokussierung etwa auf das Sturzrisiko bei Menschen mit Demenz das hohe Risikopotenzial, das sich in FeM selbst verbirgt, anerkennt.

Damit ist nicht gesagt, dass es keinerlei Situationen geben kann, in denen FeM nach sorgfältiger pflegefachlicher und ethischer Prüfung als letztmögliches Mittel zum Schutz des Betroffenen erforderlich und angemessen sein können. Exemplarisch sei insbesondere auf Situationen verwiesen, in denen z. B. Menschen mit Demenz drohen, sich durch Manipulation lebensnotwendiger medizinischer Vorrichtungen in erhebliche (Lebens-)Gefahr zu bringen – wobei selbstverständlich auch hier eine Prüfung des Einzelfalls notwendig ist. Dennoch sind auch in solchen scheinbar eindeutigen Fällen zunächst alle Alternativen abzuwägen, insofern das Konzept der *ultima ratio* eindeutig impliziert, dass zuvor *alle* in Frage kommenden milderen Mittel bzw. alternativen Handlungskonzepte und Interventionen erwogen, abgewogen und im Idealfall erprobt sowie reflektiert wurden.

Bezüglich der Analyse geeigneter Interventionen zur Vermeidung von FeM ist festzuhalten, dass diese sich geradezu als ein Negativbild von Begründungsansätzen und Einflussfaktoren von FeM darstellen: In ganz besonderem Maße wird dies im Falle der Einstellung der Pflegenden gegenüber der Anwendung von

FeM deutlich, die als ein wesentlicher Einflussfaktor maßgeblich dazu beiträgt, dass FeM nach wie vor den Alltag in pflegerischen Sorgebeziehungen begleiten. Auch gibt es Hinweise darauf, dass der strukturelle und institutionelle Rahmen dieser Sorgebeziehungen eine Pflegekultur befördern kann, in der FeM als ‚normale' und notwendige pflegerische Intervention angesehen werden. Auf dieser Ebene setzen entsprechend verschiedene konzeptuelle bzw. organisatorische Maßnahmen, Leitlinien und Standards an, die darauf abzielen, eine ethisch und fachlich fundierte, weitgehend FeM-freie Pflege und Betreuung von Menschen mit Demenz sicherzustellen. Oft sehen diese Leitlinien und Standards neben Schulungsangeboten auch eine Bandbreite an baulich-architektonischen und technischen Alternativen bzw. Hilfsmitteln vor, die – selbstverständlich ebenfalls einzelfallabhängig – dazu dienen können, den angezielten Schutz der Betroffenen sicherzustellen, ohne dabei ihre Freiheit im selben Maße einzuschränken wie FeM. Damit solche Alternativen überhaupt erwogen werden bzw. damit auf vermeidbare FeM verzichtet wird, bedarf es jedoch einer grundlegenden Achtsamkeit der beteiligten Akteure.

Um von der Beschreibung des Seins-Zustands, die an manchen Stellen bereits ethische Konflikte aufgezeigt hat, zu der Frage nach dem Gesollten überzugehen, ist in einem nächsten Schritt in Betracht zu ziehen, woraus sich der Schutzanspruch von Menschen mit Demenz begründet, der sowohl die *Orientierung* als auch die unüberschreitbare *Grenze* der Anwendung von FeM bildet. Die Analyse der Situation um FeM bei Menschen mit Demenz in professionellen Sorgebeziehungen führt somit zu tiefergreifenden ethischen Fragen, deren Beantwortung von dem individuellen Menschen mit Demenz selbst auszugehen hat.

Grundlagen einer ethisch-fachlich fundierten Pflege und Betreuung von Menschen mit Demenz

3

In diesem Kapitel sollen übergeordnete Grundlagen analysiert und diskutiert werden, die die Voraussetzungen einer ethisch sowie fachlich fundierten Pflege und Betreuung von Menschen mit Demenz bilden. Dabei bildet die Anerkennung der Personalität von Menschen mit Demenz (Abschn. 3.1) den Ausgangspunkt jeder abgeleiteten ethischen Forderung. Die Anerkennung der Personalität sollte dabei jedoch stets von einer Anerkennung der Vulnerabilität des Menschen mit Demenz begleitet sein, die sich bei genauerem Hinsehen als Versichtbarung der prinzipiellen Vulnerabilität aller Menschen erweist (Absch. 3.2). Auch wenn diesen Grundlagen zunächst eine gewisse Abstraktheit zu eignen scheint, wird es im Verlauf des Kapitels 3 stets auch darum gehen, die gewonnenen Erkenntnisse auf die Problematik von FeM anzuwenden, um deren unmittelbare Relevanz für die vorliegende Thematik aufzuzeigen. Eine besondere Bedeutung kommt dabei der Konzeption der Leiblichkeit zu, da diese jeweils hilft, die konkrete phänomenale Erfahrbarkeit von Personalität und Vulnerabilität aufzuweisen. Auch soll am Ende dieser beiden Abschnitte jeweils die Frage thematisiert werden, wie sich die ethischen Implikationen des Personalitäts- bzw. des Vulnerabilitätskonzeptes mithilfe pflegetheoretischer Ansätze in die pflegerische Praxis übersetzen lassen. Das Kapitel 3 schließt mit einem Zwischenfazit (Abschn. 3.3).

3.1 Anerkennung der Personalität von Menschen mit Demenz

Den ethischen Kern, von dem her pflegerisches Handeln in professionellen Sorgebeziehungen zu bestimmen ist, bildet der pflegebedürftige Mensch, mit dem der Sorgende in Beziehung tritt. Von daher liegt es auf der Hand, dass neben bzw. vor allen strukturellen, institutionellen und sonstigen Bedingungen, die in

© Der/die Autor(en) 2023
S. Ritzi, *Freiheitseinschränkende Maßnahmen bei Menschen
mit Demenz in professionellen Sorgebeziehungen*,
https://doi.org/10.1007/978-3-658-39761-6_3

der bisherigen Analyse der Anwendung von FeM diskutiert wurden, die fundamentale ethische Frage zu stellen ist, ob und wie der pflegebedürftige Mensch mit Demenz selbst von dem Pflegenden in seiner Personalität wahrgenommen und anerkannt wird. Dabei werden vor allem bei der Demenzerkrankung, die den Menschen in seiner psychophysischen Verfasstheit betrifft, auch gesellschaftliche und individuelle Altersbilder berührt, die von direkter ethischer Relevanz sind, weil sie den pflegerischen Umgang mit den betroffenen Menschen (und über diesen Umgang vermittelt auch deren Erlebens- und Verhaltensspielräume) bewusst oder unbewusst beeinflussen bzw. mitbestimmen.[1] Dabei werden unter Altersbildern

auf Alter, Altern und ältere Menschen bezogene Meinungen und Überzeugungen [verstanden], die kontextspezifisch, in Abhängigkeit von Person- und Umweltmerkmalen, aktualisiert werden und spezifische Deutungen, Wertungen, Emotionen und Verhaltenstendenzen nahelegen können.[2]

In diesen Altersbildern schwingen entsprechende Fragen und Vorannahmen über den Menschen (wie auch über dessen vermeintlich krankheitsbedingte Veränderungen und deren Gestaltbarkeit, Reversibilität und Progredienz) mit: Wie weit reichen die Verluste, die mit einer solchen Erkrankung einhergehen und im weiteren Verlauf zu erwarten sind? Sind Menschen mit Demenz in demselben Sinne *Menschen* wie dies Menschen ohne kognitive Beeinträchtigungen sind? Büßen sie durch ihre kognitive Beeinträchtigung auch das Personsein und damit verbundene ethische Ansprüche ein? Der Ethik als Reflexion auf grundlegende Werte des

---

[1] „Bilder vom Alter(n) beeinflussen die fachliche und ethische Qualität der Pflege und Versorgung – insbesondere auch die Beziehungsgestaltung. [...] Die zu unterschiedlichen Zeiten vorherrschenden Altersbilder transportieren Normen und Werte. Sie beeinflussen soziale Beziehungen, sozialpolitische und gesellschaftliche Initiativen, die Bewertung der Bedarfe und Bedürfnisse der älteren Menschen, aber auch die Wirklichkeitskonstruktionen der Pflegenden. In der Konsequenz haben sie Einfluss auf die Leitbilder des Pflegehandelns und auf Aushandlungsprozesse in der Pflege." Riedel, A.: „Ethische Reflexion in der Gerontologischen Pflege", in: Brandenburg, H.; Güther, H. (Hrsg.): *Lehrbuch Gerontologische Pflege*, Bern, 2015, S. 149–162, S. 152.

[2] Schmitt, E.: „Altersbilder, Altern und Verletzlichkeit. Theoretische Perspektiven und empirische Befunde", in: Kruse, A.; Rentsch, T.; Zimmermann, H.-P. (Hrsg.): *Gutes Leben im hohen Alter. Das Altern in seinen Entwicklungsmöglichkeiten und Entwicklungsgrenzen verstehen*, Heidelberg, 2012, S. 3–32, S. 3.

Menschseins[3] muss es darum gehen, solche Annahmen und Erwartungen offenzulegen, zu reflektieren und ggf. zu korrigieren. In seiner Stellungnahme *Demenz
und Selbstbestimmung* aus dem Jahr 2012 hält der Deutsche Ethikrat entsprechend
fest:

> Die Auseinandersetzung mit Demenz stellt die Frage nach unserem Menschenbild.
> Wird der Mensch mit seiner geistigen Leistung gleichgesetzt, muss Demenz als Zer-
> störung des Menschen erscheinen. Wird der Mensch aber nicht nur als denkendes,
> sondern auch als empfindendes, emotionales und soziales Wesen verstanden, kann
> sich der Blick leichter auf die jeweils noch vorhandenen Ressourcen richten.[4]

In einer ähnlichen Weise betont Schmitt die Aufgabe einer Reflexion von Altersbildern und weist zudem darauf hin, dass diese auch stets mit einer ethischen
Reflexion von Vorannahmen über die menschliche Personalität verbunden sein
sollten:

> Vor dem Hintergrund dieses Verständnisses von Altersbildern stellt sich nicht nur
> die Frage, über welche Altersbilder Menschen verfügen, sondern vor allem auch
> die Frage nach deren Salienz, der kognitiven Verfügbarkeit oder Zugänglichkeit von
> spezifischen Altersbildern im jeweiligen Kontext [...]. Für den Umgang mit der
> Vulnerabilität [...] des Alters bedeutet dies etwa, zum einen zu fragen, inwieweit
> das Vorliegen von psychischen oder kognitiven Einschränkungen auf der Grundlage
> bestimmter Altersbilder konstruiert oder akzentuiert wird, zum anderen aber auch die
> Frage zu stellen, inwieweit mit der Aktualisierung bestimmter Altersbilder gleichzei-
> tig subintentional spezifische Konzepte von Personalität oder Menschenwürde salient
> werden und die betroffenen Menschen in ihren Möglichkeiten der Verwirklichung
> von Selbstverantwortung, Mitverantwortung und Teilhabe zum Teil auch dauerhaft
> beeinträchtigen.[5]

---

[3] „Ethik [zielt] darauf, den Menschen in die Lage zu versetzen, in eine systematische, metho-
disch fundierte Auseinandersetzung über grundlegende Werte des Menschseins sowie über
die in einer spezifischen Situation angesprochenen Werte einzutreten [...]. Erst auf der
Grundlage dieser Auseinandersetzung kann das Individuum zu einer Antwort finden, wie es
in einer konkreten Situation handeln soll oder was es tun soll [...]." Kruse, A.: „Menschenbild und Menschenwürde als grundlegende Kategorien der Lebensqualität demenzkranker
Menschen" in: Ders. (Hrsg.): *Lebensqualität bei Demenz? Zum gesellschaftlichen und
individuellen Umgang mit einer Grenzsituation im Alter*, Heidelberg, 2010, S. 3–25, S. 13.

[4] Deutscher Ethikrat (2012): *Demenz und Selbstbestimmung*, S. 9.

[5] Schmitt (2012): „Altersbilder, Altern und Verletzlichkeit", S. 4. Weitere diesbezügliche
Aspekte zeigt Kruse auf: „Der Kontakt mit demenzkranken Menschen erfordert eine grundlegende kritische Reflexion unseres Alters- und Menschenbildes. In diesem Kontakt liegt auch
deswegen eine große Herausforderung, weil die Demenz in besonderer Weise mit der Verletzlichkeit und der Endlichkeit des Lebens konfrontiert. Dabei kann die Bewusstwerdung
dieser Grenzsituation unseres Lebens zur veränderten Einstellung gegenüber dem eigenen

Ergebnis einer solche Reflexion sollte es letztlich sein, neben reduktionistischen Altersbildern auch die ihnen zugrundeliegenden reduktionistischen Menschenbilder zu hinterfragen.[6] Besonders für die Thematik von FeM, für die die zentrale Bedeutung der Einstellung Pflegender *zur Verwendung von Zwangsmaßnahmen* bereits aufgezeigt werden konnte (siehe Abschn. 2.8.2), gilt, dass die noch tieferliegende ethische Einstellung *zu Menschen mit Demenz* eine besondere Tragweite haben dürfte. Deutlich wird, dass „[n]icht allein die Zahl, sondern auch die Haltung der professionellen Akteure [...] den Umgang mit pflegebedürftigen [...] Menschen und damit auch Entscheidungen über die Anwendung von Zwangsmaßnahmen [bestimmt]"[7] und, „dass niederschwellige Formen von Zwang oft die direkte Folge von einseitig defizitorientierten Vorstellungen von Alter und Behinderung und unreflektierten persönlichen Wertpräferenzen seitens der Pflegekräfte sind"[8]. Im Umkehrschluss ergibt sich daraus die Forderung, dass professionell Sorgende nicht nur ihre Grundeinstellung, sondern auch mögliche Vorurteile sowie einseitige, primär an Defiziten orientierte Vorstellungen von alten und demenzkranken Menschen kritisch hinterfragen. Dazu gehört auch eine Bereitschaft, sich je neu auf die Verschiedenartigkeit und Individualität von Personen und ihren jeweiligen Alterns- und Krankheitsprozessen einzulassen.[9] Insofern gehen die Aspekte

---

Leben, aber auch zum veränderten Verhalten gegenüber jenen Menschen führen, die von schwerer Erkrankung und von Einschränkungen betroffen sind." Kruse (2010): „Menschenbild und Menschenwürde", S. 6.

[6] Vgl. Remmers, H.; Walter, U.: „Der Einfluss von Altersbildern auf Behandlung und Pflege", in: Kruse, A.; Rentsch, T.; Zimmermann, H.-P. (Hrsg.): *Gutes Leben im hohen Alter. Das Altern in seinen Entwicklungsmöglichkeiten und Entwicklungsgrenzen verstehen*, Heidelberg, 2012, S. 205–230, S. 226. Dazu auch Kruse: „Angesichts der schweren körperlichen und psychischen Erkrankungen im hohen Alter wird die kritische Reflexion des in unserer Gesellschaft dominierenden Menschenbilds bzw. Personbegriffs als wichtige individuelle und gesellschaftlich-kulturelle Aufgabe betrachtet." Kruse, A.: „Der Respekt vor der Würde des Menschen am Ende seines Lebens", in: Fuchs, T.; Kruse, A.; Schwarzkopf, G. (Hrsg.): *Menschenbild und Menschenwürde am Ende des Lebens*, Heidelberg, 2010, S. 27–55, S. 32.

[7] Deutscher Ethikrat (2018): *Hilfe durch Zwang?*, S. 242. Vgl. dazu auch Kuhlmey, A.: „Phänomene von Gewalt gegen ältere Menschen. 2.3 Zwang in der Versorgung pflegebedürftiger alter Menschen", in: Suhr, R.; Kuhlmey, A. (Hrsg.): *Gewalt und Alter*, Berlin, Boston, 2020, S. 57–63, S. 61.

[8] Deutscher Ethikrat (2018): *Hilfe durch Zwang?*, S. 241. Dabei versteht der Deutsche Ethikrat unter niederschwelligeren Einschränkungen der freien Körperbewegung bspw. die Anwendung von Bettgittern und Stecktischen, die Wegnahme von Gehhilfen, Trickschlösser sowie das Abschließen der Zimmertür. Vgl. ebda. S. 186 f.

[9] Vgl. ebda. S. 241 sowie dazu auch Riedel (2015): „Ethische Reflexion in der Gerontologischen Pflege", S. 154.

der „Werteorientierung" und „Individuumsorientierung", die Riedel erläutert,[10] ineinander auf.

Um nachfolgend ethische Grundlagen für eine solche Werte- und Individuumsorientierung zu entwickeln, soll zunächst die Frage der Personalität von Menschen mit Demenz beantwortet werden, die bereits in den oben genannten defizitorientierten Perspektiven sowie in der theoretischen Rahmung der Arbeit (siehe Abschn. 1.2) anklang. Dabei wird in einem ersten Schritt zu zeigen sein, dass Menschen mit Demenz auch nach einem rationalistisch geprägten Personbegriff nichts an Personalität einbüßen können (Abschn. 3.1.1). Sodann ist in einem zweiten Schritt eine Kritik bzw. Ergänzung von einseitigen, maßgeblich auf der Kognition basierenden Personkonzepten vorzunehmen. Auf Grundlage des Konzepts der Leiblichkeit, die physische und psychische Aspekte des Menschseins umgreift, soll hier der Versuch unternommen werden, die leibliche Kontinuität der Person mit Demenz zu begründen (Abschn. 3.1.2). Schließlich soll auf den bereits angesprochenen Ansatz person-zentrierter Pflege eingegangen werden, um die Frage in den Blick zu nehmen, welche Implikationen die normativen Ansprüche, die sich aus der Personalität des Menschen mit Demenz ergeben, für die Pflegepraxis um die Anwendung von FeM haben (Abschn. 3.1.3).

3.1.1 Die Personalität von Menschen mit Demenz

„Alle Pflichten gegen Personen lassen sich zurückführen auf die Pflicht, Personen als Personen wahrzunehmen."[11] So eindeutig dieser Grundsatz zunächst erscheint, so verschieden sind die Positionen jedoch schon bezüglich der Frage, ob und nach welchen Kriterien Personen als Personen zu erkennen und in der Konsequenz anzuerkennen sind. Galten Menschsein und Personsein lange Zeit als selbstverständlich austauschbare, d. h. letztlich deckungsgleiche Begriffe, sodass jedem Menschen qua Mensch Personalität zugeschrieben wurde,[12] so wird

---

[10] Vgl. Riedel (2015): „Ethische Reflexion in der Gerontologischen Pflege", S. 154.

[11] Spaemann (2019): *Personen*, S. 221. Aufgrund dieses ursprünglichen Charakters der Pflicht, Personen als Personen wahrzunehmen, die somit allen abgeleiteten Pflichten vorausgeht, fügt Spaemann sodann hinzu: „Aber es ist eigentlich unangemessen, diese Wahrnehmung als Pflicht zu formulieren. Denn Pflichten bedürfen der Begründung, aber die Wahrnehmung von Personen ist selbst die letzte Begründung von Pflichten. [...] Wir sprechen davon, dass Personen gegenüber Personen Rechte haben. Aber das ist nur eine andere Weise zu sagen, dass Personen gegenüber Personen Pflichten haben." Ebda. S. 221.

[12] Vgl. Schockenhoff, E.: „Der vergessene Körper. Über die Einheit von Person und menschlicher Natur", in: *Zeitschrift für medizinische Ethik*, Bd. 48 (2002), S. 271–281, S. 272 f.

diese Position zunehmend in Frage gestellt. Besonders in vulnerablen Phasen am Lebensanfang und Lebensende, in denen viele Fähigkeiten und Fertigkeiten von Personen noch nicht oder nicht mehr vorhanden zu sein scheinen, wird wiederholt diskutiert, ob Personalität ein gewinn- und somit auch verlierbarer Status ist, der nicht allen Menschen gleichermaßen zukommt. In dem Maße, in dem Personalität dabei an die Fähigkeit zu rationalem Denken geknüpft wird, scheint auch und besonders bei Menschen mit Demenz die Möglichkeit im Raum zu stehen, dass sie aufgrund ihrer kognitiven Beeinträchtigungen an Personalität verlieren:

> Demenzielle Erkrankungen wirken in besonderer Weise beunruhigend und bedrohlich, weil sie in Frage stellen, was wir als Grundlage unseres Selbstseins ansehen: unsere kognitiven Fähigkeiten. Für die westlichen Kulturen ist Personalität entscheidend gebunden an die Intaktheit dieser Funktionen, an Überlegung, Intelligenz, Rationalität und Gedächtnis. Damit werden demenzielle Erkrankungen zur Bedrohung der Person in ihrem Kern, ja sie scheinen [...] eine geradezu dehumanisierende Wirkung zu haben.[13]

Da mit dem Personstatus wiederum klassische ethische Schutzansprüche verbunden sind, die unter dem Begriff der Würde zusammengefasst werden, bleibt eine solche reduktionistische Sicht auf Menschen mit Demenz nicht ohne Folgen: So droht nicht nur die Gefahr, dass „Menschen mit einer weit fortgeschrittenen Demenz das Humane abgesprochen wird"[14], sondern auch, dass auf diesem Fundament „grundlegende Zweifel in Bezug auf die Menschenwürde vorgebracht werden"[15], was sich wiederum in ökonomisierenden Kalkülen und Nutzen-Abwägungen niederschlagen kann, ob der betroffene Mensch etwa von einer qualitativ hochwertigen pflegerischen Versorgung überhaupt noch profitiere.[16] Für den Fall der Anwendung von FeM bei Menschen mit Demenz hätte eine solche Perspektive weitreichende Folgen, da solche Maßnahmen wesentlich leichter zu rechtfertigen wären, wenn sie Menschen beträfen, die keine Personalität und somit keinen Würdeschutz aufwiesen.

Dabei soll nicht behauptet werden, dass Pflegende und andere beteiligte Akteure in jedem Fall eine solche Position vertreten, geschweige denn, dass sie dies explizit und bewusst tun. Doch ist mit dem bereits genannten israelischen Philosophen Margalit (siehe Abschn. 2.9) darauf hinzuweisen, dass sich eine Demütigung und Diskriminierung von Menschen, die darin besteht, ihnen

---

[13] Fuchs (2010): „Das Leibgedächtnis in der Demenz", S. 231.
[14] Kruse (2010): „Menschenbild und Menschenwürde", S. 17.
[15] Ebda. S. 17.
[16] Vgl. ebda. S. 17 f.

das Humane abzusprechen, nicht in dieser Ausdrücklichkeit manifestieren muss. Sie kann vielmehr in Rahmenannahmen implizit sein, die den Gegenüber als „Mensch[en] zweiter Klasse"[17] sehen.[18] Dass eine implizite Herabsetzung von Menschen mit Demenz erfolgt, ist oftmals bereits am alltäglichen Sprachgebrauch zu erkennen, wenn betroffene Menschen z. B. auf „Demenz-Fälle", „Demente" oder „Alzheimer-Opfer" reduziert oder bspw. statt als Individuen als Teil einer bedrohlich anrollenden „Demenz-Welle" bezeichnet werden.[19]

Ein Blick in den stetig wachsenden philosophisch-ethischen Diskurs um das Konzept der Person(alität) genügt jedoch, um zu erkennen, dass die Annahme, Menschen mit Demenz komme nur in bedingtem Maße bzw. gar keine Personalität zu, längst nicht mehr nur eine implizite Annahme hinter demütigendem Verhalten oder diskriminierender Sprache ist. Vielmehr findet sie in manchen Vertretern des Präferenzutilitarismus angesehene und tatsächlich einflussreiche Befürworter. Folgte man diesen Positionen, die eine klare Trennung von Menschsein und Personsein vornehmen und als Konsequenz ihrer Persondefinition viele Menschen vom letzteren ausschließen, so wären auch Menschen mit einer weit fortgeschrittenen Demenz keine Personen mehr und verfügten damit auch nicht über den entsprechenden ethischen Schutzanspruch.[20]

---

[17] Margalit (2012): *Politik der Würde*, S. 126.

[18] „[B]ei den hier zu erörternden Positionen [handelt es sich] nicht nur einfach um die falsche Ansicht [...], einige Menschen seien keine richtigen Menschen; vielmehr geht es um ‚Haltungen', die tiefer verwurzelt und grundlegender sind als Ansichten oder Meinungen. Daß sie grundlegender sind, heißt nicht, daß es sich bei Haltungen um unreflektierte, spontane Reaktionen handeln würde. Diese Aussage bezieht sich allein darauf, daß wir den Inhalt von ‚Haltungen' in einer anderen Satzform wiedergeben als den Inhalt von Ansichten. Sätze, die Haltungen zum Ausdruck bringen, haben die Funktion von Rahmenannahmen; sie legen jene Regeln fest, die unsere Vorstellung von der Welt bestimmen." Ebda. S. 112 f.

[19] Vgl. Kitwood (2019): *Demenz: Der person-zentrierte Ansatz*, S. 29, sowie Frewer, A.: „Ältere Menschen in der Sprache der Medizin. Ethische Fragen von Ausgrenzung und Ageism", in: Frewer, A.; Klotz, S.; Herrler, C.; Bielefeldt, H. (Hrsg.): *Gute Behandlung im Alter? Menschenrechte und Ethik zwischen Ideal und Realität*, Bielefeld, 2020, S. 67–94, S. 74.

[20] So führt Wetzstein aus: „In reduktionistischen Personkonzeptionen sind bereits anfanghaft Strategien einer Entpersonalisierung dementer Menschen nachweisbar. So werden in manchen Entwürfen demente Menschen nur noch als Personen im sozialen Sinn, als Quasi- oder Post-Personen betrachtet." Wetzstein, V.: „Kognition und Personalität: Perspektiven einer Ethik der Demenz", in: Kruse, A. (Hrsg.): *Lebensqualität bei Demenz? Zum gesellschaftlichen und individuellen Umgang mit einer Grenzsituation im Alter*, Heidelberg, 2010, S. 51–70, S. 55. Diese Reduktionismen, die im Rahmen dieser Arbeit nachfolgend noch genauer hinterfragt werden sollen, haben weiterhin konkrete Folgen für die ethischen Ansprüche, die Menschen mit Demenz nach dieser Ansicht noch zugestanden werden: „Ihr moralischer Status kann dann im Verlauf der Demenz immer weiter eingeschränkt werden, bis es nur noch

Das Ziel dieses Abschnitts besteht dabei nicht darin, eine umfassende Analyse und tiefgreifende Dekonstruktion verschiedener Spielarten präferenzutilitaristischer Positionen und damit zusammenhängender Argumentationsgänge zu leisten. Dementsprechend erfolgt an dieser Stelle keine vertiefte Diskussion der vielbesprochenen Implikationen präferenzutilitaristischer Argumente für bio-, medizin- und tierethische Fragestellungen. Nachfolgend sollen hingegen zwei Argumente gegen das reduktionistische Personkonzept des Präferenzutilitarismus skizziert werden, anhand derer spezifisch für Menschen *mit Demenz* aufgezeigt werden kann, dass diesen völlig uneingeschränkt der Status von Personen zukommt. Nach einer kurzen Darstellung der zu kritisierenden Position, soll in einem ersten Argument gezeigt werden, dass Menschen mit Demenz auch im Rahmen eines vornehmlich auf Rationalität abzielenden Personbegriffs in vollem Sinn als Vernunftwesen und somit Personen zu erkennen sind. Im darauffolgenden zweiten Argument wird ein alternativer Weg beschritten, der im Wesentlichen darin besteht, dualistische Reduktionismen, die den Menschen auf Kognition reduzieren, mithilfe eines umfassenderen Personbegriffs zurückzuweisen, der die Leiblichkeit des Menschen in das Zentrum rückt.

Ausgangspunkt des Präferenzutilitarismus, wie er u. a. von Singer geprägt wurde, ist das Prinzip der gleichen Interessenabwägung, das alle moralischen Sollensansprüche von dem Vorhandensein von Präferenzen bzw. Interessen bei den Betroffenen ableitet: „Das Prinzip der gleichen Interessenabwägung verbietet es, unsere Bereitschaft, die Interessen anderer Personen abzuwägen, von ihren Fähigkeiten oder anderen Merkmalen abhängig zu machen, außer dem einen: eben dass sie Interessen haben.“[21] Dass hauptsächlich diese Fähigkeit zur bewussten Formulierung von Interessen moralisch ausschlaggebend ist, bedeutet dabei in der Konsequenz, dass andere Merkmale, wie etwa die Gattungszugehörigkeit des Betroffenen, ethisch nicht ins Gewicht fallen: Ob es sich um ein Tier oder einen Menschen handelt, ist zunächst nicht ausschlaggebend und jede Bevorzugung von Menschen qua Mensch liefe nach Singers Ansicht auf einen sog. „Speziesismus“ hinaus, d. h. – in (freilich sehr fragwürdiger) Anlehnung an den Rassismus – einer ungerechten Herabsetzung anderer aufgrund ihrer Zugehörigkeit zu einer

---

eine Frage der Vereinbarung ist, inwieweit dementen Menschen mit Respekt zu begegnen ist […]. Konzeptionen, die den Personstatus eines Menschen an den aktualen Besitz von Bewusstseinsleistungen binden, müssen in logischer Folge dementen Menschen das Personsein absprechen oder es zumindest graduell einschränken. Wenn ein abgestuftes moralisches Personkonzept verfolgt wird, fallen demente Menschen mit Fortschreiten des dementiellen Prozesses immer weiter aus dem Schutzkonzept der Menschenwürde heraus." Ebda. S. 55.

[21] Singer, P.: *Praktische Ethik*, übers. v. Bischoff, O.; Wolf, J.-C.; Klose, D.; Lenz, S., Stuttgart, [3]2013, S. 54.

bestimmten Gruppe, in diesem Fall der biologischen Gattung.[22] Eine Konsequenz dieser Festlegung Singers ist, dass es dementsprechend keinen Grund mehr gibt, in moralischer Hinsicht streng zwischen Menschen und Tieren zu scheiden, vielmehr verläuft die Demarkationslinie nun zwischen solchen Wesen, die Interessen und Präferenzen haben und solchen, die dies noch nicht oder (vermeintlich) nicht mehr tun. Um dieser Trennung terminologisch Ausdruck zu verleihen und sie mit zusätzlichen ethischen Kriterien zu ergänzen, optiert Singer für eine Trennung der Begriffe „Mensch" und „Person", wobei er aus der langen Tradition philosophischer Personbegriffe lediglich denjenigen John Lockes hinzuzieht, der ein besonderes Augenmerk auf das Selbstbewusstsein legt:

> Für die erste, biologische Bedeutung werde ich den schwerfälligen, aber präzisen Begriff „Mitglied der Spezies Homo sapiens" verwenden, für die zweite Bedeutung den Begriff „Person". [...] John Locke definiert eine Person als „ein denkendes intelligentes Wesen, das Vernunft und Reflexion besitzt und sich als sich selbst denken kann, als dasselbe denkende Etwas in verschiedenen Zeiten und an verschiedenen Orten". [...] Auf jeden Fall schlage ich vor, „Person" in der Bedeutung eines rationalen und selbstbewussten Wesens zu gebrauchen, um jene Elemente der landläufigen Bedeutung von „menschliches Wesen" zu erfassen, die von „Mitglied der Spezies Homo sapiens" nicht abgedeckt werden.[23]

Diese Weichenstellungen Singers sind in zweierlei Hinsicht mit weitreichenden ethischen Konsequenzen verbunden: Zunächst einmal führt die Trennung von Mensch- und Personsein dazu, dass auch nichtmenschliche Personen möglich

---

[22] Vgl. ebda. S. 98–106. Diese Parallele zum Rassismus wird von Singer ausdrücklich betont: „Die biologischen Fakten, an die unsere Spezies gebunden ist, haben keine moralische Bedeutung. Dem Leben eines Wesens bloß deshalb den Vorzug zu geben, weil das Lebewesen unserer Spezies angehört, würde uns in eine unangenehme Position bringen. Sie gleicht jener der Rassisten, die denen den Vorzug geben, die zu ihrer Rasse gehören." Ebda. S. 143. Was diese Sichtweise dabei unter anderem verkennt, ist, dass es gerade das Besinnen auf das allen gemeinsame Menschsein – nicht nur, aber auch im Sinne einer umgreifenden Gattungszugehörigkeit – ist, was hilft, Rassismus als moralisch verwerflich zu erkennen. Im Übrigen weist Schockenhoff darauf hin, dass Singers Argumentation letztlich selbst auf dieselbe Ausgrenzungslogik hinausläuft, die er mit dem Speziesismus-Begriff zu kritisieren meint: „Wer die Zuerkennung eines unbedingten Lebensrechtes und den Geltungsumfang des Tötungsverbotes an das Vorhandensein bestimmter Eigenschaften und Fähigkeiten bindet, teilt mit dem Speziesismus dieselbe Voraussetzung. Er sondert nämlich aus der Gesamtheit der Lebewesen aufgrund des faktischen Vorkommens bestimmter Merkmale die Klasse der ‚Selbstbewusstseins-Besitzer' aus, um ihnen nach Art eines ‚Interessen-Speziesismus' willkürlich moralische Vorrechte einzuräumen." Schockenhoff (2002): „Über die Einheit von Person und menschlicher Natur", S. 277.

[23] Singer (2013): *Praktische Ethik*, S. 142 f.

sind, die aufgrund ihrer kognitiven Fähigkeit zu rationalem Denken, Reflexion und Selbstbewusstsein den Status und somit Schutzanspruch von Personen aufweisen. Somit kann es auch hochentwickelte Tiere geben, denen der Personstatus zukommt. Während dies an sich unproblematisch ist und lediglich mit einer Ausweitung des personalen Schutzanspruches etwa auf Primaten oder andere Tiere verbunden wäre, geht Singer zweitens davon aus, dass es nun auch Menschen geben kann, die *noch nicht* oder *nicht mehr* Personen sind. Für un- und neugeborene Menschen oder Menschen mit schweren körperlichen und geistigen Behinderungen bedeutet dies, dass es nach Singer möglich ist, dass sie nie den Status einer Person erreichen, wenn sie entwicklungsbedingt nicht zu dem Bewusstsein ihrer selbst kommen. Ebenso können kognitive Einbußen durch Unfälle oder Erkrankungen dazu führen, dass Menschen den Status von Personen wieder verlieren.

Mit der empirischen Nachweisbarkeit des reflexiven Bewusstseins steht und fällt für Singer die Personalität und entsprechend „[darf] die Zuerkennung des Personstatus allein dann erfolgen [...], wenn ein bestimmtes Lebewesen über die genannten Eigenschaften *aktuell* verfügt und sich ihrer *reflexiv* bewusst ist"[24]. Moralische Schutzansprüche – allen voran das Tötungsverbot – sind somit ebenfalls an das Vorhandensein dieser Eigenschaften geknüpft. Tatsächlich gibt es nach Singer kein generelles Tötungsverbot für Menschen; die Tötung verbietet sich vielmehr zunächst nur bei *Personen*, weil diese über die entsprechenden schützenswerten Eigenschaften und Präferenzen verfügen:

> Gibt es etwas an dem Leben eines rationalen und selbstbewussten Wesens – im Unterschied zu einem bloß empfindungsfähigen Wesen –, das es sehr viel schwerwiegender macht, das Leben des ersteren als das des letzteren zu nehmen? Um diese Frage zu bejahen, kann man folgendermaßen argumentieren: Ein selbstbewusstes Wesen ist sich seiner selbst als einer distinkten Entität bewusst, mit einer Vergangenheit und Zukunft. [...] Ein Wesen, das in dieser Weise seiner selbst bewusst ist, ist fähig, Wünsche hinsichtlich seiner eigenen Zukunft zu haben. [...] Nimmt man einem dieser Menschen ohne seine Zustimmung das Leben, so durchkreuzt man damit seine Wünsche für die Zukunft.[25]

Eine solche Argumentation, die das Tötungsverbot mit der empirisch nachweisbaren Fähigkeit der Betroffenen begründet, sich ihrer Identität als Person über Vergangenheit und Zukunft hinweg reflexiv zu versichern und entsprechend präferenzutilitaristisch relevante Zukunftsinteressen zu haben, kann für einige

---

[24] Schockenhoff (2002): „Über die Einheit von Person und menschlicher Natur", S. 274.
[25] Singer (2013): *Praktische Ethik*, S. 145 f.

Menschen nicht geführt werden. Auch wenn etwa Menschen mit Demenz eindeutig Wünsche und Interessen haben und sich argumentieren ließe, dass diese unter Umständen lediglich schwerer zu ergründen sind, so kann eine weit fortgeschrittene Demenzerkrankung das Bewusstsein der eigenen personalen Identität in Vergangenheit und Zukunft tatsächlich beeinträchtigen. In den Kapiteln seines Hauptwerkes *Praktische Ethik*, die der Sterbehilfe-Thematik gewidmet sind, geht Singer zwar von besonderen Extremfällen wie dem von Menschen im Koma aus, jedoch ist deutlich, dass neben komatösen Menschen auch Menschen mit einer weit fortgeschrittenen Demenzerkrankung nach seiner Ansicht keinen Personstatus aufweisen. Dementsprechend entfällt hier auch ein grundsätzliches Tötungsverbot. Eine Tötung dieser Menschen, die ihren Personstatus verloren haben, ließe sich Singer zufolge nur dann als moralisch verboten ansehen, wenn sich etwa zeigen ließe, dass ihre Tötung mit negativen Angstgefühlen für *andere* Personen verbunden wäre.[26]

Es liegt nahe, dass die Anwendung von FeM bei Menschen mit weit fortgeschrittenen Demenzerkrankungen einer solchen Position zufolge problemlos ethisch zu rechtfertigen wäre. Zwar ist unwahrscheinlich, dass die Sichtweise Singers in dieser drastischen Form und in diesem Ausmaß im Pflege- und Gesundheitswesen (weit) verbreitet ist, jedoch kommen in beiläufigen Aussagen wie „Er bekommt das doch gar nicht mehr mit" und „Er vegetiert nur noch dahin" ähnliche Wertvorstellungen zum Ausdruck – wenn auch nur implizit. An obiger Stelle konnte bereits aufgezeigt werden, dass noch vor jeder Sturzgefahr oder anderen konkreten patienten- oder behandlungsorientierten Gründen für FeM das bloße Vorliegen einer Demenzerkrankung oftmals ein Faktor ist, der die Anwendung von FeM settingübergreifend begünstigt. Es ist also anzunehmen, dass – wie mit Fuchs und Kruse aufgezeigt – mit der Diagnose Demenz bereits handlungsleitende Vorannahmen verbunden sein können, die neben pflegefachlichen Kriterien auch auf ihre ethischen Grundlagen zu befragen sind. Der Ethik ist es dabei nicht um eine Verurteilung von solchen Standpunkten etwa in Form von *ad hominem*-Argumenten zu tun; vielmehr gilt es, auf solche Positionen sachbezogen und argumentativ zu antworten.

---

[26] So führt Singer aus: „[E]s [wäre] ein möglicher Einwand gegen die Beendigung des Lebens eines solchen Patienten, dass dies zu Unsicherheit und Furcht unter denen führen wird, die, wenn nicht jetzt, so doch irgendwann einmal in den Anwendungsbereich einer solchen Maßnahme fallen können. Ältere Menschen zum Beispiel, die wissen, dass nicht freiwillige Euthanasie manchmal bei senilen älteren Patienten angewendet wird, die nicht die Fähigkeit haben, den Tod zu akzeptieren oder zurückzuweisen, könnten befürchten, dass jede Spritze oder Pille ihnen den Tod bringt." Ebda. S. 302 f.

Ein erstes, wesentliches Problem der Argumentation Singers, die als mentalistische Reduktion der Personalität auf aktual vollzogene mentale Akte[27] bezeichnet werden kann, liegt darin, dass der Aspekt des Könnens bzw. der nicht-aktualisierten Potenziale des Menschen unterbeleuchtet bleibt. Tatsächlich bleibt damit „ein entscheidendes Merkmal des Lebendigen unberücksichtigt: Dass es sich […] aus einer ihm innewohnenden Dynamik entwickelt und damit immer auch Möglichkeiten zu etwas enthält, was es aktuell noch nicht ist"[28]. Diese Dynamik von Potenzialen gilt es näher zu betrachten, da sie entscheidend ist, um zu verstehen, ob Menschen auch dann Personen sind, wenn sie ihre Potenziale noch nicht oder nicht mehr aktualisieren können. Dazu kann die Unterscheidung von *prinzipiellen* und *aktualen* Fähigkeiten hilfreich sein, die sich etwa an folgendem Beispiel illustrieren lässt: Befindet sich ein Violinist in einem Raum, in dem sich keine Geige befindet, so kann er in prinzipieller Hinsicht Geige spielen, in aktualer jedoch nicht. Er ist, in anderen Worten, an der Aktualisierung seiner prinzipiellen Fähigkeit des Geigenspielens gehindert. Auf vergleichbare Weise ist der Mensch als Sprachwesen prinzipiell im Stande, zu sprechen, kann aber aufgrund einer körperlichen oder geistigen Behinderung oder einer kognitiven Beeinträchtigung daran gehindert werden, diese prinzipielle Fähigkeit zu aktualisieren, d. h. in eine aktuale Fähigkeit (z. B. Deutschsprechen) und dann – bei Ausübung derselben – in den Akt (z. B. einen deutschsprachigen Satz formulieren) zu überführen. Nun ist damit selbstverständlich noch nichts über die Relevanz prinzipieller Fähigkeiten gesagt. Mit Singer könnte man weiterhin dafür optieren, nur aktuale Fähigkeiten hätten eine Relevanz für den Personstatus, und die Position vertreten: Violinist ist jemand, dem aktual die Mittel zu Verfügung stehen, Geige zu spielen. Noch zugespitzter könnte man sogar nur die eigentliche *Ausübung* der Fähigkeit für relevant erklären und postulieren: Violinist ist jemand, der aktuell Geige spielt. Dass die prinzipielle Fähigkeit jedoch durchaus entscheidender ist als in diesen Positionen angenommen, lässt sich aufzeigen, wenn man in den Blick nimmt, wie die eine Fähigkeit die andere bedingt: Wäre ein Mensch im Stande, aktual die Sprache Deutsch zu erlernen und in der Konsequenz durch Deutschsprechen diese Fähigkeit umzusetzen, wenn ihm nicht bereits prinzipiell die Sprachfähigkeit innewohnte?

Bezogen auf die oben genannten Kriterien muss also die Frage gestellt werden, ob ein Mensch im Stande wäre, aktual komplexe kognitive Akte zu vollziehen, wenn er nicht bereits prinzipiell Vernunftwesen wäre – und somit bereits

---

[27] Kather, R.: *Person. Die Begründung menschlicher Identität*, Darmstadt, 2007, S. 105.
[28] Ebda. S. 103.

Person. Personalität ist somit nicht das *Ergebnis* von aktualen kognitiven Fähigkeiten und Akten, sondern deren *Bedingung*. In diesem Sinne spricht Spaemann davon, dass „der Begriff der Potentialität überhaupt nur unter der Voraussetzung von Personalität entstehen kann. Personen sind die transzendentale Bedingung von Möglichkeiten"[29] und Schockenhoff formuliert gegen Singer: „Der Versuch, das Personsein aus aktuellen Eigenschaften und Fähigkeiten abzuleiten, scheitert daran, dass Eigenschaften und Fähigkeiten nicht eine neue Seinsweise begründen, sondern ihrerseits eine solche voraussetzen."[30]

Die Seinsweise, die als Bedingung der Möglichkeit jeder aktualen Fähigkeit zu rationalem Denken zugrunde liegt, ist somit das Personsein des Vernunftwesens Mensch. Wenn dieses des Weiteren nicht mit aktualen Fähigkeiten und Vollzügen zusammenfällt, ist zu fragen, „ab wann" bzw. „bis wann" es bei dem Menschen vorliegt. Tatsächlich zeigt Spaemann auf, dass die einzige sinnvolle Antwort auf diese Frage darin liegt, dass das Personsein des Menschen mit seiner Existenz beginnt und somit mit seinem Menschsein in eins fällt:

> Es kann und darf nur ein einziges Kriterium für Personalität geben: die biologische Zugehörigkeit zum Menschengeschlecht. Darum können auch Anfang und Ende der Existenz der Person nicht getrennt werden vom Anfang und Ende des menschlichen Lebens. Wenn „jemand" existiert, dann hat er existiert, seit es diesen individuellen menschlichen Organismus gab, und er wird existieren, solange dieser Organismus lebendig ist. Das Sein der Person ist das Leben eines Menschen.[31]

Vor diesem Hintergrund wird nun deutlich, dass Personsein nicht sozusagen ein Produkt der Entwicklung eines lebendigen Organismus ist, sondern es vielmehr die Person selbst ist, die als Organismus lebt und sich entwickelt. Mit Blick auf die prinzipiellen und aktualen Fähigkeiten der Person kann also formuliert werden:

---

[29] Spaemann (2019): *Personen*, S. 300. Mithilfe der aristotelischen Substanzontologie ausgedrückt: „Dasjenige aber, dessen Begriff dem der Möglichkeit als Bedingung zugrunde liegt, kann nicht selbst als bloße Potentialität gedacht werden. Personen sind, oder sie sind nicht. Aber wenn sie sind, sind sie immer aktuell, *semper in actu*. Sie sind, wie die aristotelische Substanz, *prote energeia*, erste Wirklichkeit, die die Möglichkeit zu einer Vielfalt von weiteren Aktualisierungen in sich birgt." Ebda. S. 300

[30] Schockenhoff (2002): „Über die Einheit von Person und menschlicher Natur", S. 278.

[31] Spaemann (2019): *Personen*, S. 302 f. Zur Bedeutung der Gattungszugehörigkeit, die im Falle des Menschen *kein* bloßes biologisches Faktum ohne ethische Relevanz darstellt, da sie bereits eine Einbettung in interpersonale Beziehungsgefüge darstellt, vgl. ebda. S. 292–294.

Es gibt keine potentiellen Personen. Personen besitzen Fähigkeiten, Potenzen. Personen können sich entwickeln. Aber es kann sich nicht etwas zur Person entwickeln.
Aus etwas *wird nicht* jemand. Wenn Personalität ein Zustand wäre, könnte sie all-
mählich entstehen. Wenn aber Person jemand ist, der sich in Zuständen befindet,
dann geht sie diesen Zuständen immer schon voraus. [...] Sie beginnt nicht später
als der Mensch zu existieren und hört nicht früher auf. [...] Personalität ist nicht das
Ergebnis einer Entwicklung, sondern immer schon die charakteristische Struktur einer
Entwicklung.[32]

Auf Menschen mit Demenz übertragen bedeutet dies, dass die Demenzerkrankung nicht eine Entwicklung ist, bei der der Mensch seine Personalität einbüßt,
sondern vielmehr eine Entwicklung, in der die Person zunehmend gehindert
wird, ihre prinzipiellen Fähigkeiten zu aktualisieren. Dass die Aktualisierung
dieser prinzipiellen Fähigkeiten durch die kognitiven Beeinträchtigungen, die
mit der Demenzerkrankung einhergehen, erschwert oder gar verunmöglicht wird,
bedeutet nicht, dass sie deswegen nicht vorhanden wären. Nicht zuletzt die hoch-
individuellen Krankheitsverläufe verschiedener Demenzerkrankungen, die zum
Teil Phasen erstaunlicher kognitiver Luzidität kennen, bezeugen diesen Umstand:

Zum einen beobachten wir immer wieder aufs Neue, dass demenzkranke Menschen
auch in späten Krankheitsphasen, selbst noch unmittelbar vor ihrem Tod *sehr kurze
Phasen deutlich erhöhter Luzidität* zeigen können, also einer inneren Klarheit und
Aufmerksamkeit, die vor dem Hintergrund der von Verlusten und Auffälligkeiten
bestimmten psychischen Situation besonders auffällig und eindrücklich sind. Gerade
solche luziden Intervalle regen zum Nachdenken darüber an, ob wir nicht grundsätzlich von einem deutlich umfassenderen Geist-Begriff ausgehen müssen, der [...] das
gesamte Wesen eines Individuums umfasst und sich quasi um den gesamten Bios
des Individuums legt. Dies nun würde heißen, dass man sich nicht allein auf kognitive Leistungen im engeren Sinne beschränkte, wenn man von Geist spricht, sondern
vielmehr die verschiedenartigen Ausdrucksformen des Wesens eines Menschen zu
erfassen und verstehen versuchte.[33]

Ginge man einzig von dem Vorhandensein der aktualen Fähigkeit aus, so wären
solche luziden Phasen kaum erklärlich. Ausgehend von einem Singerschen Stand-
punkt kann nicht begreiflich gemacht werden, wie eine verlorengegangene und
somit nicht mehr vorhandene Fähigkeit sich phasenweise wieder zu aktualisieren

---

[32] Ebda. S. 299 f.

[33] Kruse, A.: „Demenz als Herausforderung an gelingendes Sterben", in: Mitscherlich-
Schönherr, O. (Hrsg.): *Gelingendes Sterben. Zeitgenössische Theorien im interdisziplinären
Dialog*, Berlin; Boston, 2019, S. 177–204.

vermag. Im Hinblick auf Personalität würde die paradoxe Schlussfolgerung lauten, dass der betroffene Mensch hier changierend von einem Moment auf den anderen seinen Personstatus an- und ablege. Demgegenüber ist festzuhalten, dass die Aktualisierung dieser oder jener kognitiver Fähigkeiten überhaupt nur dann möglich ist, wenn diese ununterbrochen prinzipiell vorhanden sind. Somit ist auch der Wechsel in luzide oder wenige luzide Phasen in der Demenzerkrankung kein Gewinn oder Verlust des Personstatus, sondern eine mehr oder weniger deutliche Versichtbarung der dem demenzkranken Menschen prinzipiell zueigenen Personalität. Menschen mit Demenz sind demnach im vollen Sinn Personen mit allen dazugehörigen ethischen Schutzansprüchen. Es kommt insofern nicht darauf an, ob der betroffene Mensch mit Demenz seine prinzipiellen Fähigkeiten aktualisiert und sein Personsein sozusagen ‚unter Beweis stellt', sondern vielmehr darauf, ob die ihn umgebenden Menschen ihn als Person anerkennen und wahrnehmen (und auf welche Weise sie dies tun).

Damit ist bereits eine ethische Grundlage professioneller Sorge um Menschen mit Demenz identifiziert, insofern diese stets von dem Fundament einer solchen Anerkennung und Wahrnehmung der Person auszugehen hat. Wichtig ist es dabei, auch vor dem Hintergrund der vorangegangenen Diskussion, noch einmal zu betonen, dass es sich bei dieser *Anerkennung* nicht um eine willkürliche *Setzung* und ein extrinsisches Verleihen von Personalität handelt, sondern vielmehr um eine angemessene Antwort auf die intrinsisch vorhandene und an keinerlei aktuale Fähigkeit oder Eigenschaft gebundene Personalität des Gegenübers mit Demenz.[34] Ähnlich verhält es sich mit der Forderung einer *Wahrnehmung* der Personalität von Menschen mit Demenz, insofern der Terminus „wahrnehmen" verdeutlicht, dass die Personalität hier nicht als Nicht-Vorhandene zugesprochen, sondern als Vorhandene erkannt wird. Zugleich ist der doppelte Wortsinn des Wahrnehmens im Deutschen geeignet, auszudrücken, „dass wir die Interessen eines Menschen wahrnehmen, wenn wir sie uns zu eigen machen [...]. Nur in diesem Sinn werden Personen ‚wahrgenommen'. Alles Sollen gründet in solcher

---

[34] Vgl. Spaemann (2019): *Personen*, S. 289 f. An anderer Stelle bringt Spaemann dies wie folgt auf den Punkt: „Die Pflichten von Personen gegen andere Personen ergaben sich aus der anerkennenden Wahrnehmung dieser Personen. Sie können nicht in einer dieser Wahrnehmung vorausgehenden Sollenserfahrung gründen. Die Sollenserfahrung entspringt vielmehr der Personwahrnehmung, und diese ist mit dem Akt ihrer Anerkennung als ‚meinesgleichen' eins. Dennoch ist die Anerkennung nicht eine Setzung, so als verdanke sich die Person ihre Anerkennung durch andere. Die Anerkennung weiß sich selbst als geschuldet, aber dieses Wissen geht dem Akt der Anerkennung nicht voraus, sondern ist wiederum eins mit ihm." Ebda. S. 222.

Wahrnehmung."[35] Dabei kann diesen zwei Bedeutungen des Wahrnehmens, die Spaemann unterscheidet, an dieser Stelle noch eine dritte hinzugefügt werden, die die sinnliche Wahrnehmung adressiert: Die Personalität von Menschen mit Demenz wahrzunehmen, bedeutet nicht zuletzt, sie als durch dessen Leiblichkeit vermittelte zu erkennen.

3.1.2 Personalität und Leiblichkeit von Menschen mit Demenz

„Den Anderen als Person erkennen, heißt, seinen Körper als beseelten Leib wahrzunehmen."[36] Bewegte sich die bisherige Argumentation weitgehend im abstrakten Bereich des rationalen Denkens, so kann eine Reflexion auf die Leiblichkeit des Menschen helfen, aufzuzeigen, inwiefern die menschliche Personalität kein Abstraktum bleibt, sondern sich leiblich manifestiert und in der zwischenmenschlichen Beziehung phänomenal erfahrbar wird. In einem ähnlichen Schritt wird es auch jeweils bei der Thematik der Vulnerabilität (siehe Abschn. 3.2.3) und der Freiheit (siehe Abschn. 4.2.3) darum gehen, ihre leibliche Konkretion im Menschen (mit Demenz) zu analysieren. Tatsächlich lässt sich angestoßen von einem geistes- und kulturwissenschaftlichen Paradigmenwechsel, der u. a. als „body turn"[37], „corporeal turn"[38] oder „embodied turn"[39] bezeichnet wurde, in den Blick nehmen, wie der Mensch (mit Demenz) leiblich konstituiert ist und welche ethischen Implikationen dies zur Folge hat.[40]

Zunächst bedarf es hierzu einer terminologischen Klärung: Anders als der Begriff „Körper", der auf den lateinischen Begriff *corpus* zurückgeht und zunächst lediglich ein dreidimensionales Objekt bezeichnet, steht „Leib" (vom

---

[35] Ebda. S. 220 f.

[36] Fuchs, T.: *Leib, Raum, Person. Entwurf einer phänomenologischen Anthropologie*, Stuttgart, [2]2018, S. 300.

[37] Vgl. exemplarisch Alloa, E.; Bedorf, T., Grüny, C.; Klass, T. N.: „Einleitung", in: Dies. (Hrsg.): *Leiblichkeit. Geschichte und Aktualität eines Konzepts*, Tübingen, 2012, S. 1–4.

[38] Vgl. exemplarisch Sheets-Johnstone, M.: *The Corporeal Turn. An Interdisciplinary Reader*, Exeter, 2009.

[39] Vgl. exemplarisch Nevile, M.: „The Embodied Turn in Research on Language and Social Interaction", in: *Research on Language and Social Interaction*, Bd. 48, H. 2 (2015), S. 121–151.

[40] Für einen ersten Entwurf dieser Argumentation, der bereits einige zentrale Implikationen für die ethische Bewertung von FeM bei Menschen mit Demenz entwickelt, vgl. Ritzi, Kruse (2019): „Würde, Freiheit, Leiblichkeit. Ethische Kategorien".

mhd. *lîp* = Leben) für das Lebendige und Gelebte, mithin den belebten bzw. beseelten Körper: Im Falle des Menschen bezeichnet der Körper demnach den objektiven, physikalisch-biologischen Organismus des Menschen, während der Leib das (inter)subjektive Medium benennt, durch das der Mensch in der Welt anwesend ist, diese durch Erfahrung und Wahrnehmung erschließt und sich zu ihr verhält.[41] Im Englischen, das zunächst nur übergeordnet „body" kennt und das lateinische *corpus* lediglich im Sinne des leblosen Leichnams („corpse") beibehielt, kann man diese Unterscheidung bspw. mit Coors als „lived body" (Leib) und „human corpus" (Körper) ausdrücken.[42] Zu seinem Leib hat der Mensch entsprechend ein grundsätzlich anderes Verhältnis als zu anderen ihn umgebenden Körpern, man findet ihn in Husserls Worten „als den einzigen, der nicht bloßer Körper ist, sondern eben Leib, [...] das einzige, in dem ich unmittelbar ‚schalte und walte', und insonderheit walte in jedem seiner ‚Organe'"[43]. Zu seinem Körper kann man sich darüber hinaus mit einer gewissen inneren Distanz verhalten, während eine solche Distanz im Selbstverhältnis zum Leib nicht gegeben ist – ein Unterschied, den Plessner in dem bekannten Diktum ausdrückt, der Mensch *habe* seinen Körper und *sei* sein Leib.[44]

Historisch gesprochen handelt es sich bei dieser vertieften Konzeption der Leiblichkeit, wie sie besonders im 20. Jahrhundert die Phänomenologie und die

---

[41] Vgl. Borsche, T.; Kaulbach, F.: „Leib, Körper", in: Gründer, J. R. K. (Hrsg.): *Historisches Wörterbuch der Philosophie*, Darmstadt, 1980, S. 173–185 sowie Fuchs, T.: „Zwischen Leib und Körper", in: Hähnel, M.; Knaup, M. (Hrsg.): *Leib und Leben Perspektiven für eine neue Kultur der Körperlichkeit*, Darmstadt, 2013, S. 82–93, S. 82.

[42] Coors, M.: „Embodied Time. The Narrative Refiguration of Aging", in: Schweda, M.; Coors, M.; Bozzaro, C. (Hrsg.): *Aging and Human Nature. Perspectives from Philosophical, Theological, and Historical Anthropology*, Cham, 2020, S. 129–141, S. 130. Als weitere Übersetzung für Leib dient häufig „embodiment", das durch seine Betonung des aktiven Aspekts auch hilft, den Akt des leiblichen Manifestierens/Erscheinens zum Ausdruck zu bringen.

[43] Husserl, E.: *Cartesianische Meditationen. Eine Einleitung in die Phänomenologie*, Hamburg, 2012, §44, 128, S. 96. Dieses Spezialverhältnis zum eigenen Leib drückt Husserl an anderer Stelle mit der räumlichen Metapher des „Hier" und „Dort" aus: „Mein [...] Leib hat in meiner primordialen Sphäre, als auf sich selbst zurückbezogen, seine Gegebenheitsweise des zentralen ‚Hier'; jeder andere Körper [...] hat den Modus ‚Dort'." Ebda. §53, 145–146, S. 116. Vgl. zu der Thematik auch Coors, M.: *Altern und Lebenszeit. Phänomenologische und theologische Studien zu Anthropologie und Ethik des Alterns*, Tübingen, 2020, S. 50–54.

[44] Vgl. Plessner, H.: *Lachen und Weinen: eine Untersuchung der Grenzen menschlichen Verhaltens*, in: Ders.: *Ausdruck und menschliche Natur (Gesammelte Schriften VII)*, Frankfurt/Main, 2016, S. 201–387, S. 238 sowie Fuchs, T.: „Körper haben oder Leib sein", in: *Gesprächspsychotherapie und Personzentrierte Beratung*, Bd. 3 (2015), S. 147–153.

Philosophische Anthropologie erarbeiteten, auch und vor allem um eine Antwort auf die durch die naturwissenschaftliche Verobjektivierung des Menschen in der Neuzeit angestoßene und von Descartes erstmals in aller Deutlichkeit philosophisch vollzogene Trennung von Geist und Körper, die gemeinhin als cartesianischer Dualismus bezeichnet wird.[45] Gegenüber einer dualistischen Trennung von einem mechanistisch aufgefassten materiellen Körper als Gliedermaschine und einer als eigentlichem Sitz der Personalität verstandenen rein geistigen Rationalität, betont die Konzeption der Leiblichkeit die psychophysische Einheit des Menschen, der sich weder auf seine körperliche, noch auf seine geistige ‚Seite' reduzieren lässt; mit Fuchs ist hier von einer „leibfundierte[n] Konzeption *verkörperter Personalität*"[46] zu sprechen.

Doch wie kann eine solche Herangehensweise helfen, die Frage der Personalität von Menschen mit Demenz und – in der Konsequenz – die Frage der Anwendung von FeM bei dieser Personengruppe ethisch zu beurteilen? Um dies zu beantworten, gilt es, sich die Konsequenzen dualistischer Auffassungen vor Augen zu führen. Zieht man eine scharfe Trennlinie zwischen Körper und Geist und reduziert den Menschen in einem zweiten Schritt auf letzteren, so muss umgekehrt jede Beeinträchtigung der kognitiven Fähigkeiten des Menschen – besonders eine Demenzerkrankung – geradezu dehumanisierend wirken. Fuchs hat diese Sicht präzise als „Zerebrozentrismus" beschrieben und als neue Spielart eines cartesianischen Dualismus zurückgewiesen:

> Der Verlust der Rationalität und der autobiographischen Kohärenz scheint in den fortgeschrittenen Stadien der Krankheit [Demenz] nur einen fassadenartigen Körper zurückzulassen, dessen Äußerungen allenfalls noch Fragmente der früheren Person zu erkennen geben. Diese Identifizierung von Selbstsein mit Kognition und Gedächtnis beruht allerdings auf einem dualistischen Konzept der Person, in dem der Körper nur als der passive Trägerapparat für den Geist bzw. für das Gehirn als das Organ dieses Geistes gilt. Der Neokortex wird damit zum alleinigen Sitz der menschlichen Personalität, während der Rest des Körpers ohne die kognitiven Erkenntnis- und

---

[45] In der sechsten seiner Meditationen nimmt Descartes die einschlägige Realdistinktion von körperlich ausgedehnter Substanz (*res extensa*) und denkender Substanz (*res cogitans*) vor und teilt der ersteren den menschlichen Körper und der letzteren den menschlichen Geist zu. Vgl. Descartes, R.: *Meditationes de prima philosophia*, hrsg. v. Gäbe, L., Hamburg, 1959, VI, 1–12. Es sollte dabei jedoch nicht unerwähnt bleiben, dass er zugleich den Weg zu dem Gedanken der psychophysischen Leiblichkeit ebnet, auch wenn ihm dazu aufgrund seines strengen Dualismus die Begriffe fehlen, diesen genauer zu fassen. So spricht er etwa davon, mit seinem Körper „verbunden und gleichsam vermischt" (*coniunctum et quasi permixtum*) zu sein und ein „Eines" (*unum*) mit ihm zu bilden. Vgl. ebda. VI, 13.

[46] Fuchs (2021): „Leiblichkeit und personale Identität in der Demenz", S. 279.

Steuerungsleistungen nur noch ein Schattendasein führen kann. Nach dieser ‚zerebro-zentrischen' Auffassung muss die Demenz als ein allmähliches Erlöschen der Person erscheinen.[47]

Wiederum ist festzuhalten, dass sich die Anwendung von FeM ausgehend von einem solchen Reduktionismus mit Leichtigkeit ethisch rechtfertigen ließe, denn nach einer solchen Sicht „beträfen [solche Zwangsmaßnahmen] schließlich statt eines *leiblichen* Würde*subjektes* nur einen dysfunktionalen Organismus"[48]. Auch aufgrund der weitrechenden ethischen Konsequenzen einer solchen Sicht ist es notwendig, hirn- oder kognitionszentrierten Personkonzepten mithilfe der Konzeption der Leiblichkeit einen Begriff der verkörperten bzw. verleiblichten Person entgegenzustellen.[49]

Bei genauerem Hinsehen zeigt sich nun, dass sich eine solche kognitivistisch-reduktionistische Sicht im Kern mit derjenigen Singers trifft: In Singers definitorischer Trennung von „Person" und „Mensch", bei der „Person" das Mentale erfasst und „Mensch" nur als Bezeichnung des biologischen Organismus der Spezies *homo sapiens sapiens* dient, klaffen gleichsam Geist und Körper auseinander.[50] Kather konstatiert, dass Singer somit letztlich „dem Schema des cartesischen Dualismus treu[bleibt], der das sich selbst denkende Ich und die unbelebte Materie, zu der auch der eigene Körper gehört, vermittlungslos voneinander getrennt hat"[51]. Demgegenüber ist vor dem Hintergrund der Erkenntnisse der Phänomenologie sowie der Philosophischen Anthropologie zu betonen, dass eine solche

---

[47] Fuchs (2010): „Das Leibgedächtnis in der Demenz", S. 231.

[48] Ritzi, Kruse (2019): „Würde, Freiheit, Leiblichkeit. Ethische Kategorien", S. 246.

[49] „Das Konzept der verkörperten Person ist in der Lage, unser Bild von Demenz zu verändern. An die Stelle einer hirn- und kognitionszentrierten Perspektive kann die Sicht des Patienten in seiner individuellen Leiblichkeit treten, die ihrerseits in soziale und umweltbedingte Kontexte eingebettet ist." Fuchs (2021): „Die leibliche Kontinuität des Selbst", S. 71.

[50] Dies bringt Schockenhoff wie folgt zum Ausdruck: „Die logischen Klassifikationsfehler, das reduktive Seinsverständnis, die Verwechslung der Person mit ihren Eigenschaften, die unzureichende Beachtung der Identitätsproblematik und der halbierte Interessenbegriff verraten einen latenten Dualismus, in dem das anthropologische Grunddefizit der präferenzutilitaristischen Ethik hervortritt. Dieser Dualismus zeigt sich bereits in der definitorischen Vorentscheidung, die allein kognitive und volitive Fähigkeiten als moralisch relevante Eigenschaften eines Lebewesens zulässt, während dessen körperliche Verfassung als rein biologische Faktizität betrachtet wird." Schockenhoff (2002): „Über die Einheit von Person und menschlicher Natur", S. 279.

[51] Kather (2007): *Person. Die Begründung menschlicher Identität*, S. 100.

Konzeption von Personalität, die die psychophysische Einheit des Leibes ausblendet, abstrakt bleibt und die unhintergehbaren konstitutiven Bedingungen der menschlichen Existenz verkennt.[52] Es sei noch einmal an Spaemanns Erkenntnis erinnert, dass „[d]as Sein der Person [...] das Leben eines Menschen [ist]"[53]. Leben wiederum ist notwendigerweise ein leiblicher Vollzug, weswegen Personalität nicht als Abstraktum zu denken ist, sondern als menschlicher Lebensprozess, in dem sich die menschliche Psyche im Leib manifestiert und „verkörpert".[54]

Dass sich dies auf diese Weise verhält, erweist sich besonders in der zwischenmenschlichen Begegnung, insofern man hier nicht einem bloßen Körper, aber umgekehrt auch nicht einem unverkörperten Geist begegnet, sondern dem stets leibhaftigen Menschen als Einheit von Geist und Körper, der nur durch seinen Leib vermittelt erscheint.[55] Dieser Leib wiederum ist des Weiteren auf seine Weise konkreter und einzigartiger Ausdruck einer einzigartigen Person, deren Biografie ihm sozusagen eingeschrieben ist. Ethisch ergibt sich daraus die Erkenntnis, dass sich das *Wahrnehmen* und *Anerkennen* einer Person als Person notwendig durch eine Anerkennung von deren Leib vollzieht:

> Wir achten einen anderen Menschen nur dann, wenn wir ihn in der konkreten Gestalt anerkennen, in der er uns begegnet, sei dies als gesunder Mensch auf der Höhe seiner persönlichen Attraktivität und beruflichen Leistungsfähigkeit, sei es als kranker, behinderter, sterbender oder noch ungeborener Mensch in der äußersten Verletzlichkeit seines leiblichen Daseins.[56]

Für Menschen mit Demenz ergibt sich daraus der Anspruch einer Anerkennung nicht nur ihrer spezifischen, leiblich manifesten Vulnerabilität (siehe Abschn. 3.2.3), sondern auch ihrer leiblich manifesten personalen Identität. Dass die Identität der Person nicht allein an die kognitive Fähigkeit zur Erinnerung oder zur eigenen Verortung im Fluss der Zeit geknüpft ist, sondern auch in den leiblichen Vollzügen des Menschen deutlich wird, gewinnt dabei bei Menschen mit Demenz eine besondere Bedeutung. So legt Kruse dar:

> Das allgemeine Verständnis von Person, das die Vernunftbegabung als zentrales Merkmal der Person erachtet, erweist sich bei der Betrachtung und Begleitung eines

---

[52] Vgl. Schockenhoff (2002): „Über die Einheit von Person und menschlicher Natur", S. 279.

[53] Spaemann (2019): *Personen*, S. 303.

[54] Vgl. Fuchs (2021): „Leiblichkeit und personale Identität in der Demenz", S. 282 sowie Schockenhoff (2002): „Über die Einheit von Person und menschlicher Natur", S. 279.

[55] Vgl. Fuchs (2018): *Leib, Raum, Person*, S. 300.

[56] Schockenhoff (2002): „Über die Einheit von Person und menschlicher Natur", S. 280.

demenzkranken Menschen als viel zu eng und auch der Vielschichtigkeit der Ausdrucksformen von Personalität als unangemessen. [...] Und es darf nicht übersehen werden, dass alle Erscheinungs- und Ausdrucksformen biografische Vorläufer haben, das heißt in ihrer spezifischen Konturierung durch biografische Erlebnisse und Erfahrungen mitbestimmt sind.[57]

Mit Blick auf die leiblich manifeste Biografie von Menschen mit Demenz hebt auch Fuchs die Bedeutung von den im Laufe des Lebensweges gesammelten Erfahrungen hervor:

> In unserem Habitus, in unserem Sein kommen wir als Personen mehr zur Erscheinung als in unseren kognitiven und reflektierenden Fähigkeiten. Wenn wir Selbstsein in dieser Weise als primär-leibliches verstehen, dann werden wir auch zu einer anderen Wahrnehmung des Demenzkranken gelangen: nicht als eines Menschen, der seine Souveränität, Rationalität und damit Personalität eingebüßt hat, sondern als eines Menschen, der sein Personsein gerade als leiblich-zwischenleibliches zu realisieren vermag, solange er in der zu ihm passenden räumlichen, atmosphärischen und sozialen Umgebung leben kann. [...] Die Kohärenz des Selbstseins ist dann nicht mehr vermittelt durch explizite autobiographische Erinnerungen, sondern durch die präreflexive Vertrautheit des Leibes mit der Welt. Die grundlegende Kontinuität der Person ergibt sich nicht aus dem Bestand deklarativen Wissens über die eigene Person und ihre Biographie, den sich das Subjekt selbst zuschreibt, sondern auch einer im Leibgedächtnis sedimentierten und als solcher implizit immer gegenwärtigen Geschichte.[58]

Mit dem *Leibgedächtnis* ist ein zentrales Phänomen benannt, das einer genaueren Klärung bedarf, da es verdeutlicht, wie sich – um die obige Formulierung aufzugreifen – die individuelle Biografie einer Person in deren Leib einschreibt: Mit dem Leibgedächtnis wird die Art und Weise bezeichnet, wie sich die Erinnerungen eines Menschen leiblich manifestieren – sei es in routinierten Bewegungsabläufen, im Zurechtfinden in vertrauten Umgebungen, in Gestik und Mimik oder in der Reaktion auf altvertraute Sinneswahrnehmungen.[59] Während in

---

[57] Kruse, A.: *Vom Leben und Sterben im Alter. Wie wir das Lebensende gestalten können*, Stuttgart, 2021, S. 254.

[58] Fuchs (2010): „Das Leibgedächtnis in der Demenz", S. 240 f. Dazu auch Kather: „Die Bewegungsabläufe müssen in zahlreichen, oft mühsamen Wiederholungen eingeübt werden, bis sie sich irgendwann quasi-automatisch und ohne bewusste Aufmerksamkeit vollziehen. Sie werden zu einer Art zweiter Natur, einem Habitus; sie sind eingekörpert und lassen sich nur durch wiederholte Erfahrungen oder bewusste Anstrengung wieder verändern. Dennoch ist das Wissen um bestimmte Bewegungsabläufe oft nicht willentlich und gezielt abrufbar." Kather (2007): *Person. Die Begründung menschlicher Identität*, S. 143.

[59] Vgl. Fuchs (2010): „Das Leibgedächtnis in der Demenz", S. 239 sowie Ritzi, Kruse (2019): „Würde, Freiheit, Leiblichkeit. Ethische Kategorien", S. 246.

einer Demenzerkrankung das bewusste autobiografische Gedächtnis starke Einbußen erleiden kann, gilt für das Leibgedächtnis als ein „sprachlose[s], aber treue[s]
Gedächtnis"[60], dass dieses noch bis in späte Stadien der Demenzerkrankung
erhalten bleiben kann. So können Menschen mit Demenz aufgrund ihres erhaltenen Leibgedächtnisses in vielen Fällen etwa den Umgang mit Gegenständen wie
einem Fahrrad oder einem Musikinstrument noch beherrschen bzw. sich sogar
Fähigkeiten wie das Walzertanzen neu aneignen und durch das Leibgedächtnis
merken.[61]

Mit Kruse, der ebenfalls das Leibgedächtnis von Menschen mit Demenz
betont, lässt sich in diesem Kontext von „Inseln des Selbst" sprechen – eine Metapher dafür, dass sich zentrale Daseinsthemen[62] des Menschen auf diese Weise
erhalten und manifestieren können:

> [A]uch bei einer deutlich verringerten Kohärenz des Selbst [sind] noch in späten Pha-
> sen immer *Inseln des Selbst* erkennbar [...]; das heißt: Aspekte der Personalität,
> die in früheren Lebensaltern zentral für das Individuum waren, Daseinsthemen, die
> dessen Erleben früher bestimmt haben, sind in einzelnen Situationen immer wieder
> erkennbar. [...] Und auch mit Blick auf das Leibgedächtnis lässt sich konstatieren,
> dass dieses bei demenzkranken Menschen noch in späten Stadien der Erkrankung eine
> bemerkenswerte Ausprägung aufweist: [...].[63]

Dass sich im Leibgedächtnis noch entscheidende Momente der personalen Identität abzeichnen, nötigt zu einer Reflexion dessen, was sowohl philosophisch als
auch psychologisch als das Selbst verstanden wird: Es handelt sich dabei, wie
Kruse darlegt, um ein kohärentes Gebilde, insofern im Selbst zahlreiche verschiedene Aspekte – multiple Selbste – miteinander verbunden sind, sowie um
ein dynamisches Gebilde, insofern diese Selbste sich durch neue Eindrücke und
Erfahrungen kontinuierlich verändern. Eine Demenzerkrankung kann dazu führen, dass diese Selbste zunehmend an Kohärenz und Dynamik einbüßen. Mit
der Metapher der Inseln des Selbst gesprochen bildet sich also sozusagen ein

---

[60] Fuchs (2010): „Das Leibgedächtnis in der Demenz", S. 241.

[61] Vgl. Fuchs (2021): „Leiblichkeit und personale Identität in der Demenz", S. 283, 287.

[62] Vor dem Hintergrund der Persönlichkeitstheorie Hans Thomaes definieren Kruse und
Schmitt Daseinsthemen als „dominante Anliegen, Ziele und Haltungen des Menschen, die
dieser in der kontinuierlichen Auseinandersetzung mit situativen Anforderungen und Möglichkeiten ausbildet." Kruse, A.; Schmitt, E.: „Daseinsthemen: Die Erfassung individueller,
dynamischer Einheiten der Persönlichkeit als Aufgabe der psychologisch-biographischen
Diagnostik", in: Jüttemann, G. (Hrsg.): *Biographische Diagnostik*, Lengerich; Berlin; Bremen; Viernheim; Wien, 2011, S. 74–81, S. 75.

[63] Kruse (2021): *Vom Leben und Sterben im Alter*, S. 272 f.

Archipel heraus. Dies bedeutet jedoch nicht, dass das Selbst des Menschen mit Demenz durch diese Entwicklung aufhörte, zu existieren. So lassen sich für die Betroffenen auch bei weit fortgeschrittener Demenz konkrete vertraute Situationen identifizieren, die bei ihnen recht konstant positive Emotionen hervorrufen und somit einen Hinweis auf die erhaltenen Inseln des Selbst geben. Diese positiven Reaktionen sind dabei – ebenso wie andere Manifestationen des Leibgedächtnisses wie z. B. vertraute Bewegungsabläufe o. ä. – keine bloß automatisch und unbewusst verlaufenden Prozesse, sondern bezeugen, wie Tewes herausstellt, das Selbst des Menschen mit Demenz:

> Such examples clearly demonstrate that the manifestation of embodied memory skills and habits in dementia are by no means stereotyped, preprogramed action schemas. […] [T]hese are situation-specific embedded action patterns that depend on attention to and implicit understanding or know-how of the respective social context. One can therefore conclude that neither the second nature of these patients nor their selfhood has been destroyed; rather these persist in ways that still allow and sustain expressive and sense-making interactions.[64]

Doch nicht nur Inseln des Selbst sind somit erkennbar erhalten, es lässt sich in dem leiblich vermittelten Verhalten von Menschen mit Demenz auch beobachten, dass dessen Selbst weiterhin zur *Selbstaktualisierung* tendiert, d. h. dazu, sich selbst auszudrücken und mitzuteilen – und dies über diverse „psychische Qualitäten, die in kognitive, emotionale, empfindungsbezogene, sozialkommunikative, alltagspraktische und körperliche Qualitäten differenziert werden können"[65]. Diese Selbstaktualisierungstendenz ist auch in späten Stadien von Demenzerkrankungen vorhanden.[66] Den Menschen mit Demenz in seiner leiblichen Gestalt als Person anzuerkennen und wahrzunehmen, bedeutet demnach auch und besonders, in dessen Verhaltensweisen den – wenn auch fragmentierten – Ausdruck seines Selbst zu finden und zu erkennen:

> Diese Inseln des Selbst verweisen ausdrücklich auf die Person, sie geben Zeugnis von dieser. Wenn hier von Inseln des Selbst gesprochen wird, so ist damit nicht gemeint, dass „ein Teil" der Person verloren gegangen wäre: Personalität ist diesem Verständnis zufolge nicht an bestimmte Fähigkeiten gebunden. Vielmehr vertreten wir die

---

[64] Tewes, C.: „Embodied Selfhood and Personal Identity in Dementia", in: Tewes, C.; Stanghellini G. (Hrsg.): *Time and Body: Phenomenological and Psychopathological Approaches*, Cambridge, 2020, S. 367–389, S. 382 f.

[65] Kruse (2021): *Vom Leben und Sterben im Alter*, S. 275.

[66] Vgl. Kruse (2017): *Lebensphase hohes Alter: Verletzlichkeit und Reife*, S. 339 sowie Kruse (2021): *Vom Leben und Sterben im Alter*, S. 275.

Auffassung, dass sich die Personalität des Menschen nun *in einer anderen Weise ausdrückt.*[67]

Es wurde nun deutlich, dass Menschen mit Demenz sowohl innerhalb der Paradigmen eines primär auf Rationalität ausgerichteten Personbegriffs als auch im Rahmen eines umfassenderen Personbegriffs, der den Menschen mithilfe der Konzeption der Leiblichkeit als psychophysische Einheit begreift, als Personen im vollen Sinne des Wortes zu gelten haben. Die damit verbundene Forderung der Anerkennung der Personalität von Menschen mit Demenz ist somit begründet, auch wenn ihre konkreten Implikationen für die Pflegepraxis um die Anwendung von FeM bei Menschen mit Demenz noch einer Analyse bedürfen. Eine erste Antwort kann an dieser Stelle das Konzept der person-zentrierten Pflege bieten.

3.1.3   Person-zentrierte Pflege

Ausgehend von dem Anspruch der unabdingbaren Anerkennung der Personalität von Menschen mit Demenz sind zunächst zwei wesentliche Momente einer ethisch wie fachlich fundierten professionellen Sorge um dieselben zu unterscheiden – das „Präsentisch-Werden der individuellen Vergangenheit" und die „Erfahrung der Bezogenheit". Dabei sind diese beiden Momente nicht voneinander zu trennen, sondern in wechselseitiger Ergänzung zueinander zu verstehen: Mit dem Präsentisch-Werden der individuellen Vergangenheit des betroffenen Menschen mit Demenz ist angesprochen, dass die Pflege sich darauf ausrichten sollte, die Person mit ihrer je eigenen Biografie in das Zentrum zu rücken und durch Schaffung von Situationen, die Daseinsthemen, Vorlieben und Interessen der Person vergegenwärtigen, die Selbstaktualisierung des Menschen zu fördern. Zugleich sind mit dem Moment der Erfahrung der Bezogenheit die den Menschen mit Demenz begleitenden Akteure adressiert, sich dem Menschen offen, vertraut und wahrhaftig zuzuwenden.[68] Das Wahrhaftige dieser Beziehung impliziert dabei, dass man den pflegebedürftigen Gegenüber nicht auf dessen Demenzerkrankung reduziert, sondern – wie Kruse in Anlehnung an Kitwood formuliert – „in allen Phasen der Kommunikation, auch unter den verschiedensten Ausdrucksformen, nach dessen ‚eigentlichem Wesen', nach dessen Personalität

---

[67] Kruse (2021): *Vom Leben und Sterben im Alter*, S. 276.
[68] Vgl. Kruse (2017): *Lebensphase hohes Alter: Verletzlichkeit und Reife*, S. 340.

sucht"[69]. Eine auf diese Weise ausgerichtete Pflege und Betreuung, die das Personsein des Menschen in das Zentrum allen pflegerischen Handelns rückt, kann als Grundprinzip guter Pflege verstanden werden.[70]

Tatsächlich ist mit dem Namen Kitwood der hauptsächliche Begründer des sog. person-zentrierten Pflegeansatzes genannt, dessen Kerngedanken nachfolgend skizziert seien, um einen Rahmen abzustecken, in dem die bisherigen ethischen Überlegungen zur Personalität von Menschen mit Demenz praktische Umsetzung erfahren können. Der person-zentrierte Ansatz Kitwoods, der seit den 1990er Jahren zunehmend international wie national verbreitet ist[71] – jüngst fanden seine Überlegungen etwa Eingang in den Expertenstandard *Beziehungsgestaltung in der Pflege von Menschen mit Demenz* –[72] geht zunächst von den persönlichen Erfahrungen und Beobachtungen des britischen Theologen und Sozialpsychologen aus: Kitwood konstatierte, dass sich in der Begleitung besonders von Menschen mit Demenz eine gesellschaftliche Tendenz herausgebildet hatte, „Menschen mit schwerer körperlicher oder seelischer Behinderung zu depersonalisieren. Es wird ein Konsens geschaffen [...] und in soziale Praktiken eingebettet, demzufolge die Betroffenen keine echten Personen sind."[73] Ganz im Sinne der oben entwickelten Gedankengänge äußerte auch Kitwood die Vermutung, dass eine solche Tendenz auf bewusste und unbewusste Haltungen der Sorgenden zurückzuführen sein könnte. Für diesen Aspekt wählte Kitwood den Terminus der „bösartigen" bzw. „malignen Sozialpsychologie" (malignant social psychology), wobei er betonte, dass der maligne Charakter derselben in ihrer Wirkung liegt und durchaus nicht intendiert sein muss:[74]

---

[69] Ebda. S. 340.

[70] Vgl. Bartholomeyczik, S.; Halek, M.: „Pflege von Menschen mit Demenz", in: Jacobs, K.; Kuhlmey, A.; Greß, S.; Klauber, J.; Schwinger, A. (Hrsg.): *Pflege-Report 2017. Schwerpunkt: Die Versorgung der Pflegebedürftigen*, Stuttgart, 2017, S. 51–62, S. 53.

[71] Vgl. Brandenburg, H.; Baranzke, H.: „Editorial. Personzentrierte Langzeitpflege – Herausforderungen und Perspektiven", in: *Zeitschrift für medizinische Ethik*, Bd. 63 (2017), S. 3–14, S. 4, 7 f. sowie Güther, H.: „Person-zentrierte Pflege", in: Kitwood, T.: *Demenz: Der person-zentrierte Ansatz im Umgang mit verwirrten Menschen*, übers. v. Hermann, M.; hrsg. v. Müller-Hergl, C.; Güther, H., Bern, [8]2019, S. 275–293, S. 276.

[72] Vgl. Deutsches Netzwerk für Qualitätsentwicklung in der Pflege (2018.): *Expertenstandard Beziehungsgestaltung in der Pflege von Menschen mit Demenz*.

[73] Kitwood (2019): *Demenz: Der person-zentrierte Ansatz*, S. 38.

[74] Vgl. Dewing, J.: „Personhood and dementia: revisiting Tom Kitwood's ideas", in: *International Journal of Older People Nursing*, Bd. 3, H. 1 (2008), S. 3–13, S. 7 sowie Bartholomeyczik, Halek (2017): „Pflege von Menschen mit Demenz", S. 54.

Es scheint etwas Spezielles um die zur Demenz führenden Bedingungen zu sein, fast so, als zögen sie eine besondere Art der Unmenschlichkeit, eine in ihren Auswirkungen maligne, bösartige Sozialpsychologie auf sich, und zwar auch dann, wenn diese von freundlichen und wohlmeinenden Menschen ausgeht. Dies könnte als Abwehrreaktion, als eine Reaktion auf Ängste gesehen werden, die teilweise auf unbewußter Ebene bestehen.[75]

Besonders interessant ist dabei die Hypothese, dass es sich bei depersonalisierenden Haltungen um eine Abwehrreaktion vonseiten Sorgender handeln könnte: Im Kontext der Vulnerabilität wird noch darauf zurückzukommen sein, dass die Verletzlichkeit von Menschen mit Demenz auf eine bestimmte Weise auch mit der eigenen Verletzlich- und Endlichkeit konfrontiert (siehe Abschn. 2.2.1). Insofern könnte eine Herangehensweise, der eigenen Betroffenheit auszuweichen, darin bestehen, Menschen mit Demenz bewusst oder unbewusst „zu einer anderen Spezies zu machen, die keine Personen in der vollen Bedeutung des Wortes sind"[76]. Im Laufe seiner empirischen Forschung trug Kitwood weiterhin zehn Arten von Handlungen der malignen Sozialpsychologie zusammen – die dabei bspw. von Infantilisieren (infantilization), über Stigmatisieren (stigmatization), Etikettieren (labelling) und Entwerten (invalidation) bis hin zu Verobjektivierung (objectification) reichten – und ergänzte diese wiederum zu einem späteren Zeitpunkt um sieben weitere, unter denen neben dem Ignorieren (ignoring) und dem Herabwürdigen (disparagement) nun auch explizit die Anwendung von Zwang (imposition) aufgeführt wurde.[77]

An dieser Stelle kann es lohnend sein, die Frage zu stellen, ob auch die Anwendung von FeM unter Umständen eine Manifestation einer solchen malignen Sozialpsychologie darstellen kann. Zunächst einmal sind sie problemlos unter die Kategorie des Zwangs zu rechnen, insofern die Definition Kitwoods „jemanden zu einer Handlung zwingen […] bzw. ihr Wahlmöglichkeiten verweigern"[78] deutliche Überschneidungen mit der Definition des Deutschen Ethikrats aufweist, die Zwang – und somit auch FeM – übergeordnet als „die Überwindung des Willens der adressierten Person"[79] bestimmt. Es wäre jedoch auch auf einer Meta-Ebene zu erwägen, ob ungerechtfertigten FeM in einem gewissen Sinne eine Handlungslogik zugrunde liegt, die den betroffenen Menschen zu einem

[75] Kitwood (2019): *Demenz: Der person-zentrierte Ansatz*, S. 39.
[76] Ebda. S. 41.
[77] Vgl. ebda. S 91–93.
[78] Vgl. ebda. S. 92.
[79] Deutscher Ethikrat (2018): *Hilfe durch Zwang?*, S. 8.

Objekt erklärt oder – um nochmals ausdrücklich zu betonen, dass dies in den allermeisten Fällen nicht von den Sorgenden intendiert wird – von dem betroffenen Menschen so erfahren wird, dass er wie ein Objekt behandelt wird. Hier ließe sich wieder Margalit hinzuziehen, der in seiner Analyse der Demütigung ebenso wie Kitwood betont, dass die analysierten Handlungen von den Akteuren oftmals gar nicht auf diese Weise intendiert sind: Als eine Form von Demütigung führt Margalit unter der Überschrift „Menschen unmenschlich behandeln"[80] ebenfalls solche verobjektivierenden Handlungen an, unterscheidet hier jedoch terminologisch zwischen dem Behandeln von Menschen *als* Objekte im strengen Sinn und dem Behandeln von Menschen, *als ob* sie Objekte wären, in einem weiteren Sinn. Margalit ist dabei der Meinung, in den meisten Fällen von Demütigung liege nicht ein buchstäbliches Behandeln oder Wahrnehmen des Menschen *als* Objekt vor, sondern eher ein *als ob*, bei dem der „‚Verdinglicher' nicht wirklich [glaubt], daß die betreffenden Menschen Dinge sind, sondern [...] sie nur so [behandelt]"[81]. Er nutzt diese Überlegung jedoch, um zu zeigen, „was es heißt, für die menschliche Seite einer Person blind zu sein."[82]

Mit Blick auf FeM ist zu erwägen, ob etwa eine pauschale Ruhigstellung ‚verhaltensauffällig' gewordener Menschen mit Demenz durch nicht-indizierte Psychopharmaka nicht eine solche Art von Reduktion darstellt, insofern diese hier weniger als Personen und eher als Störfaktoren für einen geregelten Ablauf behandelt werden. So zeigt etwa Newerla für das akutstationäre Setting mit kritischem Blick auf,

> dass die Organisation Akutkrankenhaus [...] das Demenz-Phänomen [...] notwendigerweise als Problem bzw. Störung wahrnehmen muss. In einem Setting, in dem taylorisierte, routinierte und formal-geplante Arbeitsabläufe [...] den Organisationsalltag bestimmen, erschweren die andersartigen Handlungsabfolgen von Menschen mit Demenz die Umsetzung dieser Planungen. [...] Hinzu kommt, dass der eigentliche Auftrag des Akutkrankenhauses [...] dadurch gefährdet wird, dass einige verwirrte PatientInnen nicht wollen, was für sie im Rahmen einer medizinischen Versorgung vorgesehen ist. Schnell erscheinen sie dann als ›Störenfriede‹, die unter Kontrolle gebracht werden müssen. Die Organisation und ihre Mitglieder suchen nach Möglichkeiten, diese PatientInnen (wieder) fügsam zu machen, sie in den organisationalen Ablauf zu (re-)integrieren. [...] Misslingen kommunikative Methoden, PatientInnen zu überreden, [...] wird auf andere Mittel zurückgegriffen, diese gefügig zu machen.

---

[80] Margalit (2012): *Politik der Würde*, S. 96.
[81] Ebda. S. 97.
[82] Ebda. S. 99.

Die hohe Zahl an fixierten und/oder sedierten PatientInnen mit Demenz im Akutkrankenhaus deutet auf eine weite Verbreitung dieser Praxis hin.[83]

Besonders für das Akutkrankenhaus liegt also aufgrund der strukturellen Merkmale der Institution nahe, dass die Gefahr droht, Menschen mit Demenz zumindest primär als ‚Krankheitsfälle' oder gar als ‚(Zimmer-)Nummern' zu behandeln. Damit ist nicht gesagt, dass FeM *per se* und in jedem Fall demütigend sind, jedoch ist die Möglichkeit aufgezeigt, dass sie Teil von Strukturen sein können, die als institutionelle Demütigung zu bezeichnen wären. Dabei bezieht sich Margalit, der das Behandeln von Menschen, als ob sie Nummern wären, ebenfalls als ein Beispiel anführt,[84] ausdrücklich nicht nur auf institutionelle Demütigung in ihren Extremformen wie bspw. in Gefängnissen, sondern verdeutlicht, dass sie sich in vermeintlich alltäglichen Situationen und Settings ereignen kann, ohne als solche unmittelbar intendiert zu sein oder erkannt zu werden.[85]

Doch wie kann einer malignen Sozialpsychologie, wie sie Kitwood beschreibt, begegnet werden? Im Wesentlichen ist dies die Zielsetzung des person-zentrierten Ansatzes, den Kitwood auf die programmatische Formel brachte: „Unser Bezugsrahmen sollte nicht länger die Person-mit-DEMENZ, sondern die PERSON-mit-Demenz sein."[86] Personen werden dabei nicht als beziehungslose Subjekte

---

[83] Newerla (2017): „Demenz als kritisches Moment", S. 196.

[84] Vgl. Margalit (2012): *Politik der Würde*, S. 213 f.

[85] „Demütigung ist […] – auch in ihrer institutionellen Form – ein weit verbreitetes Phänomen. Um auf sie zu stoßen, muß man nicht erst Gefängnisse anführen, in denen Gewalt selbstverständlich ist […]. Und mag sie in ihrer alltäglichen Erscheinungsweise auch nicht immer als direkter Ausschluß aus der menschlichen Gemeinschaft zu beschreiben sein, so tritt sie doch in Form eines indirekten Ausschlusses auf." Ebda. S. 141. In ganz ähnlicher Weise umschreibt Kitwood die Einbettung der malignen Sozialpsychologie gegenüber Menschen mit Demenz in den Alltag: „Inzwischen haben wir das Herabsetzen von Menschen als eine Norm im Alltag akzeptiert, und viele Menschen leben in einem interaktionistischen Gefängnis, ohne sich dessen jemals bewusst zu werden. Die maligne, bösartige Sozialpsychologie, die in Zusammenhängen wie der Demenz so offensichtlich zutage tritt, ist lediglich eine übertriebene und schamlose Form der ,normalen' Sozialpsychologie im alltäglichen Leben, deren bösartiger Effekt mit dem einer niedrigen Hintergrundstrahlung verglichen werden könnte." Kitwood (2019): *Demenz: Der person-zentrierte Ansatz*, S. 158.

[86] Kitwood (2019): *Demenz: Der person-zentrierte Ansatz*, S. 30. Die Formel kann dabei wie folgt auf die Pflegepraxis übertragen werden: „Zur Realisierung einer person-zentrierten Pflege bedarf es eines spezifischen Menschenbildes und damit einhergehend einer nicht nur in der verbalen, sondern auch in der nonverbalen Kommunikation zum Ausdruck kommenden Haltung: Einer Haltung, im Rahmen derer der Fokus primär auf den betroffenen

gedacht, sondern angelehnt an die Dialogphilosophie Martin Bubers als wesentlich *intersubjektiv* auf einander bezogen verstanden:[87]

> Wenn wir Demenz verstehen wollen, ist es meiner Ansicht nach entscheidend, Personsein im Sinne von Beziehung zu sehen. Selbst bei sehr schwerer kognitiver Beeinträchtigung ist oft eine Ich-Du-Form der Begegnung und des In-Beziehung-Tretens möglich.[88]

Anhand dieses dialogischen Personbegriffs zielt die person-zentrierte Pflegekonzeption darauf ab, eine Grundlage zu schaffen, auf der Pflegende Menschen mit Demenz auf Augenhöhe begegnen und in ihrer Personalität und Individualität anerkennen. Gleichzeitig sind mit der dialogischen Perspektive auch soziale Dynamiken und Wirkungszusammenhänge in den Blick genommen, die die soziale Einbettung von Pflegebeziehungen zu reflektieren helfen.[89]

Zusammenfassend ist der person-zentrierte Ansatz Kitwoods von der Überzeugung getragen, dass Menschen mit Demenz uneingeschränkt als Personen anzuerkennen sind und dass dabei ihr „Personsein [...] kontinuierlich gestärkt werden [muss]"[90]. Auch und besonders für die ethische und pflegefachliche Bewertung der Anwendung von FeM bei Menschen mit Demenz hat sich gezeigt, dass hierin eine Grundlage besteht, nach der sich dieselbe normativ auszurichten hat. Dass dabei die Anerkennung bzw. Wahrnehmung von Personalität nicht von der leiblich vermittelten Beziehung zwischen Sorgenden und Sorgeempfängern loszulösen ist, sondern sich gerade in dieser Beziehung ereignet bzw. verwirklicht, verweist bereits auf die Überlegungen des nachfolgenden Abschnitts.

Menschen und nicht auf seine Erkrankung [...] gerichtet ist." Deutsches Netzwerk für Qualitätsentwicklung in der Pflege (2018.): *Expertenstandard Beziehungsgestaltung in der Pflege von Menschen mit Demenz*, S. 76.

[87] Vgl. Brandenburg, Baranzke (2017): „Editorial. Personzentrierte Langzeitpflege", S. 10. Zu den Buberschen Einflüssen auf den Personbegriff Kitwoods sowie dem Einfluss der humanistischen Psychologie bzw. der klientenzentrierten Therapie nach Carl Rogers vgl. Güther (2019): „Person-zentrierte Pflege", S. 280.

[88] Kitwood (2019): *Demenz: Der person-zentrierte Ansatz*, S. 38.

[89] Güther (2019): „Person-zentrierte Pflege", S. 288 f.

[90] Kitwood (2019): *Demenz: Der person-zentrierte Ansatz*, S. 175.

3.2　Anerkennung der Vulnerabilität von Menschen mit Demenz

Einen Menschen konkret als Person anerkennen bedeutet, wie die vorangegangene Analyse ergeben hat, ihn auch und besonders in den fundamentalen Ich-Du-Beziehungen wahrzunehmen, in die er als Mensch immer schon eingebettet ist. Eine solche dialogische Perspektive zeigt auf, dass die Person kein monolithisch isoliertes Subjekt ist, sondern immer schon in Abhängigkeitsverhältnissen zu anderen Personen steht.[91] Diese Erkenntnis hat weitreichende Konsequenzen, denn die Angewiesenheit auf Unterstützung – etwa in Form der Pflegebedürftigkeit eines Menschen mit Demenz – stellt somit keinen Verlust von Menschlichkeit dar, sondern ist vielmehr Ausdruck einer grundsätzlichen *Vulnerabilität* des Menschen. Die Anerkennung der Personalität des Menschen mit Demenz geht folglich mit einer Anerkennung von dessen Vulnerabilität einher und – wie Gräb-Schmidt es formuliert – „Verletzlichkeit ist konsequenterweise nicht nur als defizitärer Zustand zu verstehen, den es zu überwinden gilt, sondern sie ist in ihren Chancen und Grenzen in das Selbstverständnis von Personalität einzubinden."[92] Mit Maio kann daher der ethische Anspruch formuliert werden:

> Dem hilfsbedürftigen Menschen gerecht zu werden kann [...] nur heißen, ihn in seinem spezifischen Sein wahrzunehmen und ihn dafür wertzuschätzen, wertschätzen nicht für das, was er kann, sondern für das, was er ist: nämlich ein Mensch in einem Verhältnis des Angewiesenseins auf die Unterstützung anderer.[93]

Nachfolgend soll in diesem Sinne entwickelt werden, inwiefern die Anerkennung der Vulnerabilität eine weitere ethische Grundlage für einen reflektierten Umgang mit FeM bei Menschen mit Demenz bilden kann. Dabei ist zunächst von der grundsätzlichen Erkenntnis auszugehen, dass Vulnerabilität kein Spezifikum bestimmter Personengruppen ist, sondern als zentraler Aspekt der *conditio humana* das Menschsein selbst prägt (Abschn. 3.2.1). Vor diesem Hintergrund kann auch die Vulnerabilität von Menschen mit Demenz neu in den Blick genommen werden, da sich diese nun als Versichtbarung der grundsätzlichen

---

[91] Vgl. Gräb-Schmidt, E.: „Der vulnerable Mensch. Menschsein zwischen Autonomie und Angewiesenheit", in: *Zeitschrift für medizinische Ethik*, Bd. 67 (2021), S. 145–160, S. 154 f.

[92] Ebda. S. 157.

[93] Maio, G.: „Wenn das Annehmen wichtiger wird als das Machen. Für eine neue Kultur der Sorge am Ende des Lebens", in: Kruse, A.; Maio, G.; Althammer, J. (Hrsg.): *Humanität einer alternden Gesellschaft*, Paderborn, 2014, S. 49–80, S. 75.

Verletzlichkeit menschlichen Lebens darstellt. Zugleich sollen dabei verschiedene Dimensionen der Vulnerabilität von Menschen mit Demenz aufgezeigt und auf die Thematik der Anwendung von FeM in professionellen Sorgebeziehungen angewandt werden (Abschn. 3.2.2). Wie bereits im Falle der Personalität soll sodann die Frage gestellt werden, inwiefern sich die Vulnerabilität des Menschen mit Demenz in dessen Leiblichkeit manifestiert: In diesem Kontext soll mit Rekurs auf Lévinas' phänomenologische Analyse des Antlitzes des Anderen aufgezeigt werden, wie sich der ethische Anspruch von Menschen mit Demenz leiblich ausdrückt (Abschn. 3.2.3). Zuletzt erfolgt eine Darlegung des in dieser Thematik stets mitschwingenden Beziehungsaspektes: In diesem Kontext soll das beziehungszentrierte Pflegeverständnis Nolans et al. analysiert werden, um zu ermitteln, welche Implikationen die normativen Ansprüche, die sich aus der Vulnerabilität des Menschen mit Demenz ergeben, für die Pflegepraxis um die Anwendung von FeM haben (Abschn. 3.2.4).

3.2.1 Vulnerabilität als zentraler Aspekt der *conditio humana*

Ein Schlüsselereignis in der *Buddha-karita*, einer der ältesten Lebensbeschreibungen des Siddharta Gautama, stellen dessen Ausfahrten dar, in denen der behütete Königssohn das erste Mal das Leben außerhalb des Palastes sehen sollte: Trotz aller Bemühungen des Königs sowie des Hofstaats, die Existenz von Alter, Krankheit, Leid und Tod vor dem jungen Mann zu verheimlichen und alle gebrechlichen Menschen von dessen Reiseroute zu entfernen,[94] erscheint ihm in einer plötzlichen Wende seines Lebens ein alter, gebrechlicher Mann, der sich auf einen Gehstock stützt: Der Prinz, der noch nie die Zeichen des Alterns gesehen hatte, ist zutiefst getroffen und schockiert. Betroffen von dem Antlitz des alten Mannes, den er „with his gaze intently fixed on him"[95] betrachtet, fragt der junge Siddharta seinen Wagenlenker, was den alten Mann befallen habe und ob dies ihm selbst widerfahren würde. Der Wagenlenker erklärt, es sei „old age by which he is broken down, – the ravisher of beauty, the ruin of vigour, the cause of sorrow, the destruction of delights, the bane of memories, the enemy of the senses"[96] und konfrontiert den Prinzen sodann mit der Realität, dass „[i]t will come

---

[94] Vgl. Aśvaghoṣa: *Buddha-karita*, übers. v. Cowell, E. B. in: Müller, M. (Hrsg.): *Buddhist Mahayana Texts. Part 1* (*Sacred Books of the East* 49), Oxford, 1894, III, 5, S. 27.

[95] Vgl. ebda. III, 27, S. 30.

[96] Ebda. III, 30, S. 31.

without doubt by the force of time through multitude of years even to my long-lived lord"[97]. Bestürzt entschließt sich Siddharta zur Umkehr: „Since such is our condition, O charioteer, turn back the horses, – go quickly home; how can I rejoice in the pleasure-garden, when the thoughts arising from old age overpower me?"[98] Diese Erfahrung Siddhartas, die bei weiteren Ausfahrten noch durch den Anblick eines kranken und schließlich eines verstorbenen Menschen intensiviert wird, stellt den eigentlichen Wendepunkt seines Lebens dar, insofern er durch diese Erfahrungen das erste Mal mit der Vulnerabilität des Menschen konfrontiert ist.

Für die nachfolgende Analyse erscheinen dabei drei Momente dieser Erzählung zentral: Erstens ist es die leiblich vermittelte Begegnung mit ‚dem Anderen' in dessen jeweiliger Grenzsituation (Alter, Krankheit, Sterben), die den Reflexionsprozess Siddhartas auslöst. Zweitens konfrontiert die Begegnung mit dem alten Menschen – wie durch die Frage des Prinzen, ob er selbst einmal davon betroffen sein könnte, deutlich wird – mit der *eigenen* Endlichkeit und Verletzlichkeit. Nicht zuletzt geht damit drittens eine Erkenntnis der Endlichkeit und Verletzlichkeit *jedes* menschlichen Lebens einher, wie Siddhartas Worte „such is our condition" verdeutlichen. Jaspers' Konzept der *Grenzsituation* scheint dabei besonders geeignet, diese Erfahrung zum Ausdruck zu bringen:

> [E]s gibt Situationen, die in ihrem Wesen bleiben, auch wenn ihre augenblickliche Erscheinung anders wird und ihre überwältigende Macht sich in Schleier hüllt: ich muß sterben, ich muß leiden, ich muß kämpfen, ich bin dem Zufall unterworfen, ich verstricke mich unausweichlich in Schuld. Diese Grundsituationen unseres Daseins nennen wir Grenzsituationen. [...] [E]s sind Situationen, über die wir nicht hinauskönnen, die wir nicht ändern können. Das Bewusstwerden dieser Grenzsituationen ist nach dem Staunen und dem Zweifel der tiefere Ursprung der Philosophie. Im bloßen Dasein weichen wir oft vor ihnen aus, indem wir die Augen schließen und leben, als ob sie nicht wären. Wir vergessen, daß wir sterben müssen, vergessen unser Schuldigsein und unser Preisgegebensein an den Zufall.[99]

Was für die Begegnung mit dem alten Menschen allgemein gilt, spitzt sich nun in besonderer Weise in der Begegnung mit Menschen mit Demenz im Rahmen professioneller Sorgebeziehungen zu: Die Demenz konfrontiert die beteiligten Akteure letztlich mit der Vulnerabilität als zentralem Aspekt der *conditio humana*. In diesem Sinne geht Kruse davon aus,

---

[97] Ebda. III, 33, S. 31.

[98] Ebda. III, 37, S. 32.

[99] Jaspers, K.: *Einführung in die Philosophie. Zwölf Radiovorträge*, München, [30]2013, S. 18. Vgl. dazu auch Kruse (2017): *Lebensphase hohes Alter: Verletzlichkeit und Reife*, S. 9 f., 71 f.

dass sich in der Demenz eine immer häufiger auftretende Verletzlichkeit widerspiegelt, dass sich die Demenz, dass sich der demenzkranke Mensch immer mehr zu einer
modernen Form des *memento mori* entwickelt. In dem demenzkranken Menschen
zeigt sich uns dann nicht nur ein von einer bestimmten Krankheit betroffener, *anderer*
Mensch, sondern in diesem begegnen wir immer mehr uns selbst in unserer eigenen
Verletzlichkeit, Vergänglichkeit, Endlichkeit.[100]

Damit ist nicht gesagt, dass das Alter oder eine Demenzerkrankung das einzige
Phänomen ist, durch das man sich der *eigenen* Vulnerabilität bzw. der *grundsätzlichen* Vulnerabilität des Menschen bewusst wird, jedoch tritt diese in einer solchen
Lebensphase sozusagen deutlicher in Erscheinung: „Die Verletzlichkeit ist Teil
der Conditio humana. [...] Dabei beschränkt sich das Faktum der Verletzlichkeit
keinesfalls auf das hohe Alter, aber es tritt [...] deutlicher hervor"[101]. Dieser
Sachverhalt wird in der Unterscheidung deutlich, die zwischen Vulnerabilität
als anthropologischer Grundkonstante, die wesentlich zum Sein des Menschen
gehört („ontological vulnerability"), und konkreter, situativer Vulnerabilität, die
den jeweiligen Betroffenen aufgrund ihrer spezifischen Verfasstheit zukommt („situated vulnerability"), getroffen werden kann.[102] Diese Perspektive kann insofern
geeignet sein, als dass sie hilft, die situative Vulnerabilität eines Menschen mit

---

[100] Kruse (2017): *Lebensphase hohes Alter: Verletzlichkeit und Reife*, S. 333. Ähnlich formuliert es Remmers: „In der reflektierten Beziehung zum Anderen findet dagegen auch eine
Reflexion auf mich selbst, meine eigene leiblich-seelische Versehrbarkeit statt. In dem Maße,
wie ich im Anderen einer potenziell auch mich betreffenden Möglichkeit meines Lebens
gewahr werde, werde ich mir selbst fremd." Remmers, H.: „Zum Verhältnis von allgemeiner
und beruflicher Bildung", in: Kaufhold, M.; Rosowski, E.; Schürmann, M. (Hrsg.): *Bildung
im Gesundheitsbereich. Forschung und Entwicklung zur beruflichen und hochschulischen
Bildung. Festschrift für Barbara Knigge-Demal*, Berlin, 2014, S. 29–54, S. 44.

[101] Kruse (2017): *Lebensphase hohes Alter: Verletzlichkeit und Reife*, S. 191.

[102] „It is the complementarity of ontological and situated vulnerability, that makes vulnerability a value of human life. As ontological, vulnerability is the human condition and as such
it is the precondition of trust, love, communication and mutual affection, and also the finitude and fragility of human life. As situated, vulnerability is shaped by actual conditions and
factors and can be decreased and increased. In both perspectives, ontological and situated,
vulnerability is a risk and a resource of human life." Springhart, H.: „Exploring Life's Vulnerability: Vulnerability in Vitality", in: Springhart, H.; Thomas, G. (Hrsg.): *Exploring Vulnerability*, Göttingen, 2017, S. 13–33, S. 24. Mit Gräb-Schmidt, die dabei von Butler ausgeht,
lässt sich diese Unterscheidung auch mit dem Begriffspaar der inhärenten Vulnerabilität (*pre-
cariousness*) und der situationalen Vulnerabilität (*precarity*) ausdrücken. Vgl. Gräb-Schmidt
(2021): „Der vulnerable Mensch", S. 149. Hurst spricht in diesem Kontext allgemeiner von
„general vulnerability, common to all and rooted in our common biology, and the special vulnerability that underpins requirements for additional protection". Hurst, S.: „Vulnerability in
Old Age. The Fragility of Inappropriately Protected Interests", in: Schweda, M.; Coors, M.;

Demenz, die in dessen Beeinträchtigung durch die Demenzerkrankung besteht, als Ausdruck einer prinzipiellen ‚ontologischen' bzw. anthropologischen Vulnerabilität zu erkennen, die allen Menschen durch ihr Menschsein gemein ist. Es ist ein entscheidender Unterschied, ob eine Demenzerkrankung als dem Menschsein abträglich oder gar dehumanisierend wahrgenommen wird (siehe Abschn. 3.1.1) – oder doch vielmehr als situative Manifestation der grundsätzlichen *conditio humana*.

Im Verlauf der nachfolgenden Argumentation darf des Weiteren nicht vergessen werden, dass Vulnerabilität nur *einen* Aspekt des alternden Menschen erfasst, der der perspektivischen Ergänzung bedarf: Kruse weist ausdrücklich darauf hin, dass sich in einer ganzheitlichen Betrachtungsweise die „Verletzlichkeitsperspektive" und die „Potenzialperspektive" ergänzen müssen, um nicht nur Schwächen, sondern auch Potenziale, die das Altern mit sich bringt, anzuerkennen.[103] Besonders das Konzept der Resilienz kann dabei helfen, diesen Perspektivenwechsel vorzunehmen: Während die Vulnerabilität solche Aspekte bestimmt, die die Person in einer bestimmten (Pflege-)Situation schwächen, steht umgekehrt die Resilienz für solche Faktoren, die die Person in der entsprechenden (Pflege-)Situation zu stärken vermögen, sodass sie diese Einbußen (in Teilen oder vollständig) bewältigen bzw. kompensieren kann.[104]

Eine ähnliche Sicht auf die trotz der Verletzlichkeit erhaltenen Potenziale lässt sich nach Springhart über eine Unterscheidung der Vulnerabilität von der Fragilität gewinnen: Während Fragilität als Konzept von einer grundsätzlichen Gefahr für den Menschen ausgeht, durch Verletzung ‚gebrochen' oder ‚zerbrochen' zu werden,[105] betont die von dem Gedanken der Verwundung ausgehende Konzeption der Vulnerabilität, „dass selbst bei der konkreten Realisierung von Vulnerabilität als Verletzung noch offen ist, ob die Wunden zum Abbruch führen, ob sie heilen oder Narben bleiben"[106]. Ebenso wenig ist die Vulnerabilität des

---

Bozzaro, C. (Hrsg.): *Aging and Human Nature. Perspectives from Philosophical, Theological, and Historical Anthropology*, Cham, 2020, S. 241–252, S. 242.

[103] Vgl. Kruse (2017): *Lebensphase hohes Alter: Verletzlichkeit und Reife*, S. 167. Anderswo hält Kruse entsprechend fest: „Auch bei hoher Verletzlichkeit können Menschen bemerkenswerte seelisch-geistige Kräfte zeigen, die sie in die Lage versetzen, bestehende körperliche Einschränkungen zu verarbeiten." Kruse, A.: „Alter neu denken – Kategorien eines veränderten kulturellen Verständnisses von Alter", in: Ders. (Hrsg.): *Leben im Alter. Eigen- und Mitverantwortlichkeit in Gesellschaft, Kultur und Politik*, Heidelberg, 2010, S. 63–81, S. 73.

[104] Vgl. Kruse (2017): *Lebensphase hohes Alter: Verletzlichkeit und Reife*, S. 192.

[105] Vgl. Springhart, H.: *Der verwundbare Mensch. Sterben, Tod und Endlichkeit im Horizont einer realistischen Anthropologie*, Tübingen, 2016, S. 205 f.

[106] Ebda. S. 206.

Menschen mit einer reinen Passivität gleichzusetzen, da vulnerable Menschen nicht einfach nur erleiden, was ihnen widerfährt, sondern sich dazu auch stets verhalten können.[107] Wenn im Nachfolgenden also ein Schwerpunkt auf der Vulnerabilität des Menschen mit Demenz liegt, so stets in dem Bewusstsein seiner Potenziale.

3.2.2 Die Vulnerabilität von Menschen mit Demenz

Vor dem Hintergrund dieser Vorbemerkungen ist nun die spezifische Vulnerabilität von Menschen mit Demenz in den Blick zu nehmen, wobei der Vulnerabilitätsbegriff zunächst noch einer weiteren Klärung bedarf. Ganz grundsätzlich bezeichnet Vulnerabilität nicht etwa konkrete Krankheiten, Einbußen und Beeinträchtigungen eines Menschen, sondern vielmehr die erhöhte *Empfänglichkeit* des Menschen bzw. vulnerabler Personengruppen für bestimmte Krankheiten, Einbußen und Beeinträchtigungen.[108] Weiterhin ist der Begriff über das Vulnerabilitätskonstrukt der Medizin, das eine *körperliche* Disposition bzw. Anfälligkeit adressiert, hinaus zu weiten, um zusätzlich die psychischen, kognitiven und sozialen Aspekte der Verletzlichkeit einzuschließen. Diese können einander auch wechselseitig bedingen bzw. beeinflussen, sodass bspw. durch eine Demenzerkrankung nicht nur die psychische Vulnerabilität der Person zunimmt, sondern – dadurch, dass eigene Einbußen nun erschwert verarbeitet und bewältigt werden können – auch die kognitive und körperliche Verletzlichkeit.[109] Springhart unterscheidet in dieser Hinsicht drei Dimensionen, wobei sie von der somatischen, der psychischen sowie der systemischen Vulnerabilität spricht.[110] Nachfolgend seien diese dargestellt und auf die Problematik um die Anwendung von FeM bei Menschen mit Demenz übertragen.

Unmittelbar greif- und erfahrbar wird Vulnerabilität in der somatischen Dimension, in der sie sich als Risiko des Menschen darstellt, durch äußerliche

---

[107] Springhart hält diesbezüglich fest: „Vulnerabilität ist […] konzeptionell von Passivität und Fragilität zu unterscheiden, wobei beides insofern relativiert wird, als sie von der Perspektive auf Vulnerabilität aus als für die menschliche Existenz relevante, jedoch nicht das Ganze erfassende Beschreibungen gesehen werden. Dass der Mensch vulnerabel ist, impliziert, dass er sich als passiv und fragil erfährt, aber auch, dass er weder in reiner Passivität noch als ausschließlich fragil zu beschreiben ist." Ebda. S. 207.

[108] Vgl. Kruse (2017): *Lebensphase hohes Alter: Verletzlichkeit und Reife*, S. 167.

[109] Vgl. ebda. S. 185, 191.

[110] Vgl. Springhart (2016): *Der verwundbare Mensch*, S. 208 ff. sowie Springhart (2017): „Exploring Life's Vulnerability", S. 18 ff.

Einwirkung verletzt oder verwundet zu werden oder durch innere akute oder chronische Erkrankungen Schäden zu erleiden.[111] Im Falle von Menschen mit Demenz ist bereits deutlich geworden, dass ihre Demenzerkrankung auch eine Verletzlichkeit in diesem grundsätzlichen Sinn bedeutet, da sie mit einer eingeschränkten Motorik und Mobilität einhergehen kann und vor diesem Hintergrund häufig u. a. das Frailty-Syndrom zur Folge hat. Auch FeM sind stets vor dem Hintergrund dieser Vulnerabilität zu betrachten: Besteht aufgrund der kognitiven Einschränkungen eine Gefahr, dass sich Menschen mit Demenz etwa im intensivmedizinischen Setting durch Entfernung von Sonden und venösen Zugängen selbst verletzen, so erhöht sich ihre somatische Vulnerabilität noch zusätzlich. In solchen Fällen kann es daher sein, dass FeM als *ultima ratio* in Frage kommen können, um dieser zusätzlichen, aus der Pflegesituation entstehenden, Vulnerabilität zu begegnen.

Jedoch ist mit Blick auf die körperlichen Folgen von FeM ebenfalls hervorzuheben, dass solche auch umgekehrt eine zusätzliche Verletzlichkeit für Menschen mit Demenz zur Folge haben können. Dieses Phänomen wird als *sekundäre Vulnerabilität* beschrieben. So erläutert etwa Lob-Hüdepohl: „Maßnahmen, die eine primäre Verletzlichkeit von Menschen [...] verhindern (wollen), bergen unweigerlich auf einer anderen Ebene schwere Risiken, ebenfalls für Leib und Leben."[112] So formuliert auch der Deutsche Ethikrat: „Damit ergibt sich im Kontext der Sorgehandlungen wohltätigen Zwangs das Problem, dass Maßnahmen zur Vermeidung der primären Vulnerabilität das Risiko von Verletzungen in sekundärer Hinsicht beträchtlich erhöhen können."[113] Auch im Sinne psychischer Folgen von FeM kann von einer sekundären Vulnerabilität gesprochen werden, insofern sich FeM ebenfalls stark auf die kognitiven, motivationalen und volitiven Ressourcen der Betroffenen auswirken.[114] In einer bemerkenswerten Dialektik gehen FeM als zunächst meist fürsorglich intendierte Pflegehandlungen von der Vulnerabilität der Betroffenen aus, die sie zu kompensieren beabsichtigen, resultieren jedoch im nächsten Schritt durch den Zwangsaspekt der Handlung potenziell

---

[111] Vgl. Springhart (2016): *Der verwundbare Mensch*, S. 208 sowie Springhart (2017): „Exploring Life's Vulnerability", S. 26 f.

[112] Lob-Hüdepohl, A.: „Gerechte Priorisierungen? Pflegeethische Aspekte der COVID-19-Maßnahmen für pflegebedürftige Personen", in: Jacobs, K.; Kuhlmey, A.; Greß, S.; Klauber, J.; Schwinger, A. (Hrsg.): *Pflege-Report 2021. Sicherstellung der Pflege: Bedarfslagen und Angebotsstrukturen*, Open-Access-Publikation, 2021, S. 21–31, S. 24.

[113] Deutscher Ethikrat (2018): *Hilfe durch Zwang?*, S. 52.

[114] Vgl. ebda. S. 51.

in einer erneuten und gesteigerten Verletzlichkeit und Autonomiebeeinträchtigung.[115] Körperliche und psychische Vulnerabilität sind dabei – nicht zuletzt aufgrund der psychophysischen Einheit des Leibes (siehe Abschn. 3.1.2 sowie 3.2.3) – kaum zu trennen.

Mit der psychischen Dimension von Vulnerabilität ist angesprochen, dass sich auch von Seiten der subjektiven Reaktion und des Bewusstseins eine eigene Verletzlichkeit ergeben kann. Wie im Falle somatischer Verletzlichkeit ist wiederum eine Innen- und eine Außenperspektive zu unterscheiden, insofern etwa psychischer Missbrauch von außen eine solche Vulnerabilität begünstigen kann und umgekehrt auch innere Faktoren wie derjenige einer psychischen Erkrankung in diesen Bereich zu zählen sind.[116] Es liegt auf der Hand, dass mit einer Demenzerkrankung also in erster Linie eine innere psychische Vulnerabilität verbunden ist, die darin begründet liegt, dass Menschen mit Demenz aufgrund ihrer kognitiven Einbußen in ihrem Selbst- und Weltverhältnis beeinträchtigt sind. An dieser Stelle sollten FeM – wie alle pflegerischen Maßnahmen[117] – darauf ausgerichtet sein, im Sinne einer *restitutio ad integritatem* (siehe Abschn. 1.2) diese Beeinträchtigung soweit wie möglich auszugleichen. Zugleich besteht auch hier die Gefahr, dass FeM von außen die psychische Vulnerabilität einer Person erhöhen, wenn sie etwa ein Gefühl des Kontrollverlusts auslösen oder verstärken bzw. einen solchen auch direkt hervorrufen. In extremen Fällen etwa körpernaher Fixierungen

---

[115] Eine ähnlich paradoxale Form ist nach Kuhlmey für die Pflege allgemein kennzeichnend: „Die pflegerische Versorgung alter, hilfeabhängiger Menschen ist schon ihrem Charakter nach widersprüchlich. Einerseits unterstützt sie alte Menschen bei den Aktivitäten des täglichen Lebens, die sie nicht mehr allein bewältigen: z. B. bei der Essensversorgung und der Körperhygiene im eigenen Haushalt oder durch eine Aufnahme in ein Pflegeheim. Andererseits gibt der betroffene Mensch damit Eigenständigkeit auf, delegiert einst selbständig ausgeübte Praktiken auf andere, unterwirft sich der Kontrolle und den Regeln der Hilfepersonen oder einer Institution." Kuhlmey (2020): „Phänomene von Gewalt gegen ältere Menschen", S. 57.

[116] Vgl. Springhart (2016): *Der verwundbare Mensch*, 210 f.

[117] Diese Aufgabe charakterisiert Maio wie folgt: „Was die Pflege zu etwas Besonderem macht, ist ihr Ziel. [...] Ihr Ziel ist nicht Heilung, sondern *Integrität*. In der Pflege geht es darum, das Versehrte auf eine ganz neue Ganzheit hin auszurichten. Es handelt sich dabei um eine Ganzheit eigener Art, die nicht mit Heilung zu verwechseln ist. Denn die Pflege setzt auch und gerade dort ein, wo keine Heilung (mehr) möglich ist, um trotzdem innerhalb des Krank- oder Gebrechlichseins das Gefühl von Heilsein zu ermöglichen, das Gefühl von Ganzheit, das Gefühl, nicht *nur* versehrt zu sein. Sie arbeitet daran, dem Patienten ein Gefühl von körperlicher Integrität zurückzugeben, und das kann nur gelingen, wenn sie alles daran setzt, Integrität in einem umfassenden Sinn – als Ausdruck der Balance von körperlichem und seelischem Wohlbefinden – zu stiften." Maio, G.: *Mittelpunkt Mensch. Lehrbuch der Ethik in der Medizin*, Stuttgart, [2]2017, S. 276.

kann dies – wie der Deutsche Ethikrat festhält – gar mit einer Traumatisierung der Betroffenen einhergehen, durch die diese in ihrer Würde verletzt werden.[118]
Auch ist es der Reflexion wert, ob pharmakologische FeM hier eine besonders schwerwiegende Auswirkung auf die psychische Verfasstheit der Betroffenen ausüben können, wenn sie nicht indiziert sind: Während mechanische FeM den Menschen von außen an der *Ausübung* des autonomen Willens zur Bewegung hindern, beeinträchtigen bzw. verunmöglichen ruhigstellende Psychopharmaka bereits den inneren Prozess der Willensbildung. Auch über Fälle mit einer derartigen Eingriffstiefe hinaus kann bezüglich niedrigschwelligerer Formen von FeM darauf hingewiesen werden, dass auch hier die psychische Vulnerabilität von Menschen mit Demenz nicht zu unterschätzen ist. So erreichen subtilere Formen wie etwa Täuschungen, falsche Behauptungen oder die Wegnahme von Bekleidung und Seh- oder Gehhilfen, die im Einzelfall auch den Charakter einer FeM aufweisen können (siehe Abschn. 2.3), nur dadurch ihre Wirkung, dass sie sich die psychische Vulnerabilität von Menschen mit Demenz gezielt zunutze machen.

Die systemische Dimension von Vulnerabilität bezeichnet drittens solche Formen von Verletzlichkeit, die aus der sozialen Interdependenz von Menschen untereinander entstehen können, „die sich sowohl als Angewiesensein als auch als Gefährdung zeigt. Zunächst also ist die systemische Dimension im Sinne sozialer Verwobenheit zu verstehen"[119]. Besonders deutlich wird diese Angewiesenheit in *Sorge*beziehungen, die sich nach Remmers aus der prinzipiellen Vulnerabilität und Interdependenz von Menschen begründen lassen:

> Care is a type of human activity founded on the human condition. This includes the anthropological truths of mutual dependency and human need for cooperation. Without a strong social network, including stabilizing and promoting functions, basic human needs such as the need for self-determination, self-organization, and communicative interaction with others cannot be fulfilled. Therefore, care is a basic requirement of human self-development.[120]

---

[118] „Vor allem *körpernahe Fixierungen* durch Gurte im Bett oder am Stuhl sind wegen der möglichen Verletzungs- und Strangulationsmöglichkeiten nicht nur mit einer erheblichen physischen Gefährdung des Pflegebedürftigen verbunden, sondern können aufgrund ihrer traumatisierenden Wirkung sogar einen Verstoß gegen dessen Würde darstellen, sodass sich deren regelmäßige Anwendung von selbst verbietet." Deutscher Ethikrat (2018): *Hilfe durch Zwang?*, S. 186 f.

[119] Springhart (2016): *Der verwundbare Mensch*, S. 212.

[120] Remmers (2020): „Providing Help. Aging and Care", S. 201. An anderer Stelle formuliert Remmers dies wie folgt: „Verletzlichkeit ist konstitutiver Bestandteil der *conditio humana*, jener Grundverfasstheit des Menschen, die durch wechselseitige soziale Angewiesenheit und Abhängigkeit charakterisiert ist, die lebensgeschichtlich unterschiedliche Intensitätsgrade

Es gilt, sich vor Augen zu führen, dass der Mensch vom Beginn seiner Existenz an ein Wesen ist, das sich nur in Abhängigkeit von sorgenden Mitmenschen entwickelt und verwirklicht. Menschsein vollzieht sich – so ist vor dem Hintergrund dieser anthropologischen Einsicht festzuhalten – als ein *inter esse* in wechselseitigen Beziehungen der Sorge.[121] Sorgebeziehungen im Allgemeinen sowie pflegerische Sorge im Besonderen hat ihren Ursprung also in der Bezogenheit des Menschen auf den *Anderen*.[122] Gleichwohl ist mit dieser Angewiesenheit stets eine hohe Vulnerabilität verbunden.

Wenn schon allgemein gilt, dass sich eine besondere systemisch-soziale Verletzlichkeit aus Beziehungen ergibt, die von einem asymmetrischen Machtgefälle geprägt sind,[123] so dürfte auch dies besonders für pflegerische Sorgebeziehungen gelten, für die die Asymmetrie – wie bereits dargelegt (siehe Abschn. 1.2) – ein konstitutives Element ist. Sehr deutlich wird diese Asymmetrie bei Maßnahmen des wohltätigen Zwangs:

> Gerade bei Sorgehandlungen des wohltätigen Zwangs ist die Vulnerabilität in der Regel außergewöhnlich hoch; viele Sorgeempfänger [...] sind bereits in ihrer gewöhnlichen Lebensführung erheblich eingeschränkt und in dieser Weise weniger als andere in der Lage, für ihre Interessen zu sorgen.[124]

Für die Thematik von FeM kann festgehalten werden, dass diese nicht nur notwendigerweise ursächlich auf das Machtgefälle zwischen Sorgenden und Sorgeempfängern zurückzuführen sind – sowohl in gerechtfertigten Fällen als auch in ungerechtfertigten –, sondern auch eine Art darstellen können, dieses Machtgefälle symbolisch zum Ausdruck zu bringen: In der Analyse Margalits konnte bereits aufgezeigt werden, dass FeM in diesem Sinne auch als eine zusätzliche

---

aufweisen können. In dieser Grundverfasstheit sind wiederum Dispositionen des Menschen verankert, die ich als Sorge bezeichnen möchte: Die Sorge für kranke, hilfe- und pflegebedürftige Menschen, die mit dem Bewusstsein verbunden ist, dass ein jeder dieses Schicksal wird erleiden können." Remmers, H.: „Gutes Leben im Alter. Verletzlichkeit und Reife älterer Menschen", in: Frewer, A.; Klotz, S.; Herrler, C.; Bielefeldt, H. (Hrsg.): *Gute Behandlung im Alter? Menschenrechte und Ethik zwischen Ideal und Realität*, Bielefeld, 2020, S. 95–124, S. 105.

[121] Vgl. Remmers (2020): „Providing Help. Aging and Care", S. 197 f., 201.

[122] Vgl. Riedel, A.; Lehmeyer, S.: „Eckpunkte und Gegenstände. Pflegeethische Reflexion im professionellen Pflegehandeln", in: Dies. (Hrsg.): *Einführung von ethischen Fallbesprechungen: ein Konzept für die Pflegepraxis. Ethisch begründetes Handeln praktizieren, stärken und absichern*, Lage, [4]2016, S. 37–52, S. 42.

[123] Vgl. Springhart (2016): *Der verwundbare Mensch*, S. 212 f.

[124] Deutscher Ethikrat (2018): *Hilfe durch Zwang?*, S. 50.

Verdeutlichung von Machtlosigkeit fungieren können, die demütigend erfahren werden kann (siehe Abschn. 2.9).

Besonders die systemische Dimension der Vulnerabilität sollte gezeigt haben, dass sich die Verletzlichkeit einer Person nicht auf ihre unmittelbaren körperlichen oder psychischen Eigenschaften beschränkt, sondern auch wesentlich von dem sozialen Gefüge abhängt, in dem sich diese befindet. Diese Erkenntnis kann helfen, einen veränderten Blick auf Vulnerabilität zu gewinnen, die diese auch als gestalt- und beeinflussbare Größe begreift. In diesem Sinne kann man der Ansicht, Verletzlichkeit sei eine Schwäche der Person *per se*, ein Verständnis entgegensetzen, demzufolge Vulnerabilität im eigentlichen Sinne in einem nicht erfüllten ethischen Anspruch der Person besteht: „Vulnerability is [...] not a sign of a person's weakness. It is a sign of a gap between their morally protected interests and the situation they find themselves in."[125] Ethisch verbindet sich mit der Forderung der Anerkennung der prinzipiellen Vulnerabilität des Menschen im Allgemeinen und der situativen Vulnerabilität von Menschen mit Demenz im Besonderen die konkrete Frage, wie der Mensch *in* seiner Verletzlichkeit konkret zu schützen ist:

> Besonderes Gewicht besitzt [...] die Anerkennung der Verletzlichkeit als Komponente der Conditio humana in der Sorge für kranke, hilfebedürftige oder pflegebedürftige Menschen: Die Zuwendung zum kranken Menschen bedeutet auch, ihn in seiner Verletzlichkeit wahrzunehmen und ihm durch das eigene Handeln zu verstehen zu geben, dass alle medizinischen und pflegerischen Schritte nicht nur fachlich, sondern auch ethisch fundiert sind – nämlich durch die Haltung des Mitgefühls und der Solidarität wie auch durch das Ziel, den Patienten in der Situation ausgeprägter Verletzlichkeit zu schützen.[126]

Im Kontext professioneller Sorge nimmt diese Aufgabe eine besondere Form an, da sich Pflegenden ein besonderer „advokatorische[r] Auftrag"[127] stellt, die Autonomie von vulnerablen Pflegeempfängern gerade in ihrer Vulnerabilität zu bewahren.[128] Die Metapher des *advocatus* ist dabei insofern passend gewählt, als dass sich dieser ethische Auftrag bzw. Imperativ dabei nicht etwa aus abstrakten

---

[125] Hurst (2020): „Vulnerability in Old Age", S. 250.

[126] Kruse (2017): *Lebensphase hohes Alter: Verletzlichkeit und Reife*, S. 172.

[127] Remmers (2019): „Pflege und Technik", S. 420.

[128] „A basic assumption about care states that people are able to acquire abilities, articulate their needs, and deal with others autonomously. In order to acquire these abilities, basic conditions must be fulfilled. In particular, this means personal attention and care in the immediate social environment. [...] In various situations of life, we encounter people of different

Regeln herleitet, sondern aus der Vulnerabilität des Menschen selbst hervorgeht. Diese Vulnerabilität bleibt dabei wiederum kein Abstraktum, sondern offenbart sich stets in leiblicher Vermittlung.

3.2.3 Die leiblich vermittelte Vulnerabilität von Menschen mit Demenz

Schon die Etymologie des Begriffs der Vulnerabilität, der von dem lateinischen *vulnus* für „Wunde" abgeleitet ist, verweist auf eine eigentümliche Verbindung der menschlichen Verletzlichkeit mit der menschlichen Leiblichkeit: Seinem Wortsinn nach bedeutet Vulnerabilität unmittelbar leibliche Verletzbarkeit.[129] Vulnerabilität und Leiblichkeit scheinen einander gar zu implizieren – in den Worten Springharts:

> *Denying vulnerability means denying the bodily dimensions of life.* But it is also the vulnerable body that reminds us that we are always more than our bodies. The tension between having a body and being a body, which has been developed by Helmuth Plessner, can be referred back to the tension of ontological and situated aspects of vulnerability. The idea of being a body addresses the fact that being human means being a body, we may add: *being human means constitutively being a vulnerable body.* The idea of having a body addresses the fact that human beings are able and responsible for dealing with their body in the sense that they can make it an object distinguished from themselves.[130]

Diese Plessnersche Unterscheidung zwischen Leib und Körper bzw. zwischen den damit zusammenhängenden Arten des Selbstverhältnisses „Leib-Sein" und „Körper-Haben" kann dazu dienen, das Phänomen der leiblich vermittelten Vulnerabilität von Menschen mit Demenz hier genauer auszudifferenzieren: Während der Begriff des Körpers vornehmlich den objektiven, dreidimensionalen, biologischen Organismus des Menschen bezeichnet, steht der Leib, wie bereits dargelegt,

---

ages who are in need of care, to be understood as people whose needs and wishes of regaining the most autonomous life possible should be respected." Remmers (2020): „Providing Help. Aging and Care", S. 198 f.

[129] Härle, W.: „Verletzlichkeit im Alter aus ethischer Sicht", in: Kruse, A.; Rentsch, T.; Zimmermann, H.-P. (Hrsg.): *Gutes Leben im hohen Alter. Das Altern in seinen Entwicklungsmöglichkeiten und Entwicklungsgrenzen verstehen*, Heidelberg, 2012, S. 239–248, S. 241.

[130] Springhart (2017): „Exploring Life's Vulnerability", S. 18 f. Hervorh. des Verf.

für die subjektiv erfahrene psychophysische Einheit (siehe Abschn. 3.1.2). In alltäglichen Lebensvollzügen ist der Leib dem Menschen meist kaum bewusst: Als
Medium der Beziehung zu der wahrgenommenen und erlebten Welt sowie der
Beziehung zu anderen Personen bleibt der Leib selbst sozusagen unsichtbar:[131]
„Als die Welt sehender oder berührender ist so mein Leib niemals imstande, sel-
ber gesehen oder berührt zu werden."[132] Erst in unerwarteten Störungen dieser
leiblich vermittelten Präsenz ändert sich dies, denn der „Körper erscheint immer
da, wo diese Austauschprozesse gehemmt oder gestört werden und sich die Aufmerksamkeit auf den Leib selbst zurückwendet. Mein Körper, das ist mein Leib
als widerständiger"[133]. In Situationen der Hemmung bzw. Störung, zu denen allen
voran Verletzungen, Krankheiten und in letzter Konsequenz das Sterben zählen,
wird der Mensch sich der eigenen existenziellen Gebundenheit an den Körper
bewusst, sodass man hier von einer „Erfahrung des Zurückgeworfenseins auf die
Körperlichkeit"[134] sprechen kann, die den Menschen mit seiner Endlichkeit und
Vulnerabilität konfrontiert.[135] Ein Beispiel für eine solchermaßen intensivierte
Erfahrung der eigenen Körperlichkeit ist – wie Bozzaro aufzeigt – das akute
Schmerzempfinden, auf das im weiteren Verlauf nochmals zurückzukommen sein
wird:

> Normalerweise ist man dank seines Leibes auf die Welt bezogen und durch ihn in
> der Welt tätig. Man erfährt den eigenen Leib als ein durchlässiges Medium, das in
> den Hintergrund der eigenen Wahrnehmung tritt. Im Schmerz wird dieses Leiberleben
> plötzlich und gewaltsam durchbrochen, der Leib tritt aus dieser selbstverständlichen
> Verborgenheit heraus und drängt sich im Erleben des Leidenden auf. Dieser spürt
> seine schmerzende Körperpartie, ja seine ganze Aufmerksamkeit ist gezwungener-
> maßen auf diese gerichtet, so dass ihm ein Aufgehen in der Welt versagt bleibt. Der

---

[131] Vgl. Fuchs (2013): „Zwischen Leib und Körper", S. 85 f.

[132] Merleau-Ponty, M.: *Phänomenologie der Wahrnehmung*, übers. v. Boehm, R., Berlin,
1966, S. 117.

[133] Fuchs (2013): „Zwischen Leib und Körper", S. 85 f.

[134] Springhart (2016): *Der verwundbare Mensch*, S. 209.

[135] Fuchs schildert dies auch als ein Körperwerden des Leibes: „Zum *Körper* wird der Leib
daher vor allem in den *Störungen* des gewohnten Lebensvollzugs, etwa bei einer Ungeschick-
lichkeit oder einem Sturz, in Zuständen der Erschöpfung, Trägheit oder Schwere, schließlich
bei Verletzung, Lähmung oder Krankheit. Mit diesem Bewusstwerden wird der zuvor selbstverständlich gelebte Leib andererseits in besonderer Weise zu *meinem* Körper, an den ich
gebunden bin, der meine Existenz ermöglicht, mit dem sie aber auch untergehen kann. In
der Angst, Atemnot oder schwerer Krankheit erfahre ich mich als verletzliches, kreatürliches,
sterbliches Wesen." Fuchs (2013): „Zwischen Leib und Körper", S. 84 f.

Leidende erfährt im Schmerz die Materialität und das körperhafte Substrat seiner Leiblichkeit.[136]

Während sich die auf diese Weise erfahrene Vulnerabilität im Falle einer akuten Erkrankung oder Verletzung noch auf einen Teil des Körpers oder auf eine gewisse Zeitspanne beschränken lässt, so können vor allem chronische Erkrankungen zu einer langfristigen Veränderung des eigenen Selbstverhältnisses zum Körper führen, an den man sich nun zunehmend gebunden fühlt.[137] In diesem Sinne kann auch eine Demenzerkrankung durch die oftmals mit ihr einhergehenden körperlichen Funktionsbeeinträchtigungen als eine zunehmende Bindung an den eigenen Körper erfahren werden.

Umgekehrt ist mit diesem veränderten Bewusstsein von dem eigenen Körper auch die Möglichkeit einer gefühlten Entfremdung vom Körper verbunden – eine Erfahrung, die Springhart wie folgt umschreibt: „Der Körper als der unmittelbar vulnerable Teil des Menschen steht dem Ich gegenüber, das gerade in der Erfahrung der konkretisierten Vulnerabilität als Krankheit realisiert, dass es mehr als der Körper ist."[138] Illustrativ ist hier etwa das Beispiel des französischen Philosophen Jean-Luc Nancy, der bei seiner Herztransplantation die Erfahrung machte, dass mit der Diagnose, sein Herz würde zu schlagen aufhören, ihm nicht etwa das neue, sondern vielmehr das alte, eigene Herz plötzlich fremd erschien:

> Wenn mich mein eigenes Herz im Stich ließ – wie sehr und wie weit war es dann „mein" Herz, „mein eigenes" Organ? […] Es wurde mir fremd, gerade durch sein Ausbleiben, sein Abfallen, man könnte fast sagen: durch seine Abwehr oder seine Abfuhr drang es ein, wurde es zum Eindringling. […] Mein Herz wurde nun zu meinem Fremden. Fremd wurde es gerade deshalb, weil es sich innen befand. Von außen konnte der Fremde nur in dem Maße kommen, in dem er zunächst innen aufgetaucht war.[139]

---

[136] Bozzaro, C.: *Das Leiden an der verrinnenden Zeit. Alter, Leid und Zeit am Beispiel der Anti-Aging-Medizin*, Stuttgart, 2014, S. 7.

[137] Springhart drückt dies wie folgt aus: „Especially in the situation of chronic disease the now noticeable somatic finitude comes to consciousness which can be realized, for example, in the loss of individual functions of the body or in the constant experience of pain. The awareness of vulnerability is thus increased and the existential dependency on these bodily functions becomes perceptible. If a disease is life-threatening this experience is intensified due to the fact that the body now becomes in itself the threat for life." Springhart: „Exploring Life's Vulnerability: Vulnerability in Vitality", S. 27.

[138] Springhart (2016): *Der verwundbare Mensch*, S. 209. Vgl. dazu auch Springhart (2017): „Exploring Life's Vulnerability", S. 27.

[139] Nancy, J.-L.: *Der Eindringling. Das fremde Herz*, übers. v. Düttmann, A. G., Berlin, 2000, S. 13–15.

Eine ähnliche Erfahrung der Entfremdung könnten Menschen vor allem in den frühen Stadien einer Demenzerkrankung erleben, zumal das Gehirn neben dem Herz zu denjenigen Organen zählt, die subjektiv geradezu als Zentrum oder „Sitz" der Person erfahren werden. Auch und besonders im Selbstverhältnis kann eine Demenzerkrankung mit der eigenen Vulnerabilität konfrontieren und eigene Vorannahmen bezüglich des Menschseins wie etwa ein zerebrozentrisches Menschenbzw. Selbstverständnis (siehe Abschn. 3.1.2) in Frage stellen.

Nicht nur für das Selbstverhältnis ist die in der Leiblichkeit präsente Vulnerabilität des Menschen von zentraler Bedeutung: Insofern „Personen […] ein Gesicht [haben], durch das sie sich einander als Personen zeigen"[140] und dieses leiblich konstituiert ist, gilt es besonders, die intersubjektive Dimension von Leiblichkeit und Vulnerabilität in den Blick zu nehmen. Diese bildet geradezu den Mittelpunkt der Philosophie des französisch-litauischen Phänomenologen Emmanuel Lévinas. Dies beginnt bereits mit der Bestimmung der Philosophie als solcher, insofern Lévinas gegenüber Konzeptionen, die in theoretischen Disziplinen (besonders der Metaphysik) die erste Philosophie erkennen, betont: „[M]an muss verstehen, dass die Moral nicht eine zweite Schicht oberhalb einer abstrakten Reflexion […] ist; die Moral hat eine unabhängige und vorrangige Tragweite. Die Erste Philosophie ist eine Ethik."[141] Moral bzw. Ethik wird dabei jedoch nicht als abstrakte Ableitung verschiedener Handlungsgrundsätze aus Prinzipien der Vernunft verstanden, sondern als eine prinzipielle Erfahrung eines „Von-Angesicht-zu-Angesicht"[142] mit dem vulnerablen anderen Menschen, kurzum dem schlechthin *Anderen*. Die Urerfahrung der Alterität, d. h. der Andersheit, ist demnach diejenige, einem anderen Menschen zu begegnen und darin zu erfahren, dass sich dieser aufgrund seiner Einzigartigkeit der endgültigen Erkenn- und somit Verfügbarkeit immer schon entzieht:

Das absolut Andere ist *der* Andere. Er bildet keine Mehrzahl mit mir. Die Gemeinsamkeit, in der ich „Du" oder „Wir" sage, ist nicht ein Plural von „Ich". Ich, Du sind nicht Individuen eines gemeinsamen Begriffs. An den Anderen bindet mich weder der

---

[140] Spaemann (2019): *Personen*, S. 163.

[141] Lévinas, E.: *Ethik und Unendliches. Gespräche mit Philippe Nemo*, übers. v. Schmidt, D., Wien, [4]2008, S. 58 f. Ähnlich in seinem Hauptwerk: „Die Moral ist nicht ein Zweig der Philosophie, sondern die erste Philosophie." Lévinas, E.: *Totalität und Unendlichkeit. Versuch über die Exteriorität*, übers. v. Krewani, W. N., Freiburg; München, [4]2008, S. 442.

[142] Lévinas hebt deutlich hervor, wie fundamental diese Erfahrung für die gesamte Philosophie ist: „[D]as Von-Angesicht-zu-Angesicht ist […] das ursprüngliche Ereignis des Seins, auf das alle anderen möglichen Anordnungen von Termini zurückgehen." Lévinas (2008): *Totalität und Unendlichkeit*, S. 443.

Besitz noch die Einheit der Zahl noch auch die Einheit des Begriffs. Es ist das Fehlen eines gemeinsamen Vaterlandes, das aus dem Anderen den Fremden macht, den Fremden, der das Bei-mir-zu-Hause stört. Aber Fremder, das bedeutet auch der Freie. Über ihn vermag mein Vermögen nichts. Eine wesentliche Seite an ihm entkommt meinem Zugriff, selbst wenn ich über ihn verfüge.[143]

Was hier in grammatikalischen Metaphern – ein Wir bildet sich aus Ich und Du und nicht aus dem Plural von Ich (ein solcher wäre Iche) – sowie Metaphern des Wohnens und der Fremdheit ausgedrückt wird, lässt sich wie folgt interpretieren: Der Andere ist trotz oder gerade wegen seiner Vulnerabilität nie völlig einholbar und ersetzbar. Er ist in dieser Hinsicht geradezu unaussprechlich, denn der „Andere als reiner Gesprächspartner ist kein Inhalt, den man kennt, einschätzt, aufgrund einer übergeordneten Idee begreift und der sich dieser Idee unterordnet. Er bietet die Stirn."[144] Dass es sich so verhält, beweist bereits der alltägliche sprachliche Umgang der Menschen miteinander: So fragt man etwa mit der Frage *Wer?* nicht nach einem allgemeinen substanziellen *Was?*, sondern nach dem Aspekt einer Person, der letztlich unaussprechlich bleibt und an den man sich nur annähern kann, indem man der Person einen Eigennamen gibt, der somit Ausdruck von dessen Einzigartigkeit ist.[145] Der Andere entzieht sich also bereits sprachlich, aber ebenso ethisch jeder Verfügbarkeit.

---

[143] Ebda. S. 44.

[144] Lévinas, E.: *Zwischen uns. Versuche über das Denken des Anderen*, übers. v. Miething, F., München; Wien, 1991, S. 40.

[145] Vgl. Lévinas (2008): *Totalität und Unendlichkeit*, S. 257 f. Zu dem Fragen nach dem *Wer?* auch Zaborowski: „[W]ir fragen mit der Wer-Frage immer nach dem Menschen als einem je konkreten Selbst [...]. Dieses Selbst, das Individuum Mensch ist nun in seiner Individualität eigentlich unaussprechbar (*ineffabile*), wie die philosophische Tradition wusste. Denn wie sollte man mit den Mitteln menschlicher Sprache etwas als es selbst in seiner Einmaligkeit und nicht als etwas anderes, als zugehörig zu einer Gruppe von anderen Seienden, bezeichnen? Hier stoßen wir – zunächst einmal – an die Grenzen der Sprache und unserer Erkenntnismöglichkeiten und betreten einen Bereich, der letztlich geheimnisvoll bleibt. Trotzdem fragen wir immer wieder nach dem Menschen als einem konkreten individuellen Selbst. Wenn wir mit ‚Wer?‘ nach einem Menschen fragen, wollen wir möglichst genau wissen, um wen es geht oder wer es war. Die Antwort auf diese Frage besteht im Normalfall in einem Eigennamen [...]." Zaborowski, H.: „Ikonisches Existieren. Zur Hermeneutik des Menschseins", in: Ders.: *Spielräume der Freiheit. Zur Hermeneutik des Menschseins*, Freiburg; München, [2]2013, S. 19–58, S. 24. Erstmals erschienen als: „Ikonisches Existieren. Die Würde des Menschen aus theologischer und philosophischer Sicht", in: *Internationale Katholische Zeitschrift Communio*, Bd. 35 (2006), S. 97–119. Zur philosophischen Bedeutung des Eigennamens vgl. ebda. S. 24–29; Spaemann (2019): *Personen*, S. 45–47 sowie Fuchs (2018): *Leib, Raum, Person*, S. 297 f.

Gleichzeitig nimmt der Andere bzw. das Du gerade durch diese Beziehung zum Ich dasselbe in die Pflicht, für den Gegenüber Verantwortung zu übernehmen und ihn zu schützen.[146] Das Spannungsfeld zwischen der absoluten Unverfügbarkeit des Anderen und der gleichzeitigen Inpflichtnahme durch ihn kann geradezu als die Haupterrungenschaft der Ethik Lévinas' gelten.[147] Die Verpflichtung durch den Anderen ist dabei in dessen leiblich vermittelter Vulnerabilität begründet, für die Lévinas den Begriff des *Antlitzes* prägt:

> Jemand, der sich durch seine Nacktheit – das Antlitz – ausdrückt, ist jemand, der dadurch an mich appelliert, jemand, der sich in meine Verantwortung begibt: Von nun an bin ich für ihn verantwortlich. All die Gesten des Anderen waren an mich gerichtete Zeichen. Um die oben genannte Abstufung wieder aufzunehmen: sich zeigen, sich ausdrücken, sich verbinden, *mir anvertraut sein*. Der Andere, der sich ausdrückt, ist mir anvertraut [...].[148]

Das Antlitz umgreift zunächst als Oberbegriff allgemein alle Aspekte, durch die einem der andere Mensch leiblich begegnet sowie die „Weise des Anderen, sich darzustellen, indem er *die Idee des Anderen in mir* überschreitet"[149] und ist somit nicht auf das physische Gesicht[150] des Menschen als solches beschränkt. Gleichwohl erhält das Antlitz im mimischen Ausdruck des Menschen eine besondere

---

[146] „Das Ich pointiert sich in seiner Einzigkeit nur, indem es auf den Anderen antwortet und zwar in einer Verantwortung, vor der es kein Entrinnen gibt, in einer Verantwortung, der man niemals enthoben ist. Das Ich ist Identität seiner selbst, die aus der Unmöglichkeit entsteht, ersetzt zu werden – Verpflichtung jenseits jeder Schuld – und somit Geduld, deren Passivität durch keine Übernahme widerlegt werden kann." Lévinas, E.: *Gott, der Tod und die Zeit*, übers. v. Nettling, A.; Wasel, U., Wien, ²2013, S. 28.

[147] „Genau in diesem Spannungsfeld zwischen der absoluten Andersheit des Anderen und der gleichzeitigen enormen ethischen Herausforderung, für diesen Anderen verantwortlich zu sein, liegt die Kraft des Ethikverständnisses, die in allen Werken Lévinas' deutlich wird." Krause, F.: *Sorge in Beziehungen. Die Care-Ethik und der Begriff des Anderen bei Emmanuel Lévinas*, Stuttgart, 2017, S. 108.

[148] Lévinas (2013): *Gott, der Tod und die Zeit*, S. 22.

[149] Lévinas (2008): *Totalität und Unendlichkeit*, S. 63. Vgl. dazu auch Lévinas (2008): *Ethik und Unendliches. Gespräche mit Philippe Nemo*, S. 73.

[150] Trotzdem kann es sinnvoll sein, wenn in manchen Editionen Lévinas' Begriff „visage" nicht mit „Antlitz", sondern mit „Gesicht" übersetzt wird. Wiemer begründet diese Entscheidung in seiner Übersetzung von *Jenseits des Seins* etwa mit dem Hinweis, dass dies besonders die Konkretheit und Materialität des „visage" betont. Vgl. Lévinas, E.: *Jenseits des Seins oder anders als Sein geschieht*, übers. Wiemer, T., Freiburg, ⁴2011, S. 43, Anm. 1. Tatsächlich schwankt die Verwendung des Wortes bei Lévinas (wohl bewusst) zwischen einer Betonung der Transzendenz und einer Betonung der Immanenz des Antlitzes bzw. Gesichts. Exemplarisch sei hier noch eine bemerkenswert konkrete Schilderung angeführt, in der die

Zuspitzung: Dies gilt besonders für den Blick des Anderen, in dem sich dieser in all seiner Verletzlichkeit offenbart und dabei zugleich jeder Verdinglichung Widerstand leistet:[151] „Das Antlitz exponiert, bedroht, als würde es uns zu einem Akt der Gewalt einladen. Zugleich ist das Antlitz das, was uns verbietet, zu töten."[152] Mit Referenz auf den alttestamentarischen Dekalog verdichtet Lévinas diesen in der Vulnerabilität des Anderen begründeten ethischen Anspruch – auch vor dem Hintergrund der Schoah, die er selbst überlebte – auf das Tötungsverbot:

> Das „Du sollst nicht töten" ist das erste Wort des Antlitzes. Das aber ist ein Gebot. In der Erscheinung des Antlitzes liegt ein Befehl, als würde ein Herr mit mir sprechen. Dennoch ist das Antlitz des *Anderen* zur gleichen Zeit entblößt; hier ist der Elende, für den ich alles tun kann und dem ich alles verdanke. Und ich, wer immer ich auch bin, aber ich als jemand „in der ersten Person", ich bin derjenige, der über die Mittel verfügt, um auf diesen Ruf zu antworten.[153]

Es ist wichtig, die pointierte Formulierung, mit der Lévinas den Anspruch im Antlitz des Anderen beschreibt, nicht misszuverstehen, als bezöge er sich nur auf Extremfälle der Negierung des Anderen etwa durch Tötung. Vielmehr stellt das Tötungsverbot den grundlegendsten moralischen Imperativ dar, von dem sich alle weiteren konkreten Ansprüche des Menschen ableiten. Während das Antlitz im Tötungsverbot negativ formuliert ist, lässt es sich umgekehrt auch positiv formulieren; so antwortete Lévinas in *Ethik und Unendliches* auf die Frage, wie man die eigene Verpflichtung dem Anderen gegenüber erkennt, wie folgt:

Übersetzung „Gesicht" besonders sinnvoll erscheint: „Die Enthüllung des Gesichts ist Nacktheit: Un-Form – Selbstaufgabe, Altern, Sterben; nackter als die Nacktheit: Armut, runzlige Haut; runzlige Haut: Spur ihrer selbst." Ebda. S. 199.

[151] Vgl. Fuchs (2018): *Leib, Raum, Person*, S. 300.

[152] Lévinas (2008): *Ethik und Unendliches. Gespräche mit Philippe Nemo*, S. 64.

[153] Ebda. S. 66 f. An anderer Stelle bezeichnet Lévinas diese Struktur als Ergebnis einer Phänomenologie der Gemeinschaft: „Wir haben eine Phänomenologie der Gemeinschaft versucht, ausgehend vom Antlitz des anderen Menschen, in dem wir [...] vom Grund dieser Schwachheit ausgehend, eine Stimme hörten, die gebietet, ein an mich gerichtetes Gebot, gegenüber diesem Tod nicht gleichgültig zu bleiben, den Nächsten nicht alleine sterben zu lassen, das heißt für das Leben des Anderen zu verantworten [...] Das Gegenüber des Anderen, in seiner Direktheit, bedeutet sowohl die Hilflosigkeit als auch den Widerstand der Andersheit [...] Die Andersheit des Anderen ist die äußerste Spitze des „Du sollst keinen Menschen töten" [...] So erhebt sich aus dieser Furcht um den anderen Menschen eine unbegrenzte Verantwortung, deren man niemals ledig wird, die auch im Extremfall für den Nächsten nicht aufhört [...]." Lévinas (1991*): Zwischen uns. Versuche über das Denken des Anderen*, S. 186 f.

Indem man das Antlitz positiv beschreibt und nicht nur negativ […]: Der Zugang zum Antlitz liegt nicht in der Art reiner und einfacher Wahrnehmung, […] die in die Richtung der Gleichsetzung geht. Positiv können wir sagen, dass von dem Moment an, in dem der *Andere* mich anblickt, ich für ihn verantwortlich bin, ohne dass ich diese Verantwortung für ihn überhaupt *übernehmen* müsste; seine Verantwortung obliegt mir. Es ist eine Verantwortlichkeit, die über das hinausgeht, was ich tue.[154]

Es geht Lévinas also um eine grundsätzliche moralische Verpflichtung durch das Antlitz des Anderen. Vor diesem Hintergrund ist es daher auch angemessen, die Frage zu stellen, welche Implikationen die Ethik Lévinas' für die Bewertung weniger einschneidender Handlungen als der Tötung haben könnte – etwa für die Frage der Anwendung von FeM bei Menschen mit Demenz.

Ein erster Hinweis auf die Relevanz eines solchen Ansatzes sei mit Verweis auf empirische Ergebnisse einer bereits zitierten qualitativen Studie zur Entscheidungsfindung von Pflegekräften bezüglich der Anwendung von FeM gegeben: Hier konnte etwa ermittelt werden, dass „[v]erbal signals as well as non-verbal signals, like a glance and a patient's facial expression, could cause nurses to be indecisive about whether to use restraints"[155]. Hier scheint der ethische Imperativ unmittelbar erfahren worden zu sein, den Lévinas mit dem Anspruch des Antlitzes formuliert hat. Ausgehend von diesem Imperativ betont Kruse, dass die Begegnung mit dem Antlitz des Menschen mit Demenz nicht gemieden, sondern dankbar angenommen werden sollte: Nicht nur, aber besonders in Sorgebeziehungen kann dem Menschen mit Demenz durch einen wahrhaftigen, empathischen, ruhigen und konzentrierten Kommunikationsstil vermittelt werden, „dass wir uns von seinem Antlitz berühren lassen, seinen ‚Appell' an uns verstehen: Dieser findet in uns seinen *Resonanzboden*"[156]. Dies kann etwa konkret anhand eines Einfühlens und Einlesens in das mimische Skript des Menschen mit Demenz erreicht werden, durch das dessen Emotionen in der jeweiligen Situation nachvollzogen werden können.[157] Mit dem Nachlassen kognitiver Fähigkeiten kommt dabei dem Nonverbalen eine entscheidende Rolle zu, denn „[d]ie leibliche Resonanz *vermittelt* die emotionale Wahrnehmung des anderen. Andere emotional zu

---

[154] Lévinas (2008): *Ethik und Unendliches. Gespräche mit Philippe Nemo*, S. 72.

[155] Goethals, Dierckx de Casterlé, Gastmans (2013): „Nurses' decision-making process in cases of physical restraint", S. 609.

[156] Kruse (2021): *Vom Leben und Sterben im Alter*, S. 282.

[157] Kruse, A.: „Würde des Alters – Ausdruck der Humanität einer Gesellschaft", in: Dibelius, O.; Piechotta-Henze, G. (Hrsg.): *Menschenrechtsbasierte Pflege. Plädoyer für die Achtung und Anwendung von Menschenrechten in der Pflege*, Bern, 2020, S. 177–188, S. 181 f.

verstehen heißt primär *mit ihnen in non-verbaler, zwischenleiblicher Kommunikation zu stehen*"[158]. Mit Hülsken-Giesler ist dies letztlich auf die Grundstruktur pflegerischer Beziehungen zurückzuführen, insofern dem „Leib als ‚Proprium der Pflege' eine grundlegende Stellung im intersubjektiven Verhältnis von Pflegenden und zu Pflegenden"[159] zukommt. Gelingt es Sorgenden, sich zwischenleiblich auf den Menschen mit Demenz in seiner individuellen Situation einzustimmen und in der situativen Vulnerabilität des Gegenübers eine Manifestation auch der eigenen prinzipiellen Vulnerabilität zu erkennen, so ist eine Grundlage für eine erhaltende und schützende Sorgebeziehung geschaffen.[160] Eine solche impliziert nach Bär auch, eine Aufmerksamkeit für den Sinn leiblicher Ausdrücke zu gewinnen:

> Wenn eine Haltung des Respekts vor dem individuellen Sinn von Menschen mit Demenz vorhanden ist, gibt es vielfältige Möglichkeiten, Hinweise auf mögliche Spielräume zum Sinn auch dann noch wahrzunehmen, wenn man die Betroffenen nicht mehr danach fragen kann: Wenn sich mir jemand zuwendet oder sich von mir abwendet, wahrgenommene Anzeichen von Entspannung oder vermehrter Anspannung, Zeichen der Aufmerksamkeit oder des Desinteresses und der häufig lang erhaltene nonverbale Emotionsausdruck.[161]

Eine besondere Relevanz gewinnt die Einstimmung auf den Menschen mit Demenz dabei im Falle von ‚auffälligen' Verhaltensweisen, denen häufig mit FeM begegnet wird: Wie bereits dargelegt (siehe Abschn. 2.7.1), ist schon der terminologische Vorschlag, hier bewusst nicht von *herausforderndem* Verhalten, sondern eher von *bindungssuchendem* bzw. *auffforderndem* Verhalten zu sprechen, von der Erkenntnis geleitet, dass sich in diesen Verhaltensweisen eine Intention oder ein Bedürfnis kundtut, dem es adäquat zu begegnen gilt. Damit verbunden ist die Einsicht, dass sich in auffordernden Verhaltensweisen von Menschen mit Demenz nicht etwa die *Demenz* ausdrückt – wie die missverständliche Rede

---

[158] Fuchs, T.: „Verkörperte Emotionen – Wie Gefühl und Leib zusammenhängen.", in: *Psychologische Medizin*, Jg. 25, H. 1 (2014), S. 13–20, S. 17. Vgl. dazu auch Kruse (2010): „Menschenbild und Menschenwürde", S. 6.

[159] Hülsken-Giesler, M.: *Der Zugang zum Anderen. Zur theoretischen Rekonstruktion von Professionalisierungsstrategien pflegerischen Handelns im Spannungsfeld von Mimesis und Maschinenlogik*, Osnabrück, 2008, S. 81. So hält auch Remmers fest: „Beziehungsarbeit vollzieht sich im psychophysischen Medium leiblicher Gegenseitigkeit." Remmers (2019): „Pflege und Technik", S. 412.

[160] Vgl. Kruse (2021): *Vom Leben und Sterben im Alter*, S. 282 f.

[161] Bär, M.: „Sinn im Angesicht von Alzheimerdemenz – Ein phänomenologisch-existenzieller Zugang zum Verständnis demenzieller Erkrankungen", in: Kruse, A. (Hrsg.): *Lebensqualität bei Demenz? Zum gesellschaftlichen und individuellen Umgang mit einer Grenzsituation im Alter*, Heidelberg, 2010, S. 249–259, S. 258.

von verhaltensbezogenen und psychischen Symptomen der Demenz suggeriert –, sondern der *Mensch* selbst.[162] Die Bedeutung von gestischen und mimischen Ausdrucksweisen sowie auffordernden Verhaltensweisen zu erkennen, bedeutet, um es mit Margalit auszudrücken, den Menschen mit Demenz tatsächlich *als Menschen* anzuerkennen: „Wir sehen Menschen als Menschen, wenn wir ihre Mimik und Gestik menschlich interpretieren. [...] Einen Menschen als Menschen zu betrachten setzt voraus, daß wir das, was wir in seinem Körper sehen, auch in seiner psychischen Bedeutung [...] sehen."[163] Doch wie kann dies in Pflegesituationen, in denen Menschen mit Demenz auffordernde Verhaltensweisen zeigen, konkret umgesetzt werden? Stellt die Anwendung von FeM hier eine adäquate Reaktion dar?

Um diese Fragen zu beantworten gilt es zunächst, die Ursachen auffordernder Verhaltensweisen zu reflektieren. James und Jackman fassen in dieser Hinsicht die wichtigsten drei Erklärungsmodelle (die einander durchaus ergänzen können) zusammen: Das Modell der niedrigeren Stress-Schwelle („progressively lowered stress threshold"[164]) geht davon aus, dass herausfordernd wahrgenommenes Verhalten darauf zurückzuführen ist, dass sich Menschen mit Demenz aufgrund ihrer kognitiven Beeinträchtigungen schlechter vor bspw. umgebungsabhängigen Stresssituationen schützen können und in Folge mit entsprechenden Verhaltensweisen reagieren. Das Adaptation-Coping-Modell („adaptation-coping model"[165]) wiederum deutet herausfordernd wahrgenommene Verhaltensweisen als Coping-

---

[162] Hierin könnte auch der Beitrag einer spezifisch pflegerischen im Vergleich zu einer vornehmlich medizinisch-pathologisierenden Perspektive bestehen: „Im Gegensatz zu der eher medizinischen Auffassung der Verhaltensweisen als behandlungsbedürftigem Symptom der Demenz steht für die Pflege im Vordergrund, dass das Verhalten von Menschen mit Demenz auf Bedürfnissen und Motivationen beruht, die zunächst erkannt werden müssen." Bartholomeyczik, Halek (2017): „Pflege von Menschen mit Demenz", S. 55.

[163] Margalit (2012): *Politik der Würde*, S. 101. Umgekehrt impliziert dies, dass Demütigung darin bestehen kann, den Menschen nicht in seiner *Leib*lichkeit zu betrachten, sondern auf seine bloße *Körper*lichkeit zu reduzieren: „Wenn also ‚Menschen als Menschen sehen' meint, die Zeichen der menschlichen Psyche deuten zu können, was heißt es dann, Menschen über einen langen Zeitraum hinweg nicht als Menschen wahrzunehmen? Was heißt es, für das Menschliche im Menschen blind zu sein? [...] Eine menschenblinde Person betrachtet andere ausschließlich unter dem Gesichtspunkt ihrer körperlichen, nicht ihrer psychischen Erscheinung." Ebda. S. 102.

[164] Vgl. Hall, G. R.; Buckwalter, K. C.: „Progressively lowered stress threshold: a conceptual model for care of adults with Alzheimer's disease", in: *Archives of Psychiatric Nursing*, Bd. 1, H. 6 (1987), S. 399–406.

[165] Vgl. Brooker, D.; Dröes, R.-M.; Evans, S.: „Framing outcomes of post-diagnostic psychosocial interventions in dementia: the Adaptation-Coping Model and adjusting to change", in: *Working with Older People*, Bd. 21, H. 1 (2017), S. 13–21.

bzw. Anpassungsversuche von Menschen mit Demenz an – auf ihre kognitiven Einschränkungen oder restriktive pflegerische Interventionen zurückgehende – Situationen, die sie nicht (mehr) anders zu bewältigen wissen. Drittens erkennt das Modell der unbefriedigten Bedürfnisse („unmet needs theoretical model"[166]) in aufforderndem Verhalten einen Versuch, unbefriedigte physische, psychische oder soziale Bedürfnisse wie z. B. Hunger, Langeweile, Einsamkeit oder Schmerzen zum Ausdruck zu bringen bzw. zu befriedigen.[167] Cohen-Mansfield drückt dies wie folgt aus:

> The unmet needs theoretical model explains the behavioral disorders as responses to unmet needs. Given that the dementia involves a decreased ability to meet one's needs because of communication difficulties and decreased ability to provide for oneself and that the person's environment often fails to detect or address the needs, persons with dementia often experience pain/health/physical discomfort, mental discomfort (evident in affective states, eg,: depression, anxiety, frustration), loneliness, and boredom. The above theoretical models are not mutually exclusive and may pertain to different behaviors and different persons. Yet, my research and others' observations provide more support to the unmet needs model, as detailed elsewhere.[168]

Es liegt nahe, dass die Anwendung von FeM als Reaktion auf herausfordernd wahrgenommenes Verhalten bspw. in Form der körpernahen Fixierung psychomotorisch unruhiger Menschen mit Demenz oftmals zugrundeliegende Bedürfnisse der Betroffenen nicht im Blick hat und ihnen dadurch letztlich nicht gerecht wird. Drücken sich in dieser Unruhe Schmerz- oder Angstzustände aus, so bleiben diese durch die FeM völlig unberücksichtigt bzw. verstärken sich gar, sodass sich erneut eine Art Teufelskreis nachzeichnen lässt (siehe Abschn. 2.9). FeM stellen in den seltensten Fällen eine adäquate Reaktion auf auffordernde Verhaltensweisen von Menschen mit Demenz dar.

Ein grundlegender pflegerischer Ansatz, die Bedürfnisse von Menschen mit Demenz zu ermitteln und ihnen in Folge zu begegnen, besteht vielmehr in einer *Verstehenden Diagnostik*, die sich besonders in der langzeitstationären Pflege von Menschen mit Demenz als notwendig und angemessen erwiesen hat,[169] jedoch auch in anderen Settings, wie z. B. der akutstationären Versorgung, anwendbar

---

[166] Vgl. Cohen-Mansfield, J.: „Nonpharmacologic Treatment of Behavioral Disorders in Dementia", in: *Current Treatment Options in Neurology*, Bd. 15 (2013), S. 765–785, S. 766.

[167] Vgl. James, Jackman (2019): *Herausforderndes Verhalten bei Menschen mit Demenz*, S. 33 f. sowie Riedel, Linde (2018): „Herausforderndes Verhalten", S. 139 f.

[168] Cohen-Mansfield (2017): „Nonpharmacologic Treatment of Behavioral Disorders in Dementia", S. 766.

[169] Vgl. MDS (2019): *Grundsatzstellungnahme Menschen mit Demenz*, S. 38.

ist.[170] Unter diesen Begriff wird schon dem Wortsinn nach[171] ein Zugang zu pflegerischen Situationen gefasst, bei dem jeweils zu lösende Probleme nicht nur aus der Sicht der professionell Sorgenden, sondern auch aus der Perspektive der Betroffenen betrachtet werden, um das auffordernde Verhalten von Menschen mit Demenz aus der Sicht derselben zu verstehen:[172]

> Wenn […] ernsthaft versucht wird, diese Perspektive einzunehmen und die Reaktionen in ihrer subjektiven Bedeutung zu ergründen, erweist sich ein Verhalten, das in der ersten Reaktion als „störend" empfunden wurde, dann oft als unverstandenes Verhalten. Sein Sinn kann sich als Reaktion auf die gegenwärtige Interaktion und Umgebung und im Kontext biografisch verankerter Sinnbezüge von Lebensentwürfen, bedeutsamen und kritischen Lebensereignissen in vielen Fällen erschließen. Durch ein „Verstehen" des Verhaltens wird es möglich, bedürfnisgerechte Prioritäten zu setzen und angemessene Maßnahmen zu ergreifen.[173]

Kurzum: In dieser auf Verständnis ausgerichteten Haltung gilt es, die Aufforderung bzw. Botschaft, die einer *auffordernden* Verhaltensweise zugrunde liegt, zu erkennen und ihr angemessen zu antworten.[174] Riedel und Linde heben unter

---

[170] Bartholomeyczik et al. begründen dies wie folgt: „Die Empfehlungen selbst sind sicher für alle Sektoren der Versorgung von Bedeutung, ihre relative Abstraktheit erhöht die Eignung unabhängig von der Versorgungsart. Die erforderlichen Grundlagen […] sind unterschiedlich zu sehen: Das humanistische Menschenbild muss natürlich allgemeingültig gelebt werden, ähnliches gilt für das Pflegeverständnis, viele andere Grundvoraussetzungen, die sich auf die Art der Institution beziehen, müssen den unterschiedlichen Organisationsformen angepasst werden. Von daher können die wichtigsten Aussagen der Rahmenempfehlungen auch auf andere Settings der Versorgung übertragen werden." Bartholomeyczik, S.; Halek, M.; Sowinski, C.; Besselmann, K.; Dürrmann, P.; Haupt, M.; Kuhn, C.; Müller-Hergl, C.; Perrar, K. M.; Riesner, C.; Rüsing, D.; Schwerdt, R.; van der Kooij, C.; Zegelin, A.: *Rahmenempfehlungen zum Umgang mit herausforderndem Verhalten bei Menschen mit Demenz in der stationären Altenhilfe*, hrsg. v. Bundesministerium für Gesundheit, Witten, 2006, S. 135.

[171] Zur Terminologie der verstehenden Pflegediagnostik vgl. Schrems, B.: *Verstehende Pflegediagnostik: Grundlagen zum angemessenen Pflegehandeln*, Wien, 2008, S. 17.

[172] Vgl. Bartholomeyczik, Halek, Sowinski, Besselmann, Dürrmann, Haupt, Kuhn, Müller-Hergl, Perrar, Riesner, Rüsing, Schwerdt, van der Kooij, Zegelin (2006): *Rahmenempfehlungen zum Umgang mit herausforderndem Verhalten*, S. 61; Hardenacke, D.; Bartholomeyczik, S.; Halek, M.: „Einführung und Evaluation der „Verstehenden Diagnostik" am Beispiel des Leuchtturmprojektes InDemA", in: *Pflege & Gesellschaft*, Jg. 16., H. 2 (2011), S. 101–115, S. 102 sowie Riedel, Linde (2017): „Menschen mit Demenz im Krankenhaus", S. 168.

[173] Bartholomeyczik, Halek, Sowinski, Besselmann, Dürrmann, Haupt, Kuhn, Müller-Hergl, Perrar, Riesner, Rüsing, Schwerdt, van der Kooij, Zegelin (2006): *Rahmenempfehlungen zum Umgang mit herausforderndem Verhalten*, S. 61.

[174] Vgl. MDS (2019): *Grundsatzstellungnahme Menschen mit Demenz*, S. 43.

Rekurs auf Remmers hervor, dass eine solche verstehende Diagnostik ein leibliches (Er-)Spüren impliziert.[175] Hier ist noch einmal an Lévinas anzuschließen, da dessen Konzeption des Antlitzes erkennen lässt, dass in den leiblichen Verhaltensweisen des Anderen, besonders in dessen nonverbalen Ausdrucksformen, ein sozusagen stummer Imperativ zum Ausdruck kommt. Im Falle auffordernder Verhaltensweisen ist davon auszugehen, dass diese letztlich einen solchen Imperativ darstellen, besonders, wenn sie im Zusammenhang mit Schmerzen auftreten.

Tatsächlich sind „[u]nerkannte Schmerzen [...] häufig Ursachen für herausforderndes Verhalten bei Menschen mit Demenz"[176]. Auch empirische Forschungsergebnisse sprechen für einen solchen Zusammenhang: In ihrer Übersichtsarbeit über die pflegerische Versorgung von Menschen mit Demenz in Akutkrankenhäusern referierten Dewing und Dijk Studienergebnisse, denen zufolge „people with dementia may be at risk for undetected or un(der)treated pain"[177] sowie Berichte, dass „agitation was regarded as a 'disruptive' behaviour although people were actually attempting to communicate some form of distress, most notably pain and thirst"[178]. Es ist in aller Deutlichkeit zu betonen, dass Menschen mit Demenz uneingeschränkt schmerzsensibel sind, d. h. Schmerzen in aller Intensität erleben und wahrnehmen. Lediglich in der Fähigkeit, dieselben eindeutig zu lokalisieren, zu deuten oder verbal zu kommunizieren sind die betroffenen Personen je nach Krankheitsverlauf mehr oder weniger beeinträchtigt. Ein Zusammenhang zwischen Schmerzempfindungen und agitiertem Verhalten konnte dabei ebenso nachgewiesen werden wie der bemerkenswerte Umstand, dass schon eine mittlere physische Aktivität helfen kann, die Agitation von Menschen mit Demenz erkennbar zu verringern.[179] Auch eine systematische Schmerztherapie kann nachweislich zu einer signifikanten Abnahme der Agitation führen, „was die Bedeutung der Agitation als Ausdruck von Schmerzen noch einmal unterstreicht"[180].

Von dem Prinzip, auffordernden Verhaltensweisen mithilfe eines umfassenden Assessments von Schmerzen und unbefriedigten Bedürfnissen zu begegnen,

---

[175] Vgl. Riedel, Linde (2017): „Menschen mit Demenz im Krankenhaus", S. 168.

[176] Bartholomeyczik, Halek (2017): „Pflege von Menschen mit Demenz", S. 57.

[177] Dewing, J.; Dijk, S.: „What is the current state of care for older people with dementia in general hospitals? A literature review", in: *Dementia*, Bd. 15, H. 1 (2016), S. 106–124, S. 109.

[178] Ebda. S. 109.

[179] Vgl. Kruse, A.: „Sterben in Demenz", in: Anderheiden, M.; Eckart, W. U. (Hrsg.): *Handbuch Sterben und Menschenwürde*, Bd. 1, Berlin; Boston, 2012, S. 649–670, S. 661 f.

[180] Ebda. S. 662.

geht bspw. die sog. Serial-Trial-Intervention (STI) aus.[181] Es handelt sich bei
dieser Intervention um ein fünfschrittiges „assessmentgestütztes Entscheidungs-
modell"[182], das auf diese Weise auch darauf abzielt, (unnötige) Psychopharmaka-
verordnungen (siehe Abschn. 2.10.1) weitgehend zu vermeiden.[183] Ein wichtiges
Instrument der verstehenden Diagnostik stellt des Weiteren das Mittel der Fallbesprechungen dar.[184] Dass Fallbesprechungen auch und besonders im Kontext
des Für und Wider um FeM in professionellen Sorgebeziehungen von Bedeutung
sind, wurde bereits mit Schritt 3 des multidisziplinären Entscheidungsprozesses
bezüglich FeM angesprochen (siehe Abschn. 2.10). In jedem Fall ist die Multidisziplinarität der Fallbesprechung als entscheidendes Merkmal hervorzuheben,
da sie die Kooperation unter den beteiligten Akteuren stärkt:

> Fallbesprechungen sind optimalerweise *multidisziplinär* besetzt, damit ein möglichst
> breites Repertoire an Erfahrungs- und Handlungswissen zur Verfügung steht. An-
> und Zugehörige von Menschen mit Demenz sind ebenfalls miteinzubeziehen, denn
> sie können wichtige Informationen über die betroffene Person liefern. Andererseits
> kann damit auch ihnen im Umgang mit dem Menschen mit Demenz geholfen werden.
> […] Damit eine Fallbesprechung gelingen kann, sind alle teilnehmenden Personen
> ungeachtet ihrer Funktion und Qualifikation als gleichwertige Kommunikationspart-
> ner zu behandeln und erhalten ausreichend Raum, um ihre jeweiligen Sichtweisen zu
> schildern.[185]

Eindeutig verweist dieser Lösungsansatz mit seiner Betonung der multiperspek-
tivischen Dimension auf die Beziehungskomponente, die allen pflegerischen
Sorgebeziehungen zu eigen ist: Zentral ist in diesem Sinne, dass alle beteiligten
Akteure, d. h. auch die jeweils betroffene Person mit Demenz, in einem wahrhaftigen „*interpersonale[n]* Beziehungs- und Problemlösungsprozess"[186] miteinander

---

[181] Vgl. Fischer, T.; Kuhlmey, A.; Sibbel, R.; Nordheim, J.: „Die deutsche Fassung der ‚Se-
rial Trial Intervention' (STI-D) Entwicklung und Testung eines pflegerischen Ansatzes zur
Reduktion von herausforderndem Verhalten bei Menschen mit Demenz", in: *Zeitschrift für
Gerontopsychologie & -psychiatrie*, Bd. 21, H. 3 (2008), S. 199–203.

[182] MDS (2019): *Grundsatzstellungnahme Menschen mit Demenz*, S. 45.

[183] Zu empirischen Forschungsergebnissen bezüglich der Effektivität der STI in Deutschland
vgl. Kuhlmey, A. et al.: *Wirksamkeit der deutschen Version der Serial Trial Intervention zur
ursachebezogenen Reduktion von herausforderndem Verhalten bei Menschen mit Demenz
(STI – D)*. Projektbericht, https://medizinsoziologie-reha-wissenschaft.charite.de/fileadmin/
user_upload/microsites/m_cc01/medizinsoziologie-reha-wissenschaft/STI-D_Projektber
icht.pdf (Zugriff: 22.09.2021).

[184] Vgl. MDS (2019): *Grundsatzstellungnahme Menschen mit Demenz*, S. 43 f.

[185] Ebda. S. 43 f.

[186] Remmers (2014): „Zum Verhältnis von allgemeiner und beruflicher Bildung", S. 37.

in *Beziehung* treten. Mit der Betonung dieser Beziehung schließt sich zugleich der Kreis zu den vorangegangenen Erwägungen zu der leiblich vermittelten Personalität und Vulnerabilität des Menschen, „[d]enn die Verwirklichung der Menschenwürde bedeutet gerade in Phasen hoher Verletzlichkeit *ein Leben in Beziehungen*"[187].

3.2.4 Beziehungszentrierte Pflege

Wurde nun die grundsätzliche Vulnerabilität des Menschen sowie die situative Vulnerabilität von Menschen mit Demenz in ihrer leiblichen Versichtbarung analysiert, so ist schließlich die Frage zu stellen, wie diese Erkenntnisse aus einer pflegefachlichen Perspektive anzuwenden sind. Dabei ist deutlich geworden, dass die Vulnerabilität des Anderen besonders auf die Beziehungsdimension des Menschseins verweist. Da wiederum festgehalten werden kann, dass „[b]uilding relationships belongs to the basic characteristics of care"[188], führt dies zu der Überlegung, wie sich diese Beziehungsdimension in professionellen Sorgebeziehungen widerspiegelt. Mit Lehmeyer und Riedel kann die Grundstruktur von Pflege dabei wie folgt zusammengefasst werden:

> Kennzeichnend für das professionell-pflegerische Handeln, für die pflegerische Sorge, ist die professionelle intersubjektive Beziehungsgestaltung mit vulnerablen Personengruppen in vielfach reziproken, existenziellen und leiblich geprägten Situationen [...].[189]

In diesem Abschnitt soll der Versuch unternommen werden, vor dem Hintergrund dieser Überlegungen das Konzept der beziehungszentrierten Pflege von Mike Nolan und seinem Arbeitskreis an der Universität Sheffield in seinen Grundzügen vorzustellen und auf die Thematik der Anwendung von FeM bei Menschen mit Demenz anzuwenden. Wie sich zuvor die ethischen Reflexionen über die Personalität des Menschen mit Demenz in der Darlegung des person-zentrierten Ansatzes Kitwoods niederschlugen, so soll die Analyse der Vulnerabilität des Menschen mit Demenz hier im beziehungszentrierten Ansatz aufgegriffen werden.

---

[187] Kruse (2019): „Demenz als Herausforderung an gelingendes Sterben", S. 191.

[188] Remmers (2020): „Providing Help. Aging and Care", S. 199.

[189] Lehmeyer, S.; Riedel, A.: „Ethikkompetenzerwerb im Handlungsfeld – Voraussetzungen und Impulse für die professionelle Pflegepraxis", in: *Ethik in der Medizin*, Bd. 31 (2019), S. 391–406, S. 394.

Tatsächlich baut auch der beziehungszentrierte Ansatz explizit auf dem person-
zentrierten Pflegeverständnis Kitwoods auf und kann als Weiterentwicklung
desselben verstanden werden.[190] In beiden Fällen ist der Ausgangspunkt des
Pflegeansatzes jeweils der pflegebedürftige Mensch als Person, weswegen Nolan
et al. ausdrücklich die „Pionierarbeit" Kitwoods hervorheben.[191] Der Anlass
der Theoriebildung war ebenfalls ein vergleichbarer, insofern Nolan von der
Wahrnehmung ausging, dass die pflegerischen Standards sowie die therapeuti-
sche Zielsetzung in der stationären Langzeitpflege einer Verbesserung bedürften:
Während in akutstationären Settings der Fokus auf „cure" und Rehabilitation
lag, wurde die langzeitstationäre Pflege als „aimless residual care" oder besten-
falls als „good geriatric care" angesehen, ohne dass der Komplexität und dem
anspruchsvollen Wesen pflegerischen Handelns in der Langzeitpflege alter Menschen Rechnung getragen wurde.[192] Um der gerontologischen Pflege in deren
Anspruch gerecht zu werden und dabei besonders die Beziehungskomponente der
Pflege abzubilden, entwickelten Nolan et al. ausgehend von dem Kerngedanken
der beziehungszentrierten Pflege[193] das sogenannte Senses Framework:

---

[190] Vgl. Güther (2019): „Person-zentrierte Pflege", S. 276.

[191] „Although this [Kitwood's] work is not without its critics, [...] it has been enormously
influential, providing nurses and other health and social care providers with a rationale for
developing better care for people with dementia. Therefore, despite criticism, Kitwood's
work has been remarkably influential and has engendered a new ethos of care which reco-
gnizes that the medical model, although making an important contribution, has limitations."
Ferguson, C.; Keady, J.: „The mental health needs of older people and their carers: exploring
tensions and new directions", in: Nolan, M.; Davies, S.; Grant, G. (Hrsg.): *Working with older
people and their families. Key issues in policy and practice*, Buckingham; Philadelphia, 2001,
S. 120–138, S. 130 f. Dazu auch in einer späteren Arbeit: „It is probably in the latter area,
following the pioneering work of Tom Kitwood and colleagues at the Bradford Dementia
Centre [...] that person-centred care has been fully articulated, and there can be little doubt
that Kitwood's ideas have provided a new sense of direction and purpose for practitioners."
Nolan, Davies, Brown, Keady, Nolan (2004): „Beyond 'person-centred' care", S. 46.

[192] Vgl. Nolan, M.; Allan, S.: „The ‚Senses Framework': a relationship-centred approach to
care", in: Katz, J.; Peace, S.; Spurr, S. (Hrsg.): *Adult lives: A life course perspective*, Bristol,
2012, S. 100–109, S. 101.

[193] Zu den angloamerikanischen Ursprüngen bzw. zur Entwicklung der beziehungszentrierten Pflege vgl. exemplarisch ebda. S. 101–105.

The 'Senses Framework' is intended to capture the subjective and perceptual dimensions of caring relationships and reflects both the interpersonal processes involved and the intra-personal experiences of care.[194]

Hatte schon Kitwood die Beziehungsdimension von Personalität erkannt, so verstärken Nolan et al. diesen Schwerpunkt nun getragen von der Erkenntnis, dass „personhood is best understood in the context of relationships"[195], um die Implikationen des person-zentrierten Ansatzes im beziehungszentrierten Ansatz explizit zu machen und weiter auszuarbeiten.[196] Zusammenfassend kann gesagt werden, dass dazu eine Ausweitung des Fokus vorgenommen wird, bei der zusätzlich zu den spezifischen Bedürfnissen der pflegebedürftigen Person die Haltung der beteiligten Akteure, die Beziehungsgestaltung, strukturelle und organisationale Aspekte der Pflegeeinrichtung sowie übergeordnete kulturelle Rahmenbedingungen in den Blick genommen werden:[197] Mit Rekurs auf vorangegangene Forschung halten Nolan et al. fest, dass „good care is best understood in terms of the inter-relationships between those giving and receiving care"[198].

---

[194] Nolan, M.; Grant, G.; Keady, J.; Lundh, U.: „New directions for partnerships: relationship-centred care", in: Dies. (Hrsg.): *Partnerships in Family Care: understanding the caregiving career*, Maidenhead; Philadelphia, 2003, S. 257–291, S. 275.

[195] Nolan, Davies, Brown, Keady, Nolan (2004): „Beyond 'person-centred' care", S. 47.

[196] Nolan et al. positionieren sich wie folgt: „[T]o realise its full potential the [Senses] Framework needs to be considered alongside a relationship-centred, as opposed to a person-centred approach. We are conscious that in promoting this view there may be some who will see this as playing semantics, using words to 'split hairs'. Such individuals might argue that expanded definitions of person-centred care, such as Kitwood's (1997), which sees personhood as being achieved in the context of relationships, implicitly reflects the sentiments of relationship-centred care. We would not necessarily disagree, and in suggesting an alternative we do not in any way seek to minimise the seminal contribution that Kitwood's work has made. But we feel that relationship-centred care, in conjunction with the Senses Framework, makes *explicit* the importance of acknowledging and seeking to address everyone's needs in a way that person-centred care does not." Nolan, Brown, Davies, Nolan, Keady (2006): *The Senses Framework*, S. 130 f.

[197] Vgl. Güther (2019): „Person-zentrierte Pflege", S. 276.

[198] Nolan, Davies, Brown, Keady, Nolan (2004): „Beyond 'person-centred' care", S. 49. Zu der darin impliziten Kritik am person-zentrierten Ansatz: „[T]his [person-centred / patient-centred] approach may fail to account for the sorts of negotiations, interdependencies and reciprocities that characterize the best dyadic and triadic relationships." Nolan, Grant, Keady, Lundh (2003): „New directions for partnerships: relationship-centred care", S. 273.

Aus diesem Blickwinkel können Interdependenzen und Abhängigkeitsverhältnisse thematisiert werden, die zu einer Verbesserung der pflegerischen Gesamtsituation beitragen können. Um den beziehungszentrierten Ansatz noch genauer zu konkretisieren, entwickelten Nolan et al. in Folge das sog. *Senses Framework*:

> For us, [...] the Senses Framework captures the important dimensions of interdependent relationships necessary to create and sustain an enriched environment of care in which the needs of all participants are acknowledged and addressed. This lies at the heart of our vision of relationship-centred care and illustrates the delicate interactions necessary to achieve truely collaborative care.[199]

Ausgangspunkt des *Senses Framework* ist zunächst der Sinnbegriff, den die Autoren verwenden „to reflect the subjective and perceptual nature of important determinants of care for both older people and staff"[200]. Der Fokus auf dem Sinn erlaubt dabei, sowohl Sorgeadressaten als auch Sorgende auf die je eigenen Sinnerfahrungen und das Sinnerleben zu befragen und dieses in Folge zu befördern:

> Das innovative und stimulierende Moment dieses Ansatzes ist vor allem darin zu sehen, dass diese Sinnquellen nicht allein aus der Sicht der pflegebedürftigen Person untersucht werden, sondern auch aus der Sicht der pflegenden Person.[201]

Zwar stand zunächst das langzeitstationäre Setting im Mittelpunkt, jedoch haben die Sinne dem Anspruch nach eine „widespread relevance and application for older people across settings and for both family and formal

---

[199] Nolan, Brown, Davies, Nolan, Keady (2006): *The Senses Framework*, S. 124.

[200] Ebda. S. 21.

[201] Kruse, A.: „Spiritualität als eine Dimension beziehungsorientierter Pflege", in: Darmann-Finck, I.; Mertesacker, H. (Hrsg.): *Pflegerische Versorgung alter Menschen. Qualität – Konzepte – Rahmenbedingungen. Festschrift für Prof. Dr. Stefan Görres*, Berlin, 2021, S. 125–144, S. 135.

carers"[202]. So konnten empirische Studien unterdessen die Anwendbarkeit des *Senses Framework* im Rahmen anderer pflegerischer Settings nachweisen.[203] Bevor die sechs Sinne, die im Einzelnen von Nolan et al. unterschieden werden, genauer betrachtet und mit der Anwendung von FeM in Verbindung gebracht werden sollen, lohnt es sich, den Sinnbegriff noch anhand der phänomenologisch-existenziellen Analyse Bärs zu vertiefen. Sinn ist nach Bär wesentlich auf die Beziehung des Menschen zur Welt und zu anderen zurückführbar:

> Sinn ist ein Konzept, dessen Kern die Stimmigkeit der Beziehung zwischen Mensch und Welt bildet. Voraussetzung ist die Annahme einer Grundverfasstheit der menschlichen Existenz, die in einem perspektivischen Verhältnis zur Welt steht und gleichzeitig – im Sinne der Selbsttranszendenz – immer wieder aufs Neue bestrebt ist, das gegenständliche Verhältnis zur Welt zu überwinden und in eine unmittelbare Beziehung mit der Welt zu treten. Durch die Hingabe an persönlich bedeutsame Erfüllungsgestalten [...] verwirklicht sich Sinn und wird erlebbar als unmittelbares Jetzt sich ereignender Beziehung, oder als ein Grundgefühl der Stimmigkeit des eigenen gegenwärtigen Lebens.[204]

Es gehört zur *conditio humana*, dass sich Sinnerleben stets im Verhältnis zur Mitwelt ereignet, die zugleich Ort, aber auch Grenze der Verwirklichung von Sinn sein kann. Besonders deutlich ist der Aspekt der Grenze im Falle von einer Demenzerkrankung erkennbar, insofern Sinnerfüllung hier wesentlich an die Unterstützung durch Mitmenschen geknüpft ist. Dies heißt jedoch nicht, dass

---

[202] Nolan, M.; Davies, S.; Grant, G.: „Integrating perspectives", in: Dies. (Hrsg.): *Working with older people and their families. Key issues in policy and practice*, Buckingham; Philadelphia, 2001, S. 160–178, S. 173. Dies dürfte nicht zuletzt auf die Generalisierbarkeit der Senses zurückzuführen sein: „[W]e believe that the senses have application beyond long-term care settings, offering a degree of analytic generalizability which can help to inform service development across a range of care environments." Nolan, M.; Davies, S.; Grant, G.: „Quality of life, quality of care", in: Dies. (Hrsg.): *Working with older people and their families. Key issues in policy and practice*, Buckingham; Philadelphia, 2001, S. 4–18, S. 17. Gleichzeitig sollte festgehalten werden, dass sich die sechs Sinne in den jeweiligen Settings unterschiedlich ausdifferenzieren können: Am Beispiel des „belonging" zeigen Nolan und Allan auf: „[C]reating a sense of belonging in a long-term environment is in large part about making the older person feel part of a community, where they have an ongoing contribution to make. This would be undesirable in an acute setting where discharge is the goal, but while the length of stay may be far shorter, older people in acute settings nevertheless want to feel that they 'belong'." Nolan, Allan (2012): „The 'Senses Framework': a relationship-centred approach to care", S. 102.

[203] Vgl. Nolan, Davies, Brown, Keady, Nolan (2004): „Beyond 'person-centred' care", S. 50.

[204] Bär (2010): „Sinn im Angesicht von Alzheimerdemenz", S. 254.

Sinnerfahrungen durch eine Demenzerkrankung verunmöglicht würden; vielmehr kann die Haltung der Bezugspersonen von Menschen mit Demenz erheblich dazu beitragen, Sinnerleben – wenn auch nicht immer nachvollziehbares – zu ermöglichen. Dazu bedarf es einer wahrhaft anerkennenden Haltung der Bezugspersonen, in der die Möglichkeit zugelassen wird, dass Handlungen einen inneren Sinn aufweisen, auch wenn man diese von außen kaum zu erschließen vermag.[205] Dieser Gedanke erscheint besonders im Zusammenhang mit aufforderndem Verhalten anwendbar (siehe Abschn. 3.2.3). Nicht zuletzt ist eine solche Haltung auch das Resultat einer „Loslösung von einem auf Rationalität konzentrierten Menschenbild"[206] (siehe Abschn. 3.1.2).

Vor dem Hintergrund dieser Überlegungen können auch die sechs Sinne des *Senses Framework* von Nolan et al. als Sinnerfahrungen bzw. -bedürfnisse des Menschen – sei es des Pflegeempfängers, sei es des Pflegenden –[207] verstanden werden, die wesentlich auf die Umwelt und die Mitmenschen gerichtet sind. Mit den nachfolgenden sechs Sinnen sind dabei stets sowohl die subjektive Wahrnehmung als auch die subjektive Deutung von Sinn(erfahrungen) angesprochen:[208] Sicherheit (security), Kontinuität (continuity), Zugehörigkeit (belonging), Ziel (purpose), Erfüllung (achievement/fulfillment) und Bedeutung (significance). Nachfolgend seien die sechs Sinne skizziert und jeweils mittels exemplarischer (und gewiss nicht erschöpfender) Erwägungen vor dem Hintergrund des bisher zur Problematik von FeM in professionellen Sorgebeziehungen Erarbeiteten diskutiert.

A Sense of Security

For older people: Attention to essential physiological and psychological needs, to feel safe and free from threat, harm, pain and discomfort.

---

[205] Vgl. ebda. S. 258.

[206] Ebda. S. 258.

[207] Stets wird dabei betont, dass alle beteiligten Akteure (auch informell Pflegende) Anspruch auf diese Sinnerfahrungen haben: „The essence of the Senses Framework is that all participants need to experience these senses if good care is to result." Nolan, Davies, Brown, Keady, Nolan (2004): „Beyond 'person-centred' care", S. 50.

[208] Vgl. Kruse (2020): „Würde des Alters", S. 185. Die folgende Auflistung ist an die Übersetzung Kruses angelehnt. Aufgrund der Zielsetzung dieser Arbeit wird auf informell Pflegende, die von Nolan et al. an anderer Stelle ebenfalls aufgeführt werden, nicht eigens eingegangen. Vgl. dazu exemplarisch Nolan, Grant, Keady, Lundh (2003): „New directions for partnerships: relationship-centred care", S. 276 f.

> For staff: To feel free from physical threat, rebuke or censure. To have secure conditions of employment. To have the emotional demand of work recognised and to work within a supportive culture.[209]

Sicherheit, auf die Formel gebracht „to feel safe"[210], ist von unmittelbarer Relevanz für die Frage, ob FeM in einer spezifischen Situation ethisch sowie pflegefachlich angemessen, geboten oder verboten sein können: Mit dem Sicherheitsbegriff geht in diesem Kontext eine bemerkenswerte Doppelaspektivität einher, denn einerseits stellt der Schutz der körperlichen Integrität des Menschen (mit Demenz) eine der Hauptbegründungen für die Anwendung von FeM dar (siehe Abschn. 2.7), andererseits kann sich die Anwendung von FeM gerade aufgrund der assoziierten negativen Folgen für die psychophysische Verfasstheit der Person (siehe Abschn. 2.9) verbieten. Im Verlauf der Arbeit wurde ebenfalls deutlich, dass Pflegekräfte FeM unter Umständen auch zum Eigenschutz etwa vor körperlich aggressivem Verhalten anwenden, womit unmittelbar die *Sicherheit* der Pflegenden angesprochen ist. Vor dem Hintergrund des Umstands, dass es sich bei FeM um Gewalthandlungen handelt, ist an dieser Stelle jedoch in Frage zu stellen, ob es eine adäquate Lösung darstellt, hier sozusagen Gewalt *mit Gewalt* zu begegnen – oder, ob es in solchen Situationen nicht vielmehr einer Pflegekultur bedarf, die auffordernden Verhaltensweisen durch angemessene Interventionen zu begegnen bzw. vorzubeugen weiß. Mit der Sicherheit der Pflegenden ist über den körperlichen Aspekt hinaus auch ein Schutz vor strukturell-institutionellem Druck angesprochen: Hier ist anzumerken, dass auch und vor allem der Leitungsebene eine besondere Verantwortung zukommt, sicherzustellen, dass vonseiten der Pflegenden Verwirklichungsmöglichkeiten geschaffen und wahrgenommen werden können – etwa wenn es um alternative Handlungskonzepte zur Vermeidung von Maßnahmen des wohltätigen Zwangs geht. Sicherheit kann des Weiteren auch mit dem Umstand assoziiert werden, dass Pflegekräfte aus Haftungsangst der Ansicht sein können, FeM anwenden zu müssen, um befürchtete rechtliche Folgen zu vermeiden. Es bedarf hier einer offenen und unterstützenden Leitungskultur, die solchen häufig unbegründeten Ängsten (siehe Abschn. 2.10) angemessen begegnet, um ein Gefühl der Sicherheit zu schaffen.

A Sense of Continuity

> For older people: Recognition and value of personal biography. Skilful use of knowledge of the past to help contextualise present and future.

---

[209] Nolan, Brown, Davies, Nolan, Keady (2006): *The Senses Framework*, S. 22.
[210] Ebda. S. 8.

For staff: Positive experience of work with older people from an early stage of career, exposure to positive role models and good environments of care.[211]

Kontinuität, auf die Formel gebracht „to experience links and connection"[212], ist – wie aus der einschlägigen Forschung zur Biografiearbeit im fachlichen Diskurs allgemein bekannt ist – von nicht zu unterschätzender Bedeutung für die Pflege von Menschen mit Demenz, deren Selbst aufgrund der erlittenen kognitiven Einbußen potenziell an Kohärenz und Dynamik einbüßt: Die Konzeptionen der „Inseln des Selbst" sowie des Leibgedächtnisses machen dabei deutlich, dass sich bei allen Diskontinuitäten frühere biografische Daseinsthemen auch bei zunehmendem Verlust des Sprachverstehens sowie der verbalen Kommunikationsfähigkeit mindestens rudimentär und phasenweise im aktuellen Erleben und Verhalten widerspiegelt (siehe Abschn. 3.1.2). Für die Pflege ergibt sich aus dieser Erkenntnis der Imperativ, die Selbstaktualisierung des Betroffenen möglichst weitgehend zu unterstützen. Vor diesem Hintergrund sei auch noch einmal auf die Bedeutsamkeit von Fallbesprechungen hingewiesen. Das Ziel einer solchen Fallbesprechung besteht u. a. auch darin, zusammen mit dem Betroffenen und den beteiligten Akteuren in Erfahrung zu bringen, ob sich für die aktuelle Pflegesituation, die eine FeM zu erfordern scheint, begründete Rückschlüsse aus der Biografie ziehen lassen, wie die Person zu einer solchen Maßnahme steht bzw. stünde. Dies kann eine wichtige Information für den weiteren Verlauf des Entscheidungsprozesses darstellen. Darüber hinaus kann eine Kenntnis bzw. ein bewusstes Anknüpfen an die Biografie des betroffenen Menschen im Falle auffordernder Verhaltensweisen ein geeigneter Weg sein, die ihnen zugrundeliegende Aufforderung bzw. das sich durch diese ausdrückende Bedürfnis wahrzunehmen – durchaus im Spaemannschen Doppelsinn des Begriffs „Wahrnehmen". Wiederum sei hier auf die Aufgabe der verstehenden Deutung nonverbaler Signale hingewiesen: Wird der Sinn auffordernder Verhaltensweisen vor dem Hintergrund der Biografie der betroffenen Person verstanden, so kann dies im Idealfall einen Beitrag dazu leisten, die Anwendung von FeM zu umgehen. Auch für Pflegende ist das Sinnerleben von Kontinuität entscheidend, da es hier darauf abzuzielen gilt, dass sich ein fachlich und ethisch fundierter Habitus etabliert, der den professionell Pflegenden in seinem beruflichen Selbstverständnis bestärkt und es ermöglicht, dass dieser souverän an (hoch)komplexe Pflegesituationen herantritt.

---

[211] Ebda. S. 22.
[212] Ebda. S. 8.

Als inneres Äquivalent dieses Habitus ist eine Haltung auszubilden, die in Ergänzung zu der Verletzlichkeitsperspektive auf den pflegebedürftigen Menschen auch und besonders die Potenzialperspektive miteinbezieht (siehe Abschn. 3.2.1).

A Sense of Belonging

> For older people: Opportunities to form meaningful relationships, to feel part of a community or group as desired.

> For staff: To feel part of a team with a recognised contribution, to belong to a peer group, a community of gerontological practitioners.[213]

Zugehörigkeit, auf die Formel gebracht „to feel part of things"[214], hebt besonders die soziale Dimension von pflegerischen Beziehungen hervor. Wie gezeigt werden konnte, betreffen FeM den jeweiligen Menschen nicht nur in körperlicher und psychischer Hinsicht, sondern wirken sich ebenfalls sozial aus, indem sie unmittelbar die Beziehung zwischen dem Pflegeempfänger und dem Pflegenden sowie generell die Beziehung zu seiner Mitwelt und seinen Mitmenschen betreffen (siehe Abschn. 2.9). In der ohnehin bereits asymmetrischen Sorgebeziehung zwischen dem Menschen mit Demenz und den Pflegenden kann sich eine (wohltätige) Zwangsmaßnahme geradezu erschütternd auf das Vertrauensverhältnis auswirken: FeM können – besonders, wenn sie regelmäßig oder langfristig erfolgen – als demütigend empfunden werden und Gefühle der Angst und der Machtlosigkeit gegenüber Pflegenden auslösen oder verstärken. Auch kann etwa durch eine medikamentöse Ruhigstellung, die zunächst milder als mechanische Formen der Freiheitseinschränkung erscheinen mag, letztlich jede Form der Teilhabe, Mitwirkung und Mitverantwortung im sozialen Leben der Pflegeeinrichtung verunmöglicht werden. Das Ideal des Sinnerlebens von Zugehörigkeit ist darüber hinaus auch bedeutsam für die Pflegenden selbst: Dies beginnt bereits mit dem Erleben von Gemeinschaft, wenn Pflegende sich mit den anvertrauten Menschen verbunden fühlen, die sie unter Umständen tagtäglich begleiten. Das pflegerische Selbstverständnis bildet sich gewissermaßen stets in einem gewissen *In-Bezug-Sein* zu dem Pflegenden heraus. Des Weiteren ereignet sich professionelle Sorge niemals losgelöst von einem Team professionell Sorgender. Eine konstruktive und offene Teamkultur ist dabei auch von Bedeutung für die Frage der Anwendung von FeM: In dem Maße, in dem pflegerische und gerontologische Fachexpertise vonseiten der Institution ernst- und wahrgenommen wird und kreative sowie ggf. untypische Problemlösungsvorschläge erprobt werden, kann die Teamkultur mit

---

[213] Ebda. S. 22.
[214] Ebda. S. 8.

dazu beitragen, nicht nur das *Zugehörigkeits*gefühl vonseiten der Pflegenden, sondern auch einen reflektierten Umgang mit FeM zu fördern. Auf übergeordneter, institutioneller Ebene gilt es entsprechend, Rahmenbedingungen für eine solche Teamkultur zu schaffen und erforderliche Ressourcen bereitzustellen.

A Sense of Purpose

> For older people: Opportunities to engage in purposeful activity, the constructive passage of time, to be able to pursue goals and challenging pursuits.

> For staff: To have a sense of therapeutic direction, a clear set of goals to aspire to.[215]

Ein Sinn von Ziel(gerichtetheit), auf die Formel gebracht „to have a goal(s) to aspire to"[216], ist gerade dann von besonderer Bedeutung, wenn die eigenen Ziele aufgrund der kognitiven Einbußen, die durch eine Demenzerkrankung hervorgerufen werden, nicht mehr eindeutig kommuniziert werden können. Wiederholt ist darauf hingewiesen worden, dass Verhaltensweisen, deren Sinn sich von außen nicht auf den ersten Blick erschließen lässt, eine eigene Handlungslogik und Zielgerichtetheit eignen kann, die es von pflegerischer Seite möglichst zu eruieren gilt (siehe Abschn. 3.2.3). Erneut kommt der leiblichen Dimension hier eine zentrale Bedeutung zu, da sich die Zielgerichtetheit von Handlungen unmittelbar leiblich manifestiert – z. B. durch die Ab- oder Zuwendung des Blickes in pflegerischen Alltagssituationen, das (repetitive) Aufstehen von einem Stuhl oder das Umhergehen in den Gängen. Oft kann bspw. die Frage, welches Ziel mit einer Handlung verfolgt wird, dabei helfen, die Ursache einer auffordernden Verhaltensweise – etwa Schmerzempfinden oder unbefriedigte Bedürfnisse – zu ermitteln. Pflegerisches Handeln sollte in diesen Fällen darauf gerichtet sein, das Erreichen dieses Ziels unterstützend zu ermöglichen. Umgekehrt können FeM nicht nur die Zielverfolgung und Zielerreichung, sondern bereits das Bilden von eigenen Handlungszielen verhindern, man denke an pharmakologische Interventionen, die darauf abzielen, den Menschen möglicherweise aufgrund gewisser Verhaltensweisen ruhigzustellen. Für Pflegende ist das Bewusstsein der Zielsetzung ihres eigenen Handelns nicht minder bedeutsam. Dies beginnt bereits damit, sich die Optionen, Alternativen und Ziele des eigenen pflegerischen Handelns bewusst zu machen und diese auch dahingehend zu reflektieren, ob es etwa untereinander konfligierende Zielsetzungen gibt – wie etwa zwischen dem eigenen Anspruch einer guten Pflege und der möglicherweise ökonomisch beeinflussten Zielsetzung der Pflegeeinrichtung. Mit Blick auf FeM impliziert der Fokus auf

---

[215] Ebda. S. 22.
[216] Ebda. S. 8.

Zielsetzungen des Weiteren auch, die professionelle Sorgebeziehung auf Grundlage von fachlich wie ethisch fundierten Standards und Leitlinien zu gestalten, sodass die moralische Integrität der Pflegenden gewahrt bleibt.

A Sense of Fulfilment

For older people: Opportunities to meet meaningful and valued goals, to feel satisfied with one's efforts.

For staff: To be able to provide good care, to feel satisfied with one's efforts.[217]

Erfüllung, auf die Formel gebracht „to make progress towards these goals"[218], ist eng mit dem vorangegangenen Sinnerleben verknüpft und betont dabei die Umsetzbarkeit bzw. Erreichbarkeit der je eigenen Ziele. Der Respekt vor den – wenn auch nicht immer unmittelbar erkennbaren – Anliegen und Bedürfnissen von Menschen mit Demenz impliziert, dass diesen auch die Umsetzung ermöglicht wird. Das Sinnerleben von Erfüllung kann also dann erreicht werden, wenn Menschen mit Demenz der Raum gegeben wird, ihre Potenziale zu verwirklichen und ihren Bedürfnissen Gehör zu verschaffen. Die Angemessenheit und Verhältnismäßigkeit einer in Betracht gezogenen FeM hat sich ebenfalls danach zu entscheiden, ob sie diesen Raum lässt oder nicht. Mit Blick auf die Pflegenden sind hier erneut die institutionellen Rahmenbedingungen zu erwähnen, da diese wesentlich dazu beitragen, ob das Konstrukt einer *guten* Pflege geleistet werden kann und ob Pflegende entsprechende Erfolge erfahren können. Nicht zufällig ist im Zusammenhang mit FeM darauf hingewiesen worden, dass Pflegende immer wieder berichten, diese Zwangsmaßnahmen zwar verhindern zu wollen, jedoch nicht erfolgreich umgehen zu können (siehe Abschn. 2.7).

A Sense of Significance

For older people: To feel recognised and valued as a person of worth, that one's actions and existence is of importance, that you 'matter'.

For staff: To feel that gerontological practice is valued and important, that your work and efforts 'matter'.[219]

---

[217] Ebda. S. 22.
[218] Ebda. S. 8.
[219] Ebda. S. 22.

Ein Sinn von Bedeutung, auf die Formel gebracht „to feel that you matter as a person"[220], stellt unweigerlich ein Grundbedürfnis des Menschen dar, das sein Selbst- und Weltverhältnis wesentlich bestimmt. Mit diesem sechsten Sinn ist in Bezug auf die Thematik dieser Arbeit angesprochen, dass die im Kontext der Personalität von Menschen mit Demenz entwickelten Gedankengänge (siehe Abschn. 3.1) nicht in der Theorie verbleiben, sondern unmittelbar für Menschen mit Demenz erfahrbar werden sollten: Das Gefühl von Menschen mit Demenz, als Person anerkannt und wertgeschätzt zu werden, resultiert direkt aus einem Pflegehandeln, das sich die Anerkennung der Personalität des Pflegeempfängers zum Prinzip gemacht hat. Konkret schließt die *Bedeutung* der Person ein, dass auch einzelne Handlungen in ihren individuellen Bedeutungen wahrgenommen und zugelassen werden bzw. dass Unterstützung bei dem Erreichen kleinerer Ziele gewährleistet ist. Mit Blick auf FeM hat dieser Fokus auf die je eigene Bedeutung der Person und ihrer Handlungen die Folge, dass sich jede etwa ökonomisch motivierte oder strukturell bedingte pauschalisierende Herangehensweise bspw. in Form der undifferenzierten medikamentösen Ruhigstellung ‚auffälliger' Pflegeempfänger verbietet. Neben Pflegeempfängern ist selbstverständlich auch Pflegenden zuzugestehen, dass sie das berechtigte Anliegen stellen, dass ihr eigenes professionelles Pflegehandeln soziale Anerkennung und Wertschätzung erfährt und in dessen *Bedeutung* erkannt wird. Dies beginnt bereits auf intrainstitutioneller Ebene, impliziert zugleich jedoch auch Fragen der gesellschaftlichen Wahrnehmung des Pflegeberufs. Im Falle von FeM ist mit dem Sinnerleben von Bedeutung u. a. verbunden, dass Bemühungen von Pflegekräften, etwa durch Hinzuziehen mechanischer Hilfsmittel individuelle Lösungsansätze zu finden, anerkannt werden, auch wenn mit der Bereitstellung solcher Hilfsmittel unter Umständen ein erhöhter finanzieller Aufwand für die Pflegeeinrichtung verbunden ist.

Es lohnt sich, die verschiedenen Implikationen auf der institutionellen Ebene, die durch das *Senses Framework* in den Fokus gerückt wurden, noch einmal zusammenfassend zu reflektieren. Es wurde deutlich, dass die Rahmenbedingungen, innerhalb derer professionelle Sorge geleistet wird, maßgeblich dazu beitragen, ob Pflegeempfänger und Pflegende die oben genannten Sinnerfahrungen erleben bzw. verwirklichen können oder nicht. Die erforderlichen Rahmenbedingungen lassen sich dabei in dem Ideal einer „guten Institution" zusammenfassen, wobei sich diese zunächst unmittelbar danach bemisst, ob eine ethisch-fachlich

---

[220] Ebda. S. 8.

fundierte Betreuung und Versorgung des pflegebedürftigen Menschen im Mittelpunkt des Sorgehandelns steht.[221] Von einer solchen Zentralstellung kann u. a. dann ausgegangen werden, wenn sowohl aus der Perspektive der Pflegeempfänger als auch aus derjenigen der Pflegenden Strukturen etabliert sind, die Pflege als Beziehungsgestaltungsprozess ermöglichen:[222] „Gerontologische Pflege wird dann als lebendig empfunden, wenn zu den [zu] betreuenden alten Menschen eine Pflegebeziehung aufgebaut werden kann."[223] Dabei ist die Beziehungsdimension nicht nur auf das Verhältnis zwischen professionell Pflegenden und zu pflegenden Menschen beschränkt, sondern umfasst auch das In-Beziehung-Treten von Pflegenden untereinander sowie in Bezug auf die Leitungsebene. Vonseiten der Leitung ist Sinnerleben, wie etwa Nolan et al. es verstehen, dann möglich, wenn in der Einrichtung ein wertschätzender Führungsstil gepflegt wird.[224] Dazu gehört auch und besonders die Anerkennung der Fach- sowie der Handlungskompetenz der Pflegefachpersonen sowie die Ermöglichung eines Pflegehandelns, das die moralische Integrität Pflegender nicht kompromittiert.[225] Nicht nur, aber besonders im Falle von FeM schließt die Erhaltung moralischer Integrität durch eine förderliche Organisationskultur ein, auch Hilfsmittel bereitzustellen, sodass eine nicht erforderliche FeM umgangen werden kann.[226]

---

[221] Vgl. Kruse, A.: „Was ist eine gute Institution? Das Pflegeheim im Kontext einer Betrachtung des hohen Alters und der Demenz", in: Brandenburg, H.; Güther, H.; Proft, I. (Hrsg.): *Kosten kontra Menschlichkeit. Herausforderungen an eine gute Pflege im Alter*, Ostfildern, 2015, S. 237–261, S. 245.

[222] Vgl. ebda. S. 247.

[223] Ensink, G.: *„Und trotzdem möchte ich nichts Anderes tun".* Die kognitive Repräsentation des Pflegeberufs bei Pflegefachkräften in der stationären Altenpflege (Diss.), Universität Heidelberg, 2014, S. 410.

[224] Vgl. ebda. S. 405, 422.

[225] Vgl. ebda. S. 398.

[226] „Eine weitere Notwendigkeit fördernder Organisationsstruktur ist das zur Verfügung stehende Arbeitsmaterial für die Pflege. Welche Konsequenzen es nicht nur für die Bewohner, sondern auch für die Pflegefachkräfte haben kann, wenn solche Materialien fehlen, lässt sich gut am Bespiel der Zunahme freiheitseinschränkender Maßnahmen in der stationären Pflege erläutern. Wenn ein Bewohner durch Bettgitter am Aufstehen gehindert wird, weil keine alternativen Hilfsmittel wie Niederflurbetten zur Verfügung gestellt werden, so ist dies für beide Beteiligten belastend. Stellt dies für den Bewohner einen Angriff auf seine Freiheit und Würde dar, ist es gleichzeitig für die Pflegefachkraft eine Verletzung ihrer ethischen Vorstellungen, weil sie die Freiheit und Würde des Bewohners eigentlich zu achten gewillt ist, aber aus mangelhafter Strukturqualität heraus nicht achten kann." Ebda. S. 424.

Insgesamt zeigt sich, dass die Bedeutung institutioneller Rahmenbedingungen zur Verwirklichung einer sinnstiftenden, d. h. guten Pflege nicht zu unterschätzen ist. Ein erschöpfender Überblick über die zahlreichen Aspekte, die eine gute Institution in diesem Sinne auszeichnen, ist an dieser Stelle nicht möglich.[227] Jedoch kann als Ergebnis der vorangegangenen Analyse festgehalten werden, dass insgesamt eine Orientierung an der Personalität und Vulnerabilität des Menschen (mit Demenz) leitend sein sollte:

> Eine pflegefreundliche Kultur lässt sich zunächst von dem Grundsatz leiten, dass Menschen auch in ihrer größten Verletzlichkeit von ihrer Freiheit und ihrer Würde her verstanden und in dieser angesprochen werden müssen. […] Damit dieser Grundsatz mit Leben erfüllt wird, müssen die infrastrukturellen Rahmenbedingungen für eine gute Pflege geschaffen werden […]. Bei der Schaffung anspruchsvoller Rahmenbedingungen […] ist immer auch von einer Anthropologie auszugehen, die die Verletzlichkeit des Menschen wie auch dessen Entwicklungspotenziale selbst in Phasen hoher und höchster Verletzlichkeit erkennt und anerkennt.[228]

---

[227] Einen exemplarischen Überblick über die wesentlich zu betrachtenden Gesichtspunkte gibt etwa Kruse, indem er ausführt: „Wenn von einer ‚guten Institution' gesprochen wird, dann steht […] zunächst eine fachlich wie ethisch anspruchsvolle medizinisch-pflegerische Betreuung im Zentrum. Doch über die medizinisch-pflegerischen Aspekte hinaus sind weitere Aspekte von Bedeutung […]: die Wohnumwelt, die soziale Umwelt, die Anregungen zur Tagesgestaltung, das gesamte Spektrum der in einer Einrichtung erbrachten Dienstleistungen, die Atmosphäre, in der sich vor allem die Qualität der zwischenmenschlichen Kommunikation widerspiegelt, schließlich die Bedeutung, die eine Pflegeeinrichtung der kontinuierlichen Erfassung von Lebensqualität der Bewohnerinnen und Bewohner sowie den Möglichkeiten ihrer Förderung und Erhaltung beimisst. Zudem gehören zu den Merkmalen einer guten Pflegeeinrichtung infrastrukturelle Rahmenbedingungen, unter denen die Mitarbeiterinnen und Mitarbeiter tätig sind: Personalschlüssel, Pflegemanagement, Kooperation zwischen den […] Mitarbeitern wie auch zwischen den verschiedenen Verantwortungsebenen, Transparenz von Entscheidungsabläufen, -findung und -umsetzung, Leitbilddefinition, -diskussion und -kodifizierung, […] Mitarbeiterförderung […], Kooperation mit ehrenamtlich Tätigen, Öffnung des Hauses mit dem Ziel, den öffentlichen Raum noch einmal gezielt zu erweitern, bilden zentrale infrastrukturelle Merkmale. Diese lassen sich noch einmal erweitern um solche Aspekte wie Lage […], Qualität des Quartiers […], Bausubstanz und Innengestaltung der Pflegeeinrichtung, Ausstattung mit technischen Hilfsmitteln." Kruse (2015): „Was ist eine gute Institution?", S. 245.

[228] Ebda. S. 256 f.

3.3   Zwischenfazit

Die vorangegangene Analyse der Grundlagen einer ethisch-fachlich fundierten Pflege und Betreuung von Menschen mit Demenz hat erwiesen, dass die
Thematik der Anwendung von FeM in professionellen Sorgebeziehungen eine
nicht zu unterschätzende Bandbreite von prinzipiellen ethischen und pflegefachlichen Fragen berührt, die es zu reflektieren gilt, bevor eine nähere Bewertung
von FeM möglich sein kann. Den Ausgangspunkt dieser Reflexion bildet der
pflegebedürftige Mensch selbst, von dem her jede pflegerische Beziehung zu denken und zu begründen ist: In der Personalität dieses Menschen sind im Kern
bereits alle ethischen Ansprüche enthalten, die nachfolgend daraus zu entfalten und abzuleiten sind. Tatsächlich scheint bei Menschen mit Demenz dieser
entscheidende Aspekt der Personalität jedoch zunehmend in Frage gestellt zu
werden: Wo etwa in der Gesellschaft defizitorientierte Altersbilder, die im Altern-
sprozess primär einen stetigen *Verlust* an Fähigkeiten und Fertigkeiten sehen,
gepaart mit einseitigen Menschenbildern auftreten, die den Personstatus primär
an die Kognition des Menschen binden, könnte eine Demenzerkrankung geradezu dehumanisierend bzw. depersonalisierend gewertet werden. Häufig lässt sich
in bestimmten Sprach- und Verhaltensweisen ein impliziter Zerebrozentrismus
identifizieren, d. h. ein reduktionistisches Menschenbild, das Personalität primär
an die kognitiven Fähigkeiten bzw. letztlich an die Funktionalität des Gehirns
knüpft. Zusätzlich erschwert wird die Anerkennung der Personalität von Menschen mit Demenz dadurch, dass solche Reduktionismen längst nicht mehr nur
in Form unbewusster oder unausgesprochener Vorurteile bestehen, sondern auch
vereinzelt – etwa bei Vertretern des Präferenzutilitarismus – prominente Fürsprecher im wissenschaftlichen Diskurs finden. Aus diesem Grund ist der zunächst
vielleicht unmittelbar einleuchtende Grundsatz, dass Menschen mit Demenz im
selben Sinne Personalität zukommt wie Menschen ohne vergleichbare kognitive
Einbußen, begründungsbedürftig geworden.

Die Begründung der Personalität von Menschen mit Demenz wurde im
Rahmen dieser Arbeit in zwei unterschiedlichen Argumentationsgängen unternommen, die einander nicht ausschließen, jedoch jeweils eigene Akzente setzen.
In einer ersten Argumentation konnte dabei aufgewiesen werden, dass auch ein
Personbegriff, demzufolge Personalität wesentlich an die Rationalität des Menschen gebunden ist, uneingeschränkt auf Menschen mit Demenz anzuwenden ist.
Um dies zu erkennen, bedarf es einer genaueren Klärung der Art und Weise, wie
bzw. auf der Grundlage welcher prinzipiellen Potenziale sich Rationalität konkret
manifestiert. Tatsächlich begehen präferenzutilitaristische Positionen, die Rationalität und somit den Personstatus eines Menschen an die aktuale Fähigkeit zu

rationalen Akten knüpfen, einen folgenreichen Fehler: Durch diesen exklusiven Fokus auf aktuale Fähigkeiten, der die ihnen zugrundeliegende *prinzipielle* Fähigkeit außer Acht lässt, die unmittelbar von Anfang bis Ende der menschlichen Existenz gegeben ist, wird Personalität auf einen beinahe willkürlich gewinn- und verlierbaren *Zustand* reduziert. Damit wird zugleich verkannt, dass jeder aktualen Fähigkeit zu rationalen Akten die prinzipielle Rationalität bereits als Bedingung der Möglichkeit vorauszugehen hat. Personalität ist – auf diese Weise verstanden – nicht das Produkt einer Entwicklung, das ebenso auch wieder durch kognitive Einbußen o. ä. eingebüßt werden kann, sondern geradezu die Voraussetzung jeder Entwicklung und Ausbildung von Potenzialen. Auf Menschen mit Demenz übertragen bedeutet dies, dass die Demenzerkrankung nicht eine Entwicklung ist, bei der der Mensch seine Personalität einbüßt, sondern vielmehr eine Entwicklung, in der die Person zunehmend gehindert wird, ihre prinzipiellen Potenziale zu aktualisieren. Dass diese trotzdem durchweg vorhanden sind, beweisen nicht zuletzt Phasen erhöhter kognitiver Luzidität, die sich auch bei weit fortgeschrittenen Demenzerkrankungen manifestieren. Menschen mit Demenz, so sei noch einmal die Konklusion betont, sind und bleiben trotz kognitiver Einbußen im vollen Sinne Personen mit dem vollen damit verbundenen Würdeanspruch.

Eine zweite Argumentation zur Begründung des Personstatus von Menschen mit Demenz bestand im Wesentlichen darin, mithilfe des Konzepts der *Leiblichkeit* den latenten Dualismus kognitivistischer bzw. mentalistischer Positionen offenzulegen: Durch ihre Überbetonung des rationalen Denkens bleiben dieselben überwiegend einer dualistischen Trennung von Körper und Geist verhaftet, bei der das menschliche Personsein wesentlich im Geist besteht, während der Körper zum bloßen „Trägerapparat" für den Geist reduziert wird. Diesem letztlich cartesianischen Dualismus ist mit Rekurs auf die Tradition der Phänomenologie sowie der Philosophischen Anthropologie und in Anlehnung an einen umfassenden „body turn" in den Wissenschaften das Konzept des Leibes entgegenzuhalten, der eine psychophysische Einheit von Körper und Geist bezeichnet. Es konnte gezeigt werden, dass sich Personalität – ebenso wie jedes Verhältnis der Person zu anderen Menschen oder zur Welt – nicht losgelöst von der Vermittlung des Leibes denken lässt. Ein im Kontext der Anwendung von FeM bei Menschen mit Demenz besonders illustratives Beispiel für diesen Zusammenhang stellt das Phänomen des Leibgedächtnisses dar: In routinierten Bewegungsabläufen, im Zurechtfinden in vertrauten Umgebungen, in Gestik und Mimik oder in der Reaktion auf altvertraute Sinneswahrnehmungen manifestiert sich die individuelle Biografie eines Menschen unmittelbar leiblich – und dies oftmals bis in späte Stadien einer Demenzerkrankung hinein, in denen die Gedächtnisleistung starke Einbußen erfährt. Kontinuitäten und Daseinsthemen des Menschen mit Demenz – kurzum: Inseln seines Selbst – drücken sich also auch dann noch leiblich aus, wenn die verbale Kommunikationsfähigkeit nicht mehr erhalten ist. Damit ist die Personalität des Menschen mit Demenz selbst als *verleiblichte* erkannt.

Ist mit diesen Argumentationsgängen die Personalität von Menschen mit Demenz erwiesen, so lässt sich nachfolgend fragen, wie die daraus resultierenden ethischen Ansprüche konkret pflegerisch umgesetzt werden können und welche Implikationen sich aus ihnen für die Anwendung von FeM ergeben. An dieser Stelle wurde der person-zentrierte Pflegeansatz Kitwoods angeführt, der seinen Ausgang von der Wahrnehmung und Anerkennung der Person mit Demenz nimmt. Geleitet war Kitwoods programmatische Hervorhebung der Personalität dabei von der Beobachtung einer malignen Sozialpsychologie, die den Pflegealltag zu begleiten schien: In oftmals unbeabsichtigten Handlungen z. B. der Infantilisierung, Stigmatisierung, Verobjektivierung und des Zwangs erkannte Kitwood Formen der Herabsetzung von Menschen mit Demenz, die letztlich auch eine Abwehrreaktion Pflegender darstellen könnten, um sich nicht mit der eigenen Endlichkeit und Vulnerabilität auseinandersetzen zu müssen. Vor diesem Hintergrund können auch FeM unter Umständen als eine Manifestation von maligner Sozialpsychologie gedeutet werden, da ihnen neben dem offensichtlichen Zwangscharakter auch eine Art verobjektivierende Tendenz innewohnt: Die pauschale pharmakologische Ruhigstellung ‚auffälliger' Menschen mit Demenz kann bspw. Ausdruck einer Haltung sein, derzufolge Menschen mit Demenz primär als ‚Krankheitsfälle' angesehen werden. Mit Kitwood ist solchen Tendenzen dezidiert ein person-zentrierter Ansatz entgegenzusetzen, der Pflegende Menschen mit Demenz auf Augenhöhe begegnet und in ihrer Personalität und Individualität achtet und bestärkt. Kitwood betont dabei nicht zuletzt die Beziehungsdimension, insofern er seinen Personbegriff angelehnt an Bubers Philosophie der Ich-Du-Beziehung dialogisch auffasst. Um sich dieser Dimension weiter anzunähern wurde der Analyse der Personalität eine Analyse der menschlichen Vulnerabilität angeschlossen.

Die Anerkennung der Vulnerabilität des Menschen mit Demenz stellt eine zweite Grundlage für eine ethisch-fachlich fundierte professionelle Sorgebeziehung dar. Dabei beginnt diese Anerkennung mit der Erkenntnis, dass Verletzlichkeit und Angewiesenheit auf andere Menschen kein der Humanität abträgliches Spezifikum einzelner Personengruppen darstellt, sondern als zentraler Aspekt der *conditio humana* das Menschsein selbst prägt. Die Unterscheidung von der prinzipiellen ontologischen Vulnerabilität des Menschen qua Mensch sowie der situativen Vulnerabilität von Menschen in bestimmten Lebenslagen, kann helfen, hier eine Fokusverschiebung anzustoßen: So kann die situative Vulnerabilität eines Menschen mit Demenz, die in dessen Beeinträchtigung durch kognitive Einbußen besteht, als Ausdruck einer grundsätzlichen Vulnerabilität erkannt werden, die allen Menschen bereits durch ihr Menschsein gemein ist. Es ist ein entscheidender Unterschied, ob eine Demenzerkrankung als dehumanisierend wahrgenommen wird oder vielmehr als eine Manifestation der grundsätzlichen menschlichen Verfasstheit. Weiterhin ist ein Fokus auf der Verletzlichkeit von Menschen mit Demenz stets um die Potenzialperspektive zu ergänzen, die u. a. mithilfe des Konzepts der Resilienz betont, welche Ressourcen einem Menschen zu Verfügung stehen, um widrige Umstände zu bewältigen. Eine ähnliche Sicht kann durch die Unterscheidung der Vulnerabilität von der Fragilität zum Ausdruck gebracht werden: Während die letztere ausschließlich die Zerbrechlichkeit menschlichen Lebens in den Blick nimmt, betont erstere mithilfe der Metapher der Wunde, dass auch ein Heilungs- bzw. Vernarbungsprozess möglich ist und mit der Feststellung der Verletzlichkeit daher noch nicht vorweggenommen ist, wie sich der Mensch jeweils zu dieser verhält.

Eine solche Perspektive kann auch und besonders in der Pflege von Menschen mit Demenz bedeutend sein, deren situative Vulnerabilität sich noch genauer ausdifferenzieren und auf die Thematik dieser Arbeit übertragen lässt: Zunächst ist hier die *somatische* Vulnerabilität anzuführen, durch die Menschen mit Demenz besonders anfällig für körperliche Negativfolgen sind, die durch eine FeM verhindert, aber paradoxerweise ebenfalls ausgelöst werden können. FeM können, wie der Begriff der sekundären Vulnerabilität ausdrückt, auch zu einer neuen Anfälligkeit für körperliche oder psychische Verletzungen führen, wenn sie als Maßnahme gegen eine primäre Vulnerabilität, bspw. ein Sturzrisiko, Anwendung finden. Mit der *psychischen* Dimension der Vulnerabilität ist weiterhin angesprochen, dass Menschen mit Demenz aufgrund ihrer kognitiven Einbußen in ihrem Selbst- und Weltverhältnis beeinträchtigt sind. Hier ist ebenfalls unmittelbar erkennbar, dass FeM auch die psychische Vulnerabilität einer Person erhöhen können, wenn sie etwa ein Gefühl des Kontrollverlusts auslösen oder verstärken bzw. einen solchen auch direkt hervorrufen. Darüber hinaus können FeM auch in einer Art ‚Nutzbarmachung' der psychischen Verletzlichkeit demenzkranker Menschen bestehen, wenn die Freiheitseinschränkung etwa durch Täuschung oder Falschaussagen erwirkt wird. Mit der *systemischen* Dimension der Vulnerabilität ist angesprochen, dass Menschen mit Demenz besonders durch ihre Angewiesenheit auf Unterstützung sozial vulnerabel sind: Besonders in asymmetrischen Beziehungen wie der der professionellen Sorgebeziehungen, geht diese Vulnerabilität mit einer besonderen Pflicht für die Sorgenden einher, den Menschen mit Demenz vor Demütigung oder Ausschluss aus der Gemeinschaft zu schützen.

Wie bereits im Falle der Personalität so konnte auch bezüglich der Vulnerabilität weiterhin gezeigt werden, dass diese auf eine spezifische Weise in der
Leiblichkeit des Menschen phänomenal erfahrbar wird. Vulnerabilität ist auch und
vor allem ein leibliches Phänomen, dass sowohl im Selbstverhältnis des Menschen als auch in seiner Beziehung zu anderen durch das Medium des Leibes
vermittelt wird. Zunächst bedeutet dies etwa im Selbstverhältnis, dass Menschen
mit Demenz durch ihre Erkrankung sowie die damit einhergehenden Beeinträchtigungen ein neues Verhältnis zu ihrer eigenen Leiblichkeit entwickeln können: Ist
der Leib als Medium des Welterlebens und -erfahrens dem Menschen die meiste
Zeit über nicht bewusst, so kann eine bspw. chronische Erkrankung ihn in seiner
Körperlichkeit, Materialität und Vergänglichkeit plötzlich erfahrbar machen. Der
Leib wird somit zum Körper als Objekt des Bewusstseins, woraus sich wiederum
die Möglichkeit ergibt, entweder ein Zurückgeworfen- und Gebundensein an den
eigenen Körper in dessen Verletzlichkeit zu erfahren, oder umgekehrt gar eine
Selbstentfremdung, bei der der eigene Körper aufgrund seiner Funktionseinbußen
als fremd empfunden wird.

In der intersubjektiven Begegnung kommt dem Leib als Vermittlungsinstanz
ebenfalls eine zentrale Bedeutung zu. Folgt man der phänomenologisch fundierten
Ethik Lévinas' so lässt sich festhalten, dass sich die Vulnerabilität des *Anderen*
vor allem leiblich manifestiert. Aus dieser leiblich manifesten Vulnerabilität, die
Lévinas mit dem Begriff des *Antlitzes* benennt, leitet sich nun ein direkter ethischer Anspruch ab, den Anderen zu achten und zu schützen und sich dabei stets
seiner letztendlichen Unverfügbarkeit und Einzigartigkeit bewusst zu bleiben. Im
Kontext der vorliegenden Arbeit lässt sich daraus die ethische Forderung ableiten,
das Antlitz des Menschen mit Demenz nicht zu meiden, sondern sich in
zwischenleiblicher Einstimmung auf diesen hin zu öffnen. Konkret bedeutet dies
etwa im Falle auffordernden Verhaltens im Sinne einer *Verstehenden Diagnostik*, dass eine gesteigerte Aufmerksamkeit für nonverbale Signale ausgebildet
wird, um das individuelle Bedürfnis bzw. die ethische Aufforderung zu erkennen,
die solchen Verhaltensweisen oftmals zugrunde liegt. Während FeM häufig die
Ausübung solchen Verhaltens verhindern, ohne dessen Ursachen zu begegnen,
birgt eine solche Herangehensweise die Chance, dass unerkannten Schmerzen
oder unbefriedigten Bedürfnissen des Menschen mit Demenz adäquat begegnet
werden kann.

Dass eine auf diese Weise konzeptualisierte Anerkennung der Vulnerabilität von Menschen mit Demenz wiederum weitreichende Implikationen für die
Pflegepraxis haben kann, wurde abschließend mit einer Analyse des beziehungszentrierten Pflegeansatzes von Nolan et al. aufgezeigt. Hatte schon Kitwood die

Beziehungsdimension von Pflege betont, so haben Nolan et al. diese in das Zentrum ihres Pflegeansatzes sowie des *Senses Framework* gerückt. Der Fokus auf dem Sinn erlaubt dabei, auf die je eigenen Sinnerfahrungen sowohl von Sorgeadressaten als auch von Sorgenden in ihrem jeweiligen Selbst- und Weltverhältnis einzugehen und dieses in Folge zu befördern. Die sechs konkreten Sinne, die das *Senses Framework* hierzu unterscheidet – Sicherheit, Kontinuität, Zugehörigkeit, Ziel, Erfüllung und Bedeutung – konnten in der Anwendung auf die Problematik von FeM dabei schon einige anknüpfbare Punkte aufzeigen. Zugleich kann allgemein festgehalten werden, dass durch den geweiteten Blick des beziehungszentrierten Ansatzes, der auch Pflegende sowie institutionelle, gesellschaftliche und kulturelle Rahmenbedingungen miteinbezieht, wichtige Akzente gesetzt werden konnten, die die empirischen Erkenntnisse der vorangegangenen Analysen zu Einflussfaktoren von FeM auf einer Metaebene widerspiegelten. Sind somit wichtige Grundlagen für eine ethisch sowie fachlich fundierte Pflege und Betreuung von Menschen mit Demenz gewonnen, so soll im nachfolgenden Kapitel noch eine genauere Analyse der ethischen Struktur von FeM im Spannungsfeld zwischen Autonomie und Paternalismus erfolgen.

Grundlagen eines ethisch-fachlich fundierten Umgangs mit freiheitseinschränkenden Maßnahmen bei Menschen mit Demenz

4

Nachdem im vorangegangenen Kapitel die Anerkennung der Personalität sowie der Vulnerabilität von Menschen mit Demenz als ethische und fachliche Grundlagen für professionelle Sorgebeziehungen ausgearbeitet und bereits einige Implikationen dieser Grundlagen für die Problematik der Anwendung von FeM diskutiert wurden, gilt es im nachfolgenden Kapitel, FeM selbst auf ihre ethische Struktur hin zu befragen. Dazu sollen zunächst, ausgehend von dem Deutschen Ethikrat, die Grundlagen für eine ethische Reflexion wohltätiger Zwangsmaßnahmen im Allgemeinen diskutiert werden, um diese nachfolgend mit Blick auf FeM bei Menschen mit Demenz zu vertiefen (Abschn. 4.1). Dabei wird ein Schwerpunkt darauf liegen, den normativen Anspruch der Anerkennung und des Schutzes der Freiheit von Menschen mit Demenz zu begründen und Wege aufzuzeigen, wie dieser Anspruch im Spannungsfeld zwischen Autonomie und Paternalismus umzusetzen ist (Abschn. 4.2). Das Kapitel schließt mit einem Zwischenfazit (Abschn. 4.3), das zu dem Gesamtfazit der Arbeit überleitet.

4.1 Ethische Reflexion des wohltätigen Zwangs

Wie bereits zu Beginn dieser Arbeit analysiert wurde, stellen FeM mit ihren vielen verschiedenen Erscheinungsformen und innerhalb der verschiedenen pflegerischen Settings Maßnahmen dar, die dem Phänomen des wohltätigen Zwangs zuzuordnen sind (siehe Abschn. 1.2). Es lohnt sich daher, als Grundlage für die ethische Bewertung von FeM zunächst zu betrachten, welche Kriterien sich übergreifend für alle wohltätigen Zwangsmaßnahmen finden lassen, um im nachfolgenden Schritt spezifische Implikationen dieser Kriterien für die vorliegende Thematik herauszuarbeiten.

© Der/die Autor(en) 2023
S. Ritzi, *Freiheitseinschränkende Maßnahmen bei Menschen mit Demenz in professionellen Sorgebeziehungen*,
https://doi.org/10.1007/978-3-658-39761-6_4

Zunächst lassen sich mit dem Deutschen Ethikrat fünf grundsätzliche Kriterien festhalten, die erfüllt sein *müssen*, damit eine Maßnahme des wohltätigen Zwangs ethisch gerechtfertigt ist.[1] Dabei formuliert der Ethikrat als erstes Kriterium:

> Die jeweilige Zwangsmaßnahme muss auf die Entwicklung, Förderung oder Wiederherstellung der selbstbestimmten Lebensführung der betroffenen Person im Rahmen der gegebenen Möglichkeiten und der hierfür elementaren leiblichen und psychischen Voraussetzungen abzielen. Dies gilt auch, wenn die Fähigkeit zum freiverantwortlichen Handeln nicht mehr erreichbar ist.[2]

Durch dieses erste Kriterium, das man versuchsweise als 1) *Selbstbestimmungskriterium* benennen könnte, ist bezeichnet, dass sich wohltätige Zwangsmaßnahmen nicht aus den grundsätzlichen Zielsetzungen pflegerischen Handelns ausschließen lassen, sondern diesen ebenfalls unterzuordnen sind: sie sollen dazu dienen, die selbstbestimmte Lebensführung und Alltagsgestaltung der pflegebedürftigen Person zu erhalten, zu fördern oder gar im Sinne einer rehabilitativen Maßnahme wiederherzustellen. Dass dabei der Aspekt der Leiblichkeit angesprochen ist, verdeutlicht, dass es sich hierbei nicht nur um ‚rein' körperliche Aspekte handelt, sondern der Mensch in seiner psychophysischen Einheit angesprochen ist. Eine Zwangsmaßnahme muss dementsprechend so beschaffen sein, dass sie zur „(Wieder-)Herstellung der physischen und psychischen Basisbedingungen einer selbstgestalteten Lebensführung dient"[3]. Bemerkenswert ist an diesem Kriterium die darin implizite Fokusverschiebung, insofern der Deutsche Ethikrat die Selbstbestimmung des Betroffenen in den Mittelpunkt rückt und das körperliche Wohl, mit dem Zwangsmaßnahmen am häufigsten begründet werden, nur indirekt als „leibliche Voraussetzung" der Selbstbestimmung thematisiert. Weiterhin gilt:

> Die Zwangsmittel müssen zu diesen Zielen geeignet, erforderlich und angemessen (d. h. im Blick auf Eingriffstiefe und Eingriffsdauer verhältnismäßig) sein.[4]

---

[1] Vgl. Deutscher Ethikrat (2018): *Hilfe durch Zwang?*, S. 80 f. Die nachfolgenden Ausführungen zu diesen Kriterien stellen eine Weiterentwicklung und Präzisierung der Überlegungen dar, die in einer vorangegangenen Arbeit angedeutet wurden. Vgl. dazu Narchi, J.; Ritzi, S.: „Freiheitseinschränkende Maßnahmen bei Menschen mit kognitiven Beeinträchtigungen im Akutkrankenhaus", in: *Geriatrie up2date*, Bd. 1, H. 3 (2019), S. 267–280, S. 277 f. Während dort noch von vier Kriterien gesprochen wurde, soll im Nachfolgenden eine differenziertere Kategorisierung erfolgen, die genauer zwischen dem Kriterium der Selbstbestimmung und dem Kriterium des mutmaßlichen Willens unterscheidet.

[2] Deutscher Ethikrat (2018): *Hilfe durch Zwang?*, S. 80.

[3] Ebda. S. 40 f.

[4] Ebda. S. 80.

Mit diesem Kriterium, das als 2) *Angemessenheitskriterium* bezeichnet werden könnte, ist zugleich ergänzt, dass die wohltätige Zwangsmaßnahme nicht nur hypothetisch, sondern tatsächlich eine spezifische Eignung für den jeweiligen Einzelfall aufweist und notwendig ist, um die oben genannten Ziele, d. h. kurzum die selbstbestimmte Lebensführung, sicherzustellen. Unter der Angemessenheit der Maßnahme ist des Weiteren zu verstehen, dass sich diese Ziele nicht durch verhältnismäßig mildere Mittel erreichen ließen. Mit der Eingriffstiefe und Eingriffsdauer ist zudem angesprochen, dass diese Maßnahme für das Individuum zumutbar sein muss sowie, dass eine Verhältnismäßigkeit sowohl zwischen der Tiefe als auch der Dauer des Eingriffs und der jeweils erstrebten Ziele bestehen sollte.

> Die Abwehr eines primären Schadens darf nicht unangemessene andere womöglich irreversible Schäden erzeugen („sekundäre Vulnerabilität").[5]

Das dritte Kriterium, das sich als 3) *Nichtschadenskriterium* betiteln ließe, erinnert an die obigen Ausführungen zu der Verletzlichkeit des Menschen (siehe Abschn. 3.2) und formuliert, dass die Zwangsmaßnahme, die einen Schaden abwenden soll, keine anderen unangemessenen oder gar irreversiblen Schäden auslösen darf. Mit dem Begriff der sekundären Vulnerabilität ist damit der bereits diskutierte potenzielle Wirkzusammenhang angesprochen, dass Maßnahmen, die einer primären Vulnerabilität – bspw. einer Sturzgefahr – vorbeugen sollen, oftmals eine sekundäre Vulnerabilität – bspw. körperliche oder psychische Schadensanfälligkeit – auslösen können.

> Der Schaden darf sich nicht anders abwenden bzw. das Ziel nicht anders erreichen lassen (Ultima Ratio).[6]

Bereits durch das Angemessenheitskriterium klang an, was sich genauer als 4) *Kriterium des letztmöglichen Mittels* benennen lässt. Der Begriff der *ultima ratio*, der im Laufe dieser Arbeit wiederholt sowohl in rechtlicher als auch in ethischer Bedeutung Anwendung fand, kommt hier in seiner fundamentalen normativen Rolle zur Geltung: Zwangsmaßnahmen stellen aufgrund ihres schwerwiegenden Charakters prinzipiell zu rechtfertigende Eingriffe in die Freiheit des Menschen dar, die deswegen zusätzlich zu den bereits genannten Kriterien (wenn überhaupt)

---

[5] Ebda. S. 80.
[6] Ebda. S. 80.

nur als letzte Option in Frage kommen. Dies schließt die Erprobung aller möglichen Alternativmaßnahmen und milderen Mittel ein sowie die Forderung, im Einzelfall kreative alternative Problemlösungen zu suchen.

> Die jeweilige Maßnahme sollte auf die Zustimmung der adressierten Person stoßen, wäre diese aktuell zu einer freiverantwortlichen Entscheidung fähig.[7]

Zuletzt führt der Deutsche Ethikrat an, was man als das 5) *Kriterium des mutmaßlichen Willens* bezeichnen könnte. Ist der Wille eines Betroffenen bezüglich der erwogenen Zwangsmaßnahme nicht zu ermitteln, so gilt es in diesem Kontext, alle möglichen Hinweise zu berücksichtigen, die Kenntnis darüber liefern könnten, wie die Person – wäre sie zu einer selbstverantwortlichen Entscheidung fähig – zu der Maßnahme stünde. Anders formuliert geht es darum, ob der Betroffene bei Kenntnis um das durch die Maßnahme angezielte Wohl durch seine Zustimmung den Zwangscharakter derselben aufhöbe.[8] Mit Kuhlmey kann formuliert werden, dass zu diesem Zwecke „frühere Positionen, Standpunkte und alle weiteren verfügbaren Informationen heranzuziehen [sind], aus denen sich der Wille und die Präferenzen der betroffenen Person ergeben können"[9]. Auf die Bedeutsamkeit von bspw. Biografiearbeit und Fallbesprechungen ist in diesem Zusammenhang bereits hingewiesen worden (siehe Abschn. 3.2.4).[10]

Diese fünf Kriterien, die die Anwendung von wohltätigen Zwangsmaßnahmen ethisch legitimieren können, sind in jedem Einzelfall individuell für die betroffene Person zu prüfen, wobei auch an das Verfahren der konkreten Entscheidungsfindung und der Anwendung gewisse verfahrensbezogene Kriterien anzulegen sind, die auf allgemein-institutioneller Ebene greifen: Allem voran gilt, dass sich das Handeln der professionell Sorgenden bzw. der Institutionen nach dem aktuellen Stand der fachlichen Erkenntnisse zu richten hat – ein Umstand auf den bereits mehrfach hingewiesen wurde (siehe Abschn. 2.10.1). Insofern hier ethische und fachliche Kriterien gleichermaßen bestimmend sind, ist auch davon zu sprechen, dass die „Maßnahme und ihre zwangsweise Durchführung [...] also

---

[7] Ebda. S. 81.

[8] „Dabei ist klar, dass Zwang aus der Perspektive des Gezwungenen allenfalls in der Rückschau als Wohltat erkannt werden kann. Würde er das für ihn Wohltätige einer Zwangsmaßnahme unmittelbar erfahren können, dann würde er höchstwahrscheinlich jeden Widerstand aufgeben, der Maßnahme zustimmen und damit selbst deren Zwangscharakter aufheben." Ebda. S. 9.

[9] Kuhlmey (2020): „2.3 Zwang in der Versorgung pflegebedürftiger alter Menschen", S. 60.

[10] Vgl. dazu auch Deutscher Ethikrat (2018): *Hilfe durch Zwang?*, S. 89 f.

fachlich „doppelt" gerechtfertigt sein [müssen]"[11]. Bezüglich der oben genannten fünf Kriterien muss darüber hinaus garantiert sein, dass diese präzise ermittelt und entsprechende Handlungsoptionen in Betracht gezogen wurden – was auch einschließt, dass besonders aufmerksam die Frage der freiverantwortlichen Willensbildung des Betroffenen in den Blick genommen wurde. Als weitere verfahrensbezogene Kriterien, die zudem die Erkenntnisse des person-zentrierten und des beziehungszentrierten Pflegeansatzes (siehe Abschn. 3.1.3 und 3.2.4) widerzuspiegeln scheinen, werden die Beteiligung der betroffenen Person sowie An- und Zugehöriger bzw. rechtlicher Betreuer oder Bevollmächtigter am Entscheidungs(findungs)prozess ausdrücklich hervorgehoben. Auch ist der Prozess der Reflexion der ethischen Angemessenheit der Maßnahme mit dem Ent- bzw. Beschluss zugunsten derselben bzw. mit deren Anwendung lange nicht abgeschlossen: Es bedarf einer kontinuierlichen fachpflegerischen Überwachung und Dokumentation der Maßnahme; zu dokumentieren sind dabei mindestens die Gründe für die Anwendung, die Art und Weise bzw. Dauer der Umsetzung sowie Informationen darüber, *dass* und *wie* die Überwachung sichergestellt wird.[12] Dabei ist diese Dokumentation ebenfalls als unabgeschlossener Prozess zu verstehen, denn es gilt, diese Parameter immer dann aufs Neue zu dokumentieren, wenn die Maßnahme konkret Anwendung findet.

Sind damit bereits wichtige Kriterien zur ethischen Bewertung wohltätiger Zwangsmaßnahmen sowie zur verfahrensbezogenen Umsetzung derselben skizziert und entscheidende diesbezügliche Sachverhalte angesprochen, so ist doch festzuhalten, dass sie einer weiteren Vertiefung bedürfen, um für die Thematik von FeM bei Menschen mit Demenz fruchtbar gemacht zu werden.

4.2 Anerkennung und Schutz der Freiheit von Menschen mit Demenz

Es ergibt sich unmittelbar aus dem letzten Abschnitt sowie aus den vorangegangenen Betrachtungen zur Personalität und Vulnerabilität des Menschen mit Demenz, dass eine Anerkennung dieses Menschen notwendigerweise die Anerkennung und den Schutz von dessen Freiheit bzw. freier Selbstbestimmung einschließt. Gleichzeitig liegt im Falle von FeM auf der Hand, dass dieselben als Freiheits*einschränkung* notwendigerweise die Freiheit des Menschen mit Demenz berühren, und umgekehrt kann vor dem Hintergrund der Demenzerkrankung

---

[11] Ebda. S. 90.
[12] Vgl. ebda. S. 90 f.

die Frage gestellt werden, inwiefern selbstbestimmtes Handeln hier angesichts kognitiver Einbußen überhaupt noch möglich ist. Ohne eine tiefergehende Klärung der Konzepte Freiheit und Selbstbestimmung bzw. Autonomie bleiben FeM somit ethisch unterbestimmt. Diesem Umstand entsprechend wird die nachfolgende Argumentation eine Reihe philosophischer Begriffe und Konzeptionen durchschreiten, die helfen, die komplexe Thematik der Anwendung von FeM bei Menschen mit Demenz zu reflektieren. Dazu ist zunächst ein genauerer Begriff der Freiheit sowie der Freiverantwortlichkeit zu erarbeiten, da diese im Kontext von FeM den Ausgangspunkt jeder Argumentation bilden (Abschn. 4.2.1). Wie sich zeigen wird, können FeM des Weiteren als paternalistische Handlungen charakterisiert werden, die aus einer Motivation der Fürsorge heraus in die Autonomie des betroffenen Menschen eingreifen – eine Handlung, die sich daher nur vor dem Hintergrund des Spannungsfeldes zwischen Autonomie und Paternalismus genauer verstehen lässt. Besonders spitzt sich diese Spannung im Falle der Demenzerkrankung zu, insofern hier bereits durch die bestehende kognitive Beeinträchtigung die Autonomie von Menschen mit Demenz zumindest *prima facie* in Frage zu stehen scheint. Demgegenüber gilt es, mithilfe einer Weitung des klassischen Autonomiebegriffs aufzuweisen, auf welche Weise Menschen mit Demenz ihre Autonomie ausüben können (Abschn. 4.2.2). Wie zuvor wird sich dabei das Konzept der Leiblichkeit als Schlüsselbegriff erweisen, insofern sich die Freiheit und Autonomie von Menschen mit Demenz durch leibliche Vermittlung manifestiert – ein Umstand, der weitreichende ethische Konsequenzen etwa für die Bewertung von psychopharmakologischen Interventionen zur Freiheitseinschränkung nach sich ziehen kann (Abschn. 4.2.3).

4.2.1   Freiheit und Freiverantwortlichkeit

Freiheit ist zunächst vor allem ein Reflexionsbegriff, d. h. ein Terminus, der primär die Abwesenheit eines Sachverhaltes reflektiert, etwa die Abwesenheit einer Beeinträchtigung.[13] Schon sprachlich ist dies etwa daran erkennbar, dass ein Begriff wie „barriere*frei*" zunächst noch keinen klaren positiven Inhalt aufweist, sondern primär die Abwesenheit von Barrieren kennzeichnet. Gleichzeitig eignet einem solchen Begriff bereits eine Aussage über das Wesen einer Sache, denn „barriere*frei*" kann etwas bspw. nur genannt werden, wenn es gut und

---

[13] Vgl. Spaemann (2019): *Personen*, S. 238 f.

der Sache angemessen ist, keine Barrieren aufzuweisen – einen Mangel auszudrücken, indem man etwa von „barriere*los*" spräche, ergäbe hier keinen Sinn.[14]
Anders ausgedrückt, impliziert die Rede von Freiheit als Freiheit *von* Beeinträchtigungen, dass Freiheit eine Richtung hat, auf die hin sie sich zu entfalten
versucht: „Beeinträchtigungen [...] gibt es nur für Wesen, die von sich her auf
etwas aus sind. Freiheit ist daher immer Freiheit für die Entfaltung einer eigenen
Tendenz. [...] Zur Freiheit gehört die [...] Entfaltungsmöglichkeit."[15]

Mittels der Entlehnung einer etablierten terminologischen Distinktion der politischen Philosophie, die auf den russisch-britischen Philosophen Isaiah Berlin
zurückgeht, lässt sich dies auch auf andere Weise fassen. Berlin unterscheidet
zwischen zwei politischen Freiheitsbegriffen:

> The first of these political senses of freedom [...] which [...] I shall call the 'negative'
> sense, is involved in the answer to the question 'What is the area within which the
> subject — a person or group of persons — is or should be left to do or be what he
> is able to do or be, without interference by other persons?' The second, which I shall
> call the 'positive' sense, is involved in the answer to the question 'What, or who, is the
> source of control or interference that can determine someone to do, or be, this rather
> than that?' The two questions are clearly different, even though the answers to them
> may overlap.[16]

Freiheit ist demnach in einem doppelten Sinn aufzufassen: Negative Freiheit
bezeichnet dabei die Freiheit *von* etwas (z. B. durch andere Menschen ausgelöste
Beeinträchtigungen), während positive Freiheit die Freiheit *zu* etwas (z. B. einer
bestimmten Handlung) bestimmt. Bei genauerer Betrachtung erweist sich negative Freiheit dabei als Voraussetzung der positiven: Es ist gerade das Freisein *von*
Beeinträchtigungen, das *zu* verschiedenen Freiheitsvollzügen befähigt.

Am Beispiel der Fortbewegungsfreiheit kann an dieser Stelle eine erste Annäherung unternommen werden, wie diese Unterscheidung auf die Thematik der

---

[14] Diese Gedanken sind im Anschluss an Splett formuliert: „Freiheit besagt gewiss zuerst
Frei-sein von – und zwar ein erfreuliches Frei-sein. Man ist frei von Zwang und Fesseln, von
Sorge und Not, von Fieber und Schmerzen. Man stellt also nicht bloß das Nicht-vorhanden-
Sein solcher Bande fest, geschweige denn, dass man es gar als Fehlen und Mangel empfände,
sondern erklärt dieses Frei-sein für gut. Von woher aber nennt man es gut: wünschens-
und erstrebenswert? Von einem übergreifenden Bezugsrahmen her, einer positiven Vorstel-
lung von Leben, Menschlichkeit, Gemeinschaft oder Gesundheit, also einem Ideal her [...]."
Splett, J.: *Mensch Sein*, München, 2019, S. 53.

[15] Spaemann (2019): *Personen*, S. 239.

[16] Berlin, Isaiah: „Two Concepts of Liberty", in: Ders.: *Liberty: Incorporating ,Four Essays
on Liberty'*, Oxford, 2002, S. 166–217, S. 169.

vorliegenden Arbeit anwendbar ist. Mit Berlin können bezüglich der Anwendung von FeM Aspekte von negativer und positiver Freiheit identifiziert werden: Fortbewegungsfreiheit kann zunächst vor allem als negative Freiheit definiert werden, insofern sie in einer relativen Abwesenheit von Bewegungseinschränkungen besteht: Das bedeutet etwa, dass der betroffene Mensch nicht durch andere Personen oder äußere Mittel von der freien Bewegung abgehalten wird und deswegen frei ist, sich zu bewegen. Fortbewegungsfreiheit ist, negativ bestimmt, also gerade die Freiheit *von* Einschränkungen und somit letztlich auch von FeM. Wichtig ist, dass Fortbewegungsfreiheit aber nicht nur negativ als Abwesenheit von Einschränkungen und Hindernissen definiert werden kann, sondern auch positiv als die Freiheit *zur* Bewegung: Sie eröffnet eine Bandbreite an möglichen Fortbewegungen einschließlich der Freiheit, sich *nicht* zu bewegen, sondern zu ruhen.

Die Unterscheidung Berlins kann auf diese Weise als Instrument dienen, FeM danach zu befragen, inwieweit diese die Fortbewegungsfreiheit – verstanden als negative Freiheit *von* Hindernissen – einschränken. Zugleich ist mit Blick auf positive Freiheit zu fragen, wie FeM als Zwangsmaßnahmen die Freiheit zu Handlungen und Bewegungen beeinflussen. In diesem Sinn hält auch der Deutsche Ethikrat fest:

> [U]nter idealen Bedingungen erschöpft sich Freiheit [...] nicht in der Zurückweisung äußerer Fremdbestimmung (negative Freiheit). Die Lebenspläne, zu denen eine Person sich in ihrer Freiheit selbstbestimmt entschließt, sind Optionen der Lebensgestaltung, die sich [...] *inmitten eines Netzes aus kooperativen und kommunikativen Beziehungen realisieren lassen, in denen Menschen zu anderen stehen. Diese posi-tive* Freiheit eröffnet ein umso weiteres Spektrum an verfügbaren Entscheidungs- und Handlungsoptionen für den Einzelnen [...].[17]

Diese Fokussierung auf Freiheit als *positive* hilft, den zentralen Aspekt der *Selbstbestimmung* in den Blick zu nehmen. FeM werden auf diese Weise nicht mehr nur von einer vornehmlich negativ definierten Freiheit *von* Einschränkungen her gedacht, sondern auch auf ihre Auswirkungen auf die Selbstbestimmung von betroffenen Menschen befragt. Der menschlichen Selbstbestimmung bzw. Autonomie kommt daher ihrem Wesen entsprechend eine besondere Rolle in der ethischen Beurteilung von FeM zu.

Gleichzeitig ist damit jedoch eine bereits angesprochene Problematik verbunden, da in Bezug auf Menschen mit Demenz auf den ersten Blick gar nicht

---

[17] Deutscher Ethikrat (2018): *Hilfe durch Zwang?*, S. 44 f.

deutlich erkennbar scheint, ob diese zu autonomen Entscheidungen noch befähigt sind. Dieses Problem wird besonders an der Frage der *Freiverantwortlichkeit* von Menschen mit Demenz bzw. ihren Handlungen deutlich. Es kann hier sinnvoll sein, auf die theoretischen Vorbemerkungen dieser Arbeit (siehe Abschn. 1.2.) zurückzugreifen, um diese Freiverantwortlichkeit genauer zu bestimmen. Um eine differenzierte Darstellung verschiedener denkbarer Situationen zu geben, führte der Deutsche Ethikrat eine Typologie von drei Fallkonstellationen ein, die eine erste Orientierung dafür bietet, die Frage der ethischen Legitimierbarkeit wohltätiger Zwangsmaßnahmen als *ultima ratio* zu beantworten:

a) Der Sorgeadressat äußert *Wünsche und Bedürfnisse*, ist aber in der konkreten Situation *unzweifelhaft nicht* zu einer freiverantwortlichen Entscheidung in der Lage. Für diese Personengruppe kann wohltätiger Zwang unter bestimmten Umständen *gerechtfertigt* sein.

b) Der Sorgeadressat *entscheidet*, wobei in der vorliegenden Situation aber *begründete Zweifel* an der Freiverantwortlichkeit seiner Entscheidung bestehen. Bereits in solchen Zweifelsfällen kann wohltätiger Zwang unter Umständen *gerechtfertigt* sein.

c) Der Sorgeadressat *entscheidet unzweifelhaft* freiverantwortlich. In diesem Fall kann wohltätiger Zwang *nicht gerechtfertigt* sein – selbst in solchen Fällen nicht, wo dies aufseiten des Sorgeadressaten zu einer schweren Selbstschädigung und aufseiten der Sorgenden zu einer extremen Herausforderung ihrer professionellen Sorgeverbindlichkeiten führt.[18]

Wie an den Hervorhebungen deutlich wird, ist nach Ansicht des Deutschen Ethikrates eines der wichtigsten Kriterien für die Entscheidung, ob eine wohltätige Zwangsmaßnahme gerechtfertigt ist, die Freiverantwortlichkeit: „Folgt man dieser Position, [...] ist die Zuschreibung, ob eine Person freiverantwortlich oder nicht freiverantwortlich handelt, von entscheidender Bedeutung für die Legitimation solchen Zwangs."[19] Zwar ist die Beurteilung, ob eine Person freiverantwortlich handelt, „per se problematisch und in der Praxis mit erheblichen Schwierigkeiten verbunden, andererseits aber unverzichtbar"[20].

Freiverantwortliches Handeln im terminologisch strengen Sinn wird nun weiterhin in drei Elemente gefasst, zu denen die jeweilige Person im Stande sein muss, um als freiverantwortlich zu gelten:

---

[18] Ebda. S. 10 f. Hervorh. des Verf.
[19] Ebda. S. 17.
[20] Ebda. S. 11.

- Wissen um die Folgen und Nebenfolgen der beabsichtigen Handlung / Unterlassung,
- Wollen oder Inkaufnehmen dieser Folgen und Nebenfolgen auf dem Hintergrund der eigenen fundamentalen Lebensoptionen
- Wählenkönnen zwischen realen Alternativen von Handlungsoptionen.[21]

Freiverantwortlichkeit nach diesen Kriterien kann, so ist mit Blick auf dieselben festzuhalten, aufgrund verschiedener körperlicher oder psychischer Beeinträchtigungen vorübergehend oder langfristig eingebüßt werden.[22] Wie ist vor diesem Hintergrund nun die Freiverantwortlichkeit von Menschen mit einer Demenzerkrankung zu bewerten? Der Versuch einer Anwendung dieser drei Aspekte auf Menschen mit Demenz ist, wie bereits angemerkt wurde, schon durch die Individualität der Personen sowie die Vielfältigkeit und Unvorhersehbarkeit individueller Krankheitsverläufe äußert erschwert. Nicht nur hängt eine Zuordnung zu den Fallkonstellationen a), b) oder c) von der Phase der Erkrankung ab, auch können sich bis in späte Stadien einer Demenz Phasen deutlicher kognitiver Luzidität einstellen. Hier ist davon auszugehen, dass nicht zuletzt aufgrund des graduellen Charakters kognitiver Einschränkungen kaum klare Grenzziehungen vollzogen werden können. Ohnehin sind solche, wenn überhaupt, nur in Einzelfällen möglich.[23] Auf Grundlage der Ergebnisse der vorangegangenen Analysen ist jedoch davon auszugehen, dass die Anwendung von FeM vornehmlich bei Menschen angedacht wird, die sich in einem eher fortgeschrittenen Stadium der Erkrankung befinden und somit die oben genannten Kriterien der Selbstverantwortlichkeit aufgrund der krankheitsbedingten kognitiven Einbußen in ihrer Gänze kaum erfüllen können. Dies legt sich besonders vor dem Hintergrund empirischer Ergebnisse nahe, die eine klare Assoziation fortgeschrittener Demenzerkrankungen und der Anwendung von FeM aufgewiesen haben (siehe Abschn. 2.8.1).

Es lässt sich daraus schlussfolgern, dass FeM vor allem in solchen Situationen erwogen werden, in denen die Freiverantwortlichkeit des Handelns einer Person mit Demenz sowie ihr Wille nicht eindeutig ermittelt werden können – Situationen also, die den Konstellationen a) oder b) zuzuteilen wären. Ohnehin könnte

---

[21] Ebda. S. 42.

[22] Vgl. ebda. S. 28.

[23] „Die Grenze zwischen freiverantwortlichem und nicht freiverantwortlichem Handeln muss im Zweifelsfall mit Blick auf eine konkrete Person in einer konkreten Situation durch Dritte bestimmt werden. Solche Grenzziehungen sind in der Praxis unverzichtbar, auch wenn sie für Willkür und Machtmissbrauch anfällig sind. Damit die Entscheidung ethisch angemessen ist, müssen ihre Kriterien offengelegt und gerechtfertigt werden." Ebda. S. 29.

eine Person, die unzweifelhaft zu freiverantwortlichem Handeln in der Lage ist, schlichtweg zu ihrem Willen bezüglich einer FeM befragt werden und etwa durch Einwilligung deren Zwangscharakter aufheben. Dies bedeutet jedoch für die vorliegende Thematik, dass die Kategorie der Freiverantwortlichkeit in dem oben bestimmten Sinn nur von begrenzter Anwendbarkeit ist. Es bedarf daher einer genaueren Analyse der zahlreichen graduellen Abstufungen, in denen menschliche Autonomie sich manifestieren kann. Auch oder *gerade* wenn nicht von einer Freiverantwortlichkeit im vollen Sinn des Wortes ausgegangen werden kann, sind eingeschränktere Formen der Selbstbestimmung und Willensbekundung zu beachten:

> Personen, die nicht freiverantwortlich handeln können, sind nicht schon deshalb willenlos. Auch sie bringen ihre Wünsche und ihr Streben zum Ausdruck: Sie wollen sich fortbewegen, akzeptieren eine medizinische Maßnahme oder lehnen diese ab usw.[24]

Ausdrücklich sei darauf hingewiesen, dass wohltätige Zwangsmaßnahmen auch dann eine *ultima ratio* mit allen in der Konsequenz zu beachtenden Kriterien darstellen, wenn die betroffene Person bzw. ihr Handeln nicht eindeutig als freiverantwortlich zu erweisen ist.[25] Damit gewinnen all jene verbalen wie nonverbalen Ausdrucks- und Interaktionsformen von Menschen mit Demenz an Bedeutung, die zunächst zwar einen fragmentierten und partiellen Charakter aufweisen, jedoch ohne Zweifel Manifestationen von deren Selbst darstellen: „[A]uch Handlungen, die nicht den Kriterien freiverantwortlicher Selbstbestimmung genügen, können – zumindest in einem einfachen Sinne – wesentliche Aspekte des Selbst ausdrücken."[26] Insofern in diesen Kommunikationsmustern somit eine – wenn auch eingeschränkte – Autonomie des Menschen mit Demenz zum Ausdruck kommt, ist mit der Feststellung einer (vermeintlich) nicht vorhandenen Freiverantwortlichkeit also nicht jede weitere ethische Erwägung ausgeschlossen: Vielmehr gebietet sich gerade aufgrund der besonderen situativen Vulnerabilität von Menschen mit Demenz eine besondere Sorgfalt und Achtsamkeit in der Betrachtung ihrer Autonomie. FeM stellen auch bzw. gerade bei Personen, die nur eingeschränkt selbstbestimmt sind, einen paternalistischen Eingriff in deren Autonomie dar, der prinzipiell der ethischen Rechtfertigung bedarf.

---

[24] Ebda. S. 29.

[25] „[W]ohltätiger Zwang [darf] auch bei Personen, die nicht zu freiverantwortlichem Handeln in der Lage sind, nur unter bestimmten Voraussetzungen und nur als Ultima Ratio angewandt werden." Ebda. S. 11.

[26] Ebda. S. 42.

4.2.2   Autonomie und Paternalismus

Für FeM gilt, wie für alle wohltätigen Zwangsmaßnahmen allgemein, dass hier „Fürsorge (‚Wohltat') dem Hilfeabhängigen gegenüber und Eingriffe in die Selbstbestimmung (‚Zwang') eines pflegebedürftigen Menschen […] dicht nebeneinander [liegen]"[27]. Die Spannung, die sich aus dieser Grundstruktur der wohltätigen Zwangshandlung ergibt, kann dabei näher als Spannung zwischen der *Autonomie* des Sorgeempfängers und dem *Paternalismus* seitens des Sorgenden charakterisiert werden, wobei der Begriff Paternalismus dem allgemeinen Verständnis nach solche Handlungen umfasst, die sich „erstens bewusst über die Willensbekundungen des Adressaten hinwegsetzen und zweitens ausschließlich oder zumindest vorrangig das Ziel verfolgen, den Adressaten vor gravierender Selbstgefährdung […] zu schützen"[28].

An sich ist paternalistisches Handeln ein häufiges Phänomen der pflegerischen Praxis, zumal der professionellen Sorgebeziehung eine strukturelle Asymmetrie eignet (siehe Abschn. 1.2), die ‚Machtgefälle' zwischen Pflegenden und Pflegeempfängern begünstigen kann, in denen es vermehrt zu einer fürsorglich intendierten Hinwegsetzung über den Willen des Betroffenen kommen kann.[29] Das pflegerische Handeln ist in solchen Handlungen durch eine gewisse Ambivalenz gekennzeichnet, da es sowohl *unterstützen* als auch in dieser Unterstützung *einschränken* kann.[30] Philosophisch kann diese Ambivalenz mit einer Unterscheidung Heideggers ausgedrückt werden, auf die sich auch der Deutsche Ethikrat bezieht. So unterscheidet Heidegger in *Sein und Zeit* eine „einspringend-beherrschende" und eine „vorspringend-befreiende" Art der Fürsorge, die gleichsam zwei Enden eines Spektrums bilden:[31]

---

[27] Kuhlmey (2020): „2.3 Zwang in der Versorgung pflegebedürftiger alter Menschen", S. 57.

[28] Deutscher Ethikrat (2018): *Hilfe durch Zwang?*, S. 68.

[29] Vgl. Kuhlmey (2020): „2.3 Zwang in der Versorgung pflegebedürftiger alter Menschen", S. 58.

[30] „Da das helfende Können und Wissen der Pflegenden sowohl unterstützen als auch einschränken oder entmündigen kann, muss diese Ambivalenz des Helfens und die unausweichliche Abhängigkeit der Gepflegten zentraler Gegenstand ethischer Reflexion sein." Bobbert, M.: „Pflegeethik als neue Bereichsethik: Konturen, Inhalte, Beispiele", in: *Zeitschrift für medizinische Ethik*, Bd. 49 (2003), S. 43-63, S. 49.

[31] „Schon Martin Heidegger hat auf den qualitativ erheblichen Unterschied zwischen der ‚einspringend-beherrschenden' und der ‚vorspringend-befreienden' Fürsorge aufmerksam gemacht. Der erste Typus der Fürsorge, die für den anderen einspringt, drängt ihn gleichsam aus der Bahn seiner Lebensführung und macht ihn zum ‚Abhängigen und Beherrschten' – selbst wenn ‚diese Herrschaft auch eine stillschweigende sein und dem Beherrschten

Die Fürsorge hat [...] zwei extreme Möglichkeiten. Sie kann dem Anderen die „Sorge" gleichsam abnehmen und im Besorgen sich an seine Stelle setzen, für ihn *einspringen*. Diese Fürsorge übernimmt das, was zu besorgen ist, für den Anderen. Dieser wird dabei aus seiner Stelle geworfen, er tritt zurück [...]. In solcher Fürsorge kann der Andere zum Abhängigen und Beherrschten werden, mag diese Herrschaft auch eine stillschweigende sein und dem Beherrschten verborgen bleiben. [...] Ihr gegenüber besteht die Möglichkeit einer Fürsorge, die für den Anderen nicht so sehr einspringt, als daß sie ihm in seinem existenziellen Seinkönnen *vorausspringt*, nicht um ihm die „Sorge" abzunehmen, sondern erst eigentlich als solche zurückzugeben. Diese Fürsorge [...], verhilft dem Anderen dazu, *in* seiner Sorge sich durchsichtig und *für* sie *frei* zu werden.[32]

Was von Heidegger phänomenologisch als Grundstruktur zwischenmenschlicher Fürsorge herausgearbeitet wurde, lässt sich besonders an der professionellen Sorge veranschaulichen: In einer einspringend-beherrschenden Fürsorge wird die ‚Stelle' des Anderen, d. h. dessen freie Selbstbestimmung durch die paternalistische Bevormundung gänzlich von der Fremdbestimmung durch den Pflegenden eingenommen. In einer vorspringend-befreienden Fürsorge findet dagegen weniger eine Fremdbestimmung seitens des Pflegenden, sondern vielmehr eine Befreiung bzw. Ermöglichung der Selbstbestimmung des Pflegeempfängers in solchen Situationen statt, in denen er zu der Sorge um sich selbst nicht mehr oder nur noch eingeschränkt fähig ist. An dem exemplarischen Fall auffordernden Verhaltens lässt sich illustrieren, wie diese Unterscheidung auf FeM anwendbar ist: Eine vorspringend-befreiende Fürsorge bestünde in diesem Fall darin, die einer auffordernden Verhaltensweise zugrundeliegenden Bedürfnisse und Intentionen zu ergründen und unterstützend deren Erfüllung zu ermöglichen, bspw. indem der betroffene Mensch bei einem Toiletten- oder Spaziergang begleitet wird. Eine medikamentöse Ruhigstellung könnte demgegenüber eine einspringend-beherrschende Fürsorgehandlung darstellen, wenn sie – um mit Riedel und Linde zu sprechen – „den Menschen mit Demenz zum Objekt der Fürsorge und Medikalisierung degradier[t]"[33]. Fürsorgliches Handeln muss – so kann aus dieser Unterscheidung abgeleitet werden – stets auf die zugrundeliegende *Intention* sowie auf das Maß, in dem es die Autonomie einer Person einschränkt oder implizit abspricht, befragt werden.

---

verborgen bleiben' mag. Der zweite Typus von Fürsorge ist hingegen bestrebt, ihren Adressaten durch geeignete Unterstützungsmaßnahmen zur antizipierten Selbstsorge (wieder) zu befähigen und ihm damit zu ermöglichen, die Selbstgestaltungsmacht über das eigene Leben (zurück) zu gewinnen." Deutscher Ethikrat, Wohltätiger Zwang, S. 43.

[32] Heidegger, M.: *Sein und Zeit*, Tübingen, [19]2006, §26, S. 122.

[33] Riedel, Linde (2017): „Menschen mit Demenz im Krankenhaus", S. 168.

Zunächst ist bezüglich der *Intention* hinter paternalistischem Handeln anzunehmen, dass diese in den allermeisten Fällen wohl eine gute sein wird, die einer fürsorglichen Haltung professionell Sorgender entspringt. Jedoch ist mit Remmers darauf hinzuweisen, dass potenziell „some of the caring profession's fundamental attitudes and approaches, such as helpfulness, selflessness, sacrifice, have a counterproductive impact if they are situationally inappropriate or associated with inadequate images of aging"[34]. An sich gute Haltungen können daher, wenn sie gepaart mit defizitorientierten Altersbildern (siehe Abschn. 3.1) auftreten, zu dem führen, was mit Kruse als falsch verstandenes Fürsorgemotiv beschrieben werden kann:

> Dieses Erkennen und Anerkennen [der Verletzlichkeit alter Menschen] darf [...] nicht in eine „Demütigung" münden, etwa der Art, dass man alten Menschen mit einem falsch verstandenen Fürsorge- oder sogar Barmherzigkeitsmotiv begegnet, dass man ihnen die Fähigkeit und den Willen zum selbstständigen und selbstverantwortlichen Leben abspricht, [...] dass man ihnen einen „Teil des ganzen Menschen abspricht" [...], nur weil sie in bestimmten Fähigkeiten, Fertigkeiten und Funktionen geschwächt sind. Das ist ja die große Gefahr: dass – um sinnbildlich zu sprechen – aus der Mutter das „Mütterchen", aus dem Vater das „Väterchen", aus der Großmutter das „Omchen", aus der in einem hohen Alter stehenden Person ein „wunderlicher Alter" wird. Dies sind genauso Spielarten einer Demütigung wie die Vorenthaltung bestimmter Aufgabenbereiche und Rollen, bestimmter Dienst- und (medizinischer) Versorgungsleistungen allein oder primär aufgrund des Lebensalters. Wir neigen dazu, gerade Menschen im hohen Lebensalter übermäßig zu behüten und zu beschützen, zu reglementieren, mithin Freiheit zu nehmen.[35]

---

[34] Remmers (2020): „Providing Help. Aging and Care", S. 200.

[35] Kruse (2017): *Lebensphase hohes Alter: Verletzlichkeit und Reife*, S. 417 f. Auf den Zusammenhang mit der Vulnerabilität geht Kruse an anderer Stelle noch genauer ein: „Hier sehen wir uns noch einmal daran erinnert, wie wichtig auch unsere Haltung gegenüber einer alten Person ist: Der Fürsorge- und Barmherzigkeitsgedanke (wie sich dieser zum Beispiel in einem übermäßig „schützenden" oder „behütenden" Verhalten ausdrücken kann) ist dabei in gleicher Weise demütigend wie die Brüskierung der Person durch die übermäßige Betonung von Pathologie und Verletzlichkeit und die damit verbundene Ausblendung ihrer Einzigartigkeit und Unverwechselbarkeit." Ebda. S. 434. Mit Kruse bedarf es vielmehr einer Haltung des grundlegenden Respekts gegenüber dem Anderen: „Es ist einem schwer kranken oder sterbenden Menschen nicht wirklich geholfen, wenn man ihm mit der Attitüde der ‚Barmherzigkeit' begegnet und ein übermäßig fürsorgliches Verhalten an den Tag legt. Vielmehr ist in allen Begegnungen mit anderen Menschen wichtig, in Sprache und Verhalten grundlegenden Respekt vor seiner Persönlichkeit, vor seiner Autonomie, vor seinen Werten, Überzeugungen und Vorstellungen zum Ausdruck zu bringen. Wir leisten Dienst am anderen Menschen, aber wir bestimmen nicht den anderen Menschen [...]." Kruse (2021): „Spiritualität als eine Dimension beziehungsorientierter Pflege", S. 135.

Besonders illustrativ sind die hier angeführten alltagssprachlichen Beispiele, da diese eine – bei aller Fürsorglichkeit – letztlich implizit demütigende Haltung gegenüber alten, pflegebedürftigen Menschen verraten: Sprachlich sind die oben zitierten Verniedlichungen dabei in den weiteren Kontext des „Elderspeak" einzuordnen, d. h. solcher Sprechweisen, die sich häufig in intergenerationalen Beziehungen nachweisen lassen und mit negativen Vorurteilen sowie einer schlechteren Pflege und Versorgung betroffener Menschen assoziiert sein können.[36] Typische Elemente von „Elderspeak" sind dabei „inappropriate use of diminutives, collective pronouns, and tag questions as well as exaggerated prosody, reduced fluency, lower grammatical complexity, and simplified vocabulary"[37], d. h. letztlich solche, die auch in der Kommunikation gegenüber Kindern Anwendung finden.

Tatsächlich besteht eine Form der Demütigung, die nach Margalit besonderer Aufmerksamkeit bedarf, in dem *Infantilisieren* von erwachsenen Personen(gruppen): Zwar kann man „gewiß nicht sagen, in unserer Kultur würden die Erwachsenen die Kinder als subhumane Wesen behandeln"[38], jedoch kann es trotzdem eine demütigende bzw. dehumanisierende Behandlung von erwachsenen Menschen sein, „wenn man sich zu ihnen benimmt, als wären sie Kinder, die niemals erwachsen werden und für ihre Handlungen nicht verantwortlich zu machen sind"[39]. Dass ein solches Infantilisieren sich negativ auf die pflegerische Beziehung auswirkt, liegt auf der Hand; es sei daran erinnert, dass Kitwood unter dem Phänomen der malignen Sozialpsychologie (3.1.3) auch die Kategorie des Infantilisierens aufführt. Dabei definiert Kitwood das Infantilisieren als „jemanden sehr väterlich bzw. mütterlich autoritär behandeln, etwa wie ein unsensibler Elternteil dies mit einem sehr kleinen Kind tun würde"[40]. Dass eine solche ‚elterliche' Haltung auch und gerade in paternalistischen Handlungen zum Vorschein tritt, legt sich schon von der Etymologie des Begriffs her nahe (lat. *pater* = Vater).

---

[36] Schnabel, E.-L.; Wahl, H.-W.; Streib, C.; Schmidt, T.: „Elderspeak in acute hospitals? The role of context, cognitive and functional impairment", in: *Research on Aging*, Bd. 43 (2021), S. 416–427, S. 416.

[37] Ebda. S. 416. Dabei sollte Elderspeak jedoch „not be confused with the concept of comfort talk, which includes techniques of rapid rapport, patient-centered communication styles, and hypnotic language to reduce patients' stress, anxiety, and pain." Ebda S. 417.

[38] Margalit (2012): *Politik der Würde*, S. 116.

[39] Ebda. S. 116.

[40] Kitwood (2019): *Demenz: Der person-zentrierte Ansatz*, S 91.

Sind damit die Risiken falsch verstandener Fürsorge bzw. paternalistischer Haltungen aufgezeigt, so ist doch noch keine genauere Orientierung gewonnen, unter welchen Umständen Paternalismus ethisch gerechtfertigt sein kann. Dazu gilt es zunächst, das Spannungsfeld von Autonomie und Paternalismus in Grundzügen zu skizzieren. Seinem historischen Ursprung gemäß bezeichnete Autonomie (von gr. *autos* = selbst und *nomos* = Gesetz) zunächst einen politischen Status der griechischen Polis, sich selbst verwalten und eigene Gesetze geben zu dürfen.[41] Mit der zunehmenden Erkenntnis der menschlichen Personalität übertrug sich dieser politische Begriff vom Staat auf das Individuum und wurde vor allem mit Kant „[a]uf seinen eigentlichen *ethischen* Kern […] transparent, mit dem der Autonomiegedanke ins Zentrum der Moralphilosophie rückt"[42]. Kant war es auch, der in diesem Kontext im Deutschen erstmals den Begriff der *Selbstbestimmung* verwendete, der besonders geeignet ist, Aspekte der „Selbsterkenntnis" (Bestimmung im Sinne des Sich-Definierens) und Aspekte der „Selbstbeherrschung" (Bestimmung als Sich-selbst-Gesetze-Geben) abzudecken.[43] Da Kant unter Autonomie im engen Sinne die Selbstgesetzgebung der praktischen Vernunft nach Maßgabe des kategorischen Imperativs versteht,[44] zieht der Deutsche Ethikrat im Kontext der Thematik des wohltätigen Zwangs in professionellen Sorgebeziehungen vor, den Terminus „Autonomie" entweder in einem allgemeineren Sinn zu verwenden oder durchgehend den Begriff „Selbstbestimmung" anzusetzen, um Missverständnisse zu vermeiden.[45] In der nachfolgenden Darstellung wird Autonomie in einem allgemeinen und mit

---

[41] Vgl. Wolff-Metternich, B.-S.: „Autonomie am Lebensende", in: Anderheiden, M.; Eckart, W. U. (Hrsg.): *Handbuch Sterben und Menschenwürde*, Bd. 1, Berlin; Boston, 2012, S. 511–524, S. 514.

[42] Ebda. S. 515.

[43] „Der moderne, im Deutschen erstmals von Kant gebrauchte Begriff der Selbstbestimmung hat den Vorteil, die Selbsterkenntnis mit der Selbstbeherrschung zu verknüpfen. So kommt es zur Auszeichnung der ‚Autonomie' des Individuums, das sich in der Erkenntnis einer gegebenen Handlungslage sowie in einer realistischen Einschätzung seiner eigenen Möglichkeiten als ‚Gesetzgeber' seines eigenen Handelns begreift." Deutscher Ethikrat (2012): *Demenz und Selbstbestimmung*, S. 47.

[44] Vgl. exemplarisch Kant, I.: *Grundlegung zur Metaphysik der Sitten*, in: Ders.: *Kritik der praktischen Vernunft. Grundlegung zur Metaphysik der Sitten*, hrsg. v. Weischedel, W., Berlin, [21]2014, S. 7–102, S. 64–67, BA 71–77. Zu einer ausführlichen Darstellung des Autonomiebegriffs Kants vgl. exemplarisch Wolff-Metternich (2012): „Autonomie am Lebensende".

[45] „Diese Ausführungen zeigen, dass in der ethischen Debatte sehr unterschiedliche Konzeptualisierungen mit dem Begriff der ‚Autonomie' verbunden werden. Sie reichen von transzendentalphilosophischen Konzepten in der Tradition Immanuel Kants, der die vernunftgemäße Selbstgesetzlichkeit des Menschen als apriorische Bedingung der Möglichkeit menschlicher Moralität überhaupt begreift und sie deshalb gegenüber realen Vollzügen

„Selbstbestimmung" synonymen Sinn verwendet, der zunächst keiner bestimmten ethischen Tradition verpflichtet ist.

Als Antonym der Autonomie bezeichnet nun der Begriff der Heteronomie (von gr. *heteros* = anders) die Fremdbestimmung. Dabei kann dieselbe im Kontext professioneller Sorgebeziehungen die Form des Paternalismus annehmen, bei der die betroffene Person zu ihrem eigenen Wohl bevormundet wird. Paternalismus in solchen Kontexten äußert sich – um eine Formel Rehbocks aufzugreifen – demnach darin, dass man „primär das *Wohl*, nicht den *Willen* des Patienten [bzw. allgemeiner des Betroffenen] im Auge hat"[46]. Mit einer klassischen Unterscheidung der Ethik kann Paternalismus darüber hinaus in einen *weichen* und einen *harten* Paternalismus unterschieden werden:

> Weich sei paternalistisches Handeln dann, wenn der Akteur mit der Zustimmung des Adressaten rechnen könnte, sofern dieser aktuell zu einer freiverantwortlichen Entscheidung bzw. Willensbildung fähig wäre. Zwar mag der Adressat paternalistischer Handlungen sehr wohl gewisser Grade von Selbstbestimmung fähig sein, die sich in spezifischen Situationen in Gestalt des natürlichen Willens äußern. Gleichwohl reichen die kognitiven oder volitiven Fähigkeiten noch nicht, grundsätzlich nicht oder nicht mehr aus, um in der jeweiligen Situation eine im Vollsinn freiverantwortliche Entscheidung zu treffen. Auch dann sind diese Erscheinungsformen selbstbestimmter Entscheidungen jedoch zu achten, haben allerdings nicht dieselbe Dignität freiverantwortlicher Entscheidungen. Hart dagegen sei ein paternalistisches Handeln, wenn es sich über eine freiverantwortliche und in diesem Sinn gänzlich selbstbestimmte Entscheidung des Adressaten hinwegsetzt.[47]

Aus dieser Unterscheidung ergibt sich wiederum – folgt man dem Deutschen Ethikrat – eine gestufte Kriteriologie für die Bewertung paternalistischer Handlungen: Ist eine Person nicht mehr eindeutig zu freiverantwortlichen Entscheidungen fähig wie im Falle der obigen Fallkonstellationen a) und b), so

---

selbstbestimmter Lebensführung strikt abgrenzt, bis zu Autonomie-Konzepten, die Autonomie als reale Fähigkeit des Menschen zur Selbstbestimmung verstehen und Autonomie und Selbstbestimmung als Synonyme nutzen. Um Missverständnisse zu vermeiden, nutzt der Deutsche Ethikrat in der vorliegenden Stellungnahme den Begriff der Selbstbestimmung – auch um die Bandbreite möglicher Graduierungen zwischen elementarer Willensbekundung etwa eines kleinen Kindes und der freiverantwortlichen Selbstbestimmung eines Erwachsenen mit einem Oberbegriff kenntlich zu machen." Deutscher Ethikrat (2018): *Hilfe durch Zwang?*, S. 40.

[46] Rehbock, T.: „Autonomie – Fürsorge – Paternalismus: Zur Kritik (medizin-)ethischer Grundbegriffe", in: *Ethik in der Medizin*, Bd. 14 (2002), S. 131-150, S. 132.

[47] Deutscher Ethikrat (2018): *Hilfe durch Zwang?*, S. 69. Vgl. dazu auch Rehbock (2002): „Autonomie – Fürsorge – Paternalismus", S. 132.

kann eine wohltätige Zwangsmaßnahme als weichpaternalistische Handlung unter Umständen moralisch gerechtfertigt sein. Wesentlich schwerer lässt sich demgegenüber eine wohltätige Zwangsmaßnahme rechtfertigen, wenn dem Betroffenen unzweifelhaft Freiverantwortlichkeit zukommt wie in Fallkonstellation c), da es sich hier um harten Paternalismus handeln würde.[48] Daher gilt, dass die „entscheidende Schwelle zwischen weichem und hartem Paternalismus, welche die ersten beiden Fallkonstellationen von der dritten abgrenzt, [...] das Vorliegen einer freiverantwortlichen Entscheidung"[49] darstellt.

Welche Implikationen ergeben sich nun für die vorliegende Thematik? Ist mit der Feststellung, dass es sich bei FeM in den meisten Fällen aufgrund der unklaren Freiverantwortlichkeit von Menschen mit Demenz um weichpaternalistische Handlungen handelt, gleichzeitig gesagt, dass sich diese umso einfacher rechtfertigen lassen? Diese Frage ist eindeutig zu verneinen. Mit Rehbock kann festgehalten werden,

> dass die Paternalismusproblematik im Gegenteil sich gerade dann am stärksten und brennendsten stellt, wenn ein Mensch nicht in der Lage ist, sich über seine Situation klar zu werden, seinen Willen zu artikulieren, eigenständige Entscheidungen zu fällen, für seine Interessen einzutreten usw. Solche asymmetrischen Situationen der Schwäche und Unterlegenheit begünstigen die Gefahr paternalistischen Handelns, da sie dieses scheinbar rechtfertigen und zugleich den Betroffenen hindern, sich dagegen zur Wehr zu setzen. Das lässt sich freilich nur zeigen, wenn Paternalismus [...] als eine Form der Fürsorge für das Wohl eines Menschen *ohne Rücksicht auf seinen Willen* verstanden wird. So verstanden ist Paternalismus unter keinen Umständen moralisch zu rechtfertigen, also nicht normativ neutral. Fürsorge [...] hat nicht nur das Wohl, sondern immer auch den Willen eines Menschen zu achten. Es mag im Einzelfall sehr schwierig sein, diesen Willen zu erkennen, wenn eine („kompetente") Willensäußerung nicht möglich ist. Gleichwohl ist auch der Wille von schwer psychisch oder geistig kranken, ja sogar von komatösen und toten Menschen zu achten.[50]

---

[48] Zu einer detaillierten Analyse des Paternalismus in den drei Fallkonstellationen vgl. Deutscher Ethikrat (2018): *Hilfe durch Zwang?*, S. 72–76.

[49] Ebda. S. 71.

[50] Rehbock (2002): „Autonomie – Fürsorge – Paternalismus", S. 133. Hervorh. des Verf. Ganz in diesem Sinne auch der Deutsche Ethikrat: „Selbst weichpaternalistische Entscheidungen und Handlungen Dritter dürfen nie die Willensäußerungen des Betroffenen einfach ersetzen, nur weil dieser nicht im vollen Sinne zu freiverantwortlicher Selbstbestimmung in der Lage ist. Vielmehr müssen sie das Profil einer Assistenz besitzen, die den Betroffenen bei der Verwirklichung seiner so weit wie möglich selbstbestimmten Lebensgestaltung auch in der konkreten Situation lediglich unterstützt und nur in Ausnahmesituationen allein vertritt. Dies zu respektieren und zu gewährleisten, ist eine unverzichtbare Aufgabe von Gesundheitsbevollmächtigten oder rechtlichen Betreuern." Deutscher Ethikrat (2018): *Hilfe durch Zwang?*, S. 71.

Besondere Aufmerksamkeit verdient hier die Formulierung „Form der Fürsorge für das Wohl eines Menschen *ohne Rücksicht auf seinen Willen*", da Rehbock somit aufzeigt, dass es prinzipiell von dem Wohlbegriff abhängt, wie fürsorgliches paternalistisches Handeln in Einzelfällen ethisch gerechtfertigt wird. Tatsächlich ist die Frage zu stellen, ob der Begriff des Wohls sich überhaupt losgelöst von der – wenn auch eingeschränkten – Autonomie der betroffenen Person bestimmen lässt.

Das Konzept des Wohls, das von zentraler Bedeutung für die ethische (sowie im Übrigen auch rechtliche) Bewertung von FeM ist, lässt sich in eine objektive und eine subjektive Komponente ausdifferenzieren. Traditionell wird das Wohl des Menschen dabei zunächst ausgehend von objektiven Kriterien definiert und an die Wahrung der Menschenrechte, die Gewährleistung basaler Grundbedürfnisse und die Abwehr von Schädigungen der Integrität der Person geknüpft.[51] Dabei ist bereits mit dem Verhindern von Schädigung die Notwendigkeit verbunden, eine Differenzierung der verschiedenen Schäden vorzunehmen, die sich aus einer Situation ergeben und im unterschiedlichen Maße eine paternalistische Handlung rechtfertigen können. An erster Stelle sind dabei unmittelbar lebensbedrohliche körperliche Schäden zu nennen: Bedeutet der abzuwendende Schaden für die betroffene Person eine Lebensgefahr, so ist es nicht nur erlaubt, sondern unter Umständen gar geboten, ihn vor diesem zu schützen.[52] Im Falle von FeM ist eine solche Situation weniger in Fällen bspw. auffordernder Verhaltensweisen gegeben, sondern vor allem dann, wenn es etwa im intensivmedizinischen Kontext um die Sicherung medizinischer Vorrichtungen wie z. B. Sonden und venöser Zugänge geht, durch deren Manipulation oder Entfernung sich ein Mensch mit Demenz in Lebensgefahr begäbe. Gleichzeitig ist der Schadensbegriff jedoch zu weiten, um kognitive, soziale und affektive Kompetenzen miteinzubeziehen: In Pflegesituationen, in denen dieselben auf eine ähnlich substanzielle Weise gefährdet sind, wäre unter Umständen ebenfalls paternalistisch einzugreifen.[53] Schwieriger gestaltet sich die Bewertung bei Schäden, die zunächst keine existenzielle Gefahr für den Betroffenen darstellen: Den betroffenen Menschen „von solchen Schädigungen mit den Mitteln des Zwangs abzubringen, könnte selbst andere erhebliche Schäden, zum Beispiel der Selbstachtung (,sekundäre Vulnerabilität' [...]), verursachen."[54] Vor dem Hintergrund der weitreichenden Konsequenzen von FeM, die bereits dargestellt wurden (siehe Abschn. 2.9),

---

[51] Vgl. Deutscher Ethikrat (2018): *Hilfe durch Zwang?*, S. 32.

[52] Vgl. ebda. S. 74.

[53] Vgl. ebda. S. 74.

[54] Ebda. S. 75.

ist demnach die Frage zu stellen, ob nicht ein Teil der FeM, die bei einer vermeintlichen oder tatsächlichen Sturzgefahr oder bei aufforderndem Verhalten Anwendung finden, Schäden dieser dritten Kategorie betreffen und damit schwierig zu rechtfertigen sind.

Den obersten objektiven Orientierungsrahmen bildet bei alledem die Würde der Person mit den daraus erwachsenen moralischen Ansprüchen[55] – man könnte mit Blick auf die vorliegende Arbeit auch sagen: die Anerkennung der Personalität und Vulnerabilität des Menschen. Gleichzeitig hat sich jedoch bereits gezeigt, dass eine solche Achtung immer auch die Achtung der Autonomie des Menschen mit Demenz einschließt, woraus sich wiederum die Notwendigkeit ergibt, das Konzept des Wohls auch von subjektiven Kriterien aus zu denken.

Tatsächlich ist bezüglich der subjektiven ‚Seite' des Wohles zu betonen, dass „keine Bestimmung des Wohl-Begriffs zu überzeugen [vermag], in der nicht auch das subjektive Selbsterleben des Betroffenen […] maßgeblich berücksichtigt wird. Daher sollte das Wohl […] immer vom Betroffenen her bestimmt werden"[56]. Die Autonomie des betroffenen Menschen ist, so kann mit Bezug auf die obigen Ausführungen Rehbocks ausgedrückt werden, explizit mit in die Bestimmung des Wohls aufzunehmen, von dem her sich die paternalistische Handlung rechtfertigt. Für die ethische Bewertung von FeM bei Menschen mit Demenz ergibt sich daraus die Konsequenz, dass auch und gerade ihre eingeschränkt vorhandene bzw. zum Ausdruck kommende Autonomie einen Maßstab des fürsorglichen Handels professionell Pflegender darstellt.

Wird Autonomie als eine beziehungslose Autarkie und Unabhängigkeit des Subjekts verstanden, das sich in uneingeschränkter Freiheit selbst bestimmt, so erscheint es auf den ersten Blick schwierig, Menschen mit einer weit fortgeschrittenen Demenzerkrankung noch Autonomie zuzuschreiben. Jedoch gilt es, zu reflektieren, ob es Menschen *prinzipiell* überhaupt möglich ist, in einem solchen absoluten Sinne autonom zu sein. In diesem Zusammenhang hält Remmers fest:

Needing the assistance of others represents a fundamental situation of human beings. No person is able to lead an autonomous life without having ever experienced help, support, and encouragement (as a baby, child, adolescent). In the first place, reciprocal dependencies are characteristic of the social existence of humans.[57]

---

[55] Vgl. ebda. S. 36.

[56] Ebda. S. 34.

[57] Remmers (2020): „Providing Help. Aging and Care", S. 195. Ähnlich auch Gräb-Schmidt, die stärker den Aspekt der Leiblichkeit betont: „Vulnerabilität als anthropologisches Datum zeigt an, dass das Subjekt in seiner Freiheit nur dann realistisch betrachtet wird, wenn es in

Übereinstimmend formuliert der Deutsche Ethikrat:

> Auch das gehört zu einem gehaltvollen Verständnis von Autonomie: Sie darf nicht mit normativer oder sozialer Bindungslosigkeit verwechselt werden. Autonomie ist vielmehr die selbstbestimmte und selbstverantwortete Lebensgestaltung eines Menschen inmitten jener Lebensbeziehungen, innerhalb deren er überhaupt erst er selbst werden kann.[58]

Es lässt sich also die Frage formulieren: Ist Autonomie überhaupt unabhängig von den Beziehungen zu denken, in denen sich der Mensch aufgrund seiner prinzipiellen Vulnerabilität (siehe Abschn. 3.2.1) immer schon wiederfindet? An dieser Stelle soll vor dem Hintergrund dieser Fragestellung der Versuch unternommen werden, sich der Autonomie von Menschen mit Demenz – selbstverständlich weit entfernt von einer erschöpfenden Analyse dieses komplexen Themenbereichs – anzunähern.

Um dem Umstand Rechnung zu tragen, dass sich Autonomie stets in zwischenmenschlichen Beziehungen ereignet, bietet sich das Konzept der sog. relationalen Autonomie an, das ursprünglich der feministischen Ethik entstammt: Das Attribut der Relationalität weist dabei darauf hin, dass die Bezogenheit auf andere bzw. den Anderen der Autonomie nicht *per se* abträglich ist, sondern vielmehr den ‚Ort' bildet, an dem sich diese verwirklicht.[59] Darüber hinaus ist damit auch die Erkenntnis verbunden, dass Autonomie kein Absolutum darstellt, sondern „eine fließende Größe, die in den unterschiedlichen Sphären des Lebens

---

seiner Verwobenheit, in seinem immer schon Herkommen von seiner Angewiesenheit, verstanden wird, aus der seine Verletzlichkeit folgt. Verletzlichkeit ist als solche damit nicht eine bloße Bedrohung, sondern sie erfüllt auch eine heuristische Funktion im Blick auf die Bedingungen der Selbstkonstitution des Subjekts. Ein vermeintlich isoliertes solipsistisches Subjekt, das sich als autark und autonom begreift, wird seiner verletzlichen, passiven Anteile ansichtig und bleibt dennoch – oder wird gerade so allererst – in gewisser Weise zu einem selbstbestimmten Subjekt. Für die Autonomie bedeutet das schließlich, dass sie nicht allein durch die Vernunftfähigkeit des Subjekts, sondern immer auch zugleich durch seine Leiblichkeit bestimmt wird, und zwar nicht durch eine Leiblichkeit, die durch die Vernunft überwunden und nivelliert werden soll, sondern die als solche für die Konstitution des Subjekts entscheidend ist. Das in der europäischen Philosophie formulierte Verständnis des Menschen als autonomes, in sich selbst genügsames, fast schon autarkes Subjekt ist daher einer kritischen Revision zu unterziehen." Gräb-Schmidt (2021): „Der vulnerable Mensch", S. 154 f.

[58] Deutscher Ethikrat (2018): *Hilfe durch Zwang?*, S. 39 f.

[59] Vgl. ebda. S. 38.

mitunter sehr unterschiedlich verstanden werden kann"[60]. Für das hohe Lebensalter kann durch diesen graduellen Charakter des Konzepts ein weitaus konkreteres Autonomieverständnis erreicht werden, das dem Umstand gerecht wird, dass das Autonomie- und Würdeerleben eines Menschen nicht nur von dessen körperlichen oder kognitiven Integrität abhängt, sondern besonders von den sozialen Beziehungen, in denen derselbe Anerkennung erfährt. Autonomie und Würde sind nicht nur als Abstraktum festzustellen bzw. anzuerkennen – sie ‚wollen' konkret und in zwischenmenschlichen Beziehungen gelebt und vollzogen werden.[61] Im Falle professioneller Sorgebeziehungen bedeutet dies, dass besonders die Beziehungsdimension von Pflege sowie die Frage institutioneller Rahmenbedingungen in den Blick kommt, da sich relationale Autonomie nur innerhalb derselben verwirklichen kann.[62] Die Kompatibilität dieses Autonomieverständnisses mit dem beziehungszentrierten Pflegeansatz von Nolan et al. (siehe Abschn. 3.2.4) wird somit unmittelbar deutlich.[63]

Legt man ein relationales Autonomieverständnis als ethischen Maßstab an die Frage wohltätiger Zwangsmaßnahmen an, so gewinnen damit all jene Formen der Willensartikulation an Bedeutung, die zwar nicht im vollen Sinne den obigen Kriterien der Freiverantwortlichkeit entsprechen, jedoch trotzdem als auf ihre Weise autonom wahrgenommen und anerkannt werden sollten.[64] Dies erlaubt auch eine Neukonzeptualisierung der Fürsorge, die nun sozusagen in den Dienst relationaler Autonomie genommen werden kann:

---

[60] Ebda. S. 38.

[61] Kruse drückt dieses Verhältnis wie folgt aus: „Hier sei das Konzept der *relationalen Autonomie* angesprochen, das deutlich macht, dass die Auswirkungen zunehmender Verletzlichkeit auf die Würde des Menschen weniger von objektiv gegebenen körperlichen und kognitiven Verlusten als vielmehr von den sozialen Beziehungen des Menschen bestimmt sind, mit anderen Worten: Die Art und Weise, wie andere Menschen diese Verluste deuten, wie auch der Grad, mit dem sie diese Verluste über die gesamte Person generalisieren, beeinflussen in hohem Maße das Würdeverständnis und Würdeerleben der Person. Man kann es meines Erachtens auch so ausdrücken: Die Würde muss ‚leben' können, denn von einem abstrakten Würdeverständnis hat die Person nicht viel." Kruse (2021): *Vom Leben und Sterben im Alter*, S. 144. Vgl. dazu auch Heggestad, A. K. T.; Høy, B.; Sæteren, B.; Slettebø, Å.; Lillestø, B.; Rehnsfeldt, A.; Lindwall, L.; Lohne, V.; Råholm, M.-B.; Aas, T.: „Dignity, dependence, and relational autonomy for older people living in nursing homes", in: *International Journal for Human Caring*, Bd. 19, H. 3 (2015), S. 42–46.

[62] Vgl. Kruse (2017): *Lebensphase hohes Alter: Verletzlichkeit und Reife*, S. 432.

[63] Vgl. Kruse (2020): „Würde des Alters", S. 185.

[64] Vgl. Deutscher Ethikrat (2018): *Hilfe durch Zwang?*, S. 185.

Fürsorge würde dann im Dienst des Gelingens von Autonomie in einem umfassenden Sinne stehen. Fürsorge erscheint dann oftmals im Modus der Assistenz: Es geht, dieser Sichtweise folgend, immer dann um die Unterstützung bei der Ausübung persönlicher Autonomie („assistierte Autonomie"), wenn die mitunter anspruchsvollen Voraussetzungen autonomer Entscheidungen noch nicht, derzeit nicht, nicht mehr oder über die ganze Lebensspanne hinweg in keinem eigentlich erforderlichen Maß vorliegen.[65]

Der Begriff der *assistierten Autonomie* ist dabei besonders geeignet, die Form der Fürsorge anzusprechen, die mit Heidegger als vorspringend-befreiende Fürsorge charakterisiert wurde. Bereits in seiner Stellungnahme *Demenz und Selbstbestimmung* hatte der Deutsche Ethikrat im Jahr 2012 herausgestellt, dass ein solches Verständnis – hier auch als „assistierte Selbstbestimmung"[66] bezeichnet – besonders in professionellen Sorgebeziehungen mit Menschen mit Demenz seine Anwendbarkeit erweist. Eine Pflegekultur, die sich u. a. nach dem Grundsatz ausrichtet, der Autonomie des Menschen mit Demenz zu assistieren, wird sich auch mit einer erhöhten Achtsamkeit weniger deutlichen Signalen derselben zuwenden:

Wie man die Äußerungen eines Menschen mit Demenz auffasst, bestimmt den Umgang professioneller Begleiter mit ihm. Es ist ein grundsätzlicher und erheblicher Unterschied, ob eine Äußerung bezüglich einer medizinischen oder pflegerischen Maßnahme als Wahrnehmung des Selbstbestimmungsrechts respektiert oder lediglich als Hinweis auf eine Stimmungslage des Betroffenen gewertet wird, der im Rahmen eines therapeutischen Umgangs gegebenenfalls übergangen werden kann.[67]

Ist somit ein Weg aufgezeigt, wie sich die Autonomie von Menschen mit Demenz konzeptualisieren lässt, so ist damit zugleich ein Hinweis darauf gegeben, wie man dieselbe in Situationen, die eine FeM zu erfordern scheinen, wahrnehmen und (an)erkennen kann: Mittels einer achtsamen Haltung, die im Verhalten und Ausdruck des Betroffenen die Mitteilung einer vulnerablen Form der Autonomie sieht. Damit rückt konsequenterweise erneut die Leiblichkeit des Menschen in das Zentrum der Überlegungen.

---

[65] Ebda. S. 38.
[66] Deutscher Ethikrat (2012): *Demenz und Selbstbestimmung*, S. 50.
[67] Ebda. S. 58.

4.2.3 Die leiblich vermittelte Autonomie von Menschen mit Demenz

„[V]on einer Würdigung der Leiblichkeit kann erst dann gesprochen werden, wenn sie integriert wird in das Verständnis von Autonomie und den Vorgang der Selbstbestimmung des Menschen."[68] Es hat sich aus der vorangegangenen Analyse des Spannungsfeldes zwischen Autonomie und Paternalismus ergeben, dass besonders bei Menschen mit einer weit fortgeschrittenen Demenzerkrankung, deren autonome Willensbildung bzw. -äußerung an sich eingeschränkt bzw. schwer zu ermitteln ist, leibliche, häufig nonverbale Manifestationen von Autonomie in den Fokus gerückt werden sollten. Zu diesem Zweck gilt es zunächst, das Verhältnis zwischen menschlicher Freiheit bzw. Autonomie auf der einen und menschlicher Leiblichkeit auf der anderen Seite genauer zu betrachten, um daraufhin ethische Implikationen dieses Sachverhaltes für die Bewertung der Anwendung von FeM in professionellen Sorgebeziehungen abzuleiten.

Wie sich bereits gezeigt hat, fungiert der menschliche Leib auf eine Weise, die von sich aus jede dualistische Reduktion verbietet, als Medium des menschlichen Selbst- und Welterlebens (siehe Abschn. 3.1.2) sowie der zwischenmenschlichen Begegnung (siehe Abschn. 3.2.3); darüber hinaus ist jedoch auch das Phänomen der Freiheit bzw. der Autonomie ohne eine Reflexion auf den Leib als vermittelndes Medium kaum greifbar. Das menschliche Leben und Erleben ereignet sich nicht in einem sozusagen ‚luftleeren' Raum des Denkens, sondern immer in der leiblichen Integration in eine Um- und Mitwelt: Als Lebewesen weist der Mensch ein „Innen" auf, das sich immer schon leiblich nach „außen" ausdrückt und manifestiert. Damit geht einher, dass etwa die Bewegung eines Leibes im Vergleich zu der Bewegung unbelebter Körper nicht ausschließlich durch das Wirken äußerer Faktoren und physikalischer Kräfte zu erklären ist; vielmehr gilt für den Leib, dass er sich aus einer bestimmten inneren Intention des Handelnden heraus bewegt:[69]

> Während das Wirken physikalischer Kräfte per definitionem ziel- und bedeutungslos ist, bewegt sich der Leib zielgeleitet. […] Intentionalität umfasst […] nicht nur bewusste Akte des Wissens, Wollens und Urteilens, sondern jede Form zielgeleiteten Verhaltens. Durch den Leib vollzieht sich eine Bewegung auf die Welt zu, die ihrerseits zur Stütze der Bewegung wird. Dadurch gewinnt alles, was geschieht, eine

---

[68] Gräb-Schmidt (2021): „Der vulnerable Mensch", S. 147.
[69] Vgl. Kather (2007): *Person. Die Begründung menschlicher Identität*, S. 142.

spezifische Bedeutung, die das Verhalten bestimmt. Als Ausdruck des Inneren ist der Leib die Vermittlung zur Welt.[70]

Um die Metapher des Außen und Innen aufzugreifen, kann also gesagt werden, dass der Leib in der Wahrnehmung als Vermittlung *äußerer* Erscheinungen an das *Innen*leben der Person dient, während er in der intentionalen Handlung als Vermittlung zwischen der *inneren* Intention und der *Außen*welt fungiert. Der Leib dient somit nicht nur als Wahrnehmungs-, sondern auch als Handlungsmedium.[71] Um diese Seiten bzw. Aspekte des Leibes zum Ausdruck zu bringen, lässt sich angelehnt an Husserl von dem *ästhesiologischen Leib* und dem *Willensleib* sprechen.[72] Illustrieren lässt sich die Vermittlung des Willensleibes dabei bspw. an der Eigenbewegung, da etwa die Entscheidung, sich an einen bestimmten Ort zu begeben, erst durch den Leib verwirklicht werden kann. Mit Husserl kann der Leib hier ebenfalls als „Umschlagstelle von geistiger Kausalität in Naturkausalität"[73] charakterisiert werden, insofern – um bei dem Beispiel zu bleiben – die geistige Entscheidung zur Eigenbewegung durch den Leib in die kausalen, biologisch-physiologischen Prozesse ‚übersetzt' wird, die von außen als die physikalische Bewegung des Körpers beschreibbar sind:[74]

> [D]ie Person wirkt auf den Leib, indem sie ihn bewegt und der Leib wirkt auf andere Dinge der Umwelt, die Person wirkt dabei durch den Leib auf diese Dinge als Dinge der Umwelt. Das freie Bewegen meines Leibes und mittelbar anderer Dinge ist ein Wirken auf die Natur, insofern als das umweltliche Leibesding zugleich bestimmbar ist als naturwissenschaftliches Ding. Die Wirkung des Geistes auf den Leib und des Leibes auf andere Dinge vollzieht sich als geistige in der geistigen Umwelt. Aber vermöge des hier waltenden Entsprechens vollziehen sich auch Änderungen in der Natur und im physikalischen Sinn.[75]

Was bereits für jede Eigenbewegung gilt, bedeutet wiederum in der Konsequenz, dass sich menschliche Freiheit und Autonomie erst in diesem Medium des Leibes konkretisieren bzw. verwirklichen kann, denn „[e]s ist diese Leiblichkeit, in deren

---

[70] Ebda. S. 142 f.

[71] Vgl. Ritzi, Kruse (2019): „Würde, Freiheit, Leiblichkeit. Ethische Kategorien", S. 244.

[72] Vgl. Husserl, E.: *Ideen zu einer reinen Phänomenologie und phänomenologischen Philosophie. Zweites Buch: Phänomenologische Untersuchungen zur Konstitution*, Den Haag, 1952, S. 284.

[73] Ebda. S. 286.

[74] Vgl. Ritzi, Kruse (2019): „Würde, Freiheit, Leiblichkeit. Ethische Kategorien", S. 244.

[75] Husserl (1952): *Ideen zu einer reinen Phänomenologie und phänomenologischen Philosophie. Zweites Buch*, S. 285.

Vollzug das Seelisch-Geistige erst wirklich wird […], in der es erst Gestalt und Wirkmacht, Tatsächlichkeit erhält"[76]. Mithilfe einer aus der Theologie entlehnten Metapher kann diese Vermittlung sogar als eine Art ‚Inkarnation', d. h. ‚Fleischwerdung' bzw. Verleiblichung der Freiheit gedeutet werden: „[I]n der leiblichen Gestalt […] eines Menschen liegt selbst die Möglichkeit und in zunehmendem Maß die Verwirklichung, die *Inkarnation* seiner personalen Freiheit. Die Person realisiert sich nur durch ihren Leib […]."[77] Eine weitere Metapher, die Splett in diesem Kontext entwickelt, um sich dem Sachverhalt zu nähern, ist diejenige des Leibs als *Symbol*:

> Symbol ist […] Selbstvollzug, Selbstsetzung eines Seienden im anderen: sein Sich-Ausdrücken, darin es selber wirkend erst zu sich selbst kommt und in neuem Maße wirklich wird. […] Ursymbol ist für uns derart der menschliche Leib, in dem die Person sich zur Mitwelt hin aussagt […] und sich so erscheinend verwirklicht. […] Vollzug im Vollsinn (nicht bloß Geschehen, sondern Tat) ist Freiheitsvollzug, Selbstsetzung von Freiheit. In diesem Sinn sind Symbole „mehr" als ihre physisch fassliche Realität. Doch sind sie zugleich auch „weniger" als das, was sie „eigentlich" meinen, was weniger sie ausdrücken, als dass es sich in ihnen ausdrückt: die (sich) symbolisierende Freiheit.[78]

Wenn sich die Freiheit des Menschen solchermaßen „symbolisch" in dessen Leiblichkeit verwirklicht und ausdrückt, so bedeutet dies wiederum aus Perspektive der Ethik, dass sich auch die moralischen Ansprüche der Person auf keine Weise von deren Leib(lichkeit) trennen lassen:

> Als Verwirklichungsort der Freiheit ist der Leib auch Träger und Versichtbarung der Würde des Menschen. So lässt sich aus der Menschenwürde eine eigene Würde des Leibes ableiten, die sich z. B. in dem Recht auf körperliche und seelische (man könnte auch zusammenfassend sagen leibliche) Unversehrtheit niederschlägt – ja, strenggenommen sind diese „zwei Würden" gar nicht voneinander zu trennen. So erscheint es verkürzt zu sagen, man schade durch körperliche oder seelische Gewalt lediglich dem Leib einer Person und nicht der Person selbst.[79]

.

---

[76] Splett, J.: „Leibhaftige Freiheit", in: *Zeitschrift für medizinische Ethik*, Bd. 48 (2002), S. 247–257, S. 248.

[77] Fuchs, T.: „Die Würde des menschlichen Leibes", in: Härle, W.; Vogel, B. (Hrsg.): *Begründung von Menschenwürde und Menschenrechten*, Freiburg; Basel; Wien, 2008, S. 202–219, S. 214.

[78] Splett (2002): „Leibhaftige Freiheit", S. 250.

[79] Ritzi, Kruse (2019): „Würde, Freiheit, Leiblichkeit. Ethische Kategorien", S. 244.

Mit dem von Fuchs entlehnten Begriff der *Würde des Leibes* wird dabei zum Ausdruck gebracht, dass sich die Menschenwürde in einer Form der leiblichen Souveränität äußert, in der der Mensch frei über seinen Leib verfügt und dies etwa im aufrechten Gang, im gemessenen Schritt, in Mimik sowie Gestik, aber auch in der Kontrolle der Ausscheidungen und der Körperpflege zum Ausdruck bringt.[80] Dies bedeutet im Umkehrschluss, dass Würdeverletzungen vor allem in der Erniedrigung oder Brechung dieser leiblichen Souveränität durch Dritte bestehen können. Durch solche Handlungen wird dem Menschen die inhärente Würde zwar nicht genommen – denn dies bleibt aufgrund der unveräußerlichen Personalität des Menschen unmöglich (siehe Abschn. 3.1.1) –, jedoch wird sie gleichsam daran gehindert oder darin eingeschränkt, sich leiblich zu manifestieren.[81] Mit Fuchs ist dementsprechend festzuhalten, dass neben Gewalthandlungen als solchen eine besonders massive Würdeverletzung darin besteht, die freie Verfügung einer Person über ihren Leib zu entziehen und somit ihre leibliche Souveränität zu brechen.[82] An dieser Stelle sei noch einmal an Margalit erinnert, der die Freiheitsbegrenzung als Form der Demütigung auf eine ähnliche Weise – wenn auch ohne die Leiblichkeit im selben Maße zu betonen – schildert: „Wenn man die Freiheit eines anderen beschneidet und ihm mit entsprechenden Gesten deutlich macht, daß er die Kontrolle über sich weitgehend verloren hat, kann dies bedeuten, seine Menschlichkeit zu leugnen."[83]

Im Falle von Menschen mit Demenz könnte in diesem Kontext ein Einwand lauten, dass die Freiheit bzw. Autonomie der Betroffenen besonders in späten Stadien einer Demenzerkrankung so weitgehend beeinträchtigt sein dürfte, dass eine Einschränkung derselben etwa durch FeM nicht vergleichbar schwer wiegen würde wie im Falle unzweifelhaft freiverantwortlicher Personen. Jedoch geht eine solche Position nicht nur von einem fragwürdigen Konzept der Autonomie aus, in dem diese häufig als völlige Unabhängigkeit und Autarkie gedacht wird (siehe Abschn. 4.2.2), sie bleibt durch ihre Engführung von kognitiven Fähigkeiten und Autonomie auch letztlich einem dualistischen Verständnis der Person (siehe Abschn. 3.1.2) verhaftet. Gegen einen einseitigen Autonomiebegriff, der die Relationalität und Gradualität von Autonomie verkennt sowie gegen einen einseitigen Personbegriff, der den leiblichen Aspekt der Person verkennt,

---

[80] Vgl. Fuchs (2008): „Die Würde des menschlichen Leibes", S. 204, 207.

[81] Vgl. Ritzi, Kruse (2019): „Würde, Freiheit, Leiblichkeit. Ethische Kategorien", S. 244.

[82] „Dementsprechend gehört zu den massivsten Verletzungen der Würde nicht die Gewaltanwendung als solche, sondern die demütigende Brechung der leiblichen Souveränität." Fuchs (2008): „Die Würde des menschlichen Leibes", S. 210.

[83] Margalit (2012): *Politik der Würde*, S. 124.

ist nochmals zu betonen, dass sich in leiblichen Vollzügen von Menschen mit Demenz – wenn auch fragmentiert – ihre Autonomie ausdrückt. Ein Ruf, eine abwehrende Geste, die Abwendung des Blicks, das Rütteln an einem aufgestellten Bettgitter, ein versuchtes Aufstehen aus dem Bett – dies sind keine ‚Symptome‘ einer Krankheit, sondern leiblicher Ausdruck einer auf ihre Weise autonomen Person. Husserls nachfolgende allgemeine Charakterisierung, wie sich Personalität und Wille eines Menschen leiblich manifestieren, greift also auch bei dem Menschen mit Demenz:

> Was nun die Personen anbelangt, die uns in der Gesellschaft gegenüberstehen, so sind für uns ihre Leiber natürlich [...] anschaulich gegeben und damit in eins ihre Personalität. Aber wir finden da nicht zwei äußerlich miteinander verflochtene Sachen: Leiber und Personen. Wir finden *einheitliche* Menschen, die mit uns verkehren, und die Leiber sind mit in der menschlichen Einheit. In ihrem anschaulichen Gehalt – im Typischen der Leiblichkeit überhaupt, in vielen von Fall zu Fall wechselnden Besonderungen: des Mienenspiels, der Geste, des gesprochenen „Wortes", seines Tonfalls usw. – drückt sich das geistige Leben der Personen, ihr Denken, Fühlen, Begehren, ihr Tun und Lassen aus. Desgleichen auch schon ihre individuelle geistige Eigenart [...]. Ich höre den Anderen sprechen, sehe sein Mienenspiel [...] und lasse mich dadurch so und so bestimmen. Das Mienenspiel ist gesehenes Mienenspiel und ist unmittelbarer Sinnesträger für das Bewußtsein des Anderen, darunter z. B. für seinen Willen, der [...] charakterisiert ist als wirklicher Wille dieser Person und als an mich durch seine Mitteilung adressierter Wille.[84]

In diesen leiblichen Manifestationen des Menschen u. a. in Gestik und Mimik ist somit, um erneut mit Lévinas zu sprechen, das Antlitz des Anderen in seiner Vulnerabilität und mit dem unmittelbar aus derselben hervorgehenden ethischen Anspruch präsent (siehe Abschn. 3.2.3).

Für die Bewertung von FeM bei Menschen mit Demenz in professionellen Sorgebeziehungen lassen sich aus diesen Überlegungen verschiedene ethische Implikationen ableiten. Zunächst bedeutet dies im positiven Sinn, dass in der professionellen Sorge alle Anstrengungen darauf zu richten sind, die leiblich vermittelte Autonomie von Menschen mit Demenz zu erkennen bzw. anzuerkennen und sie im Sinne relational-assistierter Autonomie in ihrer Verwirklichung zu unterstützen. Dies beginnt bereits mit der Erkenntnis, dass Menschen mit Demenz vor allem in frühen und mittleren Stadien der Erkrankung oftmals – nicht zuletzt aufgrund des Leibgedächtnisses (siehe Abschn. 3.1.2) – noch zu vielfachen Tätigkeiten der Selbstsorge fähig sind:

---

[84] Husserl (1952): *Ideen zu einer reinen Phänomenologie und phänomenologischen Philosophie. Zweites Buch*, S. 234 f.

Die allgemeine Tendenz zu einer düsteren Prognose der Demenz legt die Annahme nahe, dass alle Menschen mit Demenz nicht mehr in der Lage sind, ihre Bedürfnisse auszudrücken, und nur noch passive Objekte von Entscheidungen und Maßnahmen anderer darstellen. Doch gerade das Leibgedächtnis mit seinen Ressourcen trägt in früheren und mittleren Stadien der Demenz auch wesentlich dazu bei, dass Betroffene ihr Leben und ihre Umwelt noch aktiv zu gestalten, ja sogar eine Kultur der Selbstsorge zu entwickeln vermögen.[85]

In dem Maße, in dem die Fähigkeit zur Selbstsorge im Krankheitsverlauf ggf. nachlässt, ist der professionell Sorgende entsprechend dazu verpflichtet, den Sorgeadressaten bei der eingeschränkten Ausübung seiner Autonomie zu unterstützen – bereits beginnend bei der leiblichen Selbstkultivierung und alltäglichen Verrichtungen. Damit wird im Übrigen auch die ethische Tiefendimension vermeintlich trivialer grundpflegerischer Tätigkeiten deutlich: Sie ermöglichen es, die leibliche Souveränität eines Menschen zu erhalten und zu fördern, der nur noch eingeschränkt dazu im Stande ist, diese auszuüben. Zugleich ist damit jedoch auch *negativ* eine ethische Grenze aufgezeigt, die FeM oftmals zu überschreiten drohen, denn „[i]n dem Maße, in dem eine feM in die leiblich manifeste Freiheit des Menschen mit Demenz eingreift, spitzt sich auch die Gefahr der Brechung der leiblichen Souveränität zu"[86].

Diese Gefahr soll abschließend an einer Erscheinungsform von FeM erörtert werden, die auf den ersten Blick aufgrund ihrer vermeintlich sanften Wirkung wenig mit einer solchen Brechung zu tun zu haben scheint, sich jedoch bei genauerem Hinsehen als besonders problematisch erweist: die Verabreichung von Psychopharmaka mit dem Primärziel der Ruhigstellung. Dass an diese immer noch recht verbreitete Art von FeM „wegen der besonderen Eingriffstiefe […] sowohl an die konkrete Diagnose, Indikationsstellung und Dosierung als auch an die regelmäßige Überprüfung der Notwendigkeit einer Fortsetzung […] besonders strenge Sorgfaltskriterien anzulegen"[87] sind, ist bereits mit Blick auf ihre möglichen Konsequenzen für die Betroffenen deutlich geworden (siehe Abschn. 2.5 und 2.9): So ist bspw. die Verabreichung von Neuroleptika an Menschen mit Demenz mit ernstzunehmenden extrapyramidalen, kardialen und orthostatischen Nebenwirkungen, zerebrovaskulären Ereignissen, einer beschleunigten kognitiven Verschlechterung sowie einer erhöhten Sturzgefahr und einem erhöhten

---

[85] Fuchs (2021): „Leibgedächtnis und Selbstsorge in der Demenz", S. 68.

[86] Ritzi, Kruse (2019): „Würde, Freiheit, Leiblichkeit. Ethische Kategorien", S. 246.

[87] Deutscher Ethikrat (2018): *Hilfe durch Zwang?*, S. 188.

Mortalitätsrisiko assoziiert.[88] Es droht also, wie bereits dargelegt, ein Teufels-kreis, insofern Psychopharmaka sowohl *Mitursache von* als auch *Reaktion auf* bestimmte Risiken wie vor allem die Sturzgefahr darstellen können.

Über diese grundsätzliche pflegefachliche sowie ethische Fragwürdigkeit hin-aus ist die medikamentöse Ruhigstellung auch noch aus weiteren Gründen ethisch reflexionsbedürftig. Insofern sich ähnlich problematische kausale Zusammen-hänge etwa auch bei mechanischen FeM nachweisen lassen – z. B. im Fall von aufgestellten Bettgittern, die die Sturzgefahr unter Umständen erhöhen –, besteht darin an sich noch kein besonderer Unterschied zu anderen Formen der Freiheits-einschränkung. Die Berücksichtigung des Konzepts der Leiblichkeit kann hier dazu dienen, genauer zu bestimmen, worin der spezifische ethische Unterschied zwischen medikamentösen und anderen Formen von FeM liegt: Zunächst einmal erscheint die Ruhigstellung durch Psychopharmaka als ein geringerer Eingriff in die Freiheit (und besonders die psychophysische Integrität) des betroffenen Menschen als mechanische FeM wie z. B. körpernahe Fixierungen. Mit dem Terminus „chemische Fixierung", der im fachwissenschaftlichen Diskus oftmals für die medikamentöse FeM Verwendung findet, wird jedoch bereits angedeu-tet, dass auch hier eine Form der tief(er)greifenden *Fixierung* des Menschen stattfindet: Das verwendete Psychopharmakon bleibt dem Menschen nicht wie eine körpernahe oder körperferne mechanische FeM ‚äußerlich', sondern dringt durch seine Wirkung – sowohl wörtlich als auch im übertragenen Sinn – in das *Innere* des Menschen ein. Durch die Trübung des Bewusstseinszustandes, die bis zur Sedierung reichen kann, wird nicht nur der Körper einer Person affi-ziert, sondern die Person als leibliche, psychophysische Einheit. Besonders durch die Sedierung wird dabei letztlich die Vermittlungsfunktion des Leibes aufge-hoben oder zumindest gehemmt: der Leib kann – um erneut mit Husserl zu sprechen – nun nicht mehr als Umschlagstelle geistiger Kausalität in Naturkau-salität fungieren, da dem Menschen die freie Verfügung über den eigenen Leib genommen wird:[89] „Die Freiheit der betroffenen Person, die sich besonders in der Leiblichkeit und hier noch einmal in hoch individueller Art und Weise im Leibge-dächtnis zu erkennen geben möchte, wird an ihrer Verwirklichung gehindert."[90] Auch mechanischen Erscheinungsformen von FeM eignet selbstverständlich der Charakter, dem leiblichen Vollzug der Freiheit Grenzen zu setzen, jedoch sind diese im Falle pharmakologischer FeM sozusagen enger gezogen, insofern nun nicht mehr nur die Willensausübung, sondern durch die Bewusstseinsveränderung

---

[88] Vgl. Deuschl, Maier et al. (2016): *S3-Leitlinie Demenzen*, S. 72.
[89] Vgl. Ritzi, Kruse (2019): „Würde, Freiheit, Leiblichkeit. Ethische Kategorien", S. 247.
[90] Ebda. S. 247.

auch noch zusätzlich die Willensbildung der Person erschwert oder gar verunmöglicht wird. Wird etwa ein ‚verhaltensauffälliger' Mensch mit Demenz durch die vorübergehende Sedierung ‚chemisch fixiert', so nimmt man ihm den Raum, seine Autonomie im Rahmen seiner Möglichkeiten leiblich auszudrücken. Auch wenn der Leib des Menschen durch die Sedierung selbstverständlich nicht aufhört, Leib zu sein, so ist doch mit diesem medikamentösen Eingriff auf ihn eine gewisse *Korporifizierung* gegeben, in der der menschliche Leib zu einem bloßen Körper als Objekt paternalistischen medizinisch-pflegerischen Handelns reduziert wird.

Eine Reflexion der leiblichen Vermittlung menschlicher Autonomie kann also, so ist zusammenfassend herauszustellen, konkret greifbar machen, dass sich die Spannung zwischen Autonomie und Paternalismus nicht nur in der Theorie abspielt, sondern unmittelbar am und im Leib des Menschen mit Demenz bzw. in der zwischenleiblichen Beziehung zwischen diesem und dem professionell Sorgenden. *Negativ* formuliert stellt die leibliche Souveränität des Menschen dabei die ethische Grenze des pflegerischen Handelns dar, was besonders in der Thematik der Anwendung von FeM seine Bedeutung bewiesen hat. Gleichzeitig eröffnet dies jedoch *positiv* den Raum, in dem die spezifische Art und Weise des Menschen mit Demenz, innerhalb seiner Möglichkeiten seinen Bedürfnissen und Wünschen leiblich Ausdruck zu verleihen, vonseiten Pflegender anerkannt, erkannt und unterstützt werden kann.

4.3 Zwischenfazit

Die Grundlagen eines ethisch sowie pflegefachlich fundierten und reflektierten Umgangs mit FeM bei Menschen mit Demenz bestehen – so hat sich in diesem letzten Kapitel der Arbeit erwiesen – letztlich vor allem in einer Konkretion aller vorangegangenen Grundlagen und Überlegungen: Die Anerkennung der Personalität und der Vulnerabilität von Menschen mit Demenz drückt sich in Pflegesituationen, die aus verschiedenen Gründen die Intervention mittels einer FeM zu erfordern scheinen, konkret in der Achtung und dem Schutz von dessen Freiheit und Autonomie aus. Es war die Intention dieses Kapitels, zu analysieren, was dieser Anspruch näher bedeutet und wie er sich im Hinblick auf die verschiedenen ethischen Kategorien, die durch FeM berührt werden, entfalten lässt.

Den Startpunkt dieser Analyse bildeten die fünf Kriterien des Deutschen Ethikrats für die ethische Zulässigkeit wohltätiger Zwangsmaßnahmen, die in der ein oder anderen Weise bereits wiederholt in der Arbeit anklangen (man denke an den Begriff der *ultima ratio*), jedoch noch nicht in einer Gesamtschau thematisiert worden waren. Angelehnt an den Deutschen Ethikrat wurden dabei das Selbstbestimmungskriterium (1), das Angemessenheitskriterium (2), das Nichtschadenskriterium (3), das Kriterium des letztmöglichen Mittels (4) sowie schließlich das Kriterium des mutmaßlichen Willens (5) unterschieden. Die Einführung dieser Kriterien sollte dabei nicht als thetische Setzung missverstanden werden, vielmehr ergeben sich diese aus den vorangegangenen Erkenntnissen des Kapitels 2 auf der einen und den ethischen Prinzipien aus Kapitel 3 auf der anderen Seite.

Sicherlich nicht zufällig steht an erster Stelle dieser Kriterien das 1) Selbstbestimmungskriterium, das besagt, dass wohltätige Zwangsmaßnahmen dazu dienen sollen, die selbstbestimmte Lebensführung und Alltagsgestaltung der pflegebedürftigen Person zu erhalten, zu fördern oder wiederherzustellen. Auch für FeM gilt also, dass sie sich diesem Ziel unterzuordnen haben, das im Rahmen professioneller Sorgebeziehungen übergeordnet verfolgt wird. Tatsächlich ist dieses Kriterium auf den ersten Blick überraschend: Nicht das psychophysische Wohl, das allgemein an der ersten Stelle von Begründungsansätzen für FeM steht, wird hier betont, sondern die Autonomie der Person. Damit ist das psychophysische Wohl zugleich nicht ausgeblendet, da es als notwendige Bedingung der Möglichkeit von Selbstbestimmung mitangesprochen ist, jedoch deutet sich hier bereits eine Fokusverschiebung an, die im Laufe dieses Kapitels noch ausführlicher entwickelt wurde.

Das 2) Angemessenheitskriterium bildet des Weiteren den sozusagen instrumentellen Aspekt der Thematik ab und formuliert die Grundregel, dass die jeweilige wohltätige Zwangsmaßnahme eine spezifische Eignung für den jeweiligen Einzelfall aufweisen und notwendig sein muss, um die selbstbestimmte Lebensführung der Person (sowie die anderen Kriterien) sicherzustellen. Diesem Kriterium entspricht dabei im rechtlichen Kontext ungefähr das Verhältnismäßigkeitsprinzip. Für die Problematik von FeM ist aus dem Angemessenheitskriterium unmittelbar abzuleiten, dass eine besondere Aufmerksamkeit auf die Prüfung milderer oder alternativer Mittel verwendet werden sollte; zudem ist bei FeM genau zu prüfen, ob diese den versprochenen Nutzen auch tatsächlich garantieren können. Dass dies in vielen Fällen fragwürdig sein dürfte, ist dabei etwa mit einem Blick auf das Thema Sturzprävention klar, insofern die Effizienz von FeM hier (nach wie vor) *nicht* nachgewiesen ist.

Mit Blick auf die vielen negativen Folgen körperlicher, psychischer oder sozialer Art, die mit FeM assoziiert sein können, gewinnt sodann das 3) Nichtschadenskriterium an Relevanz, das formuliert, dass die Zwangsmaßnahme, die einen Schaden abwenden soll, keine anderen unangemessenen oder gar irreversiblen Schäden auslösen darf. In diesem Kriterium wird noch einmal vor Augen geführt, welche konkreten Folgen die Reflexion der primären und sekundären Vulnerabilität des Menschen (mit Demenz) für die ethische Bewertung von wohltätigen Zwangsmaßnahmen hat. Für FeM ist dabei festzuhalten, dass sich damit auch das Aufwiegen verschiedener Schadensarten verbietet, insofern FeM nun nicht bspw. mit dem Vorrang des körperlichen vor dem psychischen Wohl begründet werden können. Ethisch verbietet sich ein solches Inkaufnehmen bzw. Auslösen sekundärer Vulnerabilität zugunsten einer Prävention primärer Vulnerabilität. FeM kommen – wie wohltätige Zwangsmaßnahmen überhaupt – nur als *ultima ratio* in Frage, wie das 4) Kriterium des letztmöglichen Mittels festhält. Zwangsmaßnahmen stellen aufgrund ihres schwerwiegenden Charakters prinzipiell zu rechtfertigende Eingriffe in die Freiheit des Menschen dar, die deswegen zusätzlich zu den bereits genannten Kriterien nur dann in Frage kommen, wenn alle möglichen Alternativmaßnahmen und milderen Mittel erwogen und erprobt wurden.

Ein letztes Kriterium bildet das 5) Kriterium des mutmaßlichen Willens, das zugleich eine Heuristik an die Hand gibt, wie in Situationen zu Verfahren ist, in denen der Wille einer betroffenen Person nicht eindeutig zu ermitteln ist. An dieser Stelle sind alle Hinweise zu berücksichtigen, die Kenntnis darüber liefern könnten, wie die Person – wäre sie zu einer selbstverantwortlichen Entscheidung fähig – zu der Maßnahme stünde. Dabei kann etwa die hypothetische Frage hilfreich sein, ob der Betroffene bei Kenntnis um das durch die Maßnahme angezielte Wohl durch seine Zustimmung den Zwangscharakter derselben aufhöbe. Vor allem einer achtsamen und fortlaufenden Biografiearbeit sowie der Ermöglichung von Fallbesprechungen unter Einbeziehung An- und Zugehöriger, rechtlicher Betreuer und/oder Bevollmächtigter kommt dabei eine zentrale Rolle zu. Zugleich sollte dieses Kriterium im Rahmen dieser Arbeit bewusst nicht allzu stark gewichtet werden, da sich mit einer Überbetonung eines hypothetisch formulierten mutmaßlichen Willens die Gefahr verbinden könnte, *tatsächlich noch vorhandene* Ressourcen des Menschen mit Demenz zur Willensbildung und Willensbekundung zu übersehen bzw. zu verkennen und zu vorschnell zu paternalistischen Entscheidungen über den mutmaßlichen Willen einer Person zu gelangen. In dieser Hinsicht kann sich vor allem das Selbstbestimmungskriterium als Orientierungspunkt anbieten.

Ein Motiv, das sich wie ein roter Faden durch diese Kriteriologie ebenso wie durch einen Großteil der Arbeit zieht, ist dabei die Einzelfallabhängigkeit: Selbstbestimmung, Angemessenheit, Nichtschaden, *ultima-ratio*-Charakter und mutmaßlicher Wille lassen sich nur in dem je individuellen Fall genauer fassen.

Dabei sollte diese Einzelfallabhängigkeit jedoch nicht dazu führen, die Frage nach allgemeingültigen Kriterien abzutun, die in allen Einzelfällen jeweils Anwendung zu finden haben. Neben den bereits dargelegten gewissermaßen *inhaltlichen* Kriterien, bedeutet dies auch, dass gewisse *formale*, verfahrensbezogene Kriterien einzuhalten sind: Dies beginnt bereits mit der Forderung, dass wohltätige Zwangshandlungen sich nach dem aktuellen Stand der fachlichen Erkenntnisse zu richten haben, und reicht bis hin zu der Forderung einer präzisen Erfassung der je individuellen Pflegesituation, die ein Assessment aller in Frage kommenden alternativen Maßnahmen einschließt. Auch die Einbeziehung von An- und Zugehörigen bzw. rechtlichen Betreuern oder Bevollmächtigten sowie die Forderung einer umfassenden, kontinuierlichen Überwachung, Dokumentation und Evaluation der FeM und ihrer Anwendung konnte in diesem Kontext noch einmal unterstrichen werden.

Über die Anwendung dieser Kriterien hinaus bedurfte es zur ethischen Bewertung von FeM noch einer vertieften Analyse ihrer spezifischen Handlungsstruktur im Spannungsfeld zwischen Autonomie und Paternalismus. Der normative Anspruch der Anerkennung sowie des Schutzes der Freiheit von Menschen mit Demenz lässt sich nur begründen, indem diese Freiheit selbst genauer in den Blick genommen wird. In einem ersten Schritt wurde zu diesem Zweck ein genauerer Begriff der Freiheit sowie der Freiverantwortlichkeit erarbeitet, da diese als Ausgangspunkt der Analyse dienen sollten. Freiheit ist zunächst in Anlehnung u. a. an Berlin in einem doppelten Sinn aufzufassen: Negative Freiheit bezeichnet dabei die Freiheit *von* etwas, während positive Freiheit die Freiheit *zu* etwas erfasst. In der Anwendung dieser Unterscheidung auf die Thematik von FeM ergab sich dabei die Beobachtung, dass FeM besonders häufig unter den Vorzeichen der negativen Freiheit betrachtet und beleuchtet werden (und dies durchaus zurecht, da sie zuvorderst eine Beeinträchtigung derselben darstellen) und weniger vor dem Hintergrund positiver Freiheit. Es kann an dieser Stelle ebenfalls ertragreich sein, die Frage zu stellen, welche *positiven* Freiheiten (etwa zur Bewegung o. ä.) die Person mit Demenz aufweist und wie eine Alternative zu FeM vor allem darin bestehen kann, diese positive Freiheit zu erkennen und zu ihrer Verwirklichung beizutragen. Aus diesen Überlegungen ergibt sich sodann ein besonderes Augenmerk auf der freien Selbstbestimmung der Person und der Frage, wie FeM diese betreffen können.

Der menschlichen Selbstbestimmung bzw. Autonomie kommt ihrem Wesen nach eine besondere Rolle in der ethischen Beurteilung von FeM zu. Dies ist auch deshalb paradox, da zugleich festgehalten werden muss, dass schon die Frage, ob Menschen etwa mit einer weit fortgeschrittenen Demenz noch autonom sind, nicht ohne Weiteres eindeutig beantwortbar erscheint. Fasst man Autonomie von ihrer ‚höchsten' Form her auf, die mit dem Deutschen Ethikrat mit dem Begriff der Freiverantwortlichkeit zu fassen ist, so besteht diese in einem Wissen um die Folgen und Nebenfolgen einer beabsichtigen Handlung, dem Wollen oder Inkaufnehmen dieser Folgen und Nebenfolgen vor dem Hintergrund der eigenen fundamentalen Lebensoptionen sowie dem Wählenkönnen zwischen realen Alternativen von Handlungsoptionen. Auch wenn Menschen mit Demenz hoch individuelle Biografien und Krankheitsverläufe aufweisen, so ist angesichts eines solchermaßen aufgefassten Konzepts der Freiverantwortlichkeit vor allem bei späten Stadien einer Demenzerkrankung in Frage zu stellen, ob die betroffenen Menschen aufgrund ihrer kognitiven Einbußen noch freiverantwortlich sind bzw. handeln können. Vor allem FeM finden in professionellen Sorgebeziehungen gerade dann Anwendung, wenn die Freiverantwortlichkeit des Handelns eines Menschen mit Demenz gerade nicht mehr eindeutig feststellbar ist. Die Hürde, die die Freiverantwortlichkeit eines Menschen mit Demenz für wohltätige Zwangsmaßnahmen darstellt – es sei an den Deutschen Ethikrat erinnert, der die Fallkonstellationen a) „unzweifelhaft nicht freiverantwortlich", b) „zweifelhaft freiverantwortlich" und c) „unzweifelhaft freiverantwortlich" unterscheidet –, ist also nur von begrenzter Anwendbarkeit für die Thematik von FeM bei Menschen mit Demenz. Auch die eng mit der Frage der Freiverantwortlichkeit verknüpfte ethische Unterscheidung zwischen einem harten Paternalismus, der sich über den unzweifelhaft autonomen Willen einer Person hinwegsetzt und einem weichen Paternalismus, bei dem der betroffene Mensch nicht im Vollsinn autonom ist, kann die vorliegende Problematik noch nicht eindeutig erhellen: In den meisten Fällen wird es sich bei der Anwendung von FeM bei Menschen mit einer weit fortgeschrittenen Demenz um Formen bzw. Maßnahmen des weichen Paternalismus handeln, jedoch sind diese deswegen noch nicht notwendigerweise ethisch gerechtfertigt.

Tatsächlich hat sich gezeigt, dass die damit aufgeworfene Problematik des Spannungsfeldes zwischen Autonomie und Paternalismus sich auch oder *gerade* dann besonders virulent stellt, wenn Menschen nicht mehr den hohen Anforderungen für Freiverantwortlichkeit entsprechen können und in ihrer Autonomie eingeschränkt sind. Mit der Feststellung der tatsächlich oder vermeintlich nicht (mehr) vorhandenen Freiverantwortlichkeit ist also nicht jede weitere ethische Erwägung ausgeschlossen: Vielmehr gebietet sich gerade aufgrund der Vulnerabilität von Menschen mit Demenz eine besondere Sorgfalt und Achtsamkeit in der Anerkennung ihrer eingeschränkten Autonomie. FeM stellen auch bzw. gerade bei Personen, die nur eingeschränkt selbstbestimmt sind, einen paternalistischen Eingriff in deren Autonomie dar, der prinzipiell der ethischen Rechtfertigung bedarf.

Um dies besser zu fassen, wurde der Versuch unternommen, zunächst den in FeM impliziten Paternalismus genauer darzustellen und daraufhin die spezifische Autonomie von Menschen mit Demenz zu untersuchen.

Zunächst ist besonders die Intention paternalistischen Handelns in den Blick zu nehmen: Hier konnte mithilfe von Heideggers Unterscheidung von einspringend-beherrschender und vorspringend-befreiender Fürsorge beschrieben und anhand von Phänomenen wie infantilisierender Elderspeak illustriert werden, dass es eine Fürsorge geben kann, die den Willen des Anderen bevormundend substituiert, aber auch umgekehrt eine Fürsorge, die dem Anderen, der in der Verwirklichung seiner Selbstbestimmung eingeschränkt ist, bei derselben unterstützt. Erstere ist zwar häufig positiv intendiert, da sie auf das Wohl des Betroffenen abzielt, jedoch lässt sich hier eine falsch verstandene Fürsorge vermuten, besonders dann, wenn bei den solchermaßen fürsorglich Handelnden defizitorientierte Altersbilder vorherrschen.

Eine nähere Bestimmung des Wohlbegriffs kann hier helfen, Klarheit zu gewinnen. Zusätzlich zu einem objektiven Wohlverständnis, das in dem Vermeiden von verschiedenen Schäden für Leib und Seele (die wiederum eine differenzierte Abstufung von lebensbedrohlichen zu weniger bedrohlichen Schädigungen erlauben) die Garantie für das Wohl eines Menschen sieht, ist hier auch die subjektive Seite des Wohls einer Person zu berücksichtigen: Tatsächlich ist die Autonomie des betroffenen Menschen explizit mit in die Bestimmung des Wohls aufzunehmen, von dem her sich die paternalistische Handlung rechtfertigt. Für die ethische Bewertung von FeM bei Menschen mit Demenz folgt daraus, dass auch und gerade ihre eingeschränkt vorhandene bzw. zum Ausdruck kommende Autonomie einen Maßstab des fürsorglichen Handels professionell Pflegender darstellt.

Auf welche Weise Menschen auch in späten Stadien einer Demenzerkrankung noch Freiheit und Autonomie zuzusprechen sind, wurde abschließend aufgezeigt, indem die Gradualität, Relationalität und zuletzt die leibliche Vermitteltheit von Autonomie analysiert wurden, woraus sich wiederum ethische Implikationen für die Anwendung von FeM ergaben. Denkt man Autonomie nicht als losgelöste Autarkie, die nur sozusagen ,ganz oder gar nicht' vorliegt, sondern legt ein graduales und relationales Konzept der Autonomie als ethischen Maßstab an, so gewinnen damit all jene Formen der Willensartikulation von Menschen mit Demenz an Bedeutung, die zwar nicht im vollen Sinne den Kriterien der Freiverantwortlichkeit entsprechen mögen, jedoch trotzdem als auf ihre Weise autonom anerkannt werden sollten. Aus dieser Erkenntnis heraus lässt sich weiterhin eine Neukonzeptualisierung der Fürsorge vornehmen, die nun sozusagen in den Dienst relationaler Autonomie genommen werden kann – man kann mit dem

Deutschen Ethikrat geradezu von assistierter Autonomie sprechen. Ist mithilfe der Konzeptionen relationaler und assistierter Autonomie aufgezeigt, wie sich die Autonomie von Menschen mit Demenz begrifflich fassen lässt, so ist damit zugleich ein Hinweis darauf gegeben, wie man dieselbe in Situationen, die eine FeM zu erfordern scheinen, wahrnehmen und (an)erkennen kann: Es bedarf hier einer achtsamen Haltung, die im leiblichen Verhalten und Ausdruck des Betroffenen die Mitteilung einer vulnerablen Form der Autonomie wahrnimmt. Damit rückt – wie auch in der Reflexion auf die Personalität und die Vulnerabilität des Menschen – die Leiblichkeit in das Zentrum der Überlegungen. Erkennt man in dem Leib nicht nur das Wahrnehmungsmedium, durch das die Außenwelt sich dem Inneren des Menschen erschließt, sondern ebenso das Handlungsmedium, durch das der Mensch seinen inneren Willen in eine äußere Tat verwirklichen kann, so wird deutlich, dass der Leib geradezu die Manifestation, die Versichtbarung und letztlich die Verwirklichung menschlicher Freiheit darstellt. Der Leib stellt, mit Husserl gesprochen, die Umschlagstelle dar, an der die Willenskausalität des Menschen in die äußere Naturkausalität umschlägt und sich in dieser verwirklicht.

Ob man das Verhältnis mit der Metapher der Inkarnation oder mit der Metapher des Symbols belegt: In jedem Fall gilt, dass sich die Freiheit und Autonomie des Menschen durch die Vermittlung des Leibes ausdrückt. Ethisch ist mit dieser aus der Leibphänomenologie abgeleiteten Erkenntnis wiederum verbunden, dass die Leiblichkeit von Menschen mit Demenz als der ‚Ort‘ entdeckt wird, an dem sich ihre Freiheit und Autonomie zeigt. Besonders die leibliche Souveränität als Versichtbarung der Würde des Leibes, die sich in der Mimik und Gestik, aber auch in der Selbstkultivierung und in alltäglichen Verrichtungen ausdrückt, gewinnt hier an Relevanz: Pflegerisches Handeln sollte darauf gerichtet sein, in diesen Handlungen den leiblichen Ausdruck des Willens einer Person zu erkennen bzw. im Sinne assistierter Autonomie dort zu ermöglichen, wo er aufgrund der Pflegebedürftigkeit einer Person nur noch eingeschränkt möglich ist. In dem Maße, in dem die Fähigkeit zur Selbstsorge im Krankheitsverlauf unter Umständen nachlässt, ist entsprechend der professionell Sorgende dazu verpflichtet, den Sorgeadressaten bei der eingeschränkten Ausübung seiner Autonomie zu unterstützen. Damit ist ein genaueres Verständnis davon gewonnen, worin konkret die Anerkennung und der Schutz der leiblich vermittelten Freiheit einer Person besteht.

Umgekehrt bedeutet dieser Fokus auf der Leiblichkeit als Freiheitsvermittlung jedoch auch, dass manche Erscheinungsformen von FeM einer Neubewertung unterzogen werden müssen, wie am Schluss des Kapitels anhand pharmakologischer FeM argumentiert wurde: Auf den ersten Blick scheint die Verabreichung von Medikamenten mit dem Primärziel der Ruhigstellung besonders im Vergleich zu anderen Erscheinungsformen von FeM eine geringere Eingriffstiefe aufzuweisen. Jedoch konnte durch die Analyse der Leiblichkeit gezeigt werden, dass eine solche Maßnahme dem Menschen nicht wie eine körpernahe oder körperferne mechanische FeM ‚äußerlich' bleibt, sondern bis in das *Innere* des Menschen eindringt. Durch die Sedierung bspw. wird letztlich die Vermittlungsfunktion des Leibes aufgehoben oder zumindest gehemmt: der Leib kann nun nicht mehr als Umschlagstelle geistiger Kausalität in Naturkausalität fungieren, da dem Menschen die freie Verfügung über den eigenen Leib genommen wird. Dies reicht sogar noch weiter, insofern nicht nur die Willens*ausübung*, sondern bereits die Willens*bildung* durch eine Sedierung verunmöglicht werden kann. Dieses Beispiel illustriert also abschließend, welche weitreichenden ethischen Implikationen die Anerkennung der leiblich vermittelten Freiheit von Menschen mit Demenz als Grundlage eines ethisch-fachlich fundierten Umgangs mit FeM hat.

Gesamtfazit

5

Menschen mit Demenz in professionellen Sorgebeziehungen langzeitstationärer, akutstationärer oder ambulanter Form erleben in vielen Fällen regelmäßig die Anwendung von wohltätigen Zwangsmaßnahmen und darunter vor allem FeM. Wenn auch die empirische Studienlage im Einzelnen erhebliche Schwankungen von Prävalenzzahlen und anderen qualitativen und quantitativen Daten ergeben hat, so ist unzweifelhaft festzustellen, dass FeM, wie z. B. aufgestellte Bettgitter, Sitzhosen, Fixiergurte oder die Verabreichung von Psychopharmaka zum Zweck der Ruhigstellung, (noch) weitgehend zum pflegerischen Alltag sowohl in Deutschland als auch darüber hinaus zählen. Oftmals werden sie als gewohntes und vermeintlich bewährtes Mittel der Wahl in Betracht gezogen, wenn es darum geht, einem Sturzrisiko, auffordernden Verhaltensweisen oder einer Selbstschädigung der betroffenen Menschen zu begegnen bzw. vorzubeugen. Dass es sich dabei um Zwangsmaßnahmen handelt, die durch ihre Verhinderung der freien Körperbewegung oder des Zugriffs auf den eigenen Körper einen massiven Eingriff in die Freiheit und psychophysische Integrität der Person darstellen können, kann dabei aufgrund der fürsorglichen Intention der handelnden Akteure – seien diese professionell Pflegende, An- und Zugehörige oder rechtliche Betreuer bzw. Bevollmächtigte – schnell aus dem Blick geraten. Im Gang durch die kritische Darstellung und ethisch-fachliche Reflexion, die in dieser Untersuchung unternommen wurde, konnte vor allem aufgezeigt werden, dass FeM tatsächlich ein hochkomplexes Phänomen darstellen, das nicht zuletzt eine große Bandbreite pflegefachlicher und ethischer Fragen aufwirft und schließlich zentrale Vorstellungen und Verständnisse von Personalität, Würde, (Für-)Sorge, Freiheit, Autonomie, Verletzlichkeit, Leiblichkeit – kurzum: von dem, worin Menschsein besteht – berührt. Um aufzuzeigen, wie man Menschen mit Demenz im Rahmen professioneller Sorgebeziehungen auch und gerade in (hoch)komplexen Pflegesituationen, die die Anwendung einer FeM zu erfordern scheinen, gerecht werden

© Der/die Autor(en) 2023
S. Ritzi, *Freiheitseinschränkende Maßnahmen bei Menschen
mit Demenz in professionellen Sorgebeziehungen*,
https://doi.org/10.1007/978-3-658-39761-6_5

kann, bedarf es einer vertieften Auseinandersetzung mit diesen Fragen und Konzeptionen. Die vorliegende Untersuchung sollte im Wesentlichen einen Beitrag zu dieser Auseinandersetzung darstellen. Nachfolgend seien streiflichtartig die wichtigsten Gedankengänge und Argumente zusammengefasst, die zu diesem Zweck entwickelt und nachgezeichnet wurden.

Die Thematik der Anwendung von FeM bei Menschen mit Demenz in professionellen Sorgebeziehungen wurde in der vorliegenden Arbeit mithilfe einer *Darstellung* des *Seins* in Kapitel 2 und einer *Reflexion* des *Sollens* in Kapitel 3 und 4 entfaltet, ohne dass dabei gesagt wäre, dass hier allzu klare Trennlinien verlaufen: Sollensansprüche lassen sich nur sinnvoll mit Blick auf Seinsverhältnisse formulieren bzw. anwenden und umgekehrt lassen sich Seinsverhältnisse auch nur vor dem Hintergrund von Sollensidealen kritisieren bzw. korrigieren.

Dabei ist die Erfassung des Seinszustandes in der vorliegenden Thematik – wie sich in der Darstellung der empirischen Forschungsergebnisse gezeigt hat – nicht minder kompliziert als die Darlegung des Sollens. Schon die Frage der Prävalenz von FeM in den betrachteten Versorgungssettings ist nicht eindeutig zu beantworten: So gibt es zunächst große Schwankungen von Einrichtung zu Einrichtung, die u. a. auch bemerkenswerte Fälle erkennen lassen, in denen eine Pflege- und Versorgungskultur etabliert ist, die weitgehend auf FeM zu verzichten weiß. Darüber hinaus unterscheiden sich die Einschlusskriterien und Methodologien vieler empirischer Studien so stark, dass eine Einschätzung der Datenlage bereits im nationalen (geschweige denn im internationalen) Vergleich deutlich erschwert ist. Auch zwischen den jeweiligen Settings zeichnen sich Schwankungen ab, die jedoch dadurch zusätzlich verkompliziert werden, dass manche besser erforscht zu sein scheinen als andere: Während die Anwendung von FeM besonders in Einrichtungen der stationären Langzeitpflege und zunehmend auch in Akutkrankenhäusern Gegenstand empirischer Forschung ist, ist die Studienlage im Bereich der ambulanten Pflege nicht vergleichbar fortgeschritten und kann als Forschungsdesiderat ausgewiesen werden – zumal Schätzungen besonders hier eine beträchtliche Dunkelziffer nicht erfasster FeM vermuten lassen. Ein ähnlicher Sachverhalt lässt sich in Bezug auf psychopharmakologische Interventionen konstatieren: Zwar ist hier weitgehend bekannt, in welchem Ausmaß Psychopharmaka in professionellen Sorgebeziehungen mit alten Menschen Anwendung finden, jedoch erlaubt die empirische Datenlage wenig Aufschluss darüber, inwiefern diese Medikamente dabei mit dem Primärziel der Ruhigstellung – und damit als intendierte FeM – angeordnet und verwendet werden. Diese Problematik dürfte vor allem darauf zurückzuführen sein, dass sich die Konzeptionen und Definitionen national wie international dahingehend unterscheiden, welche Interventionen genau jeweils als FeM zu werten sind. Insbesondere bei aufgestellten Bettgittern sowie zur Ruhigstellung verabreichten Medikamenten fällt auf, dass ihr freiheitseinschränkender Charakter nicht immer erkannt wird. Dieser Umstand erhellt unmittelbar, inwiefern eine klare Definition von FeM kein rein theoretisches Unterfangen bleibt, sondern direkte Konsequenzen für die Versorgungspraxis hat. Tatsächlich ist im Rahmen dieser Arbeit deutlich geworden, dass je nach Art und Weise der Verwendung und je nach Wirkung im Einzelfall eine ganze Bandbreite von verschiedenen etwa körpernahen, körperfernen, architektonisch-baulichen oder pharmakologischen Interventionen freiheitseinschränkend sein können: Es kommt also darauf an, ein genaues Verständnis von dem den verschiedenen Erscheinungsformen zugrundeliegenden Wesen von FeM zu gewinnen.

Mit dem Deutschen Ethikrat konnten FeM für die vorliegende Analyse zunächst als Maßnahmen des wohltätigen Zwangs charakterisiert werden, d. h. als Handlungen, bei denen der Wille einer Person zu deren eigenem Wohl überwunden wird. Ethisch ist eine solche Handlung damit als paternalistische zu fassen, insofern Paternalismus in einer fürsorglich intendierten Hinwegsetzung über die Selbstbestimmung einer Person besteht. Genauer ließen sich FeM daraufhin angelehnt an eine international konsentierte Definition als Maßnahmen bestimmen, die eine Person in einer solchen Art und Weise von der freien körperlichen Bewegung und/oder dem Zugriff auf den eigenen Körper abhalten, dass sie von derselben nicht kontrolliert oder mühelos entfernt werden können. Genauer beschrieben werden kann zusätzlich die Art und Weise, wie diese Verhinderung umgesetzt wird: FeM stellen eine spezielle Form von Gewalt dar, die den ganzen Menschen in dessen psychophysischer Leiblichkeit und sozialer Eingebundenheit betrifft. Gegenüber anderen Gewalthandlungen zeichnen sich FeM dabei besonders durch ihre meistens fürsorgliche Intention sowie durch den Umstand aus, dass sie als letztmögliches Mittel auch eine rechtlich legitimierte und richterlich genehmigte (Form von) Gewalt darstellen können, sofern sie zu der Aufrechterhaltung des Wohls einer Person Anwendung finden. Gewalt bleibt eine FeM jedoch auch dann, wenn dieser Eingriff in die Freiheitsrechte durch eine richterliche Genehmigung erlaubt wird. Damit ist zugleich der rechtliche Rahmen angesprochen, in dem sich die Praxis um FeM in professionellen Sorgebeziehungen settingübergreifend bewegt. Betrachtet man die Versorgungspraxis, so ist davon auszugehen, dass diese Maßnahmen besonders bei Menschen mit Demenz in den allermeisten Fällen auf eine längere Dauer oder auf Regelmäßigkeit – verstanden sowohl als zeitliche Regelmäßigkeit von Intervallen als auch als Regelmäßigkeit wiederkehrender Anlässe – ausgelegt sind und somit der richterlichen Genehmigungspflicht unterliegen. Es wird dadurch nicht zuletzt deutlich, dass viele der ethischen Ansprüche von Menschen mit Demenz, die in den vorangegangenen Kapiteln und Abschnitten der Arbeit entwickelt wurden, rechtlich bereits konkrete Form annehmen.

Dass die Praxis um die Anwendung von FeM einem solchen strengen rechtlichen Rahmen unterliegt, wird besonders mit Blick auf die Eingriffstiefe in die grundrechtlich geschützten Freiheitsrechte sowie auf die mit FeM assoziierten Folgen verständlich, die sich nicht nur auf die rein körperliche Ebene beschränken, sondern sich ebenfalls tiefgreifend auf die psychische Verfassung der Person sowie auf deren Möglichkeiten der Teilhabe im Sozialraum auswirken (können). FeM können je nach Erscheinungsform und Dauer der Anwendung z. B. mit Muskelatrophien, einer Verschlechterung der Steh- und Gehfähigkeit und einer erhöhten Sturzgefahr einhergehen sowie in psychischer und sozialer Hinsicht auch als eine Form der institutionellen Demütigung erfahren werden, da sie bei den Betroffenen ein Gefühl der Ohnmacht, der Hilflosigkeit sowie des Ausgeliefertseins auslösen können.

Ein Weg, diese negativen Konsequenzen in der ethischen Bewertung von FeM zu berücksichtigen, kann vor allem in einer Reflexion und Weitung des Wohlbegriffs bestehen, insofern sich dieser nicht ausschließlich auf die körperliche Gesundheit, sondern ebenso auf die psychische und soziale Dimension des Erlebens und Verhaltens eines Menschen erstrecken sollte. Die ethische Analyse des Wohlbegriffs brachte darüber hinaus zum Vorschein, dass sich das Wohl eines Menschen nicht von dessen Selbstbestimmung trennen lässt; vielmehr ist die – wenn auch je nach Krankheitsphase und -verlauf eingeschränkte – Autonomie von Menschen mit Demenz in den Wohlbegriff zu integrieren. Ein solchermaßen geweitetes Verständnis von Wohl kann nicht zuletzt die beteiligten Akteure dafür sensibilisieren, dass in der Pflege und Versorgung von Menschen mit Demenz eine ganzheitliche Sicht erforderlich ist, die weit über die *restitutio ad integrum* des Körpers hinaus eine *restitutio ad integritatem* des Menschen in seiner körperlichen, seelisch-geistigen und existenziellen Dimension anzielt.

Auf Grundlage der empirischen Datenlage kann festgehalten werden, dass der körperliche Schutz des Betroffenen in professionellen Sorgebeziehungen mitunter die häufigste Begründung von FeM darstellt. Dabei werden FeM vorwiegend zur Prävention von Sturzereignissen oder auch als Antwort auf herausfordernd wahrgenommene Verhaltensweisen eingesetzt, jedoch ist ihre Eignung zu diesen Zwecken in beiden Fällen grundsätzlich fragwürdig geworden. Nicht nur sind Menschen mit Demenz bereits aufgrund der mit der Erkrankung einhergehenden situativen Vulnerabilität, der häufigen Psychopharmakaverordnungen und dem Phänomen der Polypharmazie einem prinzipiellen Sturzrisiko ausgesetzt, es konnte auch gezeigt werden, dass FeM *selbst* einen Risikofaktor für Sturzereignisse darstellen. Vor diesem Hintergrund ist also die kritische Frage zu stellen, inwiefern dasjenige Mittel – sei es ein ruhigstellendes Psychopharmakon, sei es ein aufgestelltes Bettgitter –, das maßgeblich zu einem unerwünschten Ereignis wie einem Sturz beitragen bzw. dieses herbeiführen kann, zur Abwendung eines solchen Ereignisses geeignet sein kann.

Selbiges kann im Fall von auffordernden Verhaltensweisen gelten: Auch hier verdeutlicht die empirische Studienlage, dass besonders psychopharmakologische FeM auffordernde Verhaltensweisen nicht nur maßgeblich begünstigen, sondern auch – man denke an den aufgezeigten Teufelskreis im Rahmen des Delirmanagements – verstärken können. Damit soll in keiner Weise die Ansicht vertreten werden, dass psychopharmakologische Interventionen nicht maßgeblich dazu beitragen können, die Lebensqualität bspw. von Menschen mit Demenz und/oder Delir aufrecht zu erhalten bzw. zu erhöhen – ein Umstand, der im Rahmen dieser Arbeit nie aus dem Blick geraten ist. Im Kontext von FeM bei Menschen mit Demenz sind demgegenüber jedoch all jene Psychopharmakaverordnungen genauer zu hinterfragen, die z. B. aus strukturellen Gründen eine Ruhigstellung der Person anzielen und sich als unnötig bzw. nicht medizinisch indiziert (und daher vermeidbar) charakterisieren lassen. Insofern FeM sowohl als Maßnahme der Sturzprävention als auch als Antwort auf aufforderndes Verhalten jeweils zugleich die *(Mit-)Ursache von* und die *Reaktion auf* ein und dasselbe Problem darstellen, ist ihre Effektivität, das Wohl des Betroffenen in solchen Fällen zu erhalten bzw. zu sichern, prinzipiell in Frage zu stellen. Anders verhält es sich freilich mit FeM, die als *ultima ratio* darauf abzielen, den betroffenen Menschen vor einer akuten Lebensgefahr zu schützen, indem sie die Manipulation bzw. das Entfernen medizinischer Vorrichtungen (wie z. B. Sonden, venöser Zugänge oder Beatmungsgeräte) durch den Betroffenen verhindern. Auch hier ist jedoch darauf hinzuweisen, dass die Datenlage nicht eindeutig den Schluss zulässt, dass sich FeM in jedem Fall eignen, die jeweilige Gefahr für Leib und Leben abzuwenden.

Auf Grundlage dieses Stands der Forschung, der bezüglich der Anwendung von FeM bei Menschen mit Demenz ein facettenreiches Bild des Seinszustands zeichnet, erscheint es erstaunlich, dass solche Maßnahmen nach wie vor in diesem großen Ausmaß verbreitet sind. Aus den Analysen dieser Arbeit kann abgeleitet werden, dass über alle durchaus relevanten strukturellen und rechtlichen Faktoren hinaus vor allem die ethischen Überzeugungen und Haltungen professionell Pflegender und anderer Akteure ihren Umgang mit Menschen mit Demenz und mit FeM gestalten. Die ethischen Argumentationen, die ausgehend von dieser Erkenntnis entwickelt wurden, sind dabei nicht als Theoriebildung um der Theoriebildung willen misszuverstehen, sondern bleiben stets auf dieses Ziel bezogen, eine konkrete, gelebte Ethik professionell Sorgender zu sein.

Die prinzipielle Grundlage einer solchen Ethik besteht in der Anerkennung der Personalität des Menschen mit Demenz selbst, von dem her jede pflegerische Beziehung zu denken und zu begründen ist. In Abwehr reduktionistischzerebrozentrischer Menschenbilder und defizitorientierter Altersbilder, die in Kombination miteinander auch zu der impliziten oder expliziten Annahme führen können, dass Menschen mit Demenz nicht der moralische Status einer Person zukommt, konnte im Rahmen dieser Arbeit gezeigt werden, dass Menschen mit Demenz im vollen Sinn Personen sind – mit allen damit verbundenen ethischen Ansprüchen: Die mit einer Demenzerkrankung verbundenen kognitiven Einbußen sind auch im fortgeschrittenen Stadium nicht als Verlust der Personalität zu deuten, sondern als Entwicklung, in der die Person zunehmend gehindert wird, ihre prinzipiellen Potenziale zu aktualisieren. Dass diese Beeinträchtigung der Aktualisierung eigener Potenziale bei einem Menschen mit Demenz besteht, bemächtigt die Mitmenschen nicht dazu, mit ihm nach eigenem Belieben zu verfahren, sondern bedeutet umgekehrt einen umso höheren ethischen Anspruch auf Anerkennung sowie auf eine Sorge, die darauf ausgerichtet ist, diese Potenziale zu erkennen und nach Möglichkeit bei der Realisierung zu unterstützen.

Dieser Anspruch lässt sich besonders aus einer Analyse der Vulnerabilität von Menschen mit Demenz heraus begründen. Ein Menschenbild, das die prinzipielle Verletzlichkeit des Menschen als ontologisch-anthropologisches Datum der menschlichen Existenz annimmt, vermag dabei in der situativen Vulnerabilität eines Menschen mit Demenz eine Versichtbarung der *conditio humana* zu erkennen. Die situative Vulnerabilität eines Menschen mit Demenz, die in dessen kognitiven Einbußen und anderen damit einhergehenden Beeinträchtigungen besteht, ist also nicht dehumanisierend, sondern stellt vielmehr eine Manifestation der grundsätzlichen menschlichen Verfasstheit dar – ein Ergebnis, das weitreichende Implikationen für die Versorgungspraxis birgt. Dabei wurde wiederholt darauf hingewiesen, dass eine solche Sicht auf die menschliche Vulnerabilität nicht abermals zu ausschließlich defizitorientierten Perspektiven führen darf, sondern stets in Ergänzung durch die Potenzialperspektive zu denken ist.

Die Anerkennung der Vulnerabilität von Menschen mit Demenz schließt darüber hinaus die Erkenntnis ein, dass sich Menschsein nur in Beziehungen verwirklichen kann: Personsein impliziert immer schon *In-Beziehung-Sein*. Diese grundsätzliche Bezogenheit des Menschen auf den Anderen erfährt in Sorgebeziehungen eine deutliche Konkretion, da das Wesen pflegerischer Sorge – wie ein beziehungszentriertes Pflegeverständnis unterstreicht – im Kern *Beziehungsgestaltung* ist. Mit der Beziehungsdimension ist nicht nur das unmittelbare Verhältnis von Pflegeempfängern und Pflegenden angesprochen, sondern ebenso die Rolle von An- und Zugehörigen, rechtlichen Betreuern bzw. Bevollmächtigten

sowie schließlich die strukturellen und institutionellen Rahmenbedingungen, die
diese Beziehungsgestaltung ermöglichen oder behindern können. Aus der empirischen Studienlage wird dabei deutlich, dass eine auf die Beziehungsgestaltung
ausgerichtete Pflege von Menschen mit Demenz besonders in akutstationären
Versorgungsformen trotz einiger Positivbeispiele vielerorts erschwert ist, was
nicht zuletzt auch auf die institutionellen bzw. strukturellen Gegebenheiten
zurückzuführen ist.

Besonders der Institutions- bzw. der Leitungsebene kommt bezogen auf die
Thematik dieser Arbeit die Aufgabe zu, eine Pflegekultur und professionelle Haltung zu schaffen, die eine pauschale und potenziell demütigende Anwendung von
FeM ablehnt und demgegenüber in jedem Einzelfall alle adäquaten alternativen
Handlungskonzepte und Mittel ausschöpft. FeM müssen dabei aus ethischer Sicht
zu ihrem jeweilig beabsichtigten Zweck angemessen und erforderlich sein, was
genauer gesagt bedeutet, dass die Verhältnismäßigkeit der erwogenen Maßnahme
auch in Bezug auf Eingriffstiefe und -dauer gewährleistet sein muss. Zudem
sind FeM nur dann anzuwenden, wenn durch eine umfassende pflegefachlich-
ethischen Analyse alle in Frage kommenden alternativen Handlungskonzepte und
milderen Mittel als unwirksam ausgeschlossen werden konnten und die FeM
somit das letztmögliche Mittel darstellt. Dies ist besonders deswegen bedenklich,
da vor dem Hintergrund der vorangegangenen Analysen davon auszugehen ist,
dass FeM in der Praxis häufig weniger die *ultima* als vielmehr die *prima ratio* darstellen. Des Weiteren dürfen FeM zur Abwehr einer drohenden gesundheitlichen
Gefahr keine zusätzlichen Schäden oder Risiken im Sinne einer sekundären Vulnerabilität bergen und müssen schließlich im Interesse des möglichst umfassend
ermittelten mutmaßlichen Willens der betroffenen Person Anwendung finden. Bei
der Ermittlung dieses Willens ist erneut die Beziehungskomponente zu betonen,
insofern dieser nur unter Einbeziehung der beteiligten Akteure – einschließlich
An- und Zugehöriger bzw. rechtlicher Betreuer bzw. Bevollmächtigter – und nicht
zuletzt des Betroffenen selbst ergründet werden kann. Schließlich ist mit einem
weiteren Aspekt, dem Selbstbestimmungskriterium, zum Ausdruck gebracht, dass
wohltätige Zwangsmaßnahmen wie FeM dazu dienen sollen, die selbstbestimmte
Lebensführung und Alltagsgestaltung der pflegebedürftigen Person zu erhalten,
zu fördern oder im Sinne rehabilitativer Maßnahmen wiederherzustellen.

Besonders dieses letztere Kriterium bedarf einer umfassenden Analyse: Tatsächlich besteht eine Hauptimplikation der Anerkennung der Personalität und
Vulnerabilität des Menschen mit Demenz in Bezug auf FeM darin, dass die Freiheit und Autonomie der Betroffenen auch und gerade dann zu achten und zu
schützen ist, wenn sie sich krankheitsbedingt nicht mehr eindeutig ausdrücken
und manifestieren kann. Die Begegnung und Beschäftigung mit Menschen mit

Demenz regt hier eine erneute Reflexion an, wie *Menschsein* und menschliche Autonomie zu denken sind: Autonomie ist demnach nicht als beziehungslose Autarkie zu verstehen, sondern vollzieht sich graduell und stets in relationaler Bezogenheit auf den Anderen. Die Erkenntnis der *Gradualität* und *Relationalität* von Autonomie hilft zu erkennen, inwiefern gerade auch leiblich vermittelte, nonverbale Willensbekundungen von Menschen mit Demenz als Manifestationen der Selbstbestimmung (im Rahmen ihrer Möglichkeiten) wahrzunehmen sind. An fürsorglich intendierte pflegerische Handlungen wie FeM ist somit der Maßstab anzulegen, ob es durch diese gelingt, der Selbstbestimmung von Menschen mit Demenz einen Entfaltungs- und Verwirklichungsraum zu schaffen bzw. zu erhalten, in dem diese im Sinne einer assistierten Autonomie ihren Bedürfnissen und Zielen – und seien diese noch so alltäglich – nachgehen können. Darin liegt die Bedeutung eines Fürsorgeverständnisses, das in fürsorglichem Handeln nicht die *einspringend-beherrschende* Substitution, sondern die *vorspringend-befreiende* Unterstützung der Selbstbestimmung des Sorgeempfängers verfolgt. Eine für sich genommen positive Intention kann im ersteren Fall gepaart mit defizitorientierten Altersbildern zu einer falsch verstandenen Fürsorge führen, die sich etwa darin äußert, den Menschen mit Demenz als übermäßig schutzbedürftig anzusehen und seine noch erhaltenen Potenziale zu verkennen. Eine Perspektive, die hilft, diese Potenziale zu erkennen, besteht demgegenüber besonders in der Achtsamkeit für die vielfältigen Manifestationsformen, durch die sich das Innere einer Person *leiblich* mitteilen und manifestieren kann.

Ohnehin kann die unbedingte Vergegenwärtigung und Berücksichtigung der Leiblichkeit als eines der Leitmotive der vorliegenden Untersuchung herausgestellt werden. Ein besonderes Anliegen, das durch die Fokussierung der leiblichen Dimension verfolgt wurde, bestand darin, aufzuzeigen, dass sich die behandelten Themenkomplexe der Personalität, der Vulnerabilität und der Freiheit bzw. Autonomie nicht in einem luftleeren Raum der Ideen ereignen, sondern unmittelbar an bzw. in dem – Psychisches und Physisches umgreifenden – Leib des Menschen. So kann etwa ausgehend von Erkenntnissen der Leibphänomenologie eine dualistische Trennung von Körper und Geist, die mit der Reduktion des Menschen auf letzteres einhergehen kann, abgewehrt bzw. korrigiert werden, um aufzuzeigen, dass sich die Personalität eines Menschen immer schon leiblich konstituiert. Dies gilt dabei weit bis in späte Stadien einer Demenzerkrankung hinein, insofern hier Teile des Leibgedächtnisses noch erhalten sind, die die sogenannten *Inseln des Selbst* eines Menschen mit Demenz erkennen lassen. In leiblichen Aktionen und Reaktionen des Menschen mit Demenz sind – so ist wiederum vor dem

Hintergrund phänomenologischer Analysen deutlich geworden – keine automatischen, rein körperlichen Prozesse oder Symptome zu sehen, sondern Ausdrücke der menschlichen Freiheit und Selbstbestimmung.

Vor diesem Hintergrund können auch solche Verhaltensweisen von Menschen mit Demenz neu gedeutet werden, deren Sinn sich auf den ersten Blick nicht erschließt und die häufig als ‚herausforderndes Verhalten' klassifiziert bzw. stigmatisiert werden. Gegenüber einer solchen pathologisierenden Sichtweise ist davon auszugehen, dass sich hinter Verhaltensweisen dieser Art eine implizite Aufforderung verbirgt, die auf ein Bedürfnis des Menschen mit Demenz verweist. In diesem Sinne wird die Ansicht geteilt, dass von *auffordemdem* Verhalten zu sprechen ist, um die Intentionalität dieser Verhaltensweisen zu betonen. Auch in anderen Kontexten wie z. B. Elderspeak und den Analysen zur falsch verstandenen Fürsorge ist bereits angeklungen, dass solche sprachlichen Unterschiede auch tatsächliche Unterschiede im Denken und Handeln der beteiligten Akteure zur Folge haben können. Insofern beginnt achtsames professionelles Sorgehandeln schon im Bereich des Sprachgebrauchs und der darin – wenn auch implizit – zum Ausdruck gebrachten Haltungen. Werden ‚herausfordernd' wahrgenommene Verhaltensweisen von Menschen mit Demenz als *auffordernde* erkannt, so wird gleichzeitig verstanden, dass sich in ihnen nicht die *Demenzerkrankung* eines Menschen ausdrückt, sondern ein *Mensch* mit Demenz. FeM stellen in der Pflege und Betreuung von Menschen mit Demenz in den allerwenigsten Fällen eine adäquate Reaktion auf aufforderndes Verhalten dar: Es geht an dieser Stelle vielmehr darum, das Verhalten eines Menschen sowie seinen leiblichen Ausdruck in Sprache, Mimik, Gestik und Körperhaltung auf seinen inneren Sinn zu befragen und zu deuten, um angemessen auf die Bedürfnisse des Menschen antworten zu können. Auf diese Weise eröffnen sich auch alternative Wege, wenn es um Fragen wie das Für und Wider von FeM in solchen Pflegesituationen geht. Während FeM häufig die Ausübung solchen Verhaltens verhindern, ohne dessen Ursachen angemessen zu begegnen, bringt eine verstehende Herangehensweise die Chance mit sich, dass unerkannten Schmerzen oder unbefriedigten Bedürfnissen des Menschen mit Demenz adäquat begegnet werden kann.

Erkennt man im Leib das Handlungsmedium, durch das der Mensch seinen inneren Willen in eine äußere Tat verwirklichen kann, so kann daraus gefolgert werden, dass der Leib geradezu die Versichtbarung und Verwirklichung menschlicher Freiheit darstellt. Das Verhältnis von Freiheit und Leiblichkeit zu reflektieren, kann für die ethische Bewertung von FeM sowie für die Pflegepraxis überaus gewinnbringend sein, da somit auch neue Perspektiven auf die verschiedenen Erscheinungsformen von FeM eröffnet werden können: Am

Beispiel der Verabreichung von Psychopharmaka mit dem Primärziel der Ruhigstellung konnte erwiesen werden, dass diese trotz ihrer weniger einschneidend
wirkenden äußeren Erscheinungsweise einen mindestens genauso schweren Eingriff in die menschliche Freiheit darstellen wie bspw. körpernahe Formen von
FeM. Durch solche Interventionen wird dem Menschen mit Demenz ganz oder
zumindest teilweise seine freie Verfügung über den Leib entzogen. Der Leib
kann in dieser Hinsicht nicht mehr seiner Funktion als Umschlagstelle geistiger Kausalität in Naturkausalität dienen. Auch ist durch die Auswirkungen von
ruhigstellenden Psychopharmaka nicht nur die Willensausübung, sondern bereits
die Willensbildung stark beeinträchtigt, wenn nicht gar verunmöglicht.

Als Verwirklichungsmedium der Freiheit ist der menschliche Leib zugleich
der ‚Ort‘, an dem sich die ethischen Ansprüche der Person direkt und leibhaftig
ausdrücken. In diesem Sinne kann von einer manifesten Würde des Leibes gesprochen werden, die sich vor allem in der zu bewahrenden leiblichen Souveränität
des Menschen äußert. Professionelles Sorgehandeln sollte darauf gerichtet sein, in
den Verhaltensweisen eines Menschen mit Demenz den leiblichen Ausdruck des
Selbst zu suchen. In dem Maße, in dem die Fähigkeit zur leiblichen Selbstkultivierung und anderen Vollzügen der Freiheit krankheitsbedingt nachlässt, stellt
sich Pflegenden der Imperativ, den Pflegeempfänger bei der eingeschränkten
Ausübung seiner Autonomie zu unterstützen.

Dem Anspruch dieser Untersuchung zufolge leitet sich dieser Imperativ
wie auch die anderen entwickelten ethischen Grundlagen nicht vornehmlich
aus abstrakten Prinzipien ab, sondern primär aus der Begegnung mit dem
Menschen mit Demenz in seiner leiblich vermittelten Vulnerabilität. Mit der
phänomenologisch-ethischen Analyse der Vulnerabilität konnte aufgezeigt werden, dass die interpersonale Begegnung mit dem Anderen die Struktur des
Antlitzes aufweist, in dem die letztliche Unverfügbarkeit des Anderen zugleich
mit dessen existenzieller Verletzlichkeit ausgedrückt ist. Mit dieser leiblich manifesten Vulnerabilität des *Antlitzes* konfrontiert, erfährt der Mensch einen direkten
ethischen Anspruch, den Anderen zu achten und zu schützen und sich dabei
stets dessen Einzigartigkeit und Unersetzbarkeit bewusst zu bleiben. Für professionelle Sorgebeziehungen lässt sich daraus die ethische Forderung ableiten, das
Antlitz des Menschen mit Demenz nicht zu meiden, sondern sich in zwischenleiblicher Einstimmung auf diesen hin zu öffnen. Von dem Antlitz des Anderen
angerufen, wird der Sorgende von dem Sorgeempfänger in die Pflicht genommen, Antwort zu geben. Auch im Falle von wohltätigen Zwangsmaßnahmen wie
FeM lassen sich letztlich alle ethischen Sollensansprüche zurückführen auf diese
fundamentale Ansprache durch das Antlitz des Menschen mit Demenz.

Literaturverzeichnis

ABRAHAM, J.; KUPFER, R.; BEHNCKE, A.; BERGER-HÖGER, B.; ICKS, A.; HAASTERT, B.; MEYER, G.; KÖPKE, S.; MÖHLER, R.: „Implementation of a multicomponent intervention to prevent physical restraints in nursing homes (IMPRINT): A pragmatic cluster randomized controlled trial", in: *International Journal of Nursing Studies*, Bd. 96 (2019), S. 27–34.

AGENS, J. E.: „Chemical and physical restraint use in the older people", in: *British Journal of Medical Practitioners*, Bd. 3, H. 1 (2010), S. 302–307.

ALLOA, E.; BEDORF, T.; GRÜNY, C.; KLASS, T. N.: „Einleitung", in: Dies. (Hrsg.): *Leiblichkeit. Geschichte und Aktualität eines Konzepts*, Tübingen, 2012.

AŚVAGHOṢA: Buddha-karita, übers. v. COWELL, E. B. in: MÜLLER, M. (Hrsg.): Buddhist Mahayana Texts. Part 1 (Sacred Books of the East 49), Oxford, 1894.

AUGUSTINUS: Confessiones. Bekenntnisse, übers., hrsg. u. komm. v. FLASCH, K.; MOJSISCH, B., Stuttgart, 2009.

BÄR, M.: „Sinn im Angesicht von Alzheimerdemenz – Ein phänomenologisch-existenzieller Zugang zum Verständnis demenzieller Erkrankungen", in: KRUSE, A. (Hrsg.): *Lebensqualität bei Demenz? Zum gesellschaftlichen und individuellen Umgang mit einer Grenzsituation im Alter*, Heidelberg, 2010, S. 249–259.

BANERJEE, S.: *The use of antipsychotic medication for people with dementia: Time for action. A report for the Minister of State for Care Services*, London, 2009.

BARTHOLOMEYCZIK, S.; HALEK, M.: „Pflege von Menschen mit Demenz", in: JACOBS, K.; KUHLMEY, A.; GREß, S.; KLAUBER, J.; SCHWINGER, A. (Hrsg.): *Pflege-Report 2017. Schwerpunkt: Die Versorgung der Pflegebedürftigen*, Stuttgart, 2017, S. 51–62.

BARTHOLOMEYCZIK, S.; HALEK, M.; SOWINSKI, C.; BESSELMANN, K.; DÜRRMANN, P.; HAUPT, M.; KUHN, C.; MÜLLER-HERGL, C.; PERRAR, K. M.; RIESNER, C.; RÜSING, D.; SCHWERDT, R.; VAN DER KOOIJ, C.; ZEGELIN, A.: *Rahmenempfehlungen zum Umgang mit herausforderndem Verhalten bei Menschen mit Demenz in der stationären Altenhilfe*, hrsg. v. BUNDESMINISTERIUM FÜR GESUNDHEIT, Witten, 2006.

BAUER, A.; BRAUN, C., in: BAUER, A.; KLIE, T.; LÜTGENS, K. (Hrsg.): *Heidelberger Kommentar zum Betreuungs- und Unterbringungsrecht-HK-BUR online (April 2020)*, § 1906.

© Der/die Herausgeber bzw. der/die Autor(en) 2023
S. Ritzi, *Freiheitseinschränkende Maßnahmen bei Menschen mit Demenz in professionellen Sorgebeziehungen*,
https://doi.org/10.1007/978-3-658-39761-6

BAYERISCHES STAATSMINISTERIUM FÜR GESUNDHEIT UND PFLEGE (Hrsg.): *Verantwortungsvoller Umgang mit freiheitsentziehenden Maßnahmen in der Pflege. Leitfaden des Bayerischen Landespflegeausschusses*, München, 2015.

BECKER, C.; KLIE, T.: *Abschlussbericht zum Modellvorhaben Reduktion von körpernaher Fixierung bei demenzerkrankten Heimbewohnern*, Stuttgart; Freiburg, 2008.

BEERENS, H. C.; SUTCLIFFE, C.; RENOM- GUITERAS, A.; SOTO, M. E.; SUHONEN, R.; ZABALEGUI, A.; BÖKBERG, C.; SAKS, K.; HAMERS, J. P. H.: „Quality of Life and Quality of Care for People With Dementia Receiving Long Term Institutional Care or Professional Home Care: The European RightTimePlaceCare Study", in: *Journal of the American Medical Directors Association*, Bd. 15 (2014), S. 54–61.

BEHRENDT, S.; SCHWINGER, A.; TSIASIOTI, C.; STAMMANN, C.; WILLMS, G.; HASSELER, M.; STUDINSKI, E.; ÖZDES, T.; KREBS, S.; KLAUBER, J.: „Multisektorale Schnittstelle: Hospitalisierungen von Pflegeheimbewohnenden mit Schwerpunkt Sturz", in: KLAUBER, J.; WASEM, J.; BEIVERS, A.; MOSTERT, C. (Hrsg.): *Krankenhaus-Report 2021. Versorgungsketten – Der Patient im Mittelpunkt*, Open-Access-Publikation, 2021, S. 249–266.

BELLENGER, E. N.; IBRAHIM, J. E.; LOVELL, J. J.; BUGEJA, L.: „The Nature and Extent of Physical Restraint-Related Deaths in Nursing Homes: A Systematic Review", in: *Journal of Aging and Health*, Bd. 30, H. 7 (2018), S. 1042–1061.

BENZINGER, P.; EIDAM, A.; BAUER, J. M.: „Klinische Bedeutung der Erfassung von Frailty", in: *Zeitschrift für Gerontologie und Geriatrie*, Bd. 54, H. 3 (2021), S. 285–296.

BERLIN, Isaiah: „Two Concepts of Liberty", in: Ders.: *Liberty: Incorporating 'Four Essays on Liberty'*, Oxford, 2002, S. 166–217.

BERZLANOVICH, A.; KIRSCH, S.; HEROLD- MAJUMDAR, A.; KOHLS, N.: „Verletzungen von Rechten Pflegebedürftiger 13.3 Freiheitsberaubung aus Fürsorge?! – Die Anwendung freiheitsentziehender Maßnahmen in der Pflege", in: GAERTNER, T.; KNOBLICH, S.; MUCK, T.; RIEGER, M. (Hrsg.): *Die Pflegeversicherung. Handbuch zur Begutachtung, Qualitätsprüfung, Beratung und Fortbildung*, Berlin; Boston, ⁴2020, S. 637–646.

BERZLANOVICH, A.; KOHLS, N.: „Freiheitsentziehende Maßnahmen (FeM) in der Pflege von Menschen mit Demenz: Probleme und Alternativen", in: KRUSE, A. (Hrsg.): *Lebensqualität bei Demenz? Zum gesellschaftlichen und individuellen Umgang mit einer Grenzsituation im Alter*, Heidelberg, 2010, S. 355–361.

BERZLANOVICH, A.; SCHÖPFER, J.; KEIL, W.: „Todesfälle bei Gurtfixierungen", in: *Deutsches Ärzteblatt*, Jg. 109, H. 3 (2012), S. 27–32.

BICKEL, H.; HENDLMEIER, I.; HEßLER, J. B.; JUNGE, M. N.; LEONHARDT- ACHILLES, S.; WEBER, J.; SCHÄUFELE, M.: „The Prevalence of Dementia and Cognitive Impairment in Hospitals", in: *Deutsches Ärzteblatt International*, Bd. 115 (2018), S. 733–740.

BICKEL, H.; SCHÄUFELE, M.; HENDLMEIER, I.; HEßLER-KAUFMANN, J. B.: *Demenz im Allgemeinkrankenhaus – Ergebnisse einer epidemiologischen Feldstudie. General Hospital Study (GHoSt)*, 2019, hrsg. v. ROBERT BOSCH STIFTUNG, Stuttgart, 2019.

BIELEFELDT, H.: „Die Menschenrechte Älterer. Grundsatzüberlegungen und praktische Beispiele", in: FREWER, A.; KLOTZ, S.; HERRLER, C.; BIELEFELDT, H. (Hrsg.): *Gute Behandlung im Alter? Menschenrechte und Ethik zwischen Ideal und Realität*, Bielefeld, 2020, S. 43–66.

BLEIJLEVENS, M. H. C.; WAGNER, L.; CAPEZUTI, E.; HAMERS, J. P. H.: „Physical Restraints: Consensus of a Research Definition Using a Modified Delphi Technique", in: *Journal of the American Geriatrics Society*, Bd. 64, H. 11 (2016), S. 2307–2310.

BOBBERT, M.: „Pflegeethik als neue Bereichsethik: Konturen, Inhalte, Beispiele", in: *Zeitschrift für medizinische Ethik*, Bd. 49 (2003), S. 43–63.

BORSCHE, T.; KAULBACH, F.: „Leib, Körper", in: GRÜNDER, J. R. K. (Hrsg.): *Historisches Wörterbuch der Philosophie*, Darmstadt, 1980, S. 173–185.

BOZZARO, C.: *Das Leiden an der verrinnenden Zeit. Alter, Leid und Zeit am Beispiel der Anti-Aging-Medizin*, Stuttgart, 2014.

BRANDENBURG, H.; BARANZKE, H.: „Editorial. Personzentrierte Langzeitpflege – Herausforderungen und Perspektiven", in: *Zeitschrift für medizinische Ethik*, Bd. 63 (2017), S. 3–14.

BREDTHAUER, D.: „Freiheitseinschränkende Maßnahmen: rechtlich legitimiert, aber fachlich begründbar? – Handlungsempfehlungen aus den ReduFix-Projekten", in: STOPPE, G. (Hrsg.): *Die Versorgung psychisch kranker alter Menschen. Bestandsaufnahme und Herausforderung für die Versorgungsforschung*, Köln, 2011, S. 263–274.

BREDTHAUER, D.; BECKER, C.; EICHNER, B.; KOCZY, P.; NIKOLAUS, T.: „Factors relating to the use of physical restraints in psychogeriatric care", in: *Zeitschrift für Gerontologie und Geriatrie*, Bd. 38, H. 1 (2005), S. 10–18.

BROOKER, D.; DRÖES, R.-M.; EVANS, S.: „Framing outcomes of post-diagnostic psychosocial interventions in dementia: the Adaptation-Coping Model and adjusting to change", in: *Working with Older People*, Bd. 21, H. 1 (2017), S. 13–21.

BÜTER, K.; MOTZEK, T.; DIETZ, B.; HOFRICHTER, L.; JUNGE, M.; KOPF, D.; LÜTZAU-HOHLBEIN, H. v.; TRAXLER, S.; ZIESCHANG, T.; MARQUARDT, G.: „Demenzsensible Krankenhausstationen. Expertenempfehlungen zu Planung und Gestaltung", in: *Zeitschrift für Gerontologie und Geriatrie*, Bd. 50, H. 1 (2017), S. 67–72.

BUNDESAMT FÜR JUSTIZ, REFERAT III 3: *Betreuungsverfahren. Zusammenfassung der Bundesergebnisse für die Jahre 2012 bis 2017*), Stand: 30. November 2018*, https://www.bundesjustizamt.de/DE/SharedDocs/Publikationen/Justizstatistik/Betreuungsverfahren.pdf;jsessionid=BE007B290ED4DA3AF96E60D16AE60562.2_cid503?__blob=publicationFile&v=14 (Zugriff: 16.06.2021).

BUNDESINSTITUT FÜR ARZNEIMITTEL UND MEDIZINPRODUKTE: *Informationen zu Fixierungssystemen, Referenz-Nr.: 913/0704, 08.07.2004*, https://www.bfarm.de/SharedDocs/Risikoinformationen/Medizinprodukte/DE/fixierungssysteme.html (Zugriff: 05.08.2021).

BUNDESMINISTERIUM DER JUSTIZ UND FÜR VERBRAUCHERSCHUTZ (Hrsg.): *Betreuungsrecht. Mit ausführlichen Informationen zur Vorsorgevollmacht*, Berlin, 2020.

BUNDESMINISTERIUM FÜR FAMILIE, SENIOREN, FRAUEN UND JUGEND (Hrsg.): *Charta der Rechte hilfe- und pflegebedürftiger Menschen*, Berlin, [14]2020.

BUNDESVERFASSUNGSGERICHT: Beschluss des Ersten Senats vom 20. Oktober 1992 – 1 BvR 698/89 -, Rn. 1–124.

BUNDESVERFASSUNGSGERICHT: Urteil BVerfG, Urteil des Zweiten Senats vom 24. Juli 2018 – 2 BvR 309/15 -, Rn. 1–131.

BURKHARDT, H.: „Pharmakotherapie und geriatrische Syndrome", in: WEHLING, M., BURKHARDT, H. (Hrsg.): *Arzneitherapie für Ältere*, Berlin, 2019, S. 281–325.

CAPEZUTI, E.; MAISLIN, G.; STRUMPF, N.; EVANS, L. K.: „Side Rail Use and Bed-Related Fall Outcomes Among Nursing Home Residents", in: *Journal of the American Geriatrics Society*, Bd. 50, Nr. 1 (2002), S. 90–96.

CAPEZUTI, E.; STRUMPF, N. E.; EVANS, L. K.; GRISSO, J. A.; MAISLIN, G.: „The Relationship Between Physical Restraint Removal and Falls and Injuries Among Nursing Home Residents", in: *Journal of Gerontology: Medical Sciences*, Bd. 53A, Nr. 1 (1998), S. M47–M52.

CAPEZUTI, E.; WAGNER, L. M.; BRUSH, B. L.; BOLTZ, M.; RENZ, S.; TALERICO, K. A.: „Consequences of an Intervention to Reduce Restrictive Side Rail Use in Nursing Homes", in: *Journal of the American Geriatrics Society*, Bd. 55, Nr. 3 (2007), S. 334–341.

CHIU, Y.; BERO, L.; HESSOL, N. A.; LEXCHIN, J.; HARRINGTON, C.: „A literature review of clinical outcomes associated with antipsychotic medication use in North American nursing home residents", in: *Health Policy*, Bd. 119 (2015), S. 802–813.

COHEN- MANSFIELD, J.: „Nonpharmacologic Treatment of Behavioral Disorders in Dementia", in: *Current Treatment Options in Neurology*, Bd. 15 (2013), S. 765–785.

COORS, M.: *Altern und Lebenszeit. Phänomenologische und theologische Studien zu Anthropologie und Ethik des Alterns*, Tübingen, 2020.

COORS, M.: „Embodied Time. The Narrative Refiguration of Aging", in: SCHWEDA, M.; COORS, M.; BOZZARO, C. (Hrsg.): *Aging and Human Nature. Perspectives from Philosophical, Theological, and Historical Anthropology*, Cham, 2020, S. 129–141.

DER WERDENFELSER WEG – DAS ORIGINAL: https://www.werdenfelser-weg-original.de/ (Zugriff: 05.09.2021).

DESCARTES, R.: *Meditationes de prima philosophia*, hrsg. v. GÄBE, L., Hamburg, 1959.

DEUSCHL, G.; MAIER, W. ET AL.: *S3-Leitlinie Demenzen, 2016*, in: DEUTSCHE GESELLSCHAFT FÜR NEUROLOGIE (Hrsg.): *Leitlinien für Diagnostik und Therapie in der Neurologie*, Online: https://dgn.org/leitlinien/leitlinie-diagnose-und-therapie-von-demenzen-2016/ (Zugriff: 12.08.2021).

DEUTSCHER BUNDESTAG, 18. WAHLPERIODE: *Kleine Anfrage Freiheitsentziehende Maßnahmen in der Altenpflege* (Drucksache 18/13049).

DEUTSCHER BUNDESTAG, 18. WAHLPERIODE: *Antwort der Bundesregierung* (Drucksache 18/13176).

DEUTSCHER ETHIKRAT (Hrsg.): *Hilfe durch Zwang? Professionelle Sorgebeziehungen im Spannungsfeld von Wohl und Selbstbestimmung. Stellungnahme*, Berlin, 2018.

DEUTSCHER ETHIKRAT (Hrsg.): *Demenz und Selbstbestimmung. Stellungnahme*, Berlin, 2012.

DEUTSCHE GESELLSCHAFT FÜR GERONTOLOGIE UND GERIATRIE (DGGG); DEUTSCHE GESELLSCHAFT FÜR PSYCHIATRIE UND PSYCHOTHERAPIE, PSYCHOSOMATIK UND NERVENHEILKUNDE (DGPPN); DEUTSCHE GESELLSCHAFT FÜR NEUROLOGIE (DGN) (Hrsg.): *Einwilligung von Menschen mit Demenz in medizinische Maßnahmen. Interdisziplinäre S2k-Leitlinie für die medizinische Praxis*, Stuttgart, 2020.

DEUTSCHES NETZWERK FÜR QUALITÄTSENTWICKLUNG IN DER PFLEGE (Hrsg.): *Expertenstandard Sturzprophylaxe in der Pflege. Entwicklung – Konsentierung – Implementierung* (Schriftenreihe des Deutschen Netzwerks für Qualitätsentwicklung in der Pflege), Osnabrück, 2006.

DEUTSCHES NETZWERK FÜR QUALITÄTSENTWICKLUNG IN DER PFLEGE (Hrsg.): *Expertenstandard Sturzprophylaxe in der Pflege – 1. Aktualisierung 2013* (Schriftenreihe des Deutschen Netzwerks für Qualitätsentwicklung in der Pflege), Osnabrück, 2013.

DEUTSCHES NETZWERK FÜR QUALITÄTSENTWICKLUNG IN DER PFLEGE (Hrsg.): *Expertenstandard Beziehungsgestaltung in der Pflege von Menschen mit Demenz. Sonderdruck einschließlich Kommentierung und Literaturstudie* (Schriftenreihe des Deutschen Netzwerks für Qualitätsentwicklung in der Pflege), Osnabrück, 2018.

DEWING, J.: „Personhood and dementia: revisiting Tom Kitwood's ideas", in: *International Journal of Older People Nursing*, Bd. 3, H. 1 (2008), S. 3–13.

DEWING, J.; DIJK, S.: „What is the current state of care for older people with dementia in general hospitals? A literature review", in: *Dementia*, Bd. 15, H. 1 (2016), S. 106–124.

DREIER, H., in: Ders. (Hrsg.): *Grundgesetz-Kommentar, Bd. 1: Artikel 1–19*, Tübingen, [3]2013.

EGGERT, S.; SCHNAPP, P.; SULMANN, D.: *Aggression und Gewalt in der informellen Pflege*, hrsg. v. ZENTRUM FÜR QUALITÄT IN DER PFLEGE, Berlin, 2018.

EGGERT, S.; SULMANN, D.: „Phänomene von Gewalt gegen ältere Menschen 2.2 Gewalt gegen (ältere) pflegebedürftige Menschen in Deutschland – eine quantitative Annäherung", in: SUHR, R.; KUHLMEY, A. (Hrsg.): *Gewalt und Alter*, Berlin; Boston, 2020, S. 47–56.

EISELE, J. in: SCHÖNKE, A.; SCHRÖDER, H. (Hrsg.): *Strafgesetzbuch-Kommentar*, München, [30]2019.

ENGELFRIED, U.: *Unterbringungsrecht in der Praxis – Freiheitsentziehende Maßnahmen im Betreuungs- und Vormundschaftsrecht*, Köln, [2]2020.

ENSINK, G.: *„Und trotzdem möchte ich nichts Anderes tun". Die kognitive Repräsentation des Pflegeberufs bei Pflegefachkräften in der stationären Altenpflege* (Diss.), Universität Heidelberg, 2014.

EVANS, L. K.; COTTER, V. T.: „Avoiding Restraints in Patients with Dementia. Understanding, prevention, and management are the keys", in: *American Journal of Nursing*, Bd. 108, H. 3 (2008), S. 40–49.

EVANS, D.; WOOD, J.; LAMBERT, L.: „Patient injury and physical restraint devices: a systematic review", in: *Journal of Advanced Nursing*, Bd. 41, H. 3 (2003), S. 274–282.

EVRIPIDOU, M.; CHARALAMBOUS, A.; MIDDLETON, N.; PAPASTAVROU, E.: „Nurses' knowledge and attitudes about dementia care: Systematic literature review", in: *Perspectives in Psychiatric Care*, Bd. 55, H. 1 (2019), S. 48–60.

FERGUSON, C.; KEADY, J.: „The mental health needs of older people and their carers: exploring tensions and new directions", in: NOLAN, M.; DAVIES, S.; GRANT, G. (Hrsg.): *Working with older people and their families. Key issues in policy and practice*, Buckingham; Philadelphia, 2001, S. 120–138.

FERRÃO, S. A. D. S.; BLEIJLEVENS, M. H. C.; JORGE NOGUEIRA, P.; PEREIRA HENRIQUES, M. A.: „A cross-sectional study on nurses' attitudes towards physical restraints use in nursing homes in Portugal", in: *Nursing Open*, Bd. 8 (2021), S. 1571–1577.

FISCHER, T.: *Beck'sche Kurz-Kommentare, Band 10: Strafgesetzbuch mit Nebengesetzen*, München, [67]2020.

FISCHER, T.; KUHLMEY, A.; SIBBEL, R.; NORDHEIM, J.: „Die deutsche Fassung der ‚Serial Trial Intervention' (STI-D) Entwicklung und Testung eines pflegerischen Ansatzes zur Reduktion von herausforderndem Verhalten bei Menschen mit Demenz", in: *Zeitschrift für Gerontopsychologie & -psychiatrie*, Bd. 21, H. 3 (2008), S. 199–203.

FREWER, A.: „Ältere Menschen in der Sprache der Medizin. Ethische Fragen von Ausgrenzung und Ageism", in: FREWER, A.; KLOTZ, S.; HERRLER, C.; BIELEFELDT, H. (Hrsg.): *Gute Behandlung im Alter? Menschenrechte und Ethik zwischen Ideal und Realität*, Bielefeld, 2020, S. 67–94.

FRÜHWALD, T.; WEISSENBERGER- LEDUC, M.; JAGSCH, C.; SINGLER, K.; GURLIT, S.; HOFMANN, W.; BÖHMDORFER, B.; IGLSEDER, B.: „Delir. Eine interdisziplinäre Herausforderung", in: *Zeitschrift für Gerontologie und Geriatrie*, Bd. 47, H. 5 (2014), S. 425–440.

FUCHS, T.: „Die Würde des menschlichen Leibes", in: HÄRLE, W.; VOGEL, B. (Hrsg.): *Begründung von Menschenwürde und Menschenrechten*, Freiburg; Basel; Wien, 2008, S. 202–219.

FUCHS, T.: „Das Leibgedächtnis in der Demenz", in: KRUSE, A. (Hrsg.): *Lebensqualität bei Demenz? Zum gesellschaftlichen und individuellen Umgang mit einer Grenzsituation im Alter*, Heidelberg, 2010, S. 231–242.

FUCHS, T.: „Zwischen Leib und Körper", in: HÄHNEL, M.; KNAUP, M. (Hrsg.): *Leib und Leben Perspektiven für eine neue Kultur der Körperlichkeit*, Darmstadt, 2013, S. 82–93.

FUCHS, T.: „Verkörperte Emotionen – Wie Gefühl und Leib zusammenhängen.", in: *Psychologische Medizin*, Jg. 25, H. 1 (2014), S. 13–20.

FUCHS, T.: „Körper haben oder Leib sein", in: *Gesprächspsychotherapie und Personzentrierte Beratung*, Bd. 3 (2015), S. 147–153.

FUCHS, T.: *Leib, Raum, Person. Entwurf einer phänomenologischen Anthropologie*, Stuttgart, ²2018.

FUCHS, T.: „Die leibliche Kontinuität des Selbst – Leibgedächtnis und Selbstsorge in der Demenz", in: ZIMMERMANN, H.-P.; PENG- KELLER, S. (Hrsg.): *Selbstsorge bei Demenz. Alltag, Würde, Spiritualität*, Frankfurt/Main; New York, 2021, S. 59–76.

FUCHS, T.: „Leiblichkeit und personale Identität in der Demenz", in: Ders.: *Verteidigung des Menschen*, Berlin, ³2021, S. 278–295. Erstmals erschienen in: *Deutsche Zeitschrift für Philosophie*, Bd. 66 (2018), S. 48–61.

GALAZZI, A.; ADAMINI, I.; CONSONNI, D.; ROSELLI, P.; RANCATI, D.; GHILARDI, G.; GRECO, G.; SALINARO, G.; LAQUINTANA, D.: „Accidental removal of devices in intensive care unit: An eight-year observational study", in: *Intensive & Critical Care Nursing*, Bd. 54 (2019), S. 34–38.

GALTUNG, J.: *Strukturelle Gewalt. Beiträge zur Friedens- und Konfliktforschung*, Reinbek/Hamburg, 1975.

GALTUNG, J.: „Kulturelle Gewalt", in: LANDESZENTRALE FÜR POLITISCHE BILDUNG BADEN-WÜRTTEMBERG (Hrsg.): *Aggression und Gewalt*, Stuttgart; Berlin; Köln, 1993, S. 52–73.

GLEICH, S.; GRAW, M.: „Auffälligkeiten bei der Pharmakotherapie Pflegebedürftiger", in: *MMW – Fortschritte der Medizin*, Bd. 162, H. 12 (2020), S. 42–46.

GLEICH, S.; KRÜGER, J.; FELS, H.; SKOPP, G.; MUSSHOFF, F.; ROIDER, G.; SCHÖPFER, J.; GRAW, M.; WIEDFELD, C.: „Medikamente als freiheitsentziehende Maßnahme in stationären Pflegeeinrichtungen? Eine kritische Analyse", in: *Rechtsmedizin*, Bd. 31, H. 2 (2021), S. 101–109.

GLEICH, S.; SKOPP, G.; FELS, H.; WIEDFELD, C.; MUßHOFF, F.; GRAW, M.; SCHÄFFER, B.: „Polypharmazie als Risiko: eine rechtsmedizinische Untersuchung verstorbener Altenheimbewohner", in: *Rechtsmedizin*, Bd. 31, H. 2 (2021), S. 91–100.

GÖRGEN, T.: „Wissen über das Phänomen Gewalt in der Pflege", in: EGGERT, S.; LUX, K.; SULMANN, D.; VÄTHJUNKER, D.: *Gewaltprävention in der Pflege*, hrsg. v. ZENTRUM FÜR QUALITÄT IN DER PFLEGE, Berlin, ²2017, S. 8–12.

GOETHALS, S.; DIERCKX DE CASTERLÉ, B.; GASTMANS, C.: „Nurses' ethical reasoning in cases of physical restraint in acute elderly care: a qualitative study", in: *Medicine, Health Care and Philosophy*, Bd. 16 (2013), S. 983–991.

GRÄB- SCHMIDT, E.: „Der vulnerable Mensch. Menschsein zwischen Autonomie und Angewiesenheit", in: *Zeitschrift für medizinische Ethik*, Bd. 67 (2021), S. 145–160.

GÜTHER, H.: „Person-zentrierte Pflege", in: KITWOOD, T.: *Demenz: Der person-zentrierte Ansatz im Umgang mit verwirrten Menschen*, übers. v. HERMANN, M.; hrsg. v. MÜLLER-HERGL, C.; GÜTHER, H., Bern, [8]2019, S. 275–293.

GULPERS, M. J. M.; BLEIJLEVENS, M. H. C.; CAPEZUTI, E.; ROSSUM, E. v.; AMBERGEN, T.; HAMERS, J. P. H.: „Preventing belt restraint use in newly admitted residents in nursing homes: A quasi-experimental study", in: *International Journal of Nursing Studies*, Bd. 49 (2012), S. 1473–1479.

HÄRLE, W.: „Verletzlichkeit im Alter aus ethischer Sicht", in: KRUSE, A.; RENTSCH, T.; ZIMMERMANN, H.-P. (Hrsg.): *Gutes Leben im hohen Alter. Das Altern in seinen Entwicklungsmöglichkeiten und Entwicklungsgrenzen verstehen*, Heidelberg, 2012, S. 239–248.

HALL, G. R.; BUCKWALTER, K. C.: „Progressively lowered stress threshold: a conceptual model for care of adults with Alzheimer's disease", in: *Archives of Psychiatric Nursing*, Bd. 1, H. 6 (1987), S. 399–406.

HAMERS, J. P. H.; GULPERS, M. J. M.; STRIK, W.: „Use of physical restraints with cognitively impaired nursing home residents", in: *Journal of Advanced Nursing*, Bd. 45, H. 3 (2004), S. 246–251.

HAMERS, J. P. H.; HUIZING, A. R.: „Why do we use physical restraints in the elderly?", in: *Zeitschrift für Gerontologie und Geriatrie*, Bd. 38, H. 1 (2005), S. 19–25.

HAMERS, J. P. H.; MEYER, G.; KÖPKE, S.; LINDENMANN, R.; GROVEN, R.; HUIZING, A. R.: „Attitudes of Dutch, German and Swiss nursing staff towards physical restraint use in nursing home residents, a cross-sectional study", in: *International Journal of Nursing Studies*, Bd. 46 (2009), S. 248–255.

HARDENACKE, D.; BARTHOLOMEYCZIK, S.; HALEK, M.: „Einführung und Evaluation der „Verstehenden Diagnostik" am Beispiel des Leuchtturmprojektes InDemA", in: *Pflege & Gesellschaft*, Jg. 16, H. 2 (2011), S. 101–115.

HARTWIG, S.: „Gewalt gegen ältere Menschen 1.2 Rechtsmedizinische Sicht", in: SUHR, R.; KUHLMEY, A. (Hrsg.): *Gewalt und Alter*, Berlin; Boston, 2020, S. 19–26.

HAUER, K.; BAUER, J. M.: „Mit ‚klassischer' Therapie ist es nicht getan: Frührehabilitation im Akutkrankenhaus", in: HORNEBER, M.; PÜLLEN, R.; HÜBNER, J. (Hrsg.): *Das demenzsensible Krankenhaus. Grundlagen und Praxis einer patientenorientierten Betreuung und Versorgung*, Stuttgart, 2019, S. 264-276.

HEIDEGGER, M.: *Sein und Zeit*, Tübingen, [19]2006.

HENDLMEIER, I.; BICKEL, H.; HESSLER, J. B.; WEBER, J.; JUNGE, M. N.; LEONHARDT, S.; SCHÄUFELE, M.: „Demenzsensible Versorgungsangebote im Allgemeinkrankenhaus. Repräsentative Ergebnisse aus der General Hospital Study (GHoSt)", in: *Zeitschrift für Gerontologie und Geriatrie*, Bd. 51, H. 5 (2018), S. 509–516.

HENDLMEIER, I.; BICKEL, H.; HEßLER- KAUFMANN, J. B.; SCHÄUFELE, M.: „Care challenges in older general hospital patients. Impact of cognitive impairment and other patient-related factors", in: *Zeitschrift für Gerontologie und Geriatrie*, Bd. 52, Suppl. 4 (2019), S. 212–221.

HEGGESTAD, A. K. T.; HØY, B.; SÆTEREN, B.; SLETTEBØ, Å.; LILLESTØ, B.; REHNSFELDT, A.; LINDWALL, L.; LOHNE, V.; RÅHOLM, M.-B.; AAS, T.: „Dignity, dependence, and relational autonomy for older people living in nursing homes", in: *International Journal for Human Caring*, Bd. 19, H. 3 (2015), S. 42–46.

HIRSCH, R. D.: „Gewalt in Einrichtungen der Altenhilfe", in: WAZLAWIK, M.; FRECK, S. (Hrsg.): *Sexualisierte Gewalt an erwachsenen Schutz- und Hilfebedürftigen*, Wiesbaden, 2017, S. 67–88.

HOFFMANN, B.; KLIE, T.: *Freiheitsentziehende Maßnahmen im Betreuungs- und Kindschaftsrecht. Voraussetzungen, Verfahren, Praxis*, Heidelberg, [2]2012.

HOFMANN, H.; HAHN, S.: „Characteristics of nursing home residents and physical restraint: a systematic literature review", in: *Journal of Clinical Nursing*, Bd. 23 (2013), S. 3012–3024.

HOFMANN, H.; SCHORRO, E.; HAASTERT, B.; MEYER, G.: „Use of physical restraints in nursing homes: a multicentre cross-sectional study", in: *BMC Geriatrics*, Bd. 15, Artikelnr. 129 (2015), S. 1–8.

HOLT, S.; SCHMIEDL, S.; THÜRMANN, P. A.: „Potenziell inadäquate Medikation für ältere Menschen: Die PRISCUS-Liste", in: *Deutsches Ärzteblatt*, Jg. 107, H. 31–32 (2010), S. 543–551.

HOPPACH, I.: *Die Fixierung in der Altenpflege aus strafrechtlicher Sicht*, Marburg, 2015.

HOUGHTON, C.; MURPHY, K.; BROOKER, D.; CASEY, D.: „Healthcare staffs' experiences and perceptions of caring for people with dementia in the acute setting: qualitative evidence synthesis", in: *International Journal of Nursing Studies*, Bd. 61 (2016), S. 104–116.

HÜLSKEN-GIESLER, M.: *Der Zugang zum Anderen. Zur theoretischen Rekonstruktion von Professionalisierungsstrategien pflegerischen Handelns im Spannungsfeld von Mimesis und Maschinenlogik*, Osnabrück, 2008.

HUIZING, A. R.; HAMERS, J. P. H.; DE JONGE, J.; CANDEL, M.; BERGER, M. P. F.: „Organisational determinants of the use of physical restraints: A multilevel approach", in: *Social Science & Medicine*, Bd. 65 (2007) S. 924–933.

HURST, S.: „Vulnerability in Old Age. The Fragility of Inappropriately Protected Interests", in: SCHWEDA, M.; COORS, M.; BOZZARO, C. (Hrsg.): *Aging and Human Nature. Perspectives from Philosophical, Theological, and Historical Anthropology*, Cham, 2020, S. 241–252.

HUSSERL, E.: *Ideen zu einer reinen Phänomenologie und phänomenologischen Philosophie. Zweites Buch: Phänomenologische Untersuchungen zur Konstitution*, Den Haag, 1952.

HUSSERL, E.: *Cartesianische Meditationen. Eine Einleitung in die Phänomenologie*, Hamburg, 2012.

INOUYE, S. K.; CHARPENTIER, P. A.: „Precipitating Factors for Delirium in Hospitalized Elderly Persons. Predictive Model and Interrelationship With Baseline Vulnerability", in: *The Journal of the American Medical Association*, Bd. 275, H. 11 (1996), S. 852–857.

ISFORT, M.; KLOSTERMANN, J.; GEHLEN, D., SIEGLING, B.: *Pflege-Thermometer 2014. Eine bundesweite Befragung von leitenden Pflegekräften zur Pflege und Patientenversorgung von Menschen mit Demenz im Krankenhaus*, hrsg. v. DEUTSCHES INSTITUT FÜR ANGEWANDTE PFLEGEFORSCHUNG e. V. (dip), Köln, 2014.

JAMES, I. A.; JACKMAN, L.: *Herausforderndes Verhalten bei Menschen mit Demenz. Einschätzen, verstehen und behandeln*, übers. v. BROCK, E., Bern, [2]2019.

JASPERS, K.: *Einführung in die Philosophie. Zwölf Radiovorträge*, München, [30]2013.

JOANNA BRIGGS INSTITUTE: „Physical Restraint – Part 1: Use in Acute and Residential Care Facilities", in: *Best Practice. Evidence Based Practice Information Sheets for Health Professionals*, Bd. 6, H. 3 (2002), S. 1–6.

JOANNA BRIGGS INSTITUTE: „Physical Restraint – Part 2: Minimisation in Acute and Residential Care Facilities", in: *Best Practice. Evidence Based Practice Information Sheets for Health Professionals*, Bd. 6, H. 4 (2002), S. 1–6.

KANT, I.: *Grundlegung zur Metaphysik der Sitten*, in: Ders.: *Kritik der praktischen Vernunft. Grundlegung zur Metaphysik der Sitten*, hrsg. v. WEISCHEDEL, W., Berlin, [21]2014, S. 7–102.

KATHER, R.: *Person. Die Begründung menschlicher Identität*, Darmstadt, 2007.

KIRCHEN- PETERS, S.; KRUPP, E.: *Praxisleitfaden zum Aufbau demenzsensibler Krankenhäuser*, hrsg. v. ROBERT BOSCH STIFTUNG, Stuttgart, 2019.

KIRSCH, S.: „Werdenfelser Weg – Holzweg oder Königsweg?", in: *Heilberufe. Das Pflegemagazin*, Bd. 70, H. 1 (2018), S. 10–12.

KITWOOD, T.: *Demenz: Der person-zentrierte Ansatz im Umgang mit verwirrten Menschen*, übers. v. HERMANN, M.; hrsg. v. MÜLLER- HERGL, C.; GÜTHER, H., Bern, [8]2019.

KLIE, T.: *Demenz und Recht. Würde und Teilhabe im Alltag zulassen*, Hannover, 2015.

KLIE, T.: „Zwischen Recht und Unrecht – Was gilt es zu beachten?", in: HORNEBER, M.; PÜLLEN, R.; HÜBNER, J. (Hrsg.): *Das demenzsensible Krankenhaus. Grundlagen und Praxis einer patientenorientierten Betreuung und Versorgung*, Stuttgart, 2019, S. 350–358.

KLIE, T.: „Menschenrechte, Pflege und Pflegeversicherung", in: DIBELIUS, O.; PIECHOTTA-HENZE, G. (Hrsg.): *Menschenrechtsbasierte Pflege. Plädoyer für die Achtung und Anwendung von Menschenrechten in der Pflege*, Bern, 2020, S. 75–86.

KLIE, T.: *Recht auf Demenz. Ein Plädoyer*, Stuttgart, 2021.

KLIE, T.; BREDTHAUER, D. ET AL.: *Abschlussbericht zum Forschungsvorhaben ReduFix ambulant – Sicherheit und Lebensqualität in der häuslichen Versorgung von älteren Menschen mit Hilfe- und Pflegebedarf*, Evangelische Hochschule Freiburg (AGP Sozialforschung); Fachhochschule Frankfurt, 2013.

KOCZY, P.; BECKER, C.; BÜHL, K.; SCHMIDT, M.; MATZKE, U.: „Menschen mit Demenz im Krankenhaus – Wie das Robert-Bosch-Krankenhaus Stuttgart der Herausforderung begegnet", in: *Zeitschrift für medizinische Ethik*, Bd. 63, H. 3 (2017), S. 231–238.

KOCZY, P.; BECKER, C.; RAPP, K.; KLIE, T.; BEISCHE, D.; BÜCHELE, G.; KLEINER, A.; GUERRA, V.; RIMANN, U.; KURRLE, S.; BREDTHAUER, D.: „Effectiveness of a Multifactorial Intervention to Reduce Physical Restraints in Nursing Home Residents", in: *Journal of the American Geriatrics Society*, Bd. 59, H. 2 (2011), S. 333–339.

KOCZY, P.; KLIE, T.; KRON, M.; BREDTHAUER, D.; RISSMANN, U.; BRANITZKI, S.; GUERRA, V.; KLEIN, A.; PFUNDSTEIN, T.; NIKOLAUS, T.; SANDER, S.; BECKER, C.: „Effektivität einer multifaktoriellen Intervention zur Reduktion von körpernaher Fixierung bei demenzerkrankten Heimbewohnern. Ziele und Studiendesign einer prospektiven clusterrandomisierten Interventionsstudie", in: *Zeitschrift für Gerontologie und Geriatrie*, Bd. 38, H. 1 (2005), S. 33–39.

KÖPKE, S.; MEYER, G.: „Freiheitseinschränkende Maßnahmen in Alten- und Pflegeheimen: Zwickmühle der Altenpflege", in: *Pflegezeitschrift*, Bd. 10 (2008), S. 556–559.

KÖPKE, S.; MÖHLER, R.; ABRAHAM, J.; HENKEL, A.; KUPFER, R.; MEYER, G.: *Leitlinie FEM – Evidenzbasierte Praxisleitlinie Vermeidung von freiheitseinschränkenden Maßnahmen in der beruflichen Altenpflege*, Universität zu Lübeck; Martin-Luther-Universität Halle-Wittenberg, 1. Aktualisierung [2]2015.

KONG, E. H.; CHOI, H.; EVANS, L. K.: „Staff perceptions of barriers to physical restraint-reduction in long-term care: a meta-synthesis", in: *Journal of Clinical Nursing*, Bd. 26 (2016), S. 49–60.

KRAUSE, F.: *Sorge in Beziehungen. Die Care-Ethik und der Begriff des Anderen bei Emmanuel Lévinas*, Stuttgart, 2017.

KRÖPELIN, T. F.; NEYENS, J. C. L.; HALFENS, R. J. G.; KEMPEN G. I. J. M.; HAMERS, J. P. H.: „Fall determinants in older long-term care residents with dementia: a systematic review", in: *International Psychogeriatrics*, Bd. 25, H. 4 (2013), S. 549–563.

KRÜGER, C.; MAYER, H.; HAASTERT, B.; MEYER, G.: „Use of physical restraints in acute hospitals in Germany: A multi-centre cross-sectional study", in: *International Journal of Nursing Studies*, Bd. 50 (2013), S. 1599–1606.

KRÜGER, C.; MEYER, G.; HAMERS, J.: „Mechanische freiheitsentziehende Maßnahmen im Krankenhaus. Ein systematischer Literaturüberblick", in: *Zeitschrift für Gerontologie und Geriatrie*, Bd. 43, H. 5 (2010), S. 291–296.

KRUG, E. G.; DAHLBERG, L. L.; MERCY J. A.; ZWI, A. B.; LOZANO, R. (Hrsg.): *World report on violence and health*, Genf, World Health Organization, 2002.

KRUSE, A.: „Alter neu denken – Kategorien eines veränderten kulturellen Verständnisses von Alter", in: Ders. (Hrsg.): *Leben im Alter. Eigen- und Mitverantwortlichkeit in Gesellschaft, Kultur und Politik*, Heidelberg, 2010, S. 63–81.

KRUSE, A.: „Der Respekt vor der Würde des Menschen am Ende seines Lebens", in: FUCHS, T.; KRUSE, A.; SCHWARZKOPF, G. (Hrsg.): *Menschenbild und Menschenwürde am Ende des Lebens*, Heidelberg, 2010, S. 27–55.

KRUSE, A.: „Menschenbild und Menschenwürde als grundlegende Kategorien der Lebens-qualität demenzkranker Menschen" in: Ders. (Hrsg.): *Lebensqualität bei Demenz? Zum gesellschaftlichen und individuellen Umgang mit einer Grenzsituation im Alter*, Heidelberg, 2010, S. 3–25.

KRUSE, A.: „Sterben in Demenz", in: ANDERHEIDEN, M.; ECKART, W. U. (Hrsg.): *Handbuch Sterben und Menschenwürde*, Bd. 1, Berlin; Boston, 2012, S. 649–670.

KRUSE, A.: „Was ist eine gute Institution? Das Pflegeheim im Kontext einer Betrachtung des hohen Alters und der Demenz", in: BRANDENBURG, H.; GÜTHER, H.; PROFT, I. (Hrsg.): *Kosten kontra Menschlichkeit. Herausforderungen an eine gute Pflege im Alter*, Ostfildern, 2015, S. 237–261.

KRUSE, A.: *Lebensphase hohes Alter: Verletzlichkeit und Reife*, Berlin, 2017.

KRUSE, A.: „Demenz als Herausforderung an gelingendes Sterben", in: MITSCHERLICH-SCHÖNHERR, O. (Hrsg.): *Gelingendes Sterben. Zeitgenössische Theorien im interdiszi-plinären Dialog*, Berlin; Boston, 2019, S. 177–204.

KRUSE, A.: „Würde des Alters – Ausdruck der Humanität einer Gesellschaft", in: DIBELIUS, O.; PIECHOTTA- HENZE, G. (Hrsg.): *Menschenrechtsbasierte Pflege. Plädoyer für die Achtung und Anwendung von Menschenrechten in der Pflege*, Bern, 2020, S. 177–188.

KRUSE, A.: „Spiritualität als eine Dimension beziehungsorientierter Pflege", in: DARMANN-FINCK, I.; MERTESACKER, H. (Hrsg.): *Pflegerische Versorgung alter Menschen. Qualität – Konzepte – Rahmenbedingungen. Festschrift für Prof. Dr. Stefan Görres*, Berlin, 2021, S. 125–144.

KRUSE, A.: *Vom Leben und Sterben im Alter. Wie wir das Lebensende gestalten können*, Stuttgart, 2021.

KRUSE, A.; SCHMITT, E.: „Daseinsthemen: Die Erfassung individueller, dynamischer Einheiten der Persönlichkeit als Aufgabe der psychologisch-biographischen Diagnostik", in: JÜTTEMANN, G. (Hrsg.): *Biographische Diagnostik*, Lengerich; Berlin; Bremen; Viernheim; Wien, 2011, S. 74–81.

KUHLMEY, A.: „Phänomene von Gewalt gegen ältere Menschen. 2.3 Zwang in der Versorgung pflegebedürftiger alter Menschen", in: SUHR, R.; KUHLMEY, A. (Hrsg.): *Gewalt und Alter*, Berlin; Boston, 2020, S. 57–63.

KUHLMEY, A. ET AL.: *Wirksamkeit der deutschen Version der Serial Trial Intervention zur ursachebezogenen Reduktion von herausforderndem Verhalten bei Menschen mit Demenz (STI – D)*. Projektbericht, https://medizinsoziologie-reha-wissenschaft.charite.de/filead min/user_upload/microsites/m_cc01/medizinsoziologie-reha-wissenschaft/STI-D_Proj ektbericht.pdf (Zugriff: 22.09.2021).

LEE, D.-C. A.; ROBINS, L. M.; BELL, J. S.; SRIKANTH, V.; MÖHLER, R.; HILL, K. D.; GRIFFITHS, D.; HAINES, T. P.: „Prevalence and variability in use of physical and chemical restraints in residential aged care facilities: A systematic review and meta-analysis", in: *International Journal of Nursing Studies*, Bd. 117, Artikelnr. 103856 (2021), S. 1–12.

LEHMEYER, S.; RIEDEL, A.: „Ethikkompetenzerwerb im Handlungsfeld – Voraussetzungen und Impulse für die professionelle Pflegepraxis", in: *Ethik in der Medizin*, Bd. 31 (2019), S. 391–406.

LÉVINAS, E.: *Zwischen uns. Versuche über das Denken des Anderen*, übers. v. MIETHING, F., München; Wien, 1991.

LÉVINAS, E.: *Ethik und Unendliches. Gespräche mit Philippe Nemo*, übers. v. SCHMIDT, D., Wien, [4]2008.

LÉVINAS, E.: *Totalität und Unendlichkeit. Versuch über die Exteriorität*, übers. v. KREWANI, W. N., Freiburg; München, [4]2008.

LÉVINAS, E.: *Jenseits des Seins oder anders als Sein geschieht*, übers. v. WIEMER, T., Freiburg, [4]2011.

LÉVINAS, E.: *Gott, der Tod und die Zeit*, übers. v. NETTLING, A.; WASEL, U., Wien, [2]2013.

LOB- HÜDEPOHL, A.: „Gerechte Priorisierungen? Pflegeethische Aspekte der COVID-19-Maßnahmen für pflegebedürftige Personen", in: JACOBS, K.; KUHLMEY, A.; GREß, S.; KLAUBER, J.; SCHWINGER, A. (Hrsg.): *Pflege-Report 2021. Sicherstellung der Pflege: Bedarfslagen und Angebotsstrukturen*, Open-Access-Publikation, 2021, S. 21–31.

MAIO, G.: „Wenn das Annehmen wichtiger wird als das Machen. Für eine neue Kultur der Sorge am Ende des Lebens", in: KRUSE, A.; MAIO, G.; ALTHAMMER, J. (Hrsg.): *Humanität einer alternden Gesellschaft*, Paderborn, 2014, S. 49–80.

MAIO, G.: *Mittelpunkt Mensch. Lehrbuch der Ethik in der Medizin*, Stuttgart, [2]2017.

MAIO, G.: „Ethische Grundelemente für eine patientenorientierte Pflege", in: PRÖLß, J.; LUX, V.; BECHTEL, P. (Hrsg.): *Pflegemanagement. Strategien, Konzepte, Methoden*, Berlin, 2019, S. 419–421.

MARCANTONIO, E. R.: „Delirium in Hospitalized Older Adults", in: *The New England Journal of Medicine*, Bd. 377, H. 15 (2017), S. 1456–1466.

MARGALIT, A.: *Politik der Würde. Über Achtung und Verachtung*, Berlin, 2012.

MARQUARDT, G.; BÜTER, K.; MOTZEK, T.: „Architektur für Menschen mit Demenz", in: *ProCare*, Ausg. 3 (2014), S. 40–42.

MARQUARDT, G.; BÜTER, K.; MOTZEK, T.: „Impact of the Design of the Built Environment on People with Dementia: An Evidence-Based Review", in: *Health Environments Research & Design Journal*, Bd. 9. (2014), S. 127–157.

MARQUARDT, G.; SCHMIEG, P.: „Demenzfreundliche Architektur. Möglichkeiten zur Unterstützung der räumlichen Orientierung in stationären Altenpflegeeinrichtungen", in: *Zeitschrift für Gerontologie und Geriatrie*, Bd. 42, H. 5 (2009), S. 402–407.

MATZK, S.; TSIASIOTI, C.; BEHRENDT, S.; JÜRCHOTT, K.; SCHWINGER, A.: „Pflegebedürftigkeit in Deutschland", in: JACOBS, K.; KUHLMEY, A.; GREß, S.; KLAUBER, J.; SCHWINGER, A. (Hrsg.): *Pflege-Report 2021. Sicherstellung der Pflege: Bedarfslagen und Angebotsstrukturen*, Open-Access-Publikation, 2021, S. 233–270.

MAYDELL, B. V.: „Die Erfassung von Lebensqualität demenzkranker Menschen in ihrer rechtlichen Dimension", in: KRUSE, A. (Hrsg.): *Lebensqualität bei Demenz? Zum gesellschaftlichen und individuellen Umgang mit einer Grenzsituation im Alter*, Heidelberg, 2010, S. 339–354.

MILES, S.; IRVINE, P.: „Deaths caused by physical restraints", in: *The Gerontologist*, Bd. 32, H. 6 (1992), S. 762–766.

MION, L. C.; MINNICK, A.; PALMER, R.; KAPP, M. B.; LAMB, K.: „Physical Restraint Use in the Hospital Setting: Unresolved Issues and Directions for Research", in: *The Milbank Quarterly*, Bd. 74, H. 3 (1996), S. 411–433.

MION, L. C.; SANDHU, S. K.; KHAN, R. H.; LUDWICK, R.; CLARIDGE, J. A.; PILE, J.; HARRINGTON, M.; DIETRICH, M. S.; WINCHELL, J.: „Effect of Situational and Clinical Variables on the Likelihood of Physicians Ordering Physical Restraints", in: *Journal of the American Geriatrics Society*, Bd. 5 (2010), S. 1279–1288.

MEDIZINISCHER DIENST DES SPITZENVERBANDES BUND DER KRANKENKASSEN E.V. (Hrsg.): *Grundsatzstellungnahme Menschen mit Demenz – Begleitung, Pflege und Therapie*, Essen, 2019.

MEDIZINISCHER DIENST DES SPITZENVERBANDES BUND DER KRANKENKASSEN E.V. (Hrsg.): *6. Pflege-Qualitätsbericht des MDS nach § 114A ABS. 6 SGB XI. Qualität in der ambulanten und stationären Pflege*, Essen, 2020.

MENGELERS, A. M. H. J.; BLEIJLEVENS, M. H. C.; VERBEEK, H.; CAPEZUTI, E.; TAN, F. E. S.; HAMERS, J. P. H.: „Professional and family caregivers' attitudes towards involuntary treatment in community-dwelling people with dementia", in: *Journal of advanced nursing*, Bd. 75 (2019), S. 96–107.

MERLEAU-PONTY, M.: *Phänomenologie der Wahrnehmung*, übers. v. BOEHM, R., Berlin, 1966.

MEYER, G.; KÖPKE, S.; HAASTERT, B.; MÜHLHAUSER, I.: „Restraint use among nursing home residents: cross-sectional study and prospective cohort study", in: *Journal of Clinical Nursing*, Bd. 18 (2008), S. 981–990.

MÖHLER, R.; MEYER, G.: „Attitudes of nurses towards the use of physical restraints in geriatric care: A systematic review of qualitative and quantitative studies", in: *International Journal of Nursing Studies*, Bd. 51 (2014), S. 274–288.

NANCY, J.-L.: *Der Eindringling. Das fremde Herz*, übers. v. DÜTTMANN, A. G., Berlin, 2000.

NARCHI, J.; RITZI, S.: „Freiheitseinschränkende Maßnahmen bei Menschen mit kognitiven Beeinträchtigungen im Akutkrankenhaus", in: *Geriatrie up2date*, Bd. 1, H. 3 (2019), S. 267–280.

NATIONALE STELLE ZUR VERHÜTUNG VON FOLTER: *Jahresbericht 2018*, Wiesbaden, 2019.

NATIONALE STELLE ZUR VERHÜTUNG VON FOLTER: *Jahresbericht 2020*, Wiesbaden, 2021.

NEISE, M.; ZANK, S.: „Gewalterfahrungen älterer Menschen im sozialen Nahraum. Befunde und Herausforderungen", in: HANK, K.; SCHULZ- NIESWANDT, F.; WAGNER, M.; ZANK, S. (Hrsg.): *Alternsforschung. Handbuch für Wissenschaft und Praxis*, Baden-Baden, 2019, S. 459–490.

NEVILE, M.: „The Embodied Turn in Research on Language and Social Interaction", in: *Research on Language and Social Interaction*, Bd. 48, H. 2 (2015), S. 121–151.

NEWERLA, A.: „Demenz als kritisches Moment: Ordnungsversuche im Akutkrankenhaus", in: *Zeitschrift für medizinische Ethik*, Bd. 63, H. 3 (2017), S. 193–204.

NOLAN, M.; ALLAN, S.: „The 'Senses Framework': a relationship-centred approach to care", in: KATZ, J.; PEACE, S.; SPURR, S. (Hrsg.): *Adult lives: A life course perspective*, Bristol, 2012, S. 100–109.

NOLAN, M. R.; BROWN, J.; DAVIES, S.; NOLAN, J.; KEADY, J.: *The Senses Framework: improving care for older people through a relationship-centred approach. Getting Research into Practice (GRiP, Report no. 2)*, Sheffield, 2006.

NOLAN, M. R.; DAVIES, S.; BROWN, J.; KEADY, J.; NOLAN, J.: „Beyond 'person-centred' care: a new vision for gerontological nursing", in: *Journal of Clinical Nursing*, Bd. 13, H. 3a (2004), S. 45–53.

NOLAN, M.; DAVIES, S.; GRANT, G.: „Integrating perspectives", in: Dies. (Hrsg.): *Working with older people and their families. Key issues in policy and practice*, Buckingham; Philadelphia, 2001, S. 160–178.

NOLAN, M.; DAVIES, S.; GRANT, G.: „Quality of life, quality of care", in: Dies. (Hrsg.): *Working with older people and their families. Key issues in policy and practice*, Buckingham; Philadelphia, 2001, S. 4–18.

NOLAN, M.; GRANT, G.; KEADY, J.; LUNDH, U.: „New directions for partnerships: relationship-centred care", in: Dies. (Hrsg.): *Partnerships in Family Care: understanding the caregiving career*, Maidenhead; Philadelphia, 2003, S. 257–291.

Ó FLATHARTA, T.; HAUGH, J.; ROBINSON, S. M.; O'KEEFFE, S. T.: „Prevalence and predictors of bedrail use in an acute hospital", in: *Age and Ageing*, Bd. 43 (2014), S. 801–805.

OLDS, D.; CRAMER, E.: „Predictors of physical restraint use on critical care units: An observational structural equation modeling approach", in: *International Journal of Nursing Studies*, Bd. 118, Artikelnr. 103925 (2021), S. 1–11.

ØYE, C.; JACOBSEN, F. F.; MEKKI, T. E.: „Do organisational constraints explain the use of restraint? A comparative ethnographic study from three nursing homes in Norway", in: *Journal of Clinical Nursing*, Bd. 26 (2016), S. 1906–1916.

PANTEL, J.; HABERSTROH, J.: „Psychopharmakaverordnung im Altenpflegeheim – Zwischen indikationsgeleiteter Therapie und „Chemical Restraint"", in: *Ethik in der Medizin*, Bd. 19, H. 4 (2007), S. 258–269.

PANTEL, J.; HABERSTROH, J.; SCHRÖDER, J.: „Psychopharmaka im Altenpflegeheim – zum Wohle der Bewohner?", in: KRUSE, A. (Hrsg.): *Lebensqualität bei Demenz? Zum gesellschaftlichen und individuellen Umgang mit einer Grenzsituation im Alter*, Heidelberg, 2010, S. 317–336.

PAPENBERG, A.-M.: *Der Sturz. Im Spannungsfeld zwischen Haftungsrecht und pflegerischen Handlungsmöglichkeiten* (Kölner Schriften für das Gesundheitswesen, Bd. 5), Köln, 2015.

PAZAN, F.; WEHLING, M.: „Polypharmacy in older adults: a narrative review of definitions, epidemiology and consequences", in: *European Geriatric Medicine*, Bd. 12 (2021), S. 443–452.

PEREZ, D.; MURPHY, G.; WILKES, L.; PETERS, K.: „Understanding nurses' perspectives of physical restraints during mechanical ventilation in intensive care: A qualitative study", in: *Journal of Clinical Nursing*, Bd. 30 (2021), S. 1706–1718.

PEREZ, D.; PETERS, K.; WILKES, L.; MURPHY, G.: „Physical restraints in intensive care – An integrative review", in: *Australian Critical Care*, Bd. 32 (2019), S. 165–174.

PERRON, W., in: SCHÖNKE, A.; SCHRÖDER, H. (Hrsg.): *Strafgesetzbuch-Kommentar*, München, [30]2019.

PLATON: *Laches*, in: EIGLER, G. (Hrsg.): *Platon. Werke in acht Bänden. Griechisch und Deutsch*, Bd. 1, bearb. v. HOFMANN, H., übers. v. SCHLEIERMACHER, F., Darmstadt, [7]2016.

PLESSNER, H.: *Lachen und Weinen: eine Untersuchung der Grenzen menschlichen Verhaltens*, in: Ders.: *Ausdruck und menschliche Natur (Gesammelte Schriften VII)*, Frankfurt/Main, [2]2016, S. 201–387.

PROJEKTGRUPPE REDUFIX (BECKER, C.; BRANITZKI, S.; BREDTHAUER, D.; GUERRA, V.; KLEIN, A.; KLIE, T.; KOCZY, P.; RIßMANN, U.): *ReduFix. Alternativen zu Fixierungsmaßnahmen oder: Mit Recht fixiert?*, Hannover, 2007.

RAKHMATULLINA, M.; TAUB, A.; JACOB, T.: „Morbidity and Mortality Associated with the Utilization of Restraints. A Review of Literature", in: *Psychiatric Quarterly*, Bd. 84 (2013), S. 499–512.

REHBOCK, T.: „Autonomie – Fürsorge – Paternalismus: Zur Kritik (medizin-)ethischer Grundbegriffe", in: *Ethik in der Medizin*, Bd. 14 (2002), S. 131–150.

REMMERS, H.: „Transformationen pflegerischen Handelns. Entwurf einer theoretischen Erklärungsskizze", in: KREUTZER, S. (Hrsg.): *Transformationen pflegerischen Handelns*, Osnabrück, 2010, S. 33–64.

REMMERS, H.: „Zum Verhältnis von allgemeiner und beruflicher Bildung", in: KAUFHOLD, M.; ROSOWSKI, E.; SCHÜRMANN, M. (Hrsg.): *Bildung im Gesundheitsbereich. Forschung und Entwicklung zur beruflichen und hochschulischen Bildung. Festschrift für Barbara Knigge-Demal*, Berlin, 2014, S. 29–54.

REMMERS, H.: „Pflege und Technik. Stand der Diskussion und zentrale ethische Fragen", in: *Ethik in der Medizin*, Bd. 31 (2019), S. 407–430.

REMMERS, H.: „Providing Help. Aging and Care", in: SCHWEDA, M.; COORS, M.; BOZZARO, C. (Hrsg.): *Aging and Human Nature. Perspectives from Philosophical, Theological, and Historical Anthropology*, Cham, 2020, S. 191–204.

REMMERS, H.: „Gutes Leben im Alter. Verletzlichkeit und Reife älterer Menschen", in: FREWER, A.; KLOTZ, S.; HERRLER, C.; BIELEFELDT, H. (Hrsg.): *Gute Behandlung im Alter? Menschenrechte und Ethik zwischen Ideal und Realität*, Bielefeld, 2020, S. 95–124.

REMMERS, H.; WALTER, U.: „Der Einfluss von Altersbildern auf Behandlung und Pflege", in: KRUSE, A.; RENTSCH, T.; ZIMMERMANN, H.-P. (Hrsg.): *Gutes Leben im hohen Alter. Das Altern in seinen Entwicklungsmöglichkeiten und Entwicklungsgrenzen verstehen*, Heidelberg, 2012, S. 205–230.

RENOM- GUITERAS, A.; THÜRMANN P. A.; MIRALLES, R.; KLAAßEN- MIELKE, R.; THIEM, U.; STEPHAN, A.; BLEIJLEVENS, M. H. C.; JOLLEY, D.; LEINO- KILPI, H.; RAHM HALLBERG, I.; SAKS, K.; SOTO- MARTIN, M.; ZABALEGUI, A.; MEYER, G.; RIGHTTIMEPLACECARE

CONSORTIUM: „Potentially inappropriate medication among people with dementia in eight European countries", in: *Age and Ageing*, Bd. 47, H. 1 (2018), S. 68–74.

RETSAS, A. P.: „Survey findings describing the use of physical restraints in nursing homes in Victoria, Australia", in: *International Journal of Nursing Studies*, Bd. 35 (1998), S. 184–191.

RIEDEL, A.: „Ethische Reflexion in der Gerontologischen Pflege", in: BRANDENBURG, H.; GÜTHER, H. (Hrsg.): *Lehrbuch Gerontologische Pflege*, Bern, 2015, S. 149–162.

RIEDEL, A.; LEHMEYER, S.: „Eckpunkte und Gegenstände. Pflegeethische Reflexion im professionellen Pflegehandeln", in: Dies. (Hrsg.): *Einführung von ethischen Fallbesprechungen: ein Konzept für die Pflegepraxis. Ethisch begründetes Handeln praktizieren, stärken und absichern*, Lage, [4]2016, S. 37–52.

RIEDEL, A.; LINDE, A. C.: „Menschen mit Demenz im Krankenhaus – Exemplarische ethische Konfliktfelder und situative Effekte", in: *Zeitschrift für medizinische Ethik*, Bd. 63, H. 3 (2017), S. 163–178.

RIEDEL, A.; LINDE, A. C.: „Herausforderndes Verhalten", in: Dies. (Hrsg.): *Ethische Reflexion in der Pflege. Konzepte – Werte – Phänomene*, Berlin, 2018, S. 137–149.

RITZI, S.; KLIE, T.: „Freiheitsentziehende Maßnahmen bei Menschen mit Demenz im Krankenhaus: Eine kritische Bestandaufnahme aus pflegefachlicher und juristischer Perspektive", in: *Betreuungsrechtliche Praxis. Zeitschrift für soziale Arbeit, gutachterliche Tätigkeit und Rechtsanwendung in der Betreuung*, Jg. 30, H. 2 (2021), S. 58–61.

RITZI, S.; KRUSE, A.: „Würde, Freiheit, Leiblichkeit. Ethische Kategorien bei der Anwendung freiheitsentziehender Maßnahmen bei Menschen mit Demenz im Akutkrankenhaus", in: *Zeitschrift für Gerontologie und Geriatrie*, Bd. 52, Suppl. 4 (2019), S. 243–248.

ROBINS, L. M.; LEE, D.-C. A.; BELL, J. A.; SRIKANTH, V.; MÖHLER, R.; HILL, K. D.; HAINES, T. P.: „Definition and Measurement of Physical and Chemical Restraint in Long-Term Care: A Systematic Review", in: *International Journal of Environmental Research and Public Health*, Bd. 18, Artikelnr. 3639 (2021), S. 1–20.

SAVASKAN E.; HASEMANN, W. (Hrsg.): *Leitlinie Delir. Empfehlungen zur Prävention, Diagnostik und Therapie des Delirs im Alter*, Bern, 2017.

SCHERDER, E. J. A.; BOGEN, T.; EGGERMONT, L. H. P.; HAMERS, J. P. H.; SWAAB, D. F.: „The more physical inactivity, the more agitation in dementia", in: *International Psychogeriatrics*, Bd. 22, H. 8 (2010), S. 1203–1208.

SCHMITT, E.: „Altersbilder, Altern und Verletzlichkeit. Theoretische Perspektiven und empirische Befunde", in: KRUSE, A.; RENTSCH, T.; ZIMMERMANN, H.-P. (Hrsg.): *Gutes Leben im hohen Alter. Das Altern in seinen Entwicklungsmöglichkeiten und Entwicklungsgrenzen verstehen*, Heidelberg, 2012, S. 3–32.

SCHNABEL, E.-L.; WAHL, H.-W.; STREIB, C.; SCHMIDT, T.: „Elderspeak in acute hospitals? The role of context, cognitive and functional impairment", in: *Research on Aging*, Bd. 43 (2021), S. 416–427.

SCHOCKENHOFF, E.: „Der vergessene Körper. Über die Einheit von Person und menschlicher Natur", in: *Zeitschrift für medizinische Ethik*, Bd. 48 (2002), S. 271–281.

SCHREMS, B.: *Verstehende Pflegediagnostik: Grundlagen zum angemessenen Pflegehandeln*, Wien, 2008.

SCHULZE- FIELITZ, H., in: DREIER, H. (Hrsg.): *Grundgesetz-Kommentar, Bd. 1: Artikel 1–19*, Tübingen, [3]2013.

SCHWINGER, A.; JÜRCHOTT, K.; TSIASIOTI, C.: „Pflegebedürftigkeit in Deutschland", in: JACOBS, K.; KUHLMEY, A.; GREß, S.; KLAUBER, J.; SCHWINGER, A. (Hrsg.): *Pflege-Report 2017. Schwerpunkt: Die Versorgung der Pflegebedürftigen*, Stuttgart, 2017, S. 255–303.

SCHWINGER, A.; TSIASIOTI, C.; KLAUBER, J.: „Herausforderndes Verhalten bei Demenz: Die Sicht der Pflege", in: JACOBS, K.; KUHLMEY, A.; GREß, S.; KLAUBER, J.; SCHWINGER, A. (Hrsg.): *Pflege-Report 2017. Schwerpunkt: Die Versorgung der Pflegebedürftigen*, Stuttgart, 2017, S. 131–151.

SHEETS- JOHNSTONE, M.: *The Corporeal Turn. An Interdisciplinary Reader*, Exeter, 2009.

SINGER, P.: *Praktische Ethik*, übers. v. BISCHOFF, O.; WOLF, J.-C.; KLOSE, D.; LENZ, S., Stuttgart, ³2013.

SPAEMANN, R.: *Personen. Versuche über den Unterschied zwischen „etwas" und „jemand"*, Stuttgart, 2019.

SPLETT, J.: „Leibhaftige Freiheit", in: *Zeitschrift für medizinische Ethik*, Bd. 48 (2002), S. 247–257.

SPLETT, J.: *Mensch Sein*, München, 2019.

SPRINGHART, H.: *Der verwundbare Mensch. Sterben, Tod und Endlichkeit im Horizont einer realistischen Anthropologie*, Tübingen, 2016.

SPRINGHART, H.: „Exploring Life's Vulnerability: Vulnerability in Vitality", in: SPRINGHART, H.; THOMAS, G. (Hrsg.): *Exploring Vulnerability*, Göttingen, 2017.

STILWELL, E. M.: „Nurses education related to the use of Restraints", in: *Journal of Gerontological Nursing*, Bd. 17, H. 2 (1991), S. 23–25.

SUHR, R.; TEUBNER, C.: „Gewalt gegen ältere Menschen", in: SUHR, R.; KUHLMEY, A. (Hrsg.): *Gewalt und Alter*, Berlin; Boston, 2020, S. 1–9.

TEECE, A.; BAKER, J.; SMITH, H.: „Identifying determinants for the application of physical or chemical restraint in the management of psychomotor agitation on the critical care unit", in: *Journal of Clinical Nursing*, Bd. 29 (2020), S. 5–19.

TEWES, C.: „Embodied Selfhood and Personal Identity in Dementia", in: TEWES, C.; STANGHELLINI, G. (Hrsg.): Time and Body: Phenomenological and Psychopathological Approaches, Cambridge, 2020, S. 367–389.

THOMANN, S.; ZWAKHALEN, S.; RICHTER, D.; BAUER, S.; HAHN, S.: „Restraint use in the acute-care hospital setting: A cross-sectional multi-centre study", in: *International Journal of Nursing Studies*, Bd. 114 (2021), S. 1–9.

THÜRMANN, P. A.: „Einsatz von Psychopharmaka bei Pflegebedürftigen", in: JACOBS, K.; KUHLMEY, A.; GREß, S.; KLAUBER, J.; SCHWINGER, A. (Hrsg.): *Pflege-Report 2017. Schwerpunkt: Die Versorgung der Pflegebedürftigen*, Stuttgart, 2017, S. 119–129.

VERLOO, H.; SCHMID, R.; ROHRBACH, E.; HASEMANN, W.: „Risikofaktoren, Risikofaktoren-Management, Prävention", in: SAVASKAN E.; HASEMANN, W. (Hrsg.): *Leitlinie Delir. Empfehlungen zur Prävention, Diagnostik und Therapie des Delirs im Alter*, Bern, 2017, S. 41–61.

WALLACE, R. B.; BONNIE, R. J. (Hrsg.): *Elder mistreatment: Abuse, Neglect, and Exploitation in an Aging America*, Washington D.C., 2003.

WEINAND, S.; THÜRMANN, P. A.; DRÖGE, P.; KOETSENRUIJTER, J.; KLORA, M.; GROBE, T. G.: „Potentiell inadäquate Medikation bei Heimbewohnern: Eine Analyse von Risikofaktoren anhand bundesweiter GKV-Routinedaten der AOK für das Jahr 2017", in: *Das Gesundheitswesen*, Open-Access-Publikation (Publikationsdatum: 05. März 2021).

WETZSTEIN, V.: „Kognition und Personalität: Perspektiven einer Ethik der Demenz", in: KRUSE, A. (Hrsg.): *Lebensqualität bei Demenz? Zum gesellschaftlichen und individuellen Umgang mit einer Grenzsituation im Alter,* Heidelberg, 2010, S. 51–70.

WILCKE, N.; BROSEY, D.; KOSUCH, R.: *Freiheitseinschränkende Maßnahmen in der häuslichen Pflege. Ursachen, Vermeidung, Legitimation,* Köln, 2019, https://www.th-koeln. de/mam/downloads/deutsch/hochschule/fakultaeten/f01/th_koeln_reader-fem-2019.pdf (Zugriff: 23.06.2021).

WOLFF- METTERNICH, B.-S.: „Autonomie am Lebensende", in: ANDERHEIDEN, M.; ECKART, W. U. (Hrsg.): *Handbuch Sterben und Menschenwürde,* Bd. 1, Berlin; Boston, 2012, S. 511–524.

XYRICHIS, A.; HEXT, G.; CLARK, L. L.: „Editorial. Beyond restraint: Raising awareness of restrictive practices in acute care settings"; in: *International Journal of Nursing Studies,* Bd. 8 (2018), S. A1–A2.

ZABOROWSKI, H.: „Ikonisches Existieren. Zur Hermeneutik des Menschseins", in: Ders.: *Spielräume der Freiheit. Zur Hermeneutik des Menschseins,* Freiburg; München, 2 2013, S. 19–58, S. 24. Erstmals erschienen als: „Ikonisches Existieren. Die Würde des Menschen aus theologischer und philosophischer Sicht", in: *Internationale Katholische Zeitschrift Communio,* Bd. 35 (2006), S. 97–119.

Printed in the United States
by Baker & Taylor Publisher Services